灵 源 家 课
——李仲愚先生医道传心录

李仲愚　传授
赵　文　编撰

辽宁科学技术出版社
·沈阳·

图书在版编目（CIP）数据

灵源家课：李仲愚先生医道传心录 / 李仲愚传授；赵文编撰. —沈阳：辽宁科学技术出版社，2017.1
　　ISBN 978-7-5381-9717-4

　　Ⅰ.①灵…　Ⅱ.①李…　②赵…　Ⅲ.①中医学–临床医学–经验–中国–现代　Ⅳ.①R249.7

中国版本图书馆CIP数据核字（2016）第037352号

出版发行：辽宁科学技术出版社
　　　　　（地址：沈阳市和平区十一纬路25号　邮编：110003）
印　刷　者：沈阳新天地印刷有限公司
经　销　者：各地新华书店
幅面尺寸：168mm×236mm
印　　张：25.25
字　　数：450千字
出版时间：2017年1月第1版
印刷时间：2017年1月第1次印刷
责任编辑：寿亚荷　王　实
题　　字：符建周
封面设计：琥珀视觉/盛钢
版式设计：琥珀视觉/盛钢
责任校对：李　霞

书　　号：ISBN 978-7-5381-9717-4
定　　价：75.00元

联系电话：024-23284370
邮购热线：024-23284502
邮　　箱：syh324115@126.com

靈源家課

李仲愚先生醫道傳心錄

建周 敬題

❦ 前 言 ❧

感悟医道——从恩师李仲愚先生医道祈愿文说起

仰望"三坟"（《周易》《黄帝内经》《神农本草经》），为祖述先圣心意，我国传统医学大家孙思邈卓然出示"大医精诚"的誓言。恩师李仲愚先生，终身效法孙真人行持，晚年则传有247字的医道祈愿文，亦是誓言：

"顶礼上师三宝！顶礼一切护法空行！

弟子六如①仲愚，谨于上师三宝及一切护法空行前敬慎发愿：

愿以菩提心为因，大悲为根本，方便为究竟。住心华严三昧，行持普贤行愿，指归弥陀净土；全面融通伏羲易学、黄帝经络并神农本草之学，通达医道一切理、法、方、药、术，汇通西学，难行能行，勇猛精进。临证之间，视一切众生为父母，视众生病患，如己之病患，不起贪、嗔、痴、慢诸念诸语及一切不如法之行；竭精毕能，拔苦予乐，施以健康、从容之道；并示以认知生命、升华生命之方便。果如是，愿我及我心传弟子，得上师三宝、护法空行无上护持与加被，使生命与医道升华，直至任运、无我、唯一、圆成，传述无上、无尽之菩提医道，利益无量众生。"

感怀师恩，每当诵习恩师祈愿文，那满含师尊激情并具特别音韵的文字，如光色涌起，袭动心房，激扬周遭环境，甚至透析清晨的露珠与傍晚的霞光，

---

① 注"六如"，恩师李先生，中年有悟《金刚经》"六如诀"（一切有为法，如梦幻泡影，如露亦如电，应作如是观），遂自号"六如居士"。

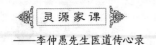
师尊从不舍弃他的弟子！师尊永远活在他弟子们相续的心识中。

恩师曾云，我过世后，尔当以祈愿文为师。至师尊逝世10周年，感念师尊无上无尽的护持加被，使我渐次明晰：医道真理，尽在师尊的祈愿文；医理真传，只在师尊祈请的心愿中。借机略述四款。

一、认知传统医道，需认知生命科学的伟大

中医是生命科学，中医哲学是心物统一论。《周易》所谓"观乎天文，以察时变；观乎人文，以化成天下""和顺于道德而理于义，穷理尽性，以至于命"，是要以易道形而上的哲学光芒，照耀形而下的生命历程，使人类在物质生活层面之上，再有艺术生活乃至性灵生活的追求，从而性命归宗，让人类解脱自然、社会和精神的桎梏，走一条由哲学光芒照耀与指引的相对自由如意的人生路。《老子》言"道生一，一生二，二生三，三生万物""人法地，地法天，天法道，道法自然"，说明道生天地，天地生人；反之，人法天地，于是可以悟道。恩师祈愿文"菩提心为因"，即依此入题。另一方面，中医既根植于传统文化，同时又为传统文化注入生命关爱的基础性支撑。不然，儒家的天人相应，道家的贵德重生，佛家的精神妙合，若没有个体生命基础性支撑，又何以寄形呢？这是中医生命科学融汇形而上（易道哲学）与形而下（科学技术）的关键。

儒、释、道三家文化思想，都依据人文关爱，在不同时空层面对人类性命的炼养，提供了形而上哲学的指导。因此展现出它们在指导人类性灵生命上的惊人光华！而医家则具有三家都离不开的生命根本性支撑，于是能融通儒、释、道三家之学。传统医学是要通过人的自然生命的健全与完善，振济升华人的社会生命与精神生命。简言之，是从敬畏生命开始，继而摄护生命、修养生命以至觉悟生命。以此言之，传统中医学术，是下承形下的术与器，直追形上的道，能实现沟通形上形下的伟大的生命科学与艺术。以道统术，因术显道，利济苍生。

二、继承传统医道，需明辨进修途径与阶次

医道灵源，依止生命本源，归于伏羲易学、黄帝经络并神农本草所谓"三

坟"之学。故师尊祈愿全面融通，并通达医道一切理法方药术，汇通西学。因医道有技艺服务的特征，单有理论，或单方面掌握经络或本草，都是不够的圆融。对应传统中医，《周易》作为中国哲学的集中代表，它通过理、气、象、数的融会贯通，以上提之法，昭示了人类觉悟生命的关键，更以理、气、象、数四门彰显易道哲学的方便；而《黄帝内经》（简称《内经》）与《神农本草经》（简称《本草》）则是中医的根本经典，它通过脏腑、气血、经络、食药的阴阳平衡，以下委之法，为人类指明了身心统一，精、气、神一贯的实践通途。尤其《本草》，更为人类指明了天地间本有万世不竭的药源！

下而言之，设由术下手，或按摩敷贴，或汤液药酒，临床知困自反，苦学《内经》《本草》，参师问道，因法及道，亦可掌握医道理、法、方、药、术，成为名医。倘若从易道入手，认知理、气、象、数门户，由法而术，先《内经》《本草》，次伤寒理法与温病发端，再辨金元并近现代各家，即依祖师书、子孙书（阐释祖师的书）、朋友书（现当代同行的书）的次第进修，亦是通途。加之心性磨炼，学养积淀，可为明医。上而言之，是身、语、意全体依止大医，坚持以灵性觉知观照生命，并承师口传心授，侍师临证济生，默识"三坟"菁华，经受锤炼打击；以信解行证之法，感悟天地法则，至豁然开朗，则天地间一切学问，无一不是医道注解；世间万物，亦无一不是大妙灵丹。至此，则行证医道的过程，亦升华生命品质与拓展生命景观的过程！《周易·文言》曰："夫大人者，与天地合其德，与日月合其明，与四时合其序。"如此，可成苍生大医。这就是孙思邈苍生大医的本意。

三、研究传统医道，需抉择"三易"的精华

就一般学术研究而言，前人未见者能见，可以开辟领域；前人谬误者使纠正，于是厘定方向；前人未达者，努力通达圆融，于是集其大成。传统医道，既以人类生死规律为鹄的，又以长生久视为准则，贯通形上形下，可以说是科学、艺术与哲学合为一体的生命大学问，真正神器难摹，决非"科学"所能比拟。故取舍之间，应与一般学术研究有所区别。所谓"易为医之体，医得易之

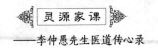

用"，故研究传统医道，需全面了知易学，并抉择变易、交易与不易三大法则的精华。

变易，如阴变阳、阳变阴，寒暑相易、昼夜更替等由量变到质变的情况。关键要能采故实于前代，观通变于当今。集中于诸如地球世界物候的变迁，土壤、空气、水的污染，人体自身禀赋的异化，新的疾病谱流变的趋势、规律及防控等。扁鹊以时医为变，华佗以外科为专；温病补伤寒之未逮，唐宗海以血证汇通中西，均是此理。

交易，即阴中有阳，阳中有阴；你中有我，我中有你，错综复杂的情况。关键是正位、守位并达变。正位是明辨医道发展在天地时空中的位置；守位并达变，就要重点针对时代发展变化，充分发挥传统医学的特色优势，提升中医自身素质，把握时代需求，改善行为方式，以健康身心为张本，改善急症乃至灾难医学救治，推广康复技艺，干预疑难重症、调理精神疾患等。仲景辨《伤寒》之精专，于意显时方之妙用，王冰全《内经》之气，张景岳补《内经》之翼，吴又可启温疫之门，吴鞠通辨寒温一体，傅青主重开男科女科之途等，均不离是法。

不易，一是随缘不易，二是亘古不易。"天生天杀，道之理也"（《阴符经》），"人法地，地法天，天法道，道法自然"（《道德经》），是指随缘不易；而"生生之谓易"（《周易·系辞》），则说宇宙时空运动不休，虽有隐显生灭，但其运动势态却永不停息，是宇宙时空的根本真理，故说亘古不易。医道研究的重点，应是随缘不易。如围绕中医特有的文化优势，弘扬传统医学终极关怀精神，将医道法术，达于人类性命安立的全体时空与处所，让全体中国人民乃至全世界热爱和平的人们，都生活得更健康、更和谐、更有文化追求、更有人生尊严等。神农尝百草，伊尹传汤液；岐伯论医道，黄帝兴内典；陶弘景藏《辅行诀脏腑用药法要》于敦煌，孙思邈启大医之道统，均任重道远之行，这是随缘不易。亘古不易呢？即指出变化的规律，无法也无从更改，就需要我们法则力行，而不是做无谓的研究。与此相关的宇宙形成之前的状态，宇宙中心何处、边缘何在及至人身存活千岁、万岁等，也就没有深入研究的必要。这样，可避免虚玄的歧途，使医道研究，更加光明正大。

四、升华传统医道，应修学总持与保任

在祈愿文开篇，恩师李仲愚先生即依密法传承，标识"菩提心为因，大悲为根本，方便为究竟"，这便是升华医道的总持。菩提指自觉觉他之心，大悲为拔苦与乐之行，方便是立生、达生的途径与手段，说到底，这亦是最极伟大的宗教情怀以及医道无上人文关爱的终极表达。为总持不散必须保任，则是大乘菩萨戒利益众生的全部精义与最高法则了。至若"临证之间，视一切众生为父母，视众生病患，如己之病患。不起贪、嗔、痴、慢诸念、诸语及一切不如法之行；竭精毕能，拔苦予乐……"又是菩萨道智悲行愿的实践了。若不以自觉觉他为指归，医道之一切理、法、方、药、术，既能为济世救人的善巧，亦可成谋财害命的方便，这便是保任的精义。中国古代有"医不昌后"的警语，诚哉斯言，伟哉斯言矣！

回归祈愿文，既明学习之途，又得研究之法，更总持保任大悲方便，是观天文以极变，察人文以成化也。所谓"日月叠璧，以垂丽天之象；山川焕绮，以铺理地之形"（《文心雕龙·原道》）。至此，易道之理、气、象、数，无一不是医道门户，入门既得，登堂入奥自可望矣！故从此学习与实践医道的过程，既是学修学养的过程，又是学以致用、知行合一的过程；既是拓展生命景观的过程，更是升华生命品质的过程。这样的医道与追求，敢不以生命与心血为祭礼？

百龄影徂，千载心在。是为序。

赵文　谨识

2011年11月　初稿

2015年11月　改定

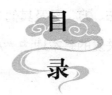

前 言

感悟医道——从恩师李仲愚先生医道祈愿文说起 / 1

引 言

生命智慧与生命哲学 / 1

序 篇

说不尽的生命哲学——《周易》正源 / 1

导 言 / 1

第一卷 《周易》与三易 / 2

第二卷 《周易》的构成 / 2

第三卷 《周易》研究的"两派六宗" / 3

第四卷 《周易》传承的脉络流变 / 4

第五卷 医易图谱 / 8

第一门 主宰者理——掌握医道的枢机 / 27

第一卷 道生一，太极之理 / 27

第二卷 一生二，太极阴阳消息之理 / 29

第三卷 二生三，从人体经络与六经辨证说起 / 37

第四卷 三生万物，医道灵源概说 / 49

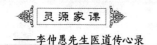

第五卷　中医理、法、方、药及其他 / 57

第六卷　中医人文关爱的基本理法 / 73

第二门　流行者气——感悟医道的技艺 / 81

第一卷　阴阳二气，天地缘起 / 81

第二卷　五运与五行 / 82

第三卷　六经与六气 / 84

第四卷　五行与人体及大自然的关系 / 85

第五卷　五行与传统医学的养生思想 / 86

第六卷　五行与地域因素对人体疾病的影响 / 88

第七卷　六气与六淫病 / 89

第八卷　疾病在人体的症候群象——从病机十九条的临床应用谈起 / 109

第三门　形色者象——妙识医道的证量 / 130

第一卷　太极八卦之象 / 131

第二卷　人体藏象 / 131

第三卷　中医诊断与人体藏象 / 133

第四卷　证象一：人体相关部位疾病 / 150

第五卷　证象二：人体内脏疾病 / 177

第六卷　证象三：神经与精神疾病 / 196

第七卷　证象四：癌症与结石 / 203

第八卷　证象五：女子疾病 / 216

第九卷　证象六：小儿疾病 / 227

第十卷　证象七：外科与伤痛 / 237

第四门　对待者数——格致医道的规矩 / 250

第一卷　易学之"数"，贯通了中医的理、法、方、药 / 250

第二卷　略论经络俞穴的作用——从至阴穴转胞胎说起 / 255

第三卷　指针、杵针、针刺与灸疗 / 293

第四卷　常用中药与方剂举例 / 344

附　录

一、李仲愚先生遗嘱 / 382

二、李仲愚先生学术思想概要与师承途径 / 383

后　记

感念师恩 / 386

鸣　谢

❧ 引 言 ❧

生命智慧与生命哲学

人为什么活着？人类存活的根本价值在哪里？这个问题唯有认知人类本有的生命智慧与生命哲学，才能找到正确的答案，因之从容打破人类生存面临的自然、社会与精神的桎梏，于百年时空中，领纳人间际遇恩仇，觉知性灵流转光色，从而升华生命品质、拓展生命景观，真正觉悟生命，进而享受生命。

中华民族的生命智慧，最集中地表现在《周易》的智慧哲学之中。这种智慧哲学，即是易道昭示的空有不二。从人类生命而言，是物质遍显精神，精神交遍物质，而且身心性命统一。既有易道"生生不息"的根本特质，又有易道理、气、象、数的综合表达，到理、气、象、数完全融会贯通，人类生命的智慧哲学，于是相对趋于圆融。

17世纪法国哲学家笛卡儿（1596—1650）发现了人类"间脑"的存在，并提醒人类间脑是人类身体与灵魂沟通的桥梁。近年来，马来西亚华裔科学家Tom Har更深入研究发现，左脑和右脑都各有五感，人们常用的左脑五感也称之为"知性的五感"，左脑会把五感所接收的信息转换成语言并加以识别和传达；而右脑的五感则藏于脑干内，称为"本能的五感"，即所谓视觉、听觉、触觉、嗅觉、味觉。此外，右脑也具备了四大能力：共振共鸣能力、照相记忆能力、高速大量记忆能力、高速自动处理能力（直觉力、想象力、创造力）。现代人因多偏重认知功能，而逐渐失去了人这一高级动物原有的灵性

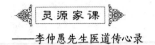

"本能"，而这灵性本能，就是右脑最具代表性的"五感"，因此反而越来越偏离了人类本有的生命智慧。笔者带队参加"5·12"汶川大地震救灾期间，发现越是低等动物，其逃生本能越强，而作为高等动物的人，反而几乎丧失此功能。

人类的生命智慧，脱离不了人类自身的生理基础。以人类大脑为例，充分发挥人类"间脑"作用，就要最大限度地协调、整合左脑和右脑的作用，将知性同本能的功用彻底融通，从而升华人类的生命智慧，觉悟生命的真谛。这便是悟道。

要证道呢？依萨迦班智达的教导，是由"空"而"明"（相当于先期认知易学基础，再明辨易道的理、数乃至气、象），渐至空明无二（相当于激活"间脑"，将理、气、象、数融会贯通，从而超越理、气、象、数），最终达到觉知灵明，念兹在兹，任运圆成，由是转生死证涅槃，这也是《法华》《楞严》《华严》诸大经宗旨。从此，升华生命的坦途，即在当下，亦在足下。

这就是《周易》理、气、象、数展现的生命哲学的最大价值。故回归医道本源，认知中华民族生命智慧与生命哲学，则理、气、象、数无一不是门户，将道法、艺术与技术一贯，打破门户挂碍，则不仅理、气、象、数互见互证，亦空明在望、觉知在望矣。所以，学习、认知与掌握传统医道的过程，亦是修学人生、锤炼人生的过程。果如是，则生死无惧，更可望生死无悔矣！

序篇　说不尽的生命哲学——《周易》正源

导　言

　　中医是生命科学，认知生命本源，需从《周易》身心性命统一的哲学说起。一是《周易》"穷理尽性，以致于命"所提示的人类生命的永恒主题，对应人生，永无穷尽。二是"生生之谓易"的时空观，提点我们唯有从容处理人与自然、社会与精神的关系，才有可能拓展生命景观、升华生命品质，进而生死无惧、生死无悔！

　　默照恩师李仲愚先生来氏易学与方山易学传承，认知易道灵源，进而借易道光明，行修医道，既要从太极阴阳消息发端，全面认知《周易》理、气、象、数的精蕴，更要将学修、学养、学以致用一以贯之，援道入医，摄医入道，最终圆成医道！

　　试以偈曰：

　　其一（缘生）：万象庄严空色显，百川海纳天地宽。

　　　　　　　　　内涵流变万花筒，象数取舍语难言。

　　其二（缘起）：六十四卦百变生，一气运转六道成。

　　　　　　　　　错综复杂证因果，周流不息显法身。

　　其三（缘成）：十方气机敷无极，往古来今一呼吸。

　　　　　　　　　生生易道述灵性，般若空性花无缺。

　　其四（缘融）：太极灵源布光明，医法圆融传心音。

　　　　　　　　　炼药性命入法旨，息禅水天尽淡云。

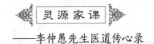
第一卷 《周易》与三易

《秘书》说："日月为易，象阴阳也。"故易为日月之道，天地之学，又含变化（《系辞》言"一阖一辟谓之变"）之意。

"周易"之名，最早见于《左传》与《周礼》。《左传·庄公二十二年》上说："周史有以《周易》见陈侯者。"

一、"周"有三义

一指"周普"：言易道周普，无所不备。二指"周流"：说易道"变动不居，周流六虚"（每卦六爻是小周流，六十四卦是大周流）。三指朝代名：指周朝。《周易正义》论三代易名说："案世谱等群书，神农曰连山氏，黄帝曰归藏氏。"既连山、归藏是代号，则《周易》称周，取岐阳地名。又因文王演易，故称《周易》，有别于殷商之意。

二、"三易"之义

一指易名：《周礼·大卜》说："掌三易之法，一曰《连山》，二曰《归藏》，三曰《周易》。"二指《周易》的内涵之一，即变易、交易和不易。后来孔子有简易（"易简而天下之理得"）之说，是以方法论而言的，应注意分辨。

三、群经之首

汉时班固誉易为"大道之原"，扬雄更说"六经之大莫如易"，《史记·日者列传》曰："自伏羲作八卦，周文王演三百八十四爻而天下治。"于是《易》驾于《诗》《书》《礼》《乐》《春秋》之上，成为群经之首。《周易》于是有了《易经》的名称。

第二卷 《周易》的构成

《周易》是我国最早的图文并茂的书，它由经和传两部分组成。

经：正述六十四卦的卦象、卦名、卦辞和爻辞，分上经和下经。上经由乾卦至离卦，共三十卦；下经由咸卦至未济卦，共三十四卦。①

传：又称易大传，即十翼，为孔子读易的心得，犹如《周易》羽翼。由于经传不分的特色，"传"亦视为《周易》的正文。它包括：

1. 彖传（上、下）：为孔子对全卦的评判与决断，基本不涉及爻辞。

2. 象传（上、下）：包括大象和小象两种，为孔子对易象的阐发，并彰明象的功用。说明卦象的称大象，说明爻象的称小象。

3. 系辞传（上、下）：为孔子对易道理、气、象、数的阐释与发挥，以示易的敷布。

4. 文言传一篇：为孔子对乾、坤两卦经文的阐发，以开启64卦门户。

5. 说卦传一篇：为孔子对先天八卦与后天八卦图像和义理的综述与分述。

6. 序卦传一篇：为孔子对《周易》六十四卦排列组合的认识，并以图像说明《周易》错、综之理。

7. 杂卦传一篇：为孔子对《周易》卦象的感悟，并借错综互变之理对易卦的性质做了说明。

第三卷 《周易》研究的"两派六宗"

一、两派

1. 象数派：此派相对偏重道家思想，重在对《周易》象数的研究与阐发。

2. 义理派：此派相对偏重儒家思想，重在对《周易》义理的研究与阐发。

二、六宗

六宗包括：① 象数宗（又称占卜宗）。②機祥宗。③造化宗（又称图书

---

① 注：《周易》六十四卦。每卦均包括卦象、卦名、卦辞、爻辞，以乾卦为例：乾上乾下（卦象）；乾（卦名）；乾，元亨利贞（卦辞）。初九：潜龙勿用（以下用九文辞，则为爻辞）。九二：见龙在田，利见大人。九三：君子终日乾乾，夕惕若，厉无咎。九四：或跃在渊，无咎。九五：飞龙在天，利见大人。上九：亢龙有悔。用九：见群龙无首，吉。

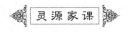

宗）。④老庄宗。⑤儒理宗。⑥史事宗。

《四库全书总目·易类》说："左传所言诸占，盖犹太卜之遗法，汉儒言象数，去古未远也；一变而为京（房）、焦（赣），入于禨祥；再变而为陈（抟）、邵（雍），务穷造化，易遂不切于民用；王弼尽黜象数，说以老庄；一变而胡瑗、程子，始阐明儒理；再变而李光、杨万里，又参证史事，易遂日起论端。此两派六宗，已互相攻驳。"

两派六宗流转，却未能将理、气、象、数合一，成为根本缺失，使后人难以借《周易》生命智慧的哲学光芒，认知性灵良知，深为遗憾，这是方山易援易入华严的因缘与精义。

第四卷 《周易》传承的脉络流变

在西周之前期，《周易》均由太史官专门掌管。直到孔子弘传之后，特别是到汉朝，《周易》方成为显学。

一、四圣渊源

所谓"易更四圣"，是说《周易》一书，历经伏羲、文王、周公和孔子四代圣人的努力，才共同完成。

《周易》最初有图无文，伏羲画了先天八卦图（如《易·系辞》云："河出图，洛出书，圣人则之""古者包牺氏之王天下也，仰则观象于天，俯则观法于地，观鸟兽之文与地之宜，近取诸身，远取诸物，于是始作八卦，以通神明之德，以类万物之情"）之后，口耳相传，直到周文王。至文王囚羑里，才有后天八卦，透露人事消息，更重三爻卦为六爻卦，推演了六十四卦，并为每一卦确定卦名，编定卦辞。

所谓"周公吐哺，天下归心"，周公既大胆以祖宗崇拜代替泛神崇拜，提出"以天为宗，以德为本；以祖为宗，以孝为本"的祖宗祭祀理论，更以执掌祭祀之权的便利，参考过去众多的占卜记录（指甲骨文，当时尚无世俗文字，参黄奇逸《历史的荒原》），依于《周易》错、综、互、变之理，编定了三百八十四爻的爻辞（可参拙作《〈周易〉之谜》）。这是孔子之后，《周易》得以弘传的图文基础。

到孔子手上，通过"韦编三绝"（穿竹简经书的牛筋也多次断裂）功夫，他老人家在完善周公爻辞（文风多"孔子风格"，可参拙作《〈周易〉之谜》）基础上，综述圣人图书之意，完成了《周易》"十翼"，终使《周易》经传完备，并使经传有机融为一体，祖述大意，未可分离。

因为孔子以当时发明不久的世俗文字（区别于更早的甲金文）写成了《周易》定本，更以"六经"（《诗》《书》《易》《礼》《乐》《春秋》）传授弟子，再加上生命哲学宗旨，使《周易》成为孔子之后儒家全体生员认同的大经，为后来的显发，奠定了学术与人事的基础。

二、各朝流变

《周易》在孔子之后，并没有迅速弘传，其接受孔子传承的弟子亦未能从哲学的高度将《周易》发扬光大，更多是以"术"的形式，代代相传。这种传承，直到汉朝，方为改观。

相传孔子过世之后，他的弟子子夏（又称卜夏，可见尚有家族传易的渊源）讲授《周易》，但没多久，学生就所留无几了。根本原因，是子夏占卜不准，这从另一个角度说明当时学易者，很是重视"术"的应用。或因如此，《周易》得以逃脱秦始皇"焚书坑儒"的大火，这又是不幸中大幸矣！

按照《史记》和《汉书》的记载，孔子将易学传给了学生商瞿和子夏，而后商瞿这一系经过几代传承，直到汉朝的田何（《史记》和《汉书》的记载稍有出入，但都说《周易》传至田何）。田何很重传承，并注重本体、本源与文理、文意的研究，他的弟子以下，就加强对象数的阐发了。

自田何以下的易学，到班固作《汉书》时，已有十三家之多。以田何承继的易学而言，是田传丁宽等四人，丁宽传田王孙，田王孙传施仇、孟喜、梁丘贺。但施仇与梁丘贺之易，亡于永嘉之乱，《隋书·经籍志》中所谓"梁丘、施氏、高氏亡于西晋"。孟传焦赣，焦传京房，均成一时之选。故独孟氏易学，至宋朝方亡佚。

据《汉书》载，孟喜，字长卿，东海兰陵人。《艺文志》有孟喜《周易章句》两篇，《周易灾异》十一篇。孟喜以坎、离、震、兑四卦主一年四季，再以四卦的二十四爻分主一年二十四节气，发明卦气之说，其天地物候的展现，恰与《礼记》相通，有别时易，亦说明孟喜尚有另外的传承（所谓孟喜改师法，终不为上所用，即指此）。

京房，东郡屯邱人，《汉书》载有《京房易传》十一篇，《七录》有《京房章句》十卷。后来的《隋志》中很多假借京房占卜的书，多从《京房章句》中来。京房不幸早死（以易象说人事，卷入政治事件被杀，很是发人深省），但传有弟子虞翻。《隋志》有《虞翻周易注》九卷、《易律历》一卷等。

费直，字长翁，东莱人。《汉书·儒林传》载："（费直）长于卦筮，亡章句，徒以《彖》、《象》、《系辞》十篇、《文言》解说上下经。"是所谓费氏经。费直所传，为古文易，相对的施、孟、梁、京所传易，则为今文易。费直而下，有弟子马融，授徒数千人（他发明并灵活运用"先进带后进"的教学方法，对后世影响深远）。他门下，有郑玄、卢植等人，郑玄著有《郑玄周易注》十二卷。

东汉有魏伯阳，发挥十二辟卦之理，著作《周易参同契》，论述丹道修炼之法，该书成为道家丹道的重要经典。

此外，早在西汉末年，有文学、经学大家扬雄（四川郫县人），作《太玄经》，是将另一套传承系统的《周易》学公开了。扬传严君平（成都"君平街"即因他命名）。

三国时期，有著名易学家王弼，注《周易》上下经六卷、《周易略例》一卷，倡"得意忘形"，对孟喜、京房诸家象数之学提出质疑和反驳，是所谓"王弼扫象"。

在两晋时期，学人多为《周易》作注，却没什么大家。

北魏时，四川成都有易学大师卫元嵩，博通经史，深研老庄与易学，中年以后出家修道，著有《元包经》。这有可能是失传了的《归藏易》的另一表现形式（邹学熹先生非常推崇这部书，在其主编的《易学精要》中，对《元包经》作了专门的介绍）。

唐代有孔颖达和李鼎祚，孔作《周易正义》，李作《周易集解》，都为一时之选，基本上代表了唐代易学的水平。另有医学大家孙思邈，著有《千金要方》和《千金翼方》，有药王的美称，不仅儒、释、道三教通达，更贯通易学与医理。唐代更值得一提的是佛家居士李通玄（又称李长者）先生，著《新华严经论》《华严修行次第决疑论》等，以易学印证佛学，以佛学阐明易道，为

"方山易"的创始人。后来，"方山易"主要在佛门流传。

宋代易学发展较大，可说是易学中兴的时期。现在中国公认的思想史上的"二程一朱"（程颐、程颢和朱熹）就是通过对易学和佛学，特别是禅宗理法的研习而开创理学先河的。程颐有《太极图说》，程颢有《语录》传世而无专门易学著作，朱熹有《周易本义》及《易学启蒙》等，对后世影响较大。宋代最具传奇色彩并实证《周易》的是陈抟（号希夷先生），有《河洛理数》等著作传世，有邵雍等弟子显世。

金元时代，易学发展不大。到明朝时，出了一个易学大家，他就是四川梁平（今重庆梁平）的来知德（号瞿塘）先生，他在没有老师传授，又没有多少参考书籍的情况下，以忠实、真诚的人生态度，以坚韧不拔的顽强毅力，在为其父母守孝期间，居住深山勤学深思，既不像京房等偏重象数，又不像王弼等偏重义理。因精诚所至，不仅将前人的成果重新发明一遍，完整展示《周易》图示，更将《周易》的理、气、象、数熔为一炉，把错综互变之法运用到具体的卦辞，并以29年时间，写成《周易集注》十六卷，影响至今。另有明朝胡广，"奉敕"撰《周易大全》，作为科举取士蓝本；另有黄道周（著《易象正》）、何楷（著《古周易订诂》），皆有根基。

接下来，是医学大家张景岳，编著《类经图翼》十一卷并《类经附翼》四卷，将医、易之学较完整地结合在一起，对后世医家影响极大，其受八卦启发而定的"攻、和、补、泻、寒、热、固、因"八法，弥补了伤寒八法的不足，为后世医家所推崇和沿用。

清代有李光地受康熙命，著《周易折中》；傅恒受乾隆命，撰《周易述义》。另有顾炎武、黄宗羲、王船山诸大家，加上惠栋著《增补周易郑注》《周易郑注爻辰图》，张惠言编辑《周易虞氏义》，王心敬撰《丰川易说》，戴震借参编《四库全书·经部》表达了自己对易学的见解。使清人解易之家达150余家，拓展了易学的路数。民国有章太炎，于易学有独到识见。

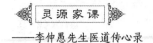
第五卷　医易图谱

一、无极太虚图

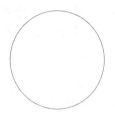

无生，却不断连接着，非来亦非去。

本生，却找不到方所，无迎亦无拒。

平等，穿透又内存时空，无解与被解。

光明，不辨起点与终点，生成即已圆满。

是图表达圆满道心与大圆镜智。

以心性之理为例，主宰者理，寂然不动之心也。心之源，出于先天，心感而遂通天下之故也。

《中庸》曰："喜怒哀乐之未发，谓之中。"是教人观神之守。返本还原，是行颠倒之术，教人由后天返归先天。故俗人之心足以戕生，崇高之心足以入道，理之然也。

《心经》曰："无眼、耳、鼻、舌、身、意。"是教人回归本心而求解脱，理气一也。

二、太极两仪图与太极阴阳图

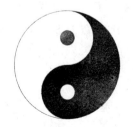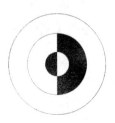

交易，负阴抱阳，相摩相荡，展现缤纷能量。

变易，昼夜更替，高下相倾，夏至到冬至，变现来年的希望。

不易，随缘不易，升降平衡，圆能不倚不绝化源；生生谓易，亘古不易，一切规律的总规律。

三、伏羲先天八卦图

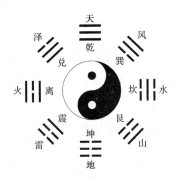

《易·说卦》云："天地定位，山泽通气，雷风相薄，水火不相射。"这是先天八卦的口诀，指明乾位为天居上，坤位为地居下。艮山居于西北，山岳之气最盛，故西北多山，宝藏兴焉，金石之根，万水之源。兑为湖泽，东南得气最盛，碧波荡漾，水国腾欢。震位为雷，从东北方冬春之交而震起，震者振也，阳从阴中振奋而出；草木为芽，嘉卉含苞，此春意迎人也。西南巽风，桂馥兰芬，酷暑遁去，秋高气爽，举杯邀明月之时。坎水为月，月生于西。离火为日，日出于东，日月光辉东西映照，绝不妨碍。

四、文王后天八卦图

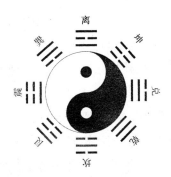

《易·说卦》云："帝出乎震，齐乎巽，相见乎离，致役乎坤，说言乎

兑，战乎乾，劳乎坎，成言乎艮。"这是后天八卦的口诀。一年之初，惊蛰春雷唤醒冬眠的虫蛇，震木繁茂，春意盎然；东南春夏之交熏风拂面，巽木华实；南方为火，烈日高腾；到西南之交有坤土，坤土者，湿者也，长夏也；西风含清金之气，秋云低落，一场秋雨一场寒，天地阳气收敛；西北燥金气临，万物渐蛰，草木凋落；冬至北风疾，万物闭藏，然坎水中一阳升起，夜长之极，生气从此渐长。至艮山阳土，春风吹动土地，为春木之疏泄，奠定基础。夏至日一阴生起，昼长之极，夜长从此开始。冬至为一日之子时，一年之子月；夏至为一日之午时，一年之午月。子午为阴阳交替之时，故概称大气之行为子午流注。

五、六十四卦周天运行（自升降）图

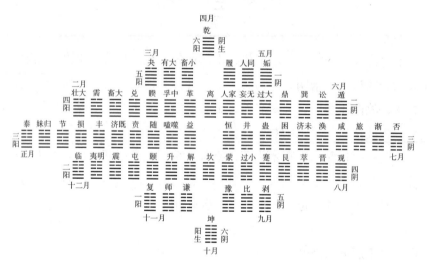

此图一中含多，多中含一，隐显生灭，并行不悖，时空流转，无止无休，遂能亘古不易。若人居离坎两卦之间，以此为轴，顺时针横向旋转，是六十四卦归于太极。若观想有先天八卦与此图垂直沿乾坤方向顺时针旋转，则每一卦，既是八卦之一，又自含六十四卦。

《参同契》以乾坤为鼎器，以坎离为药物，其余六十卦为火候。人的身形和真气运行之路亦与天地阴阳之气相同。乾卦为人的首部居于上，坤卦为人的腹部居于下；离卦为心火居上，坎卦为肾水居于下。阳气起于复卦自左而升，从人身的督脉起于尻，循脊背上走于头。阴气起于姤卦，由右而降，从人身的任脉自咽喉循膺胸而下于腹。轻清之阳气居于上部，故上二十卦，都是四阳五阳的卦。重浊的阴气居于下，故下二十卦，都是四阴五阴的卦。此图显示出三才之道，上部法天，下部法地，中部法人，如像人身经络中手足经各有三阴三阳。又如人有上中下三焦，上焦法天，下焦法地，中焦法人，其意义相同。

无量无边的恒河沙数大千世界，构成无量无边的华严世界海。但世界虽广阔无边，仍不过太极六十四卦一气运转而已。宇宙是大太极，人身是小太极。

此图亦示人生死规律，人类无须因生死而恐惧，不必以老残而悲哀。一期生命结束，但并不等于断灭。宇宙之道，日新月异，生生不息！

六、北斗七星与二十八宿对应图

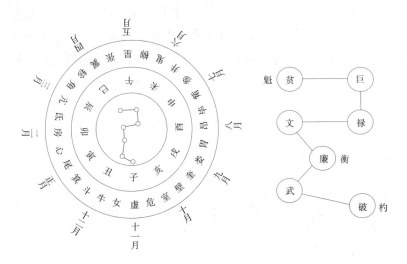

我们这个世界是以北斗七星为天心。北斗七星每年十二个月指遍四方（东方位应苍龙，角、亢、氐、房、心、尾、箕，为东方七宿，共计七十五度；北方位应玄武，斗、牛、女、虚、危、室、壁，为北方七宿，共计九十八又四分之一度；西方位应白虎，奎、娄、胃、昂、毕、觜、参，为西方七宿，共八十度；南方位应朱雀，井、鬼、柳、星、张、翼、轸，为南方七宿，共一百一十二度）二十八宿，历全年二十四个节气，七十二候，三百六十五又四分之一日，也就是地球绕太阳一周的时间。

一年四季的气候都统辖于十二辰，斗有七星，第一叫魁，第五叫衡，第七叫杓，这三星叫斗纲。如正月建寅，昏则杓指寅，平旦则魁指寅。其余各月如二月指卯，三月指辰，四月指巳，五月指午，六月指未，七月指申，八月指酉，九月指戌，十月指亥，十一月指子，十二月指丑，这叫月建。凡斗纲所指之处，都是节气，即元炁奔向之处，并恰好对应地球世界的二十四节气。《内经》"知时节"的关键，即体认此二十四节气。道家修炼内功选择不同方位，亦只在努力融摄北斗七星先天生炁。后世的太乙熏气法，首重二十四节气，理本于此。

由于有了日月运行，地球的自转和公转，星宿的标志，斗纲的指向，我们这个世界（地球世界）的时间就显示出来了。加上气象的变化，时令的迁谢，物候的移换，形成了三阴三阳，五运六气，生化之机永无止息。

大自然和人体，以及一切物质微粒的本身都在不断地运动着，各自形成子午流注。中医习子午流注针法的针灸家，临床上有的有效、有的无效，这与选择时间和配穴正确与否有很大的关系，针灸家靠手表定当地时间，是不确切的。只有中国的罗盘、日晷，才能正确地辨识空间和时间。修炼内功的人，只要稍微练到一定功夫，就会知道自己身中活泼的时辰。最明显的是活子时与活午时。

二十四节气七十二候如下：正月立春（初候东风解冻；二候蛰虫始振；三候鱼陟负冰）雨水（初候獭祭鱼；二候候雁北；三候草木萌动）。二月惊蛰（初候桃始华；二候仓庚鸣；三候鹰化为鸠）春分（初候玄鸟至；二候雷乃发声；三候始电）。三月清明（初候桐始华；二候田鼠化为鴽；三候牡丹开花）谷雨（初候萍始生；二候鸣鸠拂其羽；三候虹始见）。四月立夏（初候蝼蝈鸣；二候蚯蚓出；三候王瓜生）小满（初候苦菜秀；二候靡草死；三候麦秋至）。五月芒种（初候螳螂生；二候䴗始鸣；三候反舌无声）夏至（初候鹿角解；二候蜩始鸣；三候半夏生）。六月小暑（初候温风至；二候蟋蟀居壁；三候鹰始挚）大暑（初候腐草为萤；二候土润溽暑；三候大雨行时）。七月立秋（初候凉风至；二候白露降；三候寒蝉鸣）处暑（初候鹰乃祭鸟；二候天地始肃；三候禾乃登）。八月白露（初候鸿雁来；二候玄鸟归；三候群鸟养羞）秋分（初候雷始收声；二候蛰虫坏户；三候水始涸）。九月寒露（初候鸿雁来宾；二候雀入大水为蛤；三候菊有黄花）霜降（初候豺乃祭兽；二候草木黄落；三候蛰虫咸俯）。十月立冬（初候水始冰；二候地始冻；三候雉入大水为蜃）小雪（初候虹藏不见；二候天气上升；三候闭塞而成冬）。十一月大雪（初候鹖鴠不鸣；二候虎始交；三候荔挺出）冬至（初候蚯蚓结；二候麋角解；三候水泉动）。十二月小寒（初候雁北乡；二候鹊始巢；三候雉雊）大寒（初候鸡乳；二候征鸟厉疾；三候水泽腹坚）。

七、伏羲六十四卦方圆图

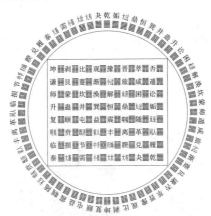

此图方圆同显，既圆中有方，又方中有圆，得互融互摄、互助互即之妙。其理数中含气象，气象中又具理数，理、气、象、数交相辉映，合之成一完整的太极。

八、十二时气血流注十二经图

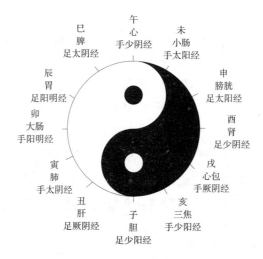

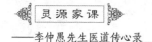

人身营卫气血，每日寅时从手太阴肺经开始，一日一夜复会于太阴肺经。人身十二经脉中皆有动脉，独取肺经所过之寸口，以决五脏六腑之生死，盖因寸口为脉之大会。一天之中，十二时辰与人体十二正经经络灌注恰好相应，流行中展现对待，这是中医时辰医学在人体的生理基础。针灸家依此十二正经，从容调节人体时间，理本于此。

九、奇经八脉流注图

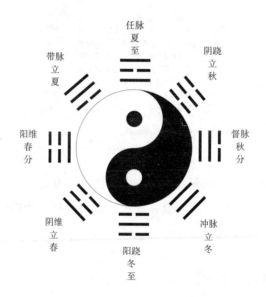

奇经八脉对应宇宙时间，从冬至之后，甲子夜半少阳起时，阳跷脉气渐隆，到立春交阴维脉；立春到春分时，阴维脉气隆而入阳维脉；春分到立夏，阳维脉气隆而入带脉；立夏到夏至，带脉气隆而入任脉；夏至到立秋，任脉气隆而入阴跷脉；立秋至秋分，阴跷脉气隆而入督脉；秋分到立冬，督脉气隆而入冲脉；立冬到冬至，冲脉气隆而入阳跷脉。

八脉所应之数，为后天八卦合洛书之数。大四季从一年分，小四季从一日分。医家称为灵龟之数，飞腾之法依此而立。李濒湖说："凡人有此八脉，皆属阴跷闭而不开，唯神仙家以阳气冲开故能得道。"唐宗海说："易为医之体，医得易之用。"诚哉斯言。

十、五行与天干配合图

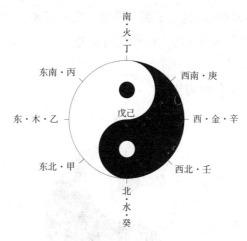

天干地支之气，六十日为一周，每年六周，共十二个月，与人体手足十二经脉相应。木、火、土、金、水五行以生肝、心、脾、肺、肾五脏。其中丙火生出三焦、小肠二腑；丁火生出心和心包络二脏。人体水谷之精华及十二脏腑之营卫气血非阳和之气不能生化，非阳和之气不能敷布，故火行之脏腑有四，余行皆阴阳各一。

歌曰：甲胆乙肝丙小肠，丁心戊胃己脾乡，庚属大肠辛属肺，壬属膀胱癸肾藏，三焦阳火须归丙，包络从阴丁火旁。

十一、五行与地支配合图

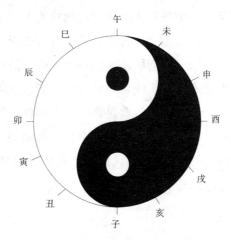

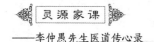

十二地支，恰好与人体十二正经相应。歌曰：肺寅大卯胃辰宫，脾巳心午小未中。膀申肾酉心包戌，亥三子胆丑肝通。这是针灸、按摩、杵针、指针等诊察人体疾病、调节人体时间并治疗疾病的关键。

十二、五行与人体脏腑对应图

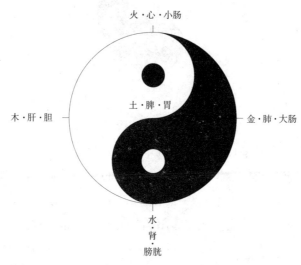

人体的脏腑与五行有严密的对应关系。肝、胆与东方之木对应，心、小肠与南方之火对应，肺、大肠与西方之金对应，肾、膀胱与北方之水相对应，而脾、胃则与中央之土相对应。从图中阴阳一气运转的情况看，是从北方肾水（闭藏功能）开始，生出东方肝木（疏泄功能），东方肝木生出南方心火（宣通功能），南方心火又生出中央脾土（承载运化功能），中央脾土生出西方肺金（收敛功能），西方肺金生出北方肾水。其中肾为先天之本。而人体脏腑一旦生成之后，其肝、心、肺、肾四脏功能都靠中央脾土的承载、运化与滋养，所以，又有"脾为后天之本"的说法。为什么说火能生土呢？因为大地要靠阳光的照耀才能生机蓬勃，草木茂盛，禽兽繁殖。人体脾土要靠心阳、包络、三焦、小肠的火气来温煦，才能化水谷以灌溉全身；肾间动气又周行于三焦，上连于包络，又值原穴于十二经，可见元阳在人身中的重要性。所以，得阳者生，失阳者死。草木皆然，况于人乎？

十三、五行与人体精神对应图

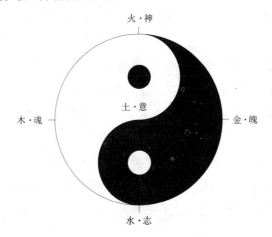

人体精神是元神活动的状态，也就是大脑皮层活动的表现。元神合则为一，分则为五，所以，大脑皮层的活动，直接关系到各脏腑以及全身的生理功能。儒、释、道、医各家的内养功夫，无一不从此发端。

"神"，是精神、意识、知觉、运动等一切生命活动的最高统帅。神的物质基础，就是精。如《灵枢·本神篇》说："故生之来谓之精，两精相搏谓之神。"神是由先天之精生成的，当胚胎形成之际，生命之神也就产生了。但又必须依赖后天之精（即水谷之精气）以滋养。神在人身居首要地位，神充则身强，神衰则身弱，神存则生，神去则死。

"魂"，舍于血，藏于肝，也属于精神活动的范畴。如《灵枢·本神篇》说："肝藏血，血舍魂""随神往来者谓之魂"，说魂是随神而活动的。反之，魂不能随神活动，人就会出现梦游、梦语、梦中幻觉与梦魇。

"魄"，也是精神活动的一部分。张景岳说："魄之为用，能动能作，痛痒由之而觉也。"这就是说，魄是属于本能的感觉和动作，如耳的听觉，目的视觉，皮肤的冷热痛痒感觉，手足四肢的动作和初生婴儿吸乳动作、啼哭等，都属魄的范围。人体这种本能的感觉和动作，与构成人体的基本物质的精是密切相关的。精足则体健，魄全则感觉灵敏，动作正确。所以，《灵枢·本神篇》说："并精而出入者，谓之魄。"

"意志"，意是意识、回忆，志是意识和经验的存记。《灵枢·本神篇》说："心有所忆谓之意，意之所存谓之志。"意和志的活动，是人类特有的功能，是出生以后不断发展着的，是"神明"分析综合活动的产物。古人认为，这一功能活动和肾气之充沛与否有密切关系，如年老肾气衰弱，就会出现健忘甚至老年痴呆等症。

神、魂、魄、意、志诸精神活动，虽然各有区别但却在神的主宰与支配下活动。如《灵枢·本神篇》说："所以纯事物者谓之心。"就是说心之神可以统率和支配认识事物，以致对应事物的一切精神活动，人们起床、吃饭、工作、娱乐到休息，都是自主支配自己，就是这个道理。而心神的活动如有失常，则魂、魄、志、意等的精神活动就会紊乱。进一步说，道家丹诀中所谓"攒簇五行，合和四相"，说的就是神、魂、魄、意、志的和合，这是儒、释、道三家性命之学的枢机，亦中医身心统一的主体性哲学的关键。

十四、五行与七情对应图

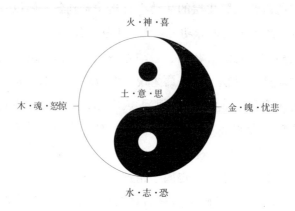

人的情志受外部环境不同条件的刺激，会产生种种不同的反应。一般的反应，属人体正常机体的调节，是正常的。但情志波动太过剧烈或持续时间过久，就会影响到人体各脏腑的功能，从而导致疾病的产生。具体说来，暴怒伤肝，狂喜伤心，久思伤脾，忧悲伤肺，惊恐伤肾。正如《素问·举痛篇》云："余知百病生于气也，怒则气上，喜则气缓，悲则气消，恐则气下，惊则气乱，思则气结。"写《儒林外史》的吴敬梓先生就深明此理，他写老秀才范进突然得知自己中举的消息，狂喜伤心，遂成癫狂之症。心属火，必用水克，北方肾水通于惊恐。所以，请他老岳父打他耳光，水到火灭，终于使范进情志之病得愈。

再以"怒则气上，甚则呕血飧泄"为例，人愤怒时往往面红耳赤，怒目嗔睛，脖子粗大，是疏泄太过之故，此时肝脏充血使肝大，再因厥阴肝经上于颠顶，使血液上注于头面，故会产生"甚则呕血"的情况。与此同时，因血液集中于头面，使人体胃肠处于缺血状态（血液中红细胞运载的氧分子自然缺失），胃痉挛自然疼痛，肠道无力消化当然飧泄。这便是"木克土"的症状，要怎样改善呢？我们可用"金克木"的办法，以"忧悲"去缓解它，由于"忧"的功能特性偏向于抑制，故上行怒的气枢转向下，使人气血平复，达到"金克木"的效果。

唐宗海在《医经精义》中说："五脏秉于五行，凡秉五行之气而生者，皆以类相属，推其类，可尽天地之物，知所属，乃明形气所归，而病之原委、药之宜忌，从可识矣。"此外，还有五脏九窍、五脏所伤、五脏所恶等内容。都是五行与人体相应的重要关联。

所谓五脏九窍，即肝开窍于目，心开窍于耳，脾开窍于口，肺开窍于鼻，肾开窍于二阴。所谓五脏所伤，即忧愁思虑伤心；形寒饮冷伤肺；悲怒气逆则伤肝；饮食劳倦则伤脾；久坐湿地，强力入房则伤肾。所谓五脏所恶，即心恶热，肺恶寒，肝恶风，脾恶湿，肾恶燥。另有脏腑为病，即心为噫；肺为咳；肝为语；脾为吞；肾为欠为嚏；胃为气逆，为哕为恐；大小肠为泄；下焦溢为水肿；膀胱不利为癃，不约为遗溺；胆气郁为怒。

十五、天干五运图

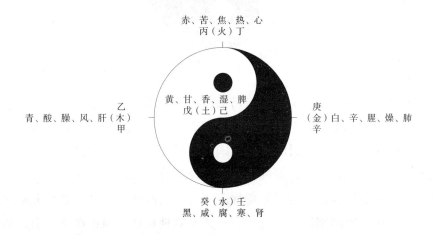

　　天干的十干主管木、火、土、金、水五运。东方木运，在天为风，在地为木，在脏为肝，在色为青，在味为酸，在嗅为臊。南方火运，在天为热，在地为火，在脏为心，在色为赤，在味为苦，在嗅为焦。中央土运，在天为湿，在地为土，在脏为脾，在色为黄，在味为甘，在嗅为香。西方金运，在天为燥，在地为金，在脏为肺，在色为白，在味为辛，在嗅为腥。北方水运，在天为寒，在地为水，在脏为肾，在色为黑，在味为咸，在嗅为腐。十干之中，甲、丙、戊、庚、壬为五行之阳；乙、丁、己、辛、癸为五行之阴。此为天干五运图，它把天干、五运、五脏等内容有机联成一体。再把有关五行及天干地支等内容统一观看，它在按《内经》顺四时之气以养生的基础上，根据身体各脏腑情况，通过观色、尝味及嗅闻其气，为选择四季的蔬菜、粮食以充实形体，选择不同的药物以调和脏腑，进而填精补髓等提供了理论的根据和实践的指南。

十六、五德对应五脏图

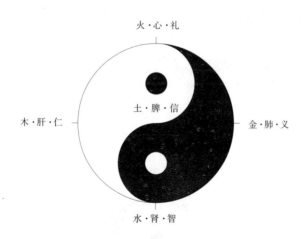

火·心·礼

木·肝·仁　　　土·脾·信　　　金·肺·义

水·肾·智

　　暴怒对肝脏有害，为了制暴，当长养慈悲恻隐之心，亦即仁爱之心，有此心，便无暴怒之由，亦无暴怒之事。接下来，为了避免狂喜等因素对心的伤害，即应长养辞让之心，时时想到报国土之恩，报师恩、报父母恩等。并时时现人长处。有此心，自然能礼贤下士，谦恭待人，对待落于自己头上的名闻利养，自然能辞能让。为了避免忧悲等对肺腑的伤害，就应该培养羞恶之心，义之所在，当愿则愿，当行则行；甚至牺牲自己生命也在所不惜，如孟子所谓"舍生取义，杀身成仁"。为了避免惊恐对肾脏的伤害，就要长养是非之心，在大是大非面前，立得稳足跟，所谓"贫贱不能移，富贵不能淫，威武不能屈"，具有这种精神，无疑就具备了大智慧。这就是仁、礼、义、智四德，分别对应了春、夏、秋、冬四季和肝、心、肺、肾人体四脏。而用无妄之心，就能避免多思、久思不决（此时，因思考使人体血液上注于脑，肠胃必然缺血）、怀疑及不按时进食对脾的不良影响（今时之人，生活节奏加快，夜生活增多，凡有应酬，即上酒楼。好吃的多吃，不好吃则少吃，又不能按时进食，即不能以"信"待脾胃，也因此胃病患者越来越多）。在五德之中，彰明"信"德，并把仁、义、礼、智四德有机地融通在一起。总结起来就是"恻隐之心可以养肝，辞让之心可以养心，无妄之心可以养脾，羞恶之心可以养肺，是非之心可以养肾"。

这一套理念法则，贯通了中国人特有的天、地、人三才之道，亦儒、释、道各家修养生命的根本支撑。它既是身心统一的中国生命哲学的依据，亦是"性命双修"的枢机。

十七、河图

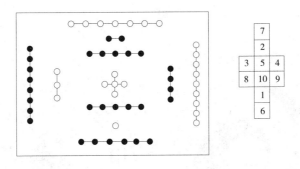

河图、洛书是易学数理的根基。简明言之：河图内之一二三四五，为五行之生数。九还七返八归六居者，因为三方之返还归皆聚于北，所以言居。内修之人精气神聚于丹田，肝木之魂，心火之神，肺金之魄，肾水之志，皆随脾土之真意而聚于鼎内，结而为丹田，丹者道也，道之为物，唯恍唯忽，忽兮恍兮，其中有象。恍兮忽兮，其中有物。杳兮冥兮，其中有精，其精甚真，其中有信。丹道为一体，是建立在最精最微、具有无穷妙用的身心合一基础之上的。时至花开，水到渠成。只有自证自得，自得自知而已矣。从这个意义上

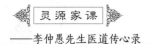
说，传统医道，为儒、释、道无上的精神追求，提供了人类生命的基础性支撑。

十八、洛书

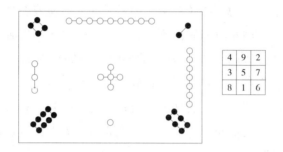

洛书为日月相交之数。纪日月之运行，日升于东，月生于西，并行而不悖。丹家据此二图，提炼丹道修炼的指导思想，河图表精神之妙合，洛书示气机之运行，然而运行之中未离妙合，妙合之中亦寓运行。识此可知九宫八卦天干地支，乃至理、气、象、数，无不具于吾人一身之内，这也是传统医道昭示的生命智慧哲学对地球文明最大的贡献与价值所在。故曰：道不远人，人之为道而远人。旨哉斯言，其为歧路指归欤！

十九、太极河图与伏羲先天图

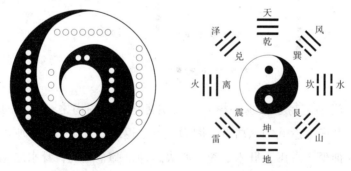

河图、洛书展示宇宙间一气之流行。其中洛书之数为伏羲先天八卦图，其阴阳爻恰好对应成太极图；河图的阴阳各数的排列，恰好显示出阴阳消息之太极图。河图、洛书其实是易数的根源。河、洛根源于阴阳气机的动转（因阴阳的流行对待才产生数）。其河洛之数，不仅展示出阴阳变化之理，同时涵盖了五行的气与象。

二十、六十四卦分宫八卦

乾为天	天风姤	天山遁	天地否	风地观	山地剥	火地晋	火天大有
震为雷	雷地豫	雷水解	雷风恒	地风升	水风井	泽风大过	泽雷随
坎为水	水泽节	水雷屯	水火既济	泽火革	雷火丰	地火明夷	地水师
艮为山	山火贲	山天大畜	山泽损	火泽睽	天泽履	风泽中孚	风山渐
坤为地	地雷复	地泽临	地天泰	雷天大壮	泽天夬	水天需	水地比
巽为风	风天小畜	风火家人	风雷益	天雷无妄	火雷噬嗑	山雷颐	山风蛊
离为火	火山旅	火风鼎	火水未济	山水蒙	风水涣	天水讼	天火同人
兑为泽	泽水困	泽地萃	泽山咸	水山蹇	地山谦	雷山小过	雷泽归妹

《六十四卦分宫卦序歌》

乾为天，天风姤，天山遁，天地否，风地观，山地剥，火地晋，火天大有（乾宫八卦皆属金）。

坎为水，水泽节，水雷屯，水火既济，泽火革，雷火丰，地火明夷，地水师（坎宫八卦皆属水）。

艮为山，山火贲，山天大畜，山泽损，火泽睽，天泽履，风泽中孚，风山渐（艮宫八卦皆属土）。

震为雷，雷地豫，雷水解，雷风恒，地风升，水风井，泽风大过，泽雷随（震宫八卦皆属木）。

巽为风，风天小畜，风火家人，风雷益，天雷无妄，火雷噬嗑，山雷颐，山风蛊（巽宫八卦皆属木）。

离为火，火山旅，火风鼎，火水未济，山水蒙，风水涣，天水讼，天火同人（离宫八卦皆属火）。

坤为地，地雷复，地泽临，地天泰，雷天大壮，泽天夬，水天需，水地比（坤宫八卦皆属土）。

兑为泽，泽水困，泽地萃，泽山咸，水山蹇，地山谦，雷山小过，雷泽归妹（兑宫八卦皆属金）。

二十一、太极阴阳四象八卦六十四卦图

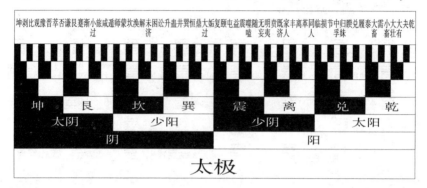

此图说明太极阴阳以至六十四卦，均由太极一气运转而来。

二十二、十二辟卦阴阳动静图

（一）十二辟卦卦象及说明

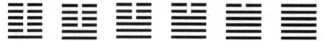

复卦	临卦	泰卦	大壮卦	夬卦	乾卦
一阳生	二阳生	三阳生	四阳生	五阳生	纯阳

以上卦象说明，清阳之气，从微到著，从小到大，从少到多，都是从清净心中生起，从正念中积功累德而来。

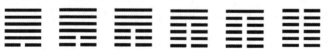

姤卦	遁卦	否卦	观卦	剥卦	坤卦
一阴生	二阴生	三阴生	四阴生	五阴生	纯阴

以上卦象说明，浊阴之气，从微到著，从小到大，从少到多，都是从秽浊心中生起，从邪念中损功败德而来。

注：卦图中的奇画"—"代表阳

卦图中的偶画"--"代表阴

（二）十二辟卦的生理现象

☳复卦为子卦。一阳来复之象。修炼内功有效之初时，丹田之中一阳生

起，此时腹中阳气震动，丹田暖气融融，或腹中跳动，或身上肌肉、经络不时跳动，或跳于腰背，或跳于胸胁，或跳于四肢，或有暖气流动之感，或全身轻安愉快，或练功时全身大动，这些都是一阳来复的现象。

☷☷临卦为丑卦。二阳生起之象。修证者此时阴液化为甘露，津液润泽，口中甘美，以前的震动从此消失停止，定力从此逐渐增深。此为二阳生起的现象。

☷☷泰卦为寅卦。三阳生起，天地交泰。修证者身中如春光明媚，阳气下充于丹田，阴精上升于灵府。此时神清气爽，宿病全消，奠定了祛病延年的基础。此为三阳生起的现象。

☷☷大壮卦为卯卦。四阳生起，清阳壮盛，胜过浊阴之气。修证之人，身中如春风拂柳，正是阳气冲关之时。此时耳后风生，目有晶光，夜能见物。此为四阳生起的现象。

☷☷夬卦为辰卦。五阳生起，为清阳与浊阴决战之时。此时修证者身中绿荫如盖，芳草如茵。清阳之气冲破玉枕，入泥丸，注于祖窍之中。在此之前，修证之人如能再入甚深禅定，达到虚极静笃之时，脑后玉枕之处突然一声霹雳，阴阳决战，清阳得以凯旋。此为五阳生起的现象。

☰☰乾卦为巳卦。六阳生起。修证者清阳健旺，浊阴全消，已成纯阳之体。精随气化，气与神融，如华英蕃茂。此时无饥无渴，卧冰不寒，蹈火不热，入水而不溺，腾空而不坠，鲲化鹏游之能事，臻乎其妙矣。

虽然如此，能具备勤、诚、恒的毅力，坚持刻苦锻炼，勇往直前者实在太少，即有一二志士，亦因机缘不具，或俗务羁缠，或意外横生，事与愿违。故世间初果者实为不少，而硕果者确难见难闻。高深者亦不过停留于三阳开泰之下，噫！难矣哉！老子说："慎终如始，则无败事。"即使功夫到了纯阳境界，亦须不停地温养，勤加沐浴，使心无邪思，神无垢染，直至不生不灭。何谓不生不灭呢？就是邪心令其不生，真心令其不灭。诸修证者，其无忽诸也。

若人逐境忘身，得意忘形，见利忘义，杂念乱其心，私计乱其神，则不到应得之天年，而真阳速减，走夭寿而多病的道路，实为可惜！即使纯阳之体，不自珍惜，其阳气也会逐渐消失，如下面卦象：

☰☰姤卦为午卦。一阴从内而生。懈怠之人不加锻炼，心中不时生起一念邪欲，染垢一分真心，丧其一分清阳，生起一分浊阴，增加一分衰老，减去一分

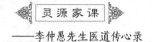

健康，生命凋零之机已萌于此。

　　☰☷ 遁卦为未卦。二阴生起，清阳遁退，浊阴进长。懈怠之人不加锻炼，精神衰减，形体疲惫，百病丛生，可不慎乎！

　　☰☷ 否卦为申卦。三阴生起，天地不交，上下痞塞。懈怠之人不加锻炼，则心肺之气不能下降于丹田。水湿痰浊等阴秽之物，不能排泄于体外，壅滞于胸胃及心脑血管之中，造成冠心病，肺心病，心脑动脉硬化，血压波动，胆、肾等内脏结石，或浊阴不消、秽毒不去，生起肿瘤痞块。

　　☴☷ 观卦为酉卦。四阴生起。懈怠之人不加锻炼，转眼变成鸡皮鹤发，老态龙钟，弓腰驼背，身形短缩。或痰湿虚肥，心累心跳，呼吸浅短。或气与血并行于上，逆而不返，则为大厥，厥则暴死，气返则生，不返则死。所谓大厥者，就是现代医学所称的脑血管意外病症，中医称为中风。

　　☶☷ 剥卦为戌卦。五阴生起，为清阳大受其剥之时。懈怠之人不加锻炼，百病缠身，行尸走肉，日薄西山，气息奄奄，人命危浅，朝不虑夕。

　　☷☷ 坤卦为亥卦。纯阴也。懈怠之人不加锻炼，未到应享之天年，就结束了生命，全身出现纯阴之象，心无跳动，肺无呼吸，身无暖气，肤色青紫，无见无闻，肢体僵硬，壮志未酬，已作九泉之客，悲夫！

第一门　主宰者理

——掌握医道的枢机

　　题记：易为日月之道，天地之学，具有生生不息的特质。医家依此防病治病，旨在保任人体中气不败、五行顺遂而已。

　　"易有太极，是生两仪，两仪生四象，四象生八卦，八卦定吉凶，吉凶生大业"，无不起于太极阴阳平衡统一之理。医家从之，以阴阳平衡为总纲，五行随顺为法则，更以身心统一、形神兼备、精气神条达，以至圆融性命，作为对治一切疾病的枢机。

　　《周易》经传中有八处说"理"：坤之《文言传》"君子黄中通理"；《系辞》"易简而天下之理得矣""天下之理得，而成位乎其中矣""俯以察于地理""理财正辞，禁民为非曰义"；《说卦传》"和顺于道德而理于义""穷理尽性以至于命""将以顺性命之理"。总结言之，具文理、事理、条理、治理之义。都有主宰之意，又指万事万物本身具有的内在规律。

第一卷　道生一，太极之理

　　"一阴一阳之谓道"，"道生一，一生二，二生三，三生万物"。道生一，即无极生太极。太极是道的本体，也是宇宙的本体，是一个视之不见，听之不闻，抟之不得，非空非色的"如来体"（无所从来，亦无所去）。老子说："道可道，非常道；名可名，非常名……"我们应该如何理解太极——这个宇宙的本体呢？

一、道是万物之宗

道虽然没有具体固定的形体，但并不是空空洞洞的，更不是一无所有、死而无灵的。道体在宇宙时空中是唯一的、绝对的，又是不断运动着的。道变动不居，周流六虚，唯变所适。所以，道无固体，亦不断灭。宇宙时空，虽无时不现隐显生灭，但又非断、非常，随感随应。因感应而隐显，由隐显而假现生灭。

道是宇宙的本体，宇宙也是道的本体；道是太极的本体，太极也是道的本体。人是宇宙的缩影，也是道的缩影，人和万物的变化即是道的变化，万物的生灭即是道体的隐显。道体有周行而不殆，万物有代谢而无穷。所以，道是一切隐显事物存在的根源和始源，是宇宙无始无终的生命力，具有无穷的创造力和推动力。万物生生不息、四时代谢，春生夏长秋收冬藏，使道具有无穷的、活泼的、奇妙的生命之力。道创生万物，又宰杀万物，所以道是万物之宗。

二、道不可以感官和理智测度

理智、语言都无法说明道体。道体随缘不变，不变随缘。它遍显于宇宙时空和人类生命历程，绝不因外物变化或外力推移而改变或消失。所以，道，或指自然，即显现宇宙本体及时空流转大象；或指社会，即展现万事万物发生、发展、转化等规律；或示人生，就有贫富、贵贱、穷通、毁誉诸种际遇的不同。都具有寂然不动，感而遂通的本性。

道非具体形象之物。孔子感慨系之"形而上者谓之道，形而下者谓之器……"（《周易·系辞》），是说"道"已超越了一般物象。所以，给"道"以什么名象都不恰当。名是随着形象而来的，形象要经过"六根"（即眼、耳、鼻、舌、身、意）的判断并通过人身的藏识发挥作用而显现。"道"没有固定的形象，所以不可用语言甚至理智测度、拟议。

三、道不受时间和空间的限制

道无所谓大小，也无所谓长短，它大而无外，小而无内，即无内外、上下、表里等。放之，则弥六合；卷之，则退藏于密。道既不受时间和空间的限制，也不因世间万物的生灭而有所改变，所以，道不受时空的限制。

道既超越时空和万物，而又内存于时空和万物，与宇宙同体，熔万物于一炉，更与宇宙及万物同呼吸共命运，同为一个不可分割的整体。说它"无"，是因为含藏无量生机而未显；说它"有"，是先机显露而刹那生灭。列子所谓"有则有极，无则无穷"。所以，事理之赜、隐、深、远、显，均藏于道，未悟道者，各执己见，分割真理；遂成偏见，枉辟争端。

四、道有阴阳对待的内涵

《阴符经》说："自然之道静，故天地万物生；天地之道浸，故阴阳胜。阴阳相推而变化顺矣。"这就说明，道有阴与阳的内涵，并表现为一种运动的势态与功能。这种功能，也即易的性能，就是交易、变易和不易。

一是交易。指两种以上事或理相互交叉而起变化，如动交于静，静交于动；阴交于阳，阳交于阴；寒交于热，热交于寒；上交于下，下交于上；表交于里，里交于表；内交于外，外交于内；精交于气，气交于精；精神交遍物质，物质遍显精神等，都属于交易的范畴。

二是变易。指事物本质发生变化。交易则动，动则变，变则化。变者化之渐，化者变之极也。以天时论，冬变为春，由寒变温；春变为夏，由温转暑，暑者温之极也。变之极则化，故暑化为凉，凉变为寒，而有秋冬之季。其为四时之易，而有五运六气之分。春木、夏火、秋金、冬水、土王（旺）于四季。五行运转而生六气，即从厥阴风木始，继少阴君火、少阳相火、太阴湿土、阳明燥金而至太阳寒水，敷布一年。万物在五运六气之中，发生、发展、变化、寂灭，循着生、长、化、收、藏的自然规律，如同草木的发芽、开花、结果到果实落地一样，生生不息，繁衍变化，就是变易。

三是不易。"易穷则变，变则通，通则久"（《周易·系辞》），久者不可绝灭穷尽也。不论交易、变易，都离不开太极这个道的运行原理，离不开阴阳相摩相荡的内在规律，而太极这个道的面貌却全无改易，这就是不易。

交易、变易和不易，共同构成了道体的阴阳对待与统一。

第二卷　一生二，太极阴阳消息之理

所谓"太"，是指不能再加，不能再高；"极"是指到了顶点，再没有上。故太极是宇宙的本体，亦宇宙发生发展的根本规律。

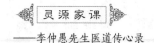

太极一元之气，动生阳为阳气奋发；静生阴为阴气凝练。阴静生阳，阳动生阴，表现出阴与阳互为其根，相反相成，生生不息，千变万化，所以说"生生之谓易"。

如何理解太极的动与静呢？所谓"寂然不动，感而遂通"，说明在没有万物之前，是混然元气，只要一动，文章就出来了。如唐代诗人张若虚的名句："江畔何人初见月，江月何年初照人"，它们是同时照见的。动生阳，静生阴，它们都是一气运转的功能展现，是不能截然划分的。《阿毗达摩论》所谓"无始时来界，一切法等依。由此生诸趣，及涅槃证得"。

太极寂然不动而存绝对之理，感而遂通即起相对之事，北牖开而南风至，草木生而蛰虫起。就我们赖以生存的地球而言，即表现出阳气运转的阳生、阳长、阳极，阴气敷布的阴生、阴长、阴极的情况。具体说来，春夏为呼，秋冬为吸。即从冬至到夏至，为呼，为阳气的奋发；从夏至到冬至，为吸，为阴气的凝练。呼时，万物发芽、生长；吸时，万物落叶、结果、收成。于是形成了春生、夏长、秋收、冬藏的自然现象，展现出五行相生、相克的自然规律。故宇宙万物，不过五行生化功能一形象耳。

然而至繁之中，常存至简之理。正如《阴符经》说："观天之道，执天之行，尽矣。"《易》曰："乾以易知，坤以简能……易简而天下之理得矣。天下之理得，而成位乎其中矣。"

一、阴阳消息及其规律

所谓阴阳，是指宇宙太虚中相反相成的动态功能，它既可以确指一事一物，又不只是简单地对应一事一物。一般说来，有关外向、运动、疏泄、宣通、上升、温热、光亮、兴奋等功能形态，可视为阳的表现；而内守、静默、收敛、闭藏、下降、清冷、晦暗、抑制等功能形态，则可视为阴的功用。值得说明的是，阴阳是相对的，并没有人世间伦理的好坏之分。它存在于万事万物之中，又在千差万别的万事万物中表现出自身特有的规律。

（一）相反相成

所谓动极相反，相反而相成。世间事物，每发展到极高阶段，即会向相反的方向运动发展，也可能返回原态。相反即成对立，而对立是阴阳的总纲。对立又称对待，返回则成流行。天地运行之四时八节二十四节气七十二候，都是对待与流行的显现。若以社会人事而言，所谓"祸兮福之所倚，福兮祸之所伏"（《道德经》）。阴与阳的相互转化，告诫人们对待事物，应从正面看到反面，从反面想到正面，从而正位应时，守位尽责，达变致远，改造客观环境。

（二）互为其根

所谓"万物负阴而抱阳""长短相形，高下相倾，音声相和，前后相随"，是说阴阳任何一方都不能脱离另一方而单独存在，并以对立的一方作为自己生存发展的条件。这是中医心物统一论哲学的最极精妙之处，人的精神离不开人身的生理基础，而没有精神统领的人身，如何叫高级动物呢？

（三）阴阳消息

消息即消长。表现出此长彼消，此消彼长，此长彼亦长，此消彼亦消种种势态。春生、夏长、秋收、冬藏的种种物象，又都保持着阳动阴从与阴阳运行功能的相对平衡。对应人体而言，阳不动则人体气血不行，而阴阳功能不平衡，即生命疾病的根源；故枢转平衡阴阳，致升降出入平衡，太极圆转不倚成为中医治病的总纲。

二、阴阳消息之理贯穿于医道理法的始终

易之理本阴阳。阴阳二气的流转，以卦象表示，—（阳爻），--（阴爻）各相重阴阳即得⚏，⚎，⚍，⚌是为四相，再重得八个三爻卦，分别是乾（☰）为天，坤（☷）为地，震（☳）为雷，巽（☴）为风，坎（☵）为水，离（☲）为火，艮（☶）为山，兑（☱）为泽。这即阴阳二气流行对待而形成的八个单卦（单卦取象歌为：乾三连，坤六断，兑上缺，巽下断，离中虚，坎中满，震仰盂，艮覆碗）。

单卦不足以显现道的阴阳流转变化，故必在重卦中展现。我们看太极阴阳四象八卦六十四卦图（参医易图谱）。

是图说明太极阴阳以至六十四卦，均由太极一气运转而来，具一中含多，多中含一之理。老子所谓"道生一，一生二，二生三，三生万物"，又说明圣人对道的认知是相互融通与印证的。

阴阳消息贯穿于医道理法的始终，使传统医道具备了生命观照的特征，其辨证逻辑的理念和方法，自始至终，都放射出生命智慧的惊人光华。

《素问·阴阳应象大论》说："阴阳者，天地之道也，万物之纲纪，变化之父母，生杀之本始，神明之府也。"就阴阳学说而言，人体是由阴阳两种功能属性结合而成的活生生的机体，是精神与物质高度统一的显现。小而言之，人体内部的各个组织系统或器官，又可以根据其内在理、气、象、数的规定，划分出更细微的阴阳属性。所以，《素问·宝命全形论》说："人生有形，不离阴阳。"到《金匮真言论》就更具体了，所谓"夫言人之阴阳，则外为阳，内为阴；言人身之阴阳，则背为阳，腹为阴。言人身之脏腑中阴阳，则脏者为阴，腑者为阳。肝、心、脾、肺、肾五脏皆阴，胆、胃、大肠、膀胱、三焦六腑皆为阳"。精气神三者，精为阴，神为阳，气则沟通阴阳。

三、阴阳消息之理在传统医道中的运用

"生生之谓易"，"一阴一阳之谓道"。易道有理、气、象、数四大基本内涵。具体言之，既有"易有太极，是生两仪"之理；又有"变动不居，周流六虚"之气；既具"像其物宜"之象；又具"参伍以变，错综其数"之数。旨在让人认知天道与天命，"感而遂通"，于是有如辟支佛（独觉），春观百花开，秋观枫叶落，感悟四谛法门，倘能借重修持，加之深明十二因缘之理并般若心性，认知佛家清净慧命，这是"穷理尽性以至于命"，从后天逆转先天，自然回小向大，直入自觉觉他的菩萨圣道。

所谓"易为医之体，医得易之用""易内乃身心性命之学，易外为齐家治国平天下之学"。医家用的是"易之内"，也就是身心之易，所谓"精神内守，病安从来"，说明传统中医学，是精、气、神一贯的身心性命之学，从身心彰显交易、变易和不易。后来的天文、气象、历法等，更偏重于易外之学。

（一）明晰中医治疗疾病的病因和病位

人体疾病的病因、病位、病情、病性是多方面的，其临床所表现的综合征也是多方面的，但皆本于生命。故落实到生命疾病的治疗，中医一般不直接针对致病因子，而是强调外因是条件，内因是根本，强调人体正气抵御外邪的能力，也即人体自身的免疫修复能力。落实到临床，辨证论治，就要先弄清病因、病位和病性。从病因（三因）而言，有内因（喜、怒、惊、恐、忧、思、悲）、外因（风、火、暑、湿、燥、寒）和不内外因（物理、化学损伤，虫兽伤与跌打损伤等）。

以病位言，要看所中何经、何脏、何腑及卫气营血深浅？从六经辨证而言，是在太阳、少阳、阳明，还是已传太阴、少阴、厥阴？以脏腑而言，就要分清在肝、心、脾、肺、肾何脏或何腑等。以三焦辨析，则要分清上焦、中焦还是下焦。故《素问·阴阳应象大论》云："故邪风之至，疾如风雨，故善治者治皮毛，其次治肌肤，其次治筋脉，其次治六腑，其次治五脏。治五脏者，半生半死也。"

（二）辨析中医治疗疾病的病性

人体病因病位是错层安立的，人体疾病病性有虚实寒热，加上阴阳表里构成八纲；八纲错综变化而成十六目，即表寒、表热、表虚、表实、里寒、里热、里虚、里实、表里俱虚、表里俱实、表里俱寒、表里俱热、表虚里实、表实里虚、表寒里热、表热里寒。以是因缘，《内经》依据阴阳之理，最先提出了治则。《素问·阴阳应象大论》云："故曰：'病之始起也，可刺而已；其盛，可待衰而已。'故因其轻而扬之，因其重而减之，因其衰而彰之。形不足者，温之以气；精不足者，补之以味。其高者，因而越之；其下者，引而竭之；中满者，泻之于内。其有邪者，渍形以为汗；其在皮者，汗而发之；其剽悍者，按而收之，其实者，散而泻之。审其阴阳，以别柔刚。阳病治阴，阴病治阳。定其血气，各守其乡。血实宜决之，气虚宜掣引之。"这就为我们正确临床，指明了方向。

1. 单纯表虚：表指体表，人身最外一层体表即是皮毛。表虚有自汗、头痛、身痛、恶风、脉浮缓等特有症状。在伤寒，即为桂枝汤证；在温病，即为桑菊饮证；以杂病而言，例如汗出较多，属正气不固、营气失守的证候，不同于外邪引起的虚证，所谓"寒伤营，风伤卫"，说明是营卫受伤而至的虚证，此时宜用黄芪补气补卫，以防风固表等；也可用保元汤（炙黄芪20g、人参20g、炙甘草5～20g、肉桂10g）加浮小麦、麻黄根、龙骨、牡蛎潜阳收汗。但阳明积热而致的"蒸蒸自汗"，则由积热所致，属于白虎汤证，不能作表虚治疗，否则留邪腑中，预后不良。

2. 单纯表实：所谓表实，是指有头身痛、恶寒、脉浮紧、无汗的情况，一般由外感所致。凡不恶寒，则为温病，所谓"温邪上受，首先犯肺，逆传心包"，以清凉解表之法治之，银翘散为代表方。凡恶寒的症状较明显，则宜辛温解表，属麻黄汤证。另如有心烦口渴，又属大青龙汤证了。但凡温病，若银翘散、桑菊饮力量不够时，则可与三黄汤或三黄石膏汤相合。

3. 单纯里虚：里虚之证，上焦有气短、气急、气不够用、心累心跳等现象；中焦有消化不良、食欲不振、胃功能衰减，或每饿时即痛（实证则每食后痛）；下焦有生殖器、腰部和盆腔疾病等表现。常用方剂在上焦有参附汤、人参养营汤，心累者选炙甘草汤；中焦常选四君子汤，胃肠胀满选异功散，有痞满选香砂六君子汤，痰多选六君子汤等；下焦常选真武汤等为基础方。

4. 单纯里实：里实证可贯通人体上中下三焦。从上焦而言，有胸闷、气喘、胸胀、胸痛等；中焦有消化道痞满、胃痛、腹痛、胁痛，多见于胆囊炎、肝炎、胃炎、肠炎等；下焦有小腹痛、大便结燥、小便赤短、小腹胀满等。凡实证为痛，每每手按病区，会有疼痛加剧的感觉；虚证相反，手按在病区，会有疼痛减轻的感觉。凡治疗上焦之实证，一般以降气涤痰、平喘养心为上，选三子养亲汤或五子养亲汤；下焦以通为上，选承气汤；中焦为胆囊炎、急性肝炎，则可以大柴胡汤加利胆解毒之药主之。

5. 单纯里寒：里寒指肺寒、胃寒、肠寒等，宜用温法。在脏腑阳气不足时，也会产生内寒。上焦有胸闷、心悸的，可选甘草干姜人参汤、参附汤等；有心痛，可选枳实薤白桂枝汤；有胸部积液，可选苓甘五味姜辛汤等。其他寒证应掌握温化的根本。

6. 单纯里热：单纯里热，上有肺心之热，中有肠胃、肝胆、脾胰之热，下有大小肠、膀胱、盆腔之热。凡热当清，主选寒凉之药，上焦如芩、连、栀子等，中焦选芩、连、石膏等；下焦选知母、黄柏等。古方的泻白散、白虎汤、麻杏石甘汤、承气汤、温胆汤、三黄汤、葛根芩连汤、栀子金花汤等，均可辨证加减使用。

7. 单纯表热：表热指高热不退的临床证候。治疗温邪不宜用桂枝类辛温之药，故我们在临床上选麻杏石甘汤与银翘散合用，治疗如猩红热、麻疹以及其他热性传染病初期的高热，效果都非常好。

8. 单纯表寒：单纯表寒为头痛、身痛、恶寒而脉紧的证候。无汗用麻黄汤主之，以麻黄发汗解表，杏仁降气平喘，甘草解毒和中，桂枝强心宣心阳，助温阳达于肌表，从而达到发汗解表的目的。

9. 表热里寒：表热里寒，指体表有热而内脏有寒。如临床上，体温表显示，体温已达到39～40℃，但病患本人并不感觉发热发烧，反而有恶寒的感觉。这时，若围着体温表转，必犯大错误。所以，辨证施治，应选解表退热而温里之法，可选用麻黄附子细辛汤主之，具体以麻黄解肺位表寒，细辛开肺气而附子温肾阳，会收到热退寒止的功效。临床另有身体表面发烧，温度表测量体温亦高，然而肠胃有泻下甚至吐泻交加，而脉沉细，这种情况，患者感觉吐泻难受，而不感觉烧热，仍是表热里寒的证候。这时，就要分辨轻重缓急，先处理吐泻，再治表热。临床上，首选理中汤，甚至用附子理中汤或四逆汤主之。若表热里寒证中，患者无汗，又是表热中的表实证，则宜用汗法了。

10. 表寒里热：表寒里热，指表有恶寒、有头身痛，具备太阳病的证候；而内有心烦、口渴、脉洪大、自汗等阳明经证的表现，是为白虎加桂枝汤证。

假如临床表现有咳嗽、气喘、恶寒、无汗，而头身痛、烦渴，又有烧热的情况，就说明表寒里热均显，即成大青龙汤证。当以桂枝、麻黄、杏仁、石膏、生姜、大枣、甘草组方治之，具体以石膏清阳明之里热，以桂枝宣心助阳，麻黄解表、散寒、退热，以姜祛肺胃之寒，大枣、甘草安脾和胃，既助桂枝、麻黄之功，又中和石膏的寒凉，得解表退热之功。

11. 表寒里寒：表寒里寒，即既现咳嗽、哮喘、头身痛，又现胸闷、心烦而痰液清薄等症，常见于外感引发的支气管炎，临床以小青龙汤主之。

临床上，有外现头痛、身热、恶寒，内呈腹泻、呕吐或胸腹痛，有汗为表虚证，无汗为表实证。临床上，有汗的，可选理中汤加桂枝，甚至四逆汤加桂枝主之；无汗的，可用四逆汤、理中汤加麻黄主之，得解表寒而温里之效。

12. 表热里热：表热里热，是外有发烧、咳嗽、气喘，而内有口渴、心烦的证候。从呼吸系统而言，既有因毛窍闭塞的郁热，又有阳明寒邪所化之热，是很典型的麻杏石甘汤证。即以麻黄解表，杏仁平喘止咳，石膏清阳明之热，而甘草补中泻火生津。

但若有烧热，有鼻塞流清涕、头痛、身痛、不恶寒而唇舌红，甚至喉痛、咽痛或者发疹的情况，脉浮而数，则是温病初期的上焦病。临床宜再细诊患者脉象，若右手脉大于左手脉，则确定是温邪无疑了。这时即应以辛凉解表之桑菊饮、银翘散主之。临床上，有汗说明表虚，用桑菊饮主之；无汗证明表实，以银翘散主之。总之，不能用麻黄、桂枝这类辛温之药，因为这是温病而非伤寒（关键是有烧热而不恶寒）。从"温病"方与"伤寒"方比较而言，则白虎加桂枝汤相当于桑菊饮重剂，麻杏石甘汤相当于银翘散重剂。

还有一种情况，是表现为外有头痛、身痛、发烧，内有心烦或大便带黏液脓血，或全身发疹发斑、奇痒难忍、口苦口渴或大便结燥、小便短赤、胸烦心热等，或并发有腮腺炎（也称虾蟆瘟），或眼赤面肿，亦为表里俱热之证。临床上，大便不秘结，用三黄石膏汤；若大便秘结的，用三黄汤加大黄治之。自汗者，用桑菊饮合三黄解毒汤主之；若无汗，则用银翘散合三黄解毒汤。

13. 表里俱实：表里俱实，指外有头身痛、发烧、无汗，呈表实的症状；里有腹胀、腹痛、大便干燥、胸中痞满、胸腹部压之坚硬，呈里实的症状，是为表里俱实。属热证者，外有发烧而不恶寒，内有心烦口渴、大便秘结、小便短赤等，临床应以芒硝、大黄泻下，选银翘散加大黄、芒硝主之。若表里俱实而属寒证，即既有头身痛，又有大便秘结、胸闷腹满等，有汗用桂枝加大黄汤，无汗用麻杏石甘汤加大黄、芒硝治之。

14. 表里俱虚：表里俱虚，即表有自汗，里有泻下、腹不满、按之濡（软弱无力）的情况，临床以桂枝加姜附汤主之。

15. 表实里虚：表实指脉浮而紧，有头痛、身痛、恶寒或烧热，但无自汗的证候；里虚指心累、心跳，气短、气促，或吐或泻，或食欲不振，或嗜睡，患者腹部多软弱无力的证候。

治疗表实，可选银翘散或麻黄汤为基础方；治疗里虚，可选保元汤为基础方；若脾虚严重，又有大便溏泻的里虚证，则可以理中汤为基础方。合起来治，以保元汤合麻黄汤或银翘散，以理中汤合麻黄汤或银翘散，临床既方便，效果也很好。经方相合，犹如书画相映、拳脚互补，亦中医临床方便道，学者宜明辨、笃行之。

16. 表虚里实：表虚指外有脉浮缓，或脉浮而细数，有头痛、身痛、恶寒发烧和自汗的证候，以自汗为代表；里实是内现胸满、胸胀、腹胀痛、大便秘结等，患者腹肌多坚硬有力。两个类型的证候齐现，就是表虚里实。

治疗表虚的证候，"伤寒"方可选桂枝汤，"温病"方可选桑菊饮；治疗里实的证候，可选凉膈散为基础方。既可分治，又可合治，若用凉膈散的主药大黄合桂枝汤，即成桂枝加大黄汤；或以凉膈散的主药合桑菊饮也可。

人体疾病的分辨，不外阴阳、表里、虚实、寒热八纲。无论卫气营血、三焦、六经、脏腑均有虚实寒热、表里阴阳，故称八纲。其总纲为阴阳，表为阳，里为阴；实为阳，虚为阴；热为阳，寒为阴。八纲的错综变化，产生16目。

这16目，对应人体疾病的16种证象，是万千疾病现象在理法上的归纳。虽16目，仍归根阴阳。这是中医八纲辨证的根本。

（三）指导针灸补泻

针灸相连，优势互显，所谓"寒证用灸，热证用针"。以针刺而言，则有"迎随"与"缪刺"两种重要的补泻方法。

1. 迎随。亦即补泻。所谓"迎而夺之，随而济之"。有狭义和广义之分。狭义分逆经与顺经，以逆为泻，以顺为补；以运针方向而言，则顺时针为补，逆时针为泻。广义而言，一是"补母泻子"，即逢虚补母为随，逢实泻子为迎。如肾有病，补母是补肺金，泻子是泻肝木。再如肺有病，凡虚证，当补母，故取脾俞、胃俞等，行补法；若实证，则泻子，故可取肾俞、膀胱俞，用泻法。二是从表引至里为随；从里引至表为迎。三是见正气之虚而振补为随；见邪之实而抑泻为迎。四是随吸气时进针，呼气时出针为迎为泻；随呼气进针，吸气出针为随为补。五是轻快而短暂之刺激为随为补；重慢而较长之刺激为迎为泻。

2. 缪刺。即交错。所谓高者抑之，下者举之；有余者损之，不足者补之。缪刺关键之法，是下病上治，上病下治，中病旁取。缪刺法之理不仅适于针灸，亦适于汤药。

第三卷　二生三，从人体经络与六经辨证说起

《老子》曰："道生一，一生二，二生三，三生万物。"道生一，是说妙有寓于真空之中，元气充于太虚之内。一生二，是说元气奋发为阳，元气凝敛为阴。一阴一阳则为二。二生三，是说阴阳的起止都有初、中、终（开、合、枢）3个阶段，并错综互变，生化万物。

《序卦传》云："乾坤屯蒙需讼师"，满含《周易》名理、事理。顾净缘先生曰："屯蒙一综，为全易中之一环节。综以成环，节以为度。序一环节，则曰'必'曰'故'。蒙者蒙也，释卦名。文王序《周易》（六十四卦），有《周易》之理，即理以正名。故孔子《序卦传》明《周易》之理，亦必释卦名。名正而后言顺，顺序以终。"

同时，顾更说："是故《序卦传》之精，于象、于数、于卦辞、于爻辞，

其理一贯，一言而全体大用俱显。犹谓非孔子作，非孔子之精，诚不知如何说起。"这又证明了《周易》理、气、象、数是统一圆通的。

顾净缘先生还指出："物是'变动不居，周流六虚'的。物与空间时间是不离开的，物不离空间时间，空间时间不离开物，时物一体，互相关联。时物即世界，世界即时物。我们由认识时物而说明时物，即是由认识世界而说明世界；我们由利用时物而改变时物，即是由利用世界而改变世界。"[①]

人体经络是生命力的表现。大的经络，大而无外；小的经络，小而无内。如整个宇宙虚空中无量无边大千世界的一气运行。人作为一个小经络单位，在地球这个大经络运行之中生成，地球大气运行有一定规律，人类和其他生物的经络运行，也应与大自然的经络运行相一致。顺时而不悖时，这就是中医追求的"天人合一"。从人体而言，经络既分阴阳，其流行又分出三阴三阳，并表现出特定的循行规律，如手之三阴从胸走手，手之三阳从手走头，足之三阳从头走足，足之三阴从足走腹（胸），相交于手三阴经，从而形成了手足三阴三阳、十二经脉的运行。在自然界，地球一年的一气流行，初之气，为厥阴风木之气，阳气上升，动而生风，万物回春。二之气，为少阴君火之气，天气渐温，万物皆荣。三之气，为少阳相火之气，此时为炎热盛暑之季。四之气，为太阴湿土之气，此时炎热之势稍减，太阳热能不足以将地表水分蒸腾成云，弥漫地表，是为湿气。五之气，为阳明燥金之气，天气转凉，阳气减弱，蒸汽水分减少，天气干燥，秋天来临。终之气，为太阳寒水之气，霜冻雪冰，万物闭藏。自然界的变化对人体脏腑经络有着直接的关联，故人类生存必须适应外界环境的变化，孟子总结的"居移气，养移体"便是这个道理。

中医生命科学的关窍，是紧紧围绕人的生命时空节律，将人放在宇宙时空的大系统中考虑，通过调节人体阴阳，从而创造一个最适合人体健康生长，同时最不利于对人体有害的各种细菌、病毒生长的环境，也即《内经》总结的"阴平阳秘"。

一、伤寒六经辨证

伤寒六经，从太阳、阳明、少阳，太阴、厥阴、少阴的顺序，反映出太极

---

① 顾净缘著、吴信如编：《周易发微》，中国书籍出版社，2010年，第5页。

一中含三的"三"的特殊数理。阳气之动，必有开、合、枢，故有太阳的开，阳明的合，少阳的枢转；阴气之动，就有太阴的开，厥阴的合，少阴的枢转，反映出宇宙时空和生命气机运转的固有规律。同时，不仅把人体疾病的不同证候，联系六经阴阳之气的变化情况，相应地表现出来，更阐明伤寒各病传变的规律。人体阴阳相对平衡，但动转靠阳气的敷布，阳对应热，阳气敷布最大的阻力是寒，《伤寒杂病论》从此破题，理本于此。

《素问·六微旨大论》云："太阳之上，寒气主之，中见少阴；阳明之上，燥气主之，中见太阴；少阳之上，火气主之，中见厥阴；太阴之上，湿气主之，中见阳明；少阴之上，热气主之，中见太阳；厥阴之上，风气主之，中见少阳。"《伤寒杂病论》敷演《素问》六经辨证，证明仍本于《黄帝内经》。不仅如此，《素问·五脏生成篇第十》更进一步指明了临床证候与六经的关联："是以头痛巅疾，过在足少阴、巨阳，甚则入肾。徇蒙招尤，目冥耳聋，下实上虚，过在足少阳、厥阴，甚则入肝。腹满䐜胀，支鬲胠胁，下厥上冒，过在足太阴、阳明。咳嗽上气，厥在胸中，过在手阳明、太阴。心烦头痛，病在鬲中，过在手巨阳、少阴。"

太阳病的特点是恶寒，故凡太阳病，必有恶寒的主症，是说太阳属阳开的阶段，受阴寒侵袭，阳气必溢于外以抗寒，即有浮脉，而阴邪临阳位，使阴盛而阳病，故有头痛；而项为阴阳交通之枢纽，阴寒凝之，故有项强；阳气不能排出阴邪，由此产生恶寒的症状。若失治，可传少阳。少阳化火，成太阳、少阳两感症，见寒热往来、口苦咽干、胸胁闷满、心烦喜呕、耳聋等症。到阳明则化燥，出现高热、蒸蒸自汗并大渴等症；至腑症还有大便干结，舌苔黄燥而干，甚至焦黑干燥起裂纹芒刺等，患者有谵语、狂躁。若病直入或传入三阴，则临床多变证。阳虚者，可传太阴而从湿化，症见脘腹胀满、小便不利、舌苔厚腻等，肠伤寒属湿温者亦可见此证。传至少阴心肾，多从热化，伤阴者有小便不利、失眠、烦躁等症。到厥阴则从风化，出现神经系统症状，症见抽搐、惊厥、不省人事等。故虽同属一个致病因素，由于病患形质神气不同，病邪会趁其虚处而入，故其症候有不同之变易。同时，治太阳病时，必须要考虑到互为表里的少阴。

张仲景将脏腑与经络辨证有机融合，而选足经标题。若用药不当，加之患者体弱阳虚，汗出太过则可伤及少阴之阳，轻者则成桂枝甘草汤证，严重者成四逆汤证；阴虚者，可伤心阴，而见心烦不眠之黄连阿胶汤证，病于下的猪苓汤证；伤及心阳可变易为心悸，身瞤，振振欲擗地，少腹痛等真武汤证。所以，中医辨证论治，一定要考虑阴阳、表里、卫气营血等阴阳交易，才能避免孤立与片面的错失。治阳明病，要考虑到太阴；治少阳病，要考虑到厥阴。治太阴病，要考虑到阳明；治少阴病，要考虑到太阳；治厥阴病，要考虑到少阳。

具体说来，如太阳之上，寒气主之，中见少阴。即凡太阳病，患者有恶寒的症状，与少阴相表里（少阴有手少阴心经和足少阴肾经），即治疗恶寒的太阳病症，要预防患者出现心衰和急性肾衰等心肾疾病的发生。反之，"少阴之上，热气主之，中见太阳"，即治少阴心肾之热病，要考虑到患者阳虚寒化的情况，里病牵涉着表，脏病牵连着腑病。太阳的腑脏为小肠和膀胱，或在阳，或由阳传阴，病证会从表及里。医家辨证用药有误，会使患者病情恶化，甚者导致患者死亡。再如，"少阳之上，火气主之，中见厥阴"。少阳证是人体阳气枢转过程的疾病，其主要表现，是寒热往来，故以枢转之法，平衡寒热，小柴胡汤为代表方（此方为和解方，既不发汗，也不下大便，而治寒热往来，胸胁满、口苦、耳聋等）。厥阴牵涉心包络和肝经，反映阴合过程的疾病，即寒热往来不治，凡传心包络，会导致患者出现神昏、谵语、狂躁、循衣摸床等症；而只传肝经，肝主风，会出现抽搐、角弓反张等病症。反之，厥阴病，同时又可见少阳之寒热往来。又如，"阳明之上，燥气主之，中见太阴"。即阳明病，症见肺胃与大小肠的热证，或见发烧不恶寒、汗出、脉洪大、烦渴等，为四大症，属典型的白虎汤证。或为中暑而现脉虚烦渴者，又成典型的竹叶石膏汤证。若阳明病不治，会向太阴经传变，太阴牵涉脾和肺，为阴气开的病，故多现寒证。临床也有热证，但都由阴经引起，而使阳经致病。表现出腹胀、呕吐、腹泻、腹痛等，则理中汤或附子理中汤为代表方剂。反之，太阴之病，又要考虑到阳明之病。这便是后来影响深远的"伤寒六经辨证"。这也证明伤寒六经辨证，具有非常严密的人体经络与脏腑生理基础，绝不是凭空安立的。

若分析其纲目，不难发现，伤寒六经辨证不仅从病位、病性、病情等多个角度对伤寒病变过程中所发生的证候，依据人体脏腑经络，做了分类与辨析，更表现出六经分阴阳，阴阳又统摄表里、寒热、虚实的辨证思想，这就为我们贯通三焦和脏腑辨证提供了帮助。

二、寒温心法

在中医学发展过程中，凡伤寒家，均以六经立论，犹如剥芭蕉，是由表及里，阐述一种横的关系。历史上，有人说伤寒传脚不传手是错误的，因临床均表现为同名经同时相传。如手太阳小肠经和足太阳膀胱经是同名的，即要同传。足阳明胃经和手阳明大肠经同时相传，手少阳三焦经和足少阳胆经亦同时相传。此外，手太阴肺经与足太阴脾经，手少阴心经与足少阴肾经，手厥阴心包络经和足厥阴肝经也都是同时相传。手经和足经，共为十二经，伤寒论家就贯通了十二经。不同的是，温病家以三焦及卫气营血下手立论，而杂病家以脏腑辨证为关键立论。

人体是一个由脏腑、经络、卫气营血构成的有机整体。《内经》有云："心者主血，肺者主气，血为营，气为卫，相随上下，谓之营卫"。卫气营血离不开脏腑，最先靠心肺推动，相随上下，经中焦脾胃，下焦肝肾，向上向下至脏腑的最基本组织，都是脏腑经络的功能活动（证明温病理论，仍本于《内经》），此即《易传》之"生生之谓易"，是生息变化之理在人身的反应，这种运行变化的现象归纳为六经。说明三焦、六经与脏腑都是生命体的有机组成部分，相互联系，不可分割。历史上，伤寒、温病、杂病三家学子相互争论，温病家说伤寒家不懂温病，不懂卫、气、营、血；而伤寒家又说温病家不懂六经。互相攻讦，导致不能取长补短、共谋发展。其实，三家绝不能分割，一旦分割既不完整更不完善。三焦在六经之中，因为上、中、下三焦都因经络而连贯；六经在三焦之内，六经不能脱离三焦；脏腑在六经之内，六经离不开脏腑；卫、气、营、血运行于六经之中，六经亦濡养于卫、气、营、血之内。所以脏腑在三焦、六经，无处不有卫气营血；卫、气、营血运行的轨道，也无处不是六经脏腑。脏腑在三焦之中，三焦亦在脏腑之内。经络在三焦之中，卫气营血也运行于经络之内。所以，人生即华严世界，相互交融、相互印证；此入于彼，彼入于此；一发系于全身，全身系于一发。一发是全身的局部表现，全身是一发的整体组合；个体由整体分割而至，整体由个体组合而成。这就不难看出，伤寒家所说伤寒从皮毛而入，不侵犯三焦；温病家说从口鼻入而不犯经络；杂病家所谓"伤脏腑不伤卫气营血"等，都是不全面的。学医的行者，唯有深明此理，读医书方能不为前人所误，行医的道路才会更加光明正大。

具体说来，温病家以三焦立论，即以上、中、下三焦定疾病位置，又以卫、气、营、血定疾病的深浅。卫传气，气传营，营传血，步步深入，由表及里。温病的上焦病，相当于伤寒之太阳病；温病的中焦病，相当于伤寒之阳明病；温病的下焦病，相当于伤寒阳明影响三阴的病。温病的卫分病，相当于伤寒之太阳、太阴病；温病的气分病，相当于伤寒之少阳、阳明病；温病之营分血分病，相当于伤寒之少阴、厥阴病。卫气病浅，营血病深；卫气病轻，营血病重；卫气为表，营血为里；六腑病轻，五脏病重。这就呈现了人体疾病的深浅轻重。伤寒谈六经，不仅三焦在其中，卫、气、营、血亦在其中。伤寒以三阳为表、三阴为里，都用来概括人体疾病的深浅轻重。总的说来，躯壳在外为阳，脏腑在内为阴；以六经而论，三阳为表，三阴为里；以杂病而言，腑为阳，脏为阴。

所谓温病，又叫热病，也即发烧的传染病。这种热病，体温首先要变化，不论高热、低热，都有发热的症状。如《内经·素问》所谓"今夫热患者，皆伤寒之类也"，即是说现在的各类热病，都因伤寒而来，但缺失具体治法。

《素问·生气通天论》曰："冬伤于寒，春必温病。"《金匮真言论》曰："夫精者，身之本也。故藏于精者，春不病温。"《热病篇》曰："凡病伤寒而成温者，先夏至日者为温病，后夏至日者为病暑，暑当与汗出勿止。"说明自《内经》开始，古人对温病的现象、本质已有相应的认识与表述。到张仲景《伤寒论》就不同了。《伤寒论》提出："太阳病，发热而渴，不恶寒者，为温病。"进一步还有"若发汗已，身灼热者，名曰风温"。而《金匮真言论》则说："温疟者，其脉如平，身无寒但热，骨节疼烦，时呕，白虎加桂枝汤主之。"其实，《伤寒论》已提出对温病相应的治疗原则了，但却不够完善，特别是对阴虚热化的病症，论治未能信达。以是因缘，直到叶天士《温热论》直接指出："温邪上受，首先犯肺，逆传心包。肺主气属卫，心主血属营，辨营卫气血虽与伤寒同，若论治法，则与伤寒大异也。盖伤寒之邪，留恋在表，然后化热入里，温邪则热变最速。未传心包，邪尚在肺。肺主气，其合皮毛，故云在表。在表初用辛凉轻剂，挟风则加入薄荷、牛蒡之属；挟湿加芦根、滑石之流"。由此提出辛凉解表之法。而与叶天士同时期的薛雪，则专述《湿热论》，所谓"湿热证，始恶寒，后但热不寒，汗出胸痞，舌白或黄，口渴不引饮。湿热证，恶寒无汗，身重头痛，湿在表分，宜藿香、香薷、羌活、苍术皮、薄荷、牛蒡子等味"，提出了临床与伤寒不同的治法。其实，早在

《难经》有云："伤寒有五，有伤寒，有中风，有风温，有热病，有湿温。"伤寒而下的证型多种，故治法亦应多样。至清代《温病条辨》集其大成，吴鞠通卓然言曰："一、温病者，有风温、有温热、有温疫、有温毒、有暑温、有湿温、有秋燥、有冬温、有温疟。二、凡病温者，始于上焦，在手太阴。三、太阴之为病，脉不缓不紧而动数，或两寸独大，尺肤热，头痛，微恶风寒，身热自汗，口渴，或不渴而咳，午后热甚者，名曰温病。四、太阴风温、温热、温疫、冬温，初起恶风寒者，桂枝汤主之；但热不恶寒而渴者，辛凉平剂银翘散主之。温毒、暑温、湿温、温疟，不在此例。"这就说明吴鞠通既承继伤寒之学，又学习叶天士临床治温病理法之辛凉解表法，并归纳总结、完善了温病治疗学说。特别在阴虚化热的温病对治上，宗于伤寒而又发展了伤寒学说，终成今人所见的温病学派，令人景仰。

三、伤寒六经病变

六经病变，既有伤寒的六经，也有热病的六经和针灸的六经。这里重点说伤寒六经病变。

（一）太阳之上，寒气主之，中见少阴

"太阳（小肠、膀胱）之上，寒气主之，中见少阴（心、肾）"。是因太阳功能展开之际，寒是最大的遏制力量。故太阳证，是人体阳气展开之际，遇寒气制约而产生的疾病。此际，人体肌表有一个关键的体征，那就是人体汗液的出入平衡。因人感风寒，必以体液调节体温，若汗不出，肺气无从宣通，则久咳不愈，或高热不退；再若心阳不宣，至小便不通，则会出现心衰或肾衰的变症，危及患者性命。太阳证表现为脉浮、头项强痛而恶寒，为一切外感疾病初起的症状。太阳头痛，有汗恶寒是表虚证，又名太阳中风，属《伤寒论》中的桂枝汤证，以桂枝汤主之。无汗恶寒者，为表实证，即《伤寒论》中的太阳伤寒，亦即麻黄汤证，以麻黄汤主之。若因风寒引起颈项强痛、背痛，则是葛根汤证，以葛根汤主之。临床处方用葛根汤时，应注意在有汗的情况下用桂枝加葛根汤。葛根汤还适于因风寒湿邪引起的颈项肩背痛。

一定不要轻视这3个方剂，当契机早用，防传防变。至若失治误治，发展到麻辛附子汤（麻黄10g、细辛10g、附子30g，附子需先煎2小时）证，则是寒邪侵入体表，发汗不能，心肾衰竭，可迅速致人死亡之症，通过发汗透表，活人

性命，又是回阳救急的理法了。

麻黄汤（仲景）歌诀：麻黄汤内用桂枝，杏仁甘草四般施；发热恶寒头项痛，伤寒服此汗淋漓。

麻黄汤方：麻黄10g，桂枝10g，杏仁10～30g，炙甘草3～10g。

桂枝汤（仲景）歌诀：桂枝汤治太阳风，芍药甘草姜枣同；太阳恶寒汗自出，调和营卫此为宗。

桂枝汤方：桂枝10g，白芍10～30g，甘草3～10g，生姜10～15g，大枣30g。

葛根汤（仲景）歌诀：葛根汤内麻黄裹，二味加入桂枝汤；伤寒头痛项背急，有汗加葛去麻黄。

葛根汤方：桂枝汤方加葛根30～60g，麻黄10g。

（二）阳明之上，燥气主之，中见太阴

"阳明（大肠、胃）之上，燥气主之，中见太阴（肺、脾）"。即人体阳气相合之际，当合而未能合，表现在人体，是大肠与胃经燥热，临床表现为不恶寒而恶热，烦渴又蒸蒸自汗，并伴高热的情况。凡阳明病证，以大汗、脉洪大、口大渴与高烧为典型的四大症状，亦即白虎汤证，解热退烧是关键。临床上但见阳明一证，便可以白虎汤（生石膏15～30g、知母10～30g、甘草3～10g、粳米10～30g。临床上，若缺粳米，可用怀山药10～30g代替）主之，对治温病的烧热，以白虎汤加银翘散主之，临床疗效亦佳。

阳明病有潮热、自汗、腹满，大便秘结或谵语躁狂，或目睛直视，或寻衣摸床，或昏迷不省人事，均属阳明实证。此证凡表现为痞、满、燥、实、坚，均可下可夺。严重者用大承气汤主之（临床可用芒硝5～30g，枳实10g，酒大黄3g，厚朴10g）；稍轻者以小承气汤主之（厚朴10g，枳实10g，酒大黄2～3g）；再轻则用调胃承气汤主之（炙甘草6g，酒大黄3g，芒硝3g）。这就是3个承气汤的具体功用。临床上，凡2～3天大便不下，则可用大承气汤主之；患者兼有神昏、幻视与幻听，则可用大承气汤与白虎汤合用。另外，凡用小承气汤，而患者只排气不解大便，则可改用大承气汤。在临床上，对治手术后腹胀而不排气者，以大承气汤加人参汤主之，效果都很好。

白虎汤（仲景）歌诀：白虎汤用石膏偎，知母甘草粳米陪；阳明烦渴热汗出，诸症一服尽物归。

大承气汤（仲景）歌诀：大承气汤用芒硝，枳实大黄厚朴绕；救阴泄热功

偏擅，急下阳明有数条。

小承气汤（仲景）歌诀：小承气汤朴实黄，谵狂痞硬上焦强；益以羌活名三化，中风闭实可消祥。

调胃承气汤（仲景）歌诀：调胃承气硝黄草，甘缓微和将胃保；不用朴实伤上焦，中焦燥实服之好。

（三）少阳之上，火气主之，中见厥阴

"少阳（胆、三焦）之上，火气主之，中见厥阴（肝、心包）"。表现为阳气枢转之际，人体胆与三焦火热不降，临床表现有口苦、耳聋、目眩、胸胁满、寒热往来的情况。故凡少阳病证，应掌握阳气枢转这一关键，辨明半表半里实质。临床以小柴胡汤主之。

小柴胡汤（仲景）歌诀：小柴胡汤和解供，半夏人参甘草从；更用黄芩加姜枣，少阳百病此为宗。

小柴胡汤方：柴胡10g，黄芩10g，半夏10~15g，生姜10~15g，人参10~30g，炙甘草6~15g，大枣30g。

临床上将此方扩大，随症加减，可以治疗重症寒热往来（凡热久必冷）与急性疟疾。如先冷后热，而烧热的时间长，并又有定时者，属温疟，以小柴胡汤加白虎汤主之；若冷多热少，甚至冷得打寒战，则属寒疟，用小柴胡汤加干姜10~30g、桂枝10~15g主之。

（四）太阴之上，湿气主之，中见阳明

"太阴（肺、脾）之上，湿气主之，中见阳明（大肠、胃）"。特指天地阴气功能展开之际，人体脾胃虚寒不能化湿的情况。故太阴病证，临床表现为腹满、腹痛、腹泻、呕吐（呕吐之物无腐臭），或上吐下泻、舌苔厚腻、食欲不振等，为脾胃虚寒而肺气不足之证，用理中汤主之。

理中汤（仲景）歌诀：理中汤主理中乡，甘草人参术黑姜；呕痢腹痛阴寒盛，或加附子总回阳。

阳虚之人的寒证，乃至一切脾胃虚寒证，均可用温化的理中汤主之，若加附片，则习惯称附子理中汤，其方：炙甘草10~30g，人参10~30g（红参、生晒参或党参30g），白术30~60g，黑姜15~30g，制附片30~60g（另包，先煎2小时）。

（五）少阴之上，热气主之，中见太阳

"少阴（心、肾）之上，热气主之，中见太阳（小肠、膀胱）"。表现为人体阴气功能枢转之际，人体阳气功能不足，宣通不畅。故少阴病证，临床表现为脉细微、精神疲乏、常欲眠、四肢冷、全身畏寒等，为心肾衰弱之证，临床死亡率极高，以四逆汤主之。

四逆汤（仲景）歌诀：四逆汤中姜附草，三阴厥逆太阳沉；或益姜葱参芍橘，通阳复脉力能任。

其方以附片20～60g（另包，先煎2小时），干姜10～30g，炙甘草10～30g为主药。此方是回阳救急的代表方剂，对治阳气衰微、四肢厥冷诸症有特效，此方可弥补现代医学输液抢救的不足。输液虽是补充体液，但畏寒之人，遇冷的液体输入血液，刚好挫伤心肾正气。①

（六）厥阴之上，风气主之，中见少阳

"厥阴（心包、肝）之上，风气主之，中见少阳（三焦、胆）"。展现人体阴气相合之际，阴阳气机枢转不利，人体显现心包经和肝经的病变。故厥阴病证，临床多表现为厥热往来的情况。凡冷时长，说明病甚，为寒厥，有唇舌润、鼻孔润等，临床以四逆汤加人参汤主之。凡厥热，有唇干舌干、唇红指甲红等，临床应大清大下，以白虎汤、大承气汤或三黄解毒汤为基础方。凡冷时多，则病情恶化；若温时久，则病情开始好转。

厥阴病以厥逆为主，临床有很多症状，如小腹痛、缩阴等。男子缩阴，表现为舌卷囊缩；在女子，则表现为乳房收缩。缩阴证伴有剧烈疼痛，患者很是痛苦，目前尚无特效的镇痛药。临床上，可用后世改进的回阳救急汤主之。为配药方便，可用石菖蒲、白芷代麝香使用，黄连代苦胆使用，临床亦效。

回阳救急汤歌诀：回阳救急用六君，桂附干姜五味群；加麝三厘或胆汁，三阴寒厥见奇勋。

回阳救急汤方：肉桂10g，干姜10～30g，五味子6g，石菖蒲10g，白芷10g，黄连3～5g，附片30～60g（另包，先煎2小时）。若汤药不备，可用净硫黄、火硝、肉桂、胡椒各1g，共研细末，每次冲服1g，每天分4次服完，以缓解

---

① 年老体虚者，可加入人参30g；肝肾久病致虚者加山茱萸30～50g；腹痛甚者，可加白芍15～30g以缓挛急；呕吐重者，可加生姜30g，或再加法半夏15～30g以降逆止呕；阳气外越者加牡蛎30～50g等。

患者痛苦。

四、伤寒六经代表方剂

（一）三阳经

1. 太阳经：太阳经病变表现为一切外感之初起。太阳分表寒、表热、表寒里热、表寒里寒等。

代表方剂如麻黄汤、桂枝汤、麻杏石甘汤、大青龙汤、小青龙汤、麻黄附子细辛汤、五苓散等，变通如桂枝加附子汤、桂枝加术汤、桂枝加芪汤。

麻黄汤与桂枝汤证：表现为头痛、身痛、恶寒、发热等临床症状。分别说来，有汗为表寒之虚证，以桂枝汤主之；无汗为表寒之实证，以麻黄汤主之。桂枝汤除治伤寒、中风而外，因善调营卫，临床上，亦可用于风湿病，尤其是上肢风湿病的治疗。若与"三痹饮"[①]合用，效果特别好。桂枝加附子汤，可治自汗、身痛、发烧、恶寒。桂枝加术汤治关节之沉重、疼痛，也治周身的沉重与疼痛。桂枝加芪汤普治卫气不固。桂枝加葛根汤，则可对治风寒引起的颈项僵痛、出汗、背痛等；若无汗加葛根与麻黄成葛根汤。葛根汤治肩背痛，风寒湿均可用，合三痹饮功效倍加。

麻杏石甘汤证：表现为头痛、身痛、发烧、口渴无汗而不恶寒的证候，以麻杏石甘汤主之。

大青龙汤证：头身痛、恶寒发烧而五心烦热，以大青龙汤主之。与前证不同处在有头痛、身痛、恶寒加内心烦躁。

小青龙汤证：即有外寒，而胸中肺气不舒。若有水气，有喘、有咳、有呕、有哕气和口渴等，则以小青龙汤主之。临床上，凡以此方治寒性哮喘，如气紧、咳嗽等，都收效很快，若灵活加减则用途更为广泛。如凡心悸心累重用桂枝；痰多或呕吐者重用半夏；口渴重者去半夏加花粉等。而肺有寒邪、胃有热郁，可加生石膏，成小青龙加石膏汤。若遇肾阳不足，则可加附片。

小青龙汤最妙在"姜辛味"。细辛主开肺窍、心窍，开皮毛、肺络；五味主合，主收敛肺气，补益肝气，使清气能下降至丹田，对呼吸道哮喘很有效；干姜温运枢转，合细辛五味，完善开合枢转功能，故临床显效。

---

① 本卷李仲愚先生自拟方，三痹饮，草薢30g、防风15～20g、防己15～20g。

五苓散证：此方本来治膀胱蓄水，即有外感、有头身痛，欲饮水而饮水即吐之水逆症，其方以桂枝、白术、猪苓、茯苓、泽泻为主药。桂枝强心利尿，使真气下行至膀胱，从而蒸发水气。在临床上，可扩大其范围，凡水泻不止者，五苓散一服，小便得利，大便因此而固。凡肠内停液、停水者，亦可用五苓散治，效果很好。五苓散与平胃散相合则成胃苓散（汤），利水止泻、除湿和脾；若肝胆疾病，胁满而腹泻，加小柴胡汤成柴苓汤治之；有胃痛、胃酸、吐清水、腹泻的情况，可与理中汤合成理苓汤治之；有肾炎腰痛、小便短少者也可用。若肾炎水肿（脸肿等），以五苓散加麻黄亦效。这就充分说明，伤寒方同样可用于其他杂病的治疗。

2. 少阳经：少阳经病半表半里，小柴胡汤是代表方。此方治寒热往来、胸胁满、口苦、耳聋等，但临床上，可扩大此方用途，以治疟疾。

后代法则之，创立了诸多和法新方，如逍遥散，长于调经；藿香正气散，主调肠胃；参苏饮调内外伤夹杂，治虚人感冒、有肠胃患者。其他如二陈汤、温胆汤、神术散及平胃散，乃至六和汤、乌梅丸、半夏泻心汤、生姜泻心汤、干姜黄连黄芩人参汤等亦都是和法方剂，可供学者比较研究。

3. 阳明经：阳明经证，主要分肺胃热、暑热与大小肠热。

肺胃热，即《伤寒论》所谓发烧不恶寒、大汗、脉洪大、烦渴等，成四大症，属典型的白虎汤证，用白虎汤主之。凡高热不退而体虚者，用人参白虎汤主之。

暑热兼烦渴脉虚者，即可用竹叶石膏汤主之。凡体虚，可加参芪；湿重者加怀山药、薏苡仁。

热邪传大肠，会引起发烧腹泻。凡泻下之大便见红、黄之色，有酸臭、腐臭者，属热证，应用清热解毒之法。临床上，可选三黄解毒汤加葛根为基础方，升阳加升麻，体虚加人参。若泻清水而无臭味，便属寒证，以理中汤主之。临床上，凡有痞满燥实坚，则不再是单纯的白虎汤证，必使泻下，可选用大承气汤、小承气汤和调胃承气汤。其中调胃承气汤最缓，小承气汤之力大于调胃承气汤，用于燥实情况不明显的证候，凡用小承气汤使患者排气而不解大便，则必用大承气汤。在临床上，只要两三天不解大便，可直接用大承气汤。

阳明腑实证，多神昏、谵语、有幻视幻听，手上做各种动作，甚至登高而歌、弃衣而走等，为阳明热证之发狂，甚者可取大承气汤与白虎汤合用。轻者外有烧热，内有便秘，心慌烦热，可用凉膈散主之。

总之，伤寒三阳经之病证，概括起来就是太阳经恶寒发热，少阳经寒热往来和阳明经只热不恶寒。代表方剂如上。

（二）三阴经

凡三阴经致病，多属寒证。

1. 太阴经：太阴主湿，故凡腹胀、呕吐、胃寒、腹痛、腹泻并见或兼见者，以理中汤主之。凡有呕吐、胃寒、腹痛，用附子理中汤主之。若有腹、小腹并胃痛者，用理中汤加肉桂或附子理中汤加肉桂主之。

2. 少阴经：少阴病每有心衰，表现为脉细微、精神疲乏、嗜睡，也有四肢厥逆的情况。若无吐泻，则用四逆汤主之。若有吐泻、腹部胀痛，此时用理中汤加姜桂附主之。

3. 厥阴经：厥阴病厥热往来。厥是手脚均冷。凡厥热往来，就要注意观察阳气的盛衰消长。凡冷时多，则病情恶化；若温时久，则病情开始好转。临床上，凡热厥，有唇干舌干、唇红、指甲红等，要大清大下，选白虎汤、大承气汤或三黄解毒汤为基础方；若寒厥，有唇舌润、鼻孔润等特征，则应以四逆加人参汤对治。

乌梅丸调胆胃、心包，主久痢，宜大胆用之。若见缩阴等症，则应以回阳救急汤主之。

综上所述，伤寒方既可分为虚、实、表、里、寒、热6类，亦可分为阴、阳两大类。伤寒的方剂，于是可由阴阳统之。

第四卷　三生万物，医道灵源概说

人体十二正经和奇经八脉在太极一气之中，是一脉贯行的。

人体与宇宙同一太极，太极一气中而寓元精、元气、元神三宝。分之为三，合之为一，非三非一，即三即一，不即不离，不一不异。一气未分，一灵独耀则为元神；一气流转，则为元气；一气凝敛，则为元精。元精为阴，元气为阳，元神统御阴阳。阳静则变为阴，故元气可变为元精；阴动则为阳，故元精可化为元气。气为功能，精为物质。物质可产生能量，能量可化生物质。二者皆元神为之主宰。合之则运于全身，共一太极；分之则元神寓于脑，故脑为元神之府。元神主管神经系统最高级的中枢。元精、元气寓于肾，肾为水脏，主管内分泌之一切腺体，中有元气为全身之动力，故肾为作强之官，技巧出焉。元神运转则生神、魂、魄、意、志，分藏于五脏，心藏神，肝藏魂，肺藏魄，脾藏意，肾藏志。元神凝净，则一灵独朗，寂然不动，感而遂通。以四大（印度哲学以地、水、火、风为四大，人体有形有质之固物为地大，精血体液为水大，暖气为火大，动力为风大）、五行（中国以金、木、水、火、土为五行，中国言土金，即印度所言地大）、六根（眼、耳、鼻、舌、身、意）、六尘（色、声、香、味、触、法）、五蕴（色、受、想、行、识）而显心性。认为心本无生，因境有。

经络是由具有元神、元精、元气的太极一元之气运转而产生的。具体说来，神是精神、意识、知觉、运动等一切生命活动最高统帅，元神是精神领域和整个神经系统的活跃状况；元精统御全身体液，包括一切内分泌腺所产生的各种激素和从后天摄取来的一切富有滋养全身各部的物质，以及体液中各种有机物的产生和化合等；元气是各系统、各脏腑、各器官、各组织、各细胞的运化功能，如呼吸、循环、消化、吸收、体温的调节，抗体、免疫力的产生，适应性，新陈代谢，生殖功能等。

精、气、神在太极一气的运转之中构成全体生物的生命力。太极一气流行必会产生对待。如有阴必有阳，阴阳必有消、息、盈、虚，故有太阴、少阴、厥阴、太阳、少阳、阳明出现，以及冲、任、督、带、阴跷、阳跷、阴维、阳维出现。这些经脉完全是太极一气运行而产生的千丝万缕的轨道，这些轨道是大中含小，小中寓大，层层无尽，互不相碍。

从生命体而言，不管脏腑、躯体、五官、九窍、肌肤、百骸、肢节、毛孔，所有的经脉都在一气运行之中，虽分为十二经脉、十二经别、十二经筋、十二皮部、十五别络（加上虚里为十六络），但都有各自内在的运行规律，直至它们内部的各个细胞及各个细胞里面的物质运动都还有阴阳。而人体之大，又是由千百亿万微粒物质组成细胞、组织、器官、系统，最后共同组成人体。彼此相互依存、相互联系、相互制约，进而形成脏腑五行的生、克、制、化。

道是自然的集中表现，故有道法自然之称。那么，应该如何观察与理解自然之道呢？所谓"易与天地准，故能弥纶天地之道。仰以观于天文，俯以察于地理，是故知幽明之故，原始反终，故知死生之说；精气为物，游魂为变，是故知鬼神之情状。与天地相似，故不违；知周乎万物而道济天下，故不过；旁行而不流，乐天知命，故不忧；安土敦乎仁，故能爱。范围天地之化而不过，曲成万物而不遗，通乎昼夜之道而知，故神无方而易无体"。这就是天人一理。倘若认知《周易》气象与华严世界异曲同工之美，则一中含多，多中含一，互摄互融，尽显经络运转之妙。而一旦辨明五行功能消息，则四气五味、五音五脏、五方五色，无一不是生生不息的生命画卷！既无限美丽，更袭动人心。这便是伏羲易学、黄帝经络学说以及神农本草学说三才一贯之学，孔安国认为这便是三坟绝学，依恩师李仲愚先生教授，亦全部医道灵源之所在。

一、伏羲易学——医易同源与医易一体

医易同源是指传统医学与易学都源自对宇宙大道与生命的共同认知；医易一体，是易以天地说人事，医以生命说天地。分别而言，是易为医之体，医得易之用；易相对宏观，医相对微观。

（一）易道与生死规律

《老子》说："道生一，一生二，二生三，三生万物""人法地，地法天，天法道，道法自然"，这里有个问题，既然道生天地万物，如何还要师法、效法自然呢？因为道是自然最集中的表现，是生天、生地、生一切万物的本源力量。《易》云："易有太极，是生两仪，两仪生四象，四象生八卦，八卦定吉凶，吉凶生大业。"这里的太极就是道。而无极则是宇宙混沌状态，这最初一动，无极生太极，于是有道的显现。太极的运转产生时间，周流显现空间，于是有阴阳摩荡，升降开合，有一年四季的生长收藏，展现生灭隐显，成住坏空，小至朝菌蚊蝇的生死，大至星系的爆炸、宇宙黑洞的形成。于是有恒河沙数三千大千世界，亦有我们生存的地球世界。这便是《周易》总结的"生生之谓易"。

生生指变化，宇宙虚空无限星系乃至地球世界万事万物，只存在着昼夜不舍的变化而不存在死亡。宇宙时空有"交易"（量变）、"变易"（质变），有隐显与迁流，而不存在死亡与断灭，这就是"不易"。

太虚宇宙，永无止息的运动，于是生化万物；万物禀赋宇宙不同形态的元气与能量，产生各自的生命气机，乃至地球世界山川河流、高山湖泊与林泉人物，并一切飞、潜、动、植、鳞、羽、裸、毛、甲、介等，都各自以自身的动

静聚散、升降开合，形成各自的阴阳消长与新陈代谢规律。

故人类无须因生死而恐惧，不必以老残而悲哀。人生一世，俗语"草木一秋"，从父母构精，在母腹寄居十月，之后，显为婴儿、幼儿、少年、青年、壮年、老年，直到寿终。虽然此生一期生命结束，但并不等于断灭。宇宙之道，日新月异，生生不息！这便是易道展示的生命生死规律。认知生死规律，自能使我们从容达观，努力追求生命向上的一着，从而无畏生死，升华生命。（参《医易图谱》之六十四卦周天运行<自升降>图）

（二）生命与天地感通

人的生命禀天地之气生，四时之法成。这种天地的真一之气，一经父母赋予，就构成一个人的生命节律。在未降生以前，即在母腹里，依靠母体吸取的天地之气与母体气血化合形成的养分的滋养，同时其代谢产物，又借母体血行排出。此过程中，母体的鼻孔与天地相通（时时吸入天空的清气，呼出体内的浊气），母体的口与地气相接（因人每天摄入的饮食五味均为地气所生）。故母体摄入的清气（天气）、饮食五味（地气）中的精微物质注入胎儿体内，通过胎儿自身生命的活动——奋发与凝练，有选择性地摄入其本身所需要的物质与能量。因此胎儿能在母腹中与母亲的生命气机相依存，并将自己构建成完整的身体。离开母体后，他逐渐具备知觉、运动、思维、情感等，与大的宇宙、社会环境相适应，并生存、生活在其中，遂与宇宙社会构成一个整体。因此，每个生命体自身的生长发育、新陈代谢、兴奋、免疫力以及对体内外环境的适应性，都是与天地感通的结果。

《灵枢·针解篇》说："一天、二地、三人、四时、五音、六律、七星、八风、九野，身形亦应之。"这是说，人与天地日月星辰是完全感通、感应的。

人类生活在地球上，地球绕太阳运行。地球绕太阳一周天为地球自转365又1/4圈，说明地球本身要自转365又1/4圈，才能绕行太阳一周，地球自转一周需要24小时，也称一天或一日。365又1/4天，就是一年。与此同时，一年四季共12个月，月亮绕地球运行，每经过晦、朔、弦、望，即围绕地球一周，全年周而复始绕地球12周，故12个月亦为一年。

一年的时间，可分为春、夏、秋、冬四季，每季3个月，每月30天；每半月为一节，每五天为一候。大自然的气候，每时每刻都在发生变化，一切生物亦随大自然的气候变化而产生自身的变化；这种变化的现象，就叫作物候。这是宇宙间能量流转表现在地球世界的特征。

地球与九星、七曜、二十八宿的相应关系，即表现为阴阳消长、寒暑代迁的自然现象，于是产生了五运六气。人身功能来自于地球世界十天干和十二地支的运行之气，而生长出肝、心、脾、肺、肾、心包络六脏与胆、胃、大肠、小肠、三焦、膀胱六腑，人身共十二脏腑。天干和地支是一个不可分割的整体。天干生五运，地支生六气，五运六气于是敷布地球。

"天食（通饲）人以五气，地食（饲）人以五味"。人呼吸天地之气，既有有形的蔬果食物，更有无形的气与能量（包括声波与光色）。不过就地球世界而言，太阳、月亮、北斗七星、二十八宿与人类联系更加紧密罢了（参《医易图谱》之北斗七星与二十八宿对应图）。

（三）易为医之体，医为易之用

易道广大，无所不包。概要言之，主要是交易、变易与不易之理，并交摄融通理、气、象、数四大门户。主宰者理，流行者气，形色者象，对待者数。宇宙时空生化无穷，永不止息，就是"不易"；而阴交阳、阳交阴，矛盾双方对待平衡等，即"交易"；至日升月落，宇宙收缩与膨胀，即"变易"。易为医之体，医为易之用。

1. **主宰者理**："易有太极，是生两仪，两仪生四象，四象生八卦，八卦定吉凶，吉凶生大业。"这就是易理。太极元气凝练为阴，成为元精；奋发产生光热能量，成为元气；交摄生华，生成元神。于是有相反相成、互为其根、错综复杂的阴阳消息。医者易也，其理旨在通过调节人体阴阳来维持人体元精、元气、元神的正常运化而已。《黄帝内经》《神农本草经》本于此理，《伤寒论》《金匮要略》及至后世时病、温病理法，法于此理。理有阴阳，法有补泻，针有迎随，总归此理。

2. **流行者气**：地表物候变化，乃至天地间五运六气，即天地大气的时节因缘。不能太过，不能不及。中医气化之理，小而言之，是以脏腑为中心，经络为通路，五官九窍为外应，躯体百骸为城郭，毛窍汗孔为藩篱，精气神为主宰的一个有机整体。故认识周易气化之理，既不太过，又避免不及。自能从容于人的自然生命、社会生命、精神生命的关键处入手，敬畏生命，调摄生命，选择最便捷的方法，振奋元阳，立起沉疴。

3. **形色者象**："现诸形色者象"。五行圆转一如，形色互彰，对应宇宙万物，或隐或显，无不有象。以医道而言，四诊之法即在准确掌握生命藏象；辩证八纲十六目，在于明晰疾病在生命的表象；病机则在辨析疾病在人类生命的症候群象。而临床以本草补偏救急，也旨在恢复生命五行的圆运动。

若依中国人体质开展精神分析，就有《黄帝内经》阴阳25种人的辨析；以药物蔬果性味归经，就有《神农本草经》的四气五味分类；使食药同源，四季养生，适寒温、慎起居、择居处、节饮食，都能在生命历程中得到最应机的应用。

4. 对待者数：《周易》之数，既有先天八卦与后天八卦之数，又有河图、洛书之数，更有六十四卦方圆图对应之数及天地之数等。《易传》曰："天地之数，所以成变化而行鬼神也。"故可以说易学之数，一是规定了中医之理，二是规定了中医之法，三是规定了中医之方，四是规定了中医的药与穴（参《医易图谱》之伏羲六十四卦方圆图）。

医易一体还有个关键问题，即有对待（数）必有物（象），有物必有流行（气），有流行必有主宰（理），故《周易》的理、气、象、数是综合的。落实于医道，不论养生还是治疗，都应采取综合的方法。

二、黄帝经络学说——人体经络是生命全息的枢机

人体有十二正经和奇经八脉。这些经络在人身是一个整体，都在太极一元之气的运转之中。但各脏各腑，又都各具一条千丝万缕的气运轨道。各脏腑又互为其根，显现出夫妻子母，生克制化的相互关系。经脉互相交织，互融互摄（参见拙作《宗教与中医学发微》第二编第四章"人体经络系统与佛教华严世界"），直到最后正经、奇经汇为一体，贯注流行。但这还不过是人身太极一元之气显现的精、气、神流注的一个小周天而已，还不能成为完善的生命力，还必须与大自然结为同体，得到大自然的吹、嘘、熏、育，并与大自然相互传递信息，相互交换能量。宇宙时空是大的经络系统，无数星系在此时空中运行；各星系又各自成为一个次一等的经络系统，各星球依此运行；而星球系统中，又再具经络系统，山川河流、动植飞潜依此运转。故人体经络，可说是生命全息的枢机。

人体十二正经属后天，多主卫、气、营、血的运行；奇经八脉属先天，多主元精、元气、元神的运行，二者又相互连接与依存。人体十二正经的运转，从手太阴肺经中府穴开始，足厥阴肝经期门穴终结，复注于肺。奇经八脉则是

调御正经的。道家祖师张三丰说人是"无根树";要得长生,必须变成"有根树"才行,故有通畅经络、增生树根、连接天地的追求(参《医易图谱》之十二时气血流注十二经图与奇经八脉流注图)。

故凭借人体经络养生养神预防治疗疾病,根本之处,是依于生命全息枢机之理,平衡整合十二正经能质,振奋任运奇经八脉功能,进而与天地合德,日月合明,四时合序,升华生命。依《黄帝内经》理法,选十二正经、奇经八脉及十五别络,以本经有病本经求、本经有病他经求的原则,迎随补泻合于法度,都能有效预防与治疗人体的相关疾病。其子午流注针法,融合时辰经络灌注的内容,从后天十二正经下手,以后天追先天;而灵龟八法,则取八脉交汇八穴为依,从后天追先天,殊途同归矣。小而言之,密宗的各类手印,太极、形意、八卦等内家拳法的曲臂翻掌,少林拳法的腾挪短打,道家秘传的天罡七星剑,更直接以南斗六星为步伐,以北斗七星为手法,均在改善与提升人体经络功能,从而改善人与天地时空感应的能力(当代印度、美国等,将瑜伽术、拳法等视为自然医学,即是旁通此理)。再以各类静坐养生法而言,则在以气通脉(或更细小的经脉,如络脉;或更主要的经脉,如奇经八脉与中脉),提升人体生发能量,改善人体组织功能,追求生命的光明、自在、圆满。

李仲愚先生曾告诫笔者,无论何种疑难杂症,均可从人体经络入手,辨明病因,并找到切实可行的临床治疗方法。

一是依人体经络灌注时间,可准确判断何经致病。如子时犯病必与胆经相关,丑时犯病必与肝经有关,寅时犯病必与肺经有关。二是依经穴的治疗作用,以五输穴及特定穴不同反应,可反证五脏病势病情:如依胆囊点、阑尾点是否疼痛,可判断是否是胆囊、阑尾炎症发作;而道家太乙熏气法,则选二十四节气或发病之时,重灸人体神阙穴、命门穴(少女或妇女经期当改穴),亦旨在通过刺激人体先天经络,帮助人体免疫功能的提升。

依此教授,笔者从肺与大肠相表里与肝经络于阴器,受到启发,在治疗肺癌晚期病患,往往采用中药灌肠(肛门给药),都收到良好的效果;而对许多肝硬化腹水、肝癌等重症肝病患者,除正常药物治疗外,笔者自拟了蒲光柏花手汤[①]嘱其煎水外洗生殖器,促进排毒与活血养肝,都收到非常好的临床疗

---

① 蒲光柏花手汤,蒲公英100g、千里光100g、黄柏50g、佛手15g、红花15g。

效。

三、神农本草学说——医道的终极目标在于调节与升华人体五行功用

人有欲望，故有缺陷。孔子所谓"食色，性也"。可以说食与色是由人这种动物的天性决定的。人无饮食不能维系生命，故先圣开创了以药物饮食养生、防病与治病的途径。归集起来，即食药同源的途径，依据的是五行功能的原理，精华在《神农本草经》。

医家以药物饮食四气五味之性，调理人体五行功能，进而救人急难，全其性命。根本之点，一是保任正气，振奋元阳，使人体免疫功能提高；二是平衡阴阳五行功能，让五脏六腑，按各自功能定位，各司其职，正常运转而已矣。我们看《神农本草经·序》曰："药有君臣佐使，以相宣摄。合和，宜用一君二臣五佐，又可一君三臣九佐；药有阴阳配合，子母兄弟，根茎华实，草石骨肉……药有酸、咸、甘、苦、辛五味，又有寒热温凉四气……欲治病，候其病机，五脏未虚，六腑未竭，血脉未乱，精神未散，服药必活。"其热病寒药、寒病热药等用药法则，都依于本草四气五味各异的性味，是以本草偏性，救治五行功能的偏性，培补人体五行功能正气。后世理中汤、补中益气汤、十全大补汤在补益正气，麻黄汤、麻杏石甘汤、四逆汤、承气汤、小柴胡汤等，则在补偏救急，而均本于阴阳五行之理。

倘若医家能深入辨析敦煌遗书中陶弘景《辅行诀脏腑用药法要》（笔者按：即伊尹《汤液经法》的精要），于全面掌握《神农本草经》，从而培补人体正气、调节人体五行自能圆活心得。如论述补泻时，《辅行诀脏腑用药法要》曰："经云，在天成象，在地成形。天有五气，化生五味，五味之变，不可胜数。"另如小泻肝汤，方用芍药、枳实、生姜。《辅行诀脏腑用药法要》曰："肝德在散，酸泻之。"肝属木，芍药能泻肝，故选用；又"虚则补其母"，为加强肝脏功能，故补母，枳实为肾之酸金，故选用；又"实则泻其子"，木生火，生姜为火之辛木，亦选用；共奏泻肝之曲。至此，中医的理、法、方、药，无不精神一贯，其经方组合，既精简自然，又微妙达观。对应伤寒表实证，麻黄汤中麻黄解表，使寒气从体表发出；桂枝强心为助；炙甘草强心，兼和药性；杏仁降（枢转）肺气，既培补脏腑正气，又调整五行功能，故对症下药，有立起沉疴之效。

至于膏、丹、丸、散、露、锭、药酒的选择，则在医道方便矣。果如是，则世间百味饮食，千种本草（早为地球世界的人类，指示了万世不竭的药源），乃至万般物事，无一不是补偏救急之良药！医道真理，全在于斯。正是：曲臂翻掌意常伸，回身腾挪才是真；识得方圆知达道，医家治病在活人！

以上简要论述了医易同源与医易一理，人体经络与药物饮食依五行功能养生、防病与治疗疾病的原理，三者一贯，汇成医道灵源。易道广大，功归伏羲；医易一理，由是解决医家世界观和方法论的问题，总属形上之道；经络之学，源自《黄帝内经》，既有先天经络，又有后天经络，由经络而脏腑，静坐、导引、针灸、按摩、砭石诸法是也，贯通形上形下，指引后天返归先天之道。药物饮食并汤液之用，本于《神农本草经》，更重后天，由脏腑而气血经络，膏、丹、丸、散、汤、液、露、锭、酒是也，是养生救急、补偏全命之法（饮食药物，皆有偏性）！故以医道言之，应效药王孙思邈针药互补之法，以易道为总持，辅以经络，镇以汤液饮食，并以慈悲心为导向，则医道圆融矣。若以伤寒、温病或金元各家自许，是以偏概全，自甘下流矣。

第五卷 中医理、法、方、药及其他

理：理是真理，是事物固有的道理。即要符合客观条件，符合实事求是的精神。因中医学说出于无文字的易学，故医家之理，如前面所谈及的，是太极一生二，二生三，三生万物之理。明代医家张景岳说："万事不能外乎理，而医之于理为尤切。散之，则理为万象；会之，则理归一心。吾心之理明，则阴者自阴，阳者自阳，焉能相混。阴阳既明，则表与里对，虚与实对，寒与热对。明此六变，明此阴阳，则天下之病固不能出此八者。一而八之所以神变化，八而一之所以逆渊源。是曰传中可也，曰传心亦可也。"

法：法指法于阴阳。理有阴阳、气有阴阳、象有阴阳、数有阴阳，临证有阴阳，用药有阴阳，所以阴阳是万病的总纲，掌握了阴阳，选择具体的方法也就简单了，不论是张仲景的八法，即"汗吐下和温清消补"，还是后来的张景岳补充而至完善的"攻和补散寒热固因"八法。

方：这里指药方。法定而选方，如选桂枝汤还是麻黄汤，选大青龙汤还是小青龙汤等，即是方的选择。医者不应执着于方，所谓"医不执方，和宜而用"。如小青龙汤，特别是其中的干姜、细辛、五味子，可与异功散合，则治脾肺气虚、痰涎壅滞；可与补中益气汤合，则治中气亏损肺气壅滞；其与地黄丸合，则治肾气；与真武汤合，则调肾阳；与知柏地黄汤合，则治肾阴不足等，临床都宜灵活掌握。

药：一方面，即选配符合理法与方意之药，补偏救急，活人性命。临床选药，当明辨道地药材，炮制必依"减毒增效"的原则，并炮制入法到位。另一方面，是药味选择。古方的防风通圣散，健中十四味，药的味数都是较多的；而参附汤、芪附汤、当归补血汤均两味药。故药味之用，在多而不显庞杂，少而不显孤单。一般药味少，则分量宜重；药味多，则分量可稍轻。用药如用兵，兵少必奇，兵多必正。《神农本草经》有"一君三臣九佐使（十三味）"和"一君二臣五佐使（八味）"的典型配方原则，即是此理。

一、法理——两个"证治八法"及其他

鉴于人体疾病有八纲十六目，所以，张仲景从《伤寒杂病论》113方展示出汗、吐、下、和、温、清、消、补8种证治疗法。后来明代医学家张景岳又依于太极八卦理法，提出补、和、攻、散、寒、热、固、因八法，构成传统医学辨证施治的主要方法。其实，两个"八法"基本是一致的，但又不是孤立的，均可以理、气、象、数互参与合参。

（一）仲景八法

1. 汗法：汗法是通过让患者发汗而治愈疾病的一种方法。临床上如伤寒之麻黄汤是用汗法解表，方中桂枝助麻黄取汗，又属温法；杏仁降肺利气，又是和法，即以和法而住汗；甘草是补法住汗。其汗药仅麻黄一味，因其目的在发汗，故曰汗法。此方之中，又以和、温、补三法为助行，交易成方，以达到发汗的目的。辛凉之银翘散发汗，是以荆芥薄荷发汗，以豆豉（北方用麻黄等炮制）、金银花、连翘、栀子清热，用桔梗、牛蒡子开利肺气，以达到清凉发汗的目的。仲景的汗法，其实又包含在景岳的攻法中（指攻其外）。而汗法、吐法、下法同时又可归于张景岳的散法。

汗法可以解表，即将邪气从毛孔、肌表排出。表指躯体表面，联系头、身体四肢，故发汗可治头痛、身痛，可退烧，可透疹、疮，可镇痛、止痒，可消肿利水（如肾炎之水肿、面肿。因肺与膀胱有母子关系，天水相连，临床上，汗一出，小便也多了）。

汗法可散疮痈，如以荆芥、薄荷发汗，加解毒通经药可使疮痈消散。汗法可止咳定喘，如肺部感染，可用小青龙汤或小青龙加石膏汤。有肺寒胃热（口干、痰黄或绿），用小青龙汤加石膏。汗法可解热退烧，治上焦太阳病，如头痛、身痛等。凡头痛、身痛，发热不恶寒，是温病；有恶寒者，属伤寒，称太阳病。临床上，要辨别清楚有无冷热的症状。凡恶寒，用麻黄、桂枝、杏仁、甘草以辛温发表。若无恶寒而心热心烧，便是热病，用麻杏石甘汤，甚者可与银翘散合用，有鼻衄加栀子、黄芩；发烧加知母、青蒿，使辛凉解表。

汗法可治热性传染病，临床辛凉解表为主。如猩红热、重感冒、脑炎、脑膜炎之前期，其症状严重时，均可统用辛凉解表之法。选荆芥、薄荷、桑叶、菊花、金银花、连翘、前胡为基础方。凉寒之药有透疹、清轻与重浊的不同。如牛蒡子、蝉蜕透疹，丹皮、紫草凉血、消斑、透疹，用于脑炎、麻疹类很好。凡病毒性疾病，则以清轻之品如金银花、连翘、蒲公英、紫花地丁（滑头草）、板蓝根、大青叶等清气分之热；重浊之品如知母、黄芩、黄连、黄柏、龙胆草等，则使药力进入血分。黄芩清肝、肺之热；枯黄芩善走肺经，条芩善走肝经。知母则走肺肾二经而固源，对肺病咳血最好。黄连走心与肠胃（用量3～5g）。黄柏通下焦肝肾，以及大肠、小肠和膀胱。栀子通利三焦而利尿。

故凡辛凉解表之药，对上焦之病最好，如红眼病（结膜炎）、腮腺炎、病毒感染等。基础方上，可加夏枯草10～15g，龙胆草3～5g。龙胆草对眼病尤好（但量大易至腹痛、呕吐、眩晕，甚至中毒等）。凡传染病，化热不化寒者，统用辛凉解表之法。凡伤寒病，无汗用麻黄汤；恶风自汗者，用桂枝汤。

2. 吐法：吐法是让人呕吐。景岳八法不重吐法，但其吐法包括在"因法"之中，"因法"较吐法更为广泛而灵活。因法是因人想吐而催吐，因人想泻而让其泻，热药不进，用寒药引等，贯穿了因势利导的思想。

仲景之吐法，用瓜蒂散。后人在此基础上有变通和发展。如治狂病，用桐油煎蛋催吐（使吐出痰涎，病人从此清醒）。此外，炒盐加童便可催吐。临床上，仍以指针点压天突与中脘穴最为简便。景岳用因法，热药不进，用凉药引；凉药不进，用热药引，又有变化和发展。

3. 下法：所谓"下"，是指泻下，即通大便、利小便和下水。如十枣汤下水。大陷胸汤，下胸部积液。大承气汤、小承气汤，使积湿积热泻下。大黄附子汤，是温下，对治肠胃虚寒、大便秘结、本虚标实、本寒标热者，用大黄、附片，临床可加当归、白芍；严重者用姜、桂、附加大黄、芒硝。这种温下法，适用年老阳虚的患者。

下法也是攻法。应注意层次性，有大便秘结、神昏发烧等症状，或痞满燥实坚，五症齐备，用大承气汤。若仅大便不适，用调胃承气汤。有大便不通等，则用小承气汤。另可用桃仁、杏仁、郁李仁、火麻仁、槐花为标药润下，临床效果都好。

4. 和法："和"指调和与协同。凡虚实寒热不和、卫气营血不和、脏腑不和（不协调、功能紊乱）等，均可用和法。关键是在综合的基础上"和"，即协同配合。

如小柴胡汤，非汗非下，不在表，不在里，而在半表半里。小柴胡汤和解之理，关键是把握枢转的节律，用柴胡（根）转疏少阳气息，而用黄芩清肺部之热，加半夏和中，人参、甘草、大枣补中益气，生姜合半夏扶胃止呕。对证口苦、耳鸣、耳聋、目眩、咽干而痛，热重加清凉药如龙胆草、栀子、黄连；发烧加知母、青蒿。发冷加桂枝、干姜；若疟疾，热久者用小柴胡汤加知母、石膏，冷久者用小柴胡汤加桂枝、干姜。凡恶性高热，用小柴胡汤与白虎汤合用。此为外感在半表半里之和解。另有妇科之逍遥散，治气血不和、肝胃不和、情志不舒，均以和法统之。半夏泻心汤、生姜泻心汤、甘草黄连黄芩人参汤，统治肠胃不和。藿香正气散，以芳香化浊致"和"，治四时不正之气。乌梅丸，用于寒热病，治肝胆肠胃不和及肠胃寒热错综引起之久痢。六和汤、神术散治四时不正之气，都是和法的具体运用。

说明一下，四川人得疟疾，寒热均间隔时间较长；而海南、云南等处则不然，均属急性，临床上往往仅冷一瞬，又迅速高热。遇此情况，需急针大椎、陶道、身柱（一次一个）配外关、内关，高烧严重加合谷、曲池、足三里、阳陵泉等，以留人治病。

5. 温法：温有温表、温里、温上、温下、温中等，都是针对寒证而设，均属温法的范围。

如桂枝汤温表，麻辛附子汤温表里，桂枝附子汤治表有风寒并虚者。附子理中汤，用参、术、姜等温肠胃，治呕吐腹泻、胃腹痛之里寒证，还治吐、泻、四肢厥冷、脉沉细。四逆汤用干姜、附片、甘草，凡手脚厥逆、脉细沉是阳气将脱之症，均可用四逆加人参汤或回阳救急汤，它对于心衰和心阳暴脱有特效，对肺心病、肺脑病亦效。

灸法也是温法，无论躯体脏腑疾病都可用。大椎、肩髃、曲泽、外关，善治上肢风寒湿痛；百会、头维、风池善治头脑冷痛；大椎、风池、肩井善治颈项僵痛（不发烧而怕冷）；身柱、肺俞治急慢性气管炎；身柱、神道、肺俞治肺心病；肺俞、心俞、神道、身柱、百会、头维、上星治肺脑病；命门、肝俞、脾俞、肾俞，善治慢性肝、胆、肠、胃病和慢性肾脏病；至阳、膈俞、肝俞、胆俞，能消黄疸，治急慢性肝炎，长期灸治可化肝、胆、胰腺结石；环跳、阳陵泉，留针施灸，治下肢风寒痛及很严重的坐骨神经痛；阳陵泉、足三里，留针施灸，治胆绞痛（胆道蛔虫亦可）；上脘、中脘、梁门等，诸穴选一，治急慢性胃炎、胃痛、呕吐；天枢、关元、神阙施灸则治腹泻、腹痛，另治四肢厥冷，并回阳返本；中脘、神阙、关元（腹部三大穴），治一切脱症、大汗、呕吐；强心灸内关、中脘。

温经通络，可用乌附星香汤[1]，温经散寒消瘀血，多用于中风后遗症，如中经、中络等，但若神志不清，则不宜用了。四逆汤治心衰、心阳不足、脉细、心痛、胃痛等；枳实薤白桂枝汤治心、胸痛等（方中桂枝强心阳；薤白、枳实宽中理气，调气走三焦，并治肝、胆疼痛）。瓜蒌桂枝汤则可广泛用于心绞痛、胃绞痛。瓜蒌半夏汤（瓜蒌治胸胃痞满疼痛，半夏降逆又祛寒痰水湿），牵丝类痰加天竺黄、贝母，痰浓而色黄加天花粉、浙贝母、瓜蒌。吴茱萸汤（吴茱萸、人参、生姜、大枣）则凡胃病、头痛、口内冒酸均可用。真武汤性温而利水，故温暖水脏壮肾阳。当归生姜羊肉汤（当归100～150g、姜250g、羊肉250g），则以温法治缩阴、寒疝等。心绞痛而厥逆到膝，则用回阳救急汤。对治肠胃虚寒、大便不通、腹痛等，法取温下，大黄附子汤（当归、白芍、附子、干姜、肉桂、大黄、芒硝）主之。另芒硝、硫黄等量兑丹，则治一切阴证腹痛、肠疝痛、呕吐等。

6. 清法：清对应浊而言，特指清理。临床上，它能清内外上下，是针对热证而设的。

如面部发疮、肿，需清外；若在体表，则需加发散之药，如金银花、连

---

[1] 乌附星香汤，即以制川乌、制南星、制白附子、广木香为主药，久煎2小时，此汤大致用7天，应换一汤头，以防积久中毒。

翘、菊花、桑叶；若在上在外（头部、五官、眼、耳可见者），则加荆芥、薄荷、牛蒡子，使火毒发散；临床上，知母、黄柏合用，治下焦淋病等，是特效药。石膏清肺、清肠胃、走阳明，能退高烧、治头痛。芒硝通便、利肠、利胆，凡有积均可用，为凉药、轻药。青蒿，卫气营血均达，故退高烧。

温病不宜用柴胡，故临床均可用青蒿代替，平时青蒿代替柴胡亦可，唯青蒿善退烧不善枢转治胸胁满。白茅根、杆（节根）利小便清热，凡治淋病，宜重用30g以上。芦根（芦竹根）清利、尿道、膀胱，治热毒、神昏等。芦竹心，作用同上但力量偏小。竹叶、淡竹叶退烧，黄竹叶退烧、清心解毒、利尿。芭蕉叶生津而清肺止渴，能利尿，治头痛、口渴、心烦、烧心。车前草、车前子能利小便，对脓球感染性头痛及脑压过高之头痛有效。百草霜（柴火灶的锅烟墨）止血，可用于热证出血；松烟（可以松墨代替）能止血；而青油灯灰，则优于治眼出血。

7. 消法：消指消化和消散，也包括消食等，重点是对应有形之病，使其消减与消散。

凡发汗药，可消痈肿、疔、疖，如荆芥、薄荷、柴胡、前胡。泻火解毒之药，对治阳证疮类，用紫花地丁、蒲公英、夏枯草、三黄解毒汤等。温药也可用于消法，凡寒证，一温则消。如干姜、肉桂，治胃之一切寒邪。知母、黄柏、龙胆草治膀胱之病，可消毒杀菌。车前子、木通、通草、泽泻善消水。桃仁、红花、姜黄、大黄等，消有形之积累及各类包块。夏枯草、白头翁、马勃、连翘，善消淋巴结肿大。山慈姑、重楼（又称七叶一枝花）消肿瘤。金龟莲，治一切恶疮、毒疮。铁钮子（即铁篱笆树之果），消淋巴结肿大。鞍树果（又称云南一口钟），消胃痛腹痛等。

8. 补法：补是补充、补益，主要是补气血。气指功能、能量，血指血液包括运载的营养成分。人参补心气、补肺气；桂枝补心阳，治肺阳不足；枸杞子补心血、肝气；黄芪补肺气、心气；怀山药补肺健脾；芡实补肠胃，治营养不良、消瘦、精神不振等；薏苡仁，健脾利水除湿，排脓并治妇女白带（以上诸药，成人用量均可用30g或以上，因均属《神农本草经》的中上品之药）；大枣补脾；枣皮补肝；女贞子补肝肾；熟地补肾；黄精健脾，常服健身延年；核桃补脑补肾；莲子清心、补心阴、清热、利小便；菟丝子、覆盆子、楮实子均可补肝肾而增强视力；鹿茸补肾阳，治不孕（男女均可，但需无炎症。若有性病，需先治愈）；巴戟天补肾、补骨髓、强腰；续断补肾；杜仲调血压、补肾、固胎、治骨伤；桑寄生补肝肾；白术、茯苓健脾利水；首乌补肾补肝、乌须黑发；桑葚补肝脾、明目、治骨伤；桃子肉补血通经；花生补肺、肾、脾（但油重，不宜多服）；黑芝麻补肾；黄豆补脾；玉米补肾。

补法很重要。凡多病之人，行补可使少病；大病之后，补能恢复体力。最好的补法，都应针对生命的缺失而为，不能乱补。

临床运用：可选十全大补汤双补气血；人参养营汤补脾肺；桂附地黄汤、左归饮、右归饮等补精血、养肝、明目；参茸丸治肝肾虚；生脉散强心复脉；都气丸补肺补肾；参麦地黄汤并大、小建中汤则温中健脾。

（二）景岳八法与仲景八法之不共法

张景岳八法，归结起来，即补、和、攻、散、寒、热、固、因八法。归在他的著作《新方八阵》中，所谓"药不执方，合宜而用。此方之不必有也，方以立法，法以制宜。此方之不可无也，夫方之善者。得其宜也，得其宜者，可为法也"。

若分析景岳八法，不难发现，其攻法通于仲景汗法与吐法，其热法通于仲景温法，寒法通于仲景清法，其散法通于仲景下法与消法，其和法与补法则完全与仲景一致。今以补法为例，景岳补法与仲景补法，均对虚证而设，凡气虚者，宜补其上，选参、芪等补气；精虚补下，选枸杞子、地黄等填精；阳虚者补中兼燥湿，选桂附干姜之类；阴虚者补中兼清，选石斛、女贞子之属。其临床，又有补精益气、补气生精、补气养血、补血益气等区别。最有特色的，是固法和因法。

1. 固法：固法取固定、稳固之意。所谓"固其泄也。如久嗽为喘，而气会于上者，宜固其肺。久遗成淋，而精脱于下者，宜固其肾……"（《新方八阵》）。总之，在上者皆宜固气，肺主气也。在下、在里者皆宜固精，精主肾也。如患者汗出，使固而不发，选用麻黄根、龙骨、牡蛎、浮小麦。腹泻不止，用诃子、肉豆蔻、赤石脂、干净的黄土。胎漏，如怀胎后下血，用磐石汤使固。但临床要注意，虚证可用固法，而实证不宜用固法。久患者可用固法，而新病、暴病又不宜用固法。

2. 因法：因法指因势利导。寒因热用，热因寒用，如理中汤加黄芩、黄连。通因通用，如中风、伤风自汗用桂枝汤温通经络而止汗。吐因吐用，即用吐法催吐。下因下用，腹泻不止，用大承气汤让患者把腹中糟粕都排出来。塞因塞用，如人之肠胃虚弱，表现为大便不通，是塞因，此时可用温补之法，选黄芪、党参之类补益中气。妇女月经不来，亦用气血双补之法。凡多种手术后大便不通，临床当因病、因人制宜，既可用补中益气汤，又可用大承气汤，亦可用人参加大承气汤。

（三）兼法举例

所谓兼法，是兼而有之之法，因兼八法而得法。犹如一场战争，是战略、战术和具体战法的综合运用。

1. 汗法中的兼法：一是汗法兼清法。许多人认为，温病（即热性传染病）的变化，比伤寒病更快，其实不然。比如伤寒病就有太阳病未解又传阳明的。这种情况，会迅速导致病人出现神志昏迷并说胡话的情况，相当于温病的"逆传心包"，即脑炎、脑膜炎一类疾病。临床对治这类疾病，则应以汗法兼清法为宜。比如用银翘散或桑菊饮与白虎汤合用。

二是汗法兼温法。也即汗法与温法的综合应用。如伤寒方中的麻辛附子汤，因麻黄发汗而附子回阳返本。而麻黄汤本身也是汗法与温法的合用。遇有要消水的情况，可用五苓汤加麻黄、附片。

三是汗法兼消法。如感冒发烧，而肠胃又有消化不良的情况，可用银翘散与平胃散合用。

四是汗法兼补法。如治疗耳聋等病，可用补中益气汤加升麻、粉葛、柴胡、麻黄、荆芥等，则不仅能具升阳之效，同时还能得到很好的通窍作用。

2. 和法中的兼法：凡不和的，均可用和法。如水盛火衰、火盛水衰、气盛血衰、血盛气衰都是不和，具体说来，还有饮食不和、脾胃不和、肝胃不和等。除伤寒代表方的小柴胡汤外，如后代时方中的参苏饮、六和汤等，都是很好的和法方剂。如六和汤（藿香、厚朴、半夏、陈皮、木瓜、人参、赤茯苓、白术、甘草组合而成），它主治脾胃不和及不能抵御外感的多种病症。实际上，把六和汤的功能扩大，则不论六经中哪一经的病变都可用它。具体说来，就是以六和汤为基础方随症加减。寒证用热药，热证用凉药，虚证用补药，实证用泻药或消药等。如有饮食不消化，可加山楂、谷芽、麦芽等；腹中有虫，可加使君子、雷丸、榧子、川楝子等；有痰可加半夏、贝母、花粉类药；气滞加调气的木香等；胃寒胃痛加丁香、吴茱萸、砂仁、白豆蔻等；下焦肝肾阴寒，加小茴香、肉桂等。

逍遥散也是和法的代表方剂。临床上灵活运用和法与兼法，就可用逍遥散为基础方，可治气血不和、肝胃不和、女子月经不调、女子乳腺小叶增生、肝炎等。如调女子月经，热邪者可加丹皮、栀子等；带下臭，则加龙胆草、蒲公英、黄柏、知母等；对女子乳腺小叶增生可加散结药如荔枝核、橘核、山甲、浙贝母、牡蛎等；女子盆腔、腹腔炎症，可加龙胆草、蒲公英、土茯苓等；痛经可去白术，加夏枯草、龙胆草等；更年期有骨蒸潮热，则加青蒿、胡黄连、银柴胡、桑白皮、地骨皮等；涤痰加半夏、川贝等；遇肝炎则加解毒药，如五味解毒饮等，再加清利药如车前子、通草、薏苡仁等；对外伤的两胁痛或腹中瘀血等，加桃仁、红花、蒲黄、五灵脂、山楂等；对情志引起的眼障、耳障，可加理气与清凉之药等。

《金刚经》云："汝等比丘，知我说法如筏喻者，法尚应舍，何况非法。"值得说明的是，无论哪个"八法"，也无论八法中的哪一法，都是因病的理、气、象、数而设。故必权变施宜，大悲方便，不可固据死守，所谓法无定法也。

二、七方十剂

所谓"七方十剂"，出自唐宗海先生《中西汇通医经精义》，李仲愚先生嘱曰：会意精神，只在"阴阳"；敷演法术，只是升降出入。其文曰："七方出于岐伯，谓气有多少，形有盛衰，治有缓急，上下内外之不同，故立七方以制之。十剂出于北齐徐之才，谓十种是药之大体，详之则靡有遗失，唯十剂内缺寒热两端，后人又加寒热二剂，足成十二剂，医者但熟七方十剂之法，便可以通治百病。"

大方：病有兼症，邪有强盛，非大力不能克之，如仲景之大承气汤、大青龙汤，一汗一下，皆取其分量重、药味多，胜于小承气、小青龙也，学者可以类推。

小方：病无兼证，邪气轻浅，药少分量轻，中病而止，不伤正气，如仲景小承气之微下，小建中、小温经之微温，小柴胡之微散，皆取其中病而止，力不太过也，余仿此。

缓方：虚延之证，剽劫不能成功，须缓药和之，有以甘缓之者，炙甘草汤、四君子汤，治虚劳是也。有以丸缓之者，乌梅丸治久痢是也。有多其物以牵制，使性不得骋而缓治之者，薯蓣丸治风气百病，侯氏黑散，填补空窍，须服49日是也。有徐徐服以取效，如半夏苦酒煎，徐徐呷之；甘蜜半夏汤，徐徐咽下是也。

急方：病情急，则方求速效，如仲景急下之，宜大承气；急救之，宜四逆汤之类。盖发表欲急，则用汤散；攻下欲急，则用猛峻，审定病情，合宜而用。

奇方：单方也，病有定形，药无牵制，意取单锐，见功尤神。如仲景少阴病咽痛，用猪肤汤；后世补虚，用独参汤、独附汤。又如五苓、五物、三物、七气，皆以奇数名方。7枚、5枚等，各有意义。然奇方总是药味少，而锐利者也。

偶方：偶对单言，单行力孤，不如多品力大，譬如仲景用桂枝麻黄，则发表之力大，若单用一味，则力弱矣。又如桂枝汤，单用桂枝，而必用生姜以助之，是仍存偶之意也。肾气丸桂附同用，大建中椒姜同用，大承气硝黄同用，皆是此意。

复方：重复之义，两证并见，则两方合用，数证相杂，则化合数方而为一方也。如桂枝二越婢一汤，是两方相合；五积散，是数方相合，又有本方之外别加药品；如调味承气汤加连翘、薄荷、黄芩、栀子为凉膈散；再加麻黄、防风、白术、枳壳、厚朴为通圣散，病之繁重者，药亦繁重也。岐伯言奇之不去，则偶之。是复方，乃大剂，期于去病矣。又云偶之不去，则反佐以取之，所谓寒热温凉，反从其病也，夫微小寒热，折之可也，若大寒热，则必能与异气相格，是以反佐以同其气，复令寒热参合，使其始同终异，是七方之外，有反佐之法。

补可扶弱：先天不足，宜补肾，六味丸、肾气丸、二仙胶之类是也。后天不足，宜补脾，四君子、归脾汤、补中汤之类是也。气弱者宜补肺，人参是也；血弱者宜补肝，当归是也；神弱者宜补心，枣仁是也；再审阴阳轻重治之，则妙于补矣。

重可镇怯：怯则气浮，重以镇之，有四等，惊气乱，宜琥珀至宝丹之类；恐气下，宜加龙骨汤、磁珠丸、沉香；怒气逆，宜生铁落饮、芦荟丸、滚痰丸之类；虚气浮，宜安神丸之类。其余代赭石汤、风引汤之类，皆当推究。

轻可祛实：风寒之邪中于人身，痈疮疥痤发于肢体，宜轻而扬之，使从外解，仲景用麻桂，今人用人参败毒散、香苏饮、香薷、白芷、薄荷、荆芥之类，又小柴胡为和散之总方，加减用之，可以和营卫而祛诸邪，当类推焉。

宣可祛壅：头目鼻病，牙噤喉塞，实痰在胸，水火交结，气逆壅满，法宜宣达，或嚏或吐，或令布散，皆谓之宣。取嚏如通关散，取吐如胆矾、甘草、薄荷；令其布散，如越鞠丸、逍遥散之类，又如四逆散、九气丸，皆是散意。

通可行滞：火气郁滞，宜用通剂，利其小便滞于气分者，用木通、滑石、六一散之类。滞于血分者，用防己导赤饮、五淋散之类。凡味淡者，皆利小便，得金水之性也。凡药白皮通茎，皆利小便、像三焦之纹理也。

泄可祛闭：邪盛则闭塞，必以泄剂，从大便夺之，备急丸泻寒实；承气汤泄热实；葶苈泻肺汤，是泄其气；桃仁承气汤，是泄其血；十枣汤泄水；秘方化滞丸，攻积。由此求之，凡宜破利者，皆泄之类。

滑可祛著：著谓留而不祛也，痰黏喉、溺浊淋、大肠痢等症皆是，宜滑泽以涤之，瓜霜冬葵子散、榆皮饮、痢症三方之类是也。

涩可固脱：脱如开肠洞泻、溺遗精滑、大汗亡阳之类，宜用涩剂以收敛之。理中汤、桃花汤止利；参芪术附汤止汗；六黄汤止盗汗；固精丸、天确散止滑精；术附汤止小便；牡蛎、龙骨、海螵蛸其质收涩；五味、诃子其味收涩；莲房、麻黄根其性收涩；随加寒热气血诸品，乃为得宜。

湿可润燥：燥者枯也，风热怫郁，则血液枯竭，而为燥病，上燥则渴，或为肺痿，宜人参白虎加天花粉、琼玉膏、救肺汤。下燥则结，麻仁丸、苁蓉丸。肠燥则膈食，宜当归芝麻丸。筋燥则缩挛，宜阿胶竹茹汤。总之养血则当归、地黄，生津则麦门冬、天花粉，益精则枸杞子、菟丝子，在用者广求之。

燥可祛湿：外感之湿，宜神术汤汗之；湿之为痰，宜二陈汤降之；湿停不溺，宜五苓散利之；胃湿宜平胃散；脾湿宜肾著汤；皆治寒湿也。又有湿热之证，反忌燥药，当以苦坚清利治之，知母防己汤、黄柏散相宜。

寒能胜热：寒热者，证治之大端也。热证如伤寒温疟虚痨，何一不有，当以寒药治之，其间进退出入，在人审矣。甘寒之剂，白虎汤、甘露饮之类；苦寒之剂，金花汤、龙胆泻肝汤之类；大抵肺胃肌热，宜银翘、石膏；心腹热，宜芩、连；肝肾热，宜黄柏、知母、龙胆草。

热可制寒：寒者阴气也，积阳气热，能制寒证，辛温之品是矣。附子汤、附子细辛汤，治太阳少阴之寒；四逆汤、理中汤，治脾肾之寒；吴萸汤、乌梅

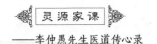

丸，治肝寒；青龙汤治肺寒；薤白治心胸之寒；回阳救急汤，统治里寒；桂枝汤统治表寒；方难尽录，读书者宜遍查之。

《内经》所载："只奇偶两方，仲景之方，七法大备，虽其时无十剂之说，而十剂之法亦寓。自北齐徐之才作十剂，后人又添寒热二者，按证处方，可称精细。"

其实，治法方面还有"逆者正治，从者反治"。热证用寒药为正治，热证用热药为从，其治疗作用相反，故为反治。而"微者逆之"，是用热药治寒证，针锋相对。"其者从之"，指治寒证于大队热药中加点寒药治之；通于"寒因热用，热因寒用"，如白通汤加猪胆汁，连理汤、五泻心汤等均属于此。故不论病情寒热虚实错综复杂，用方亦仅变易不同而已。医方之变易，不管其千千万万，不外乎取其阴与阳的消长变化和阴阳互为其根。盖阴阳变化无穷，数之可十，推之可百，数之可千，推之可万，无穷无尽。以仲景为例，113方亦不过证治八法而已，是通过八法相互交易而通变，达到恢复生机的目标。

三、中医急救理法

在张仲景《伤寒论》之后，张景岳依据《周易》阴阳八卦分合一致的理、气、象、数，将传统中医的证治八法归纳为"攻、和、补、泻、寒、热、固、因"八法。攻为攻坚，和是调和，补指补益，泻则泻下，寒使减热，热在祛寒，固取稳固，因则因势利导。八法互融互摄，相互印证又相互发挥，贯通于中医临证全过程。倘若以救急为纲，八法为目，从容辨析证治八法在养生康复、治疗疾病特别是急救中的应用，不难发现中医哲学在辨证施治中的惊人光华。

中医的理、法、方、药，是相互支撑的。故不仅证治法则涉及急救的内容，从最初的望诊与触诊就开始急救了。如李仲愚先生传的口诀："耳干一季，鼻干半载，最快舌下干。"即望见患者耳朵干枯，说明可活三月；鼻干可活半年；舌下无津液，则最多活7天。而一旦脉现"奇怪脉"，说明都是死症。当及时向患者及家属说明缘由，使医患沟通顺畅。

另以触诊而言，凡有类似阑尾炎临床表现而不能确诊时，可指压足阳明胃经的阑尾点，此处有剧痛，则必是阑尾炎，否则一定不是。而胆囊炎急性发作，则胆经的胆囊点必有剧痛。这是中医经络理论特别高明处，证治急救亦然。

（一）中医外治法中的急救

1. 放血疗法（散法与固法急救颅内出血与妇女下体出血）：放血疗法归于砭法，出于《黄帝内经》，是中医外治技术的重要手段。比如急性脑梗死（缺血性脑卒中，含脑血栓形成、脑栓塞等）与脑出血（多由脑部血管破裂，引起脑组织出血，又称脑溢血，到目前为止，病死率与致残率均高），是现代医学证实的"应急出血"，为人体全息系统为应对突发事故，保证人体气血与功能平衡的方法。此时，若一味止血，则相当于治水用堵法。中医的放血疗法，则是选十宣（手指10个指肚）及十二正经井穴，亦可配耳尖放血，以砭石（现在用三棱针或血糖仪针）刺绿豆大一滴血，用的是釜底抽薪的办法，既挫出血之势，亦依此让人体功能达成应急出血，促使人体颅内蛛网减少及停止出血的目标。传统医学5000年实践证明，其颅内出血者均能迅速止血。再内服止血化瘀血及利小便药物，又可迅速降低患者颅压与脑压并使尽快吸收瘀血，使患者免去开颅之苦！即在阶段性血有余时，人为造势，泻其邪，挫其锐，抽其薪，势如都江堰分水固土之理，并以此达成止血的目标。遇人体高热或中暑行放血法，亦有良效。若遇妇人（特别是孕妇）下体出血，则选固法，取棉布先围身，使保暖散寒而固脱，再下姜炭等温经止血之品，临床疗效均极为显著。

2. 灸法（攻法合散法急救冠心病急性发作）："痛则不通""凝则不化"。冠心病急性发作，中医古称"真心病"，及至科学发达的今天，临床死亡率仍较高。中医采取以大艾灸急灸人体膻中穴及背部神道、心俞的办法救治，而免去手术之苦，或待病情平复后再从容施行手术，先留人，后治病，是行之有效的急救办法。此法亦对心绞痛、心肌梗死、心房颤动、心衰与心律失常有良效。

人体膻中穴在两乳之间正中点（道家称为中丹田），邻近心脏，灸炙之，可使心脏局部热能增加，迅速改善心脏血凝不通的证候。不仅如此，人体膻中穴，恰好是现代解剖学证明的胸腺所在，胸腺肽对提高人体免疫力，具有关键作用，此亦为抗击"非典"中注射胸腺肽的事实证明，通过中医灸炙，刺激人体胸腺，以此提高人体免疫力，当然就顺理成章了。背部的神道、心俞穴同理。

还有，如握拳救心法，是嘱患者双手紧握拳，观想唯中指用力，一紧一松全力攥拳36次，对救治各类心脏疾病，特别是心律不齐而致的心紧、心累等，均有很好的辅助作用。又法，是依神门通心经的经络法则，指压神门，亦可急救心衰、心累、心紧等心脏疾病，并具安眠之效。

3. 指压或点穴疗法（补法与和法急救晕厥）：中医急救晕厥，如开关穴急救法，可指压开关穴（人手掌背上的合谷与中渚穴）7~21次，可使患者立即苏醒（若21次后，患者病情无改善，基本就是死症了）。

现代医学证明，人体气血循环有3个最重要的部位，一是双手掌劳宫穴，二是鼻下人中穴，三是双脚掌心涌泉穴。掐人中刚好对应人体血液循环中心之一（又是人体任脉重要穴位，从"人中"定名可见喻义）；掐开关穴，既关联肺经、又联接大肠经，还联接三焦经，具有枢转三焦气机、补益肺气的作用，故临床效果显著。

4. 拍背急救呼吸道异物梗阻（固法与因法急救）：小儿以及老人，若有豆类（豌豆、胡豆及至花生米）误入食道的情况。中医急救，是将患者迅速倒提起来，人因气逆会因此咳嗽，医家借机顺咳嗽节律，拍击患者背心，异物即随咳嗽之声吐出；若异物是异形，则当乘拍背之机，以手指帮助尽快清除异物。

5. 封闭环境中延长寿命法（固法与补法急救）：遇地震等灾害，个体生命若被封闭于一定环境，按传统中医理法，应凝神静气，不放弃求生的希望，而意守丹田，每吸气，观想气至脚跟（真人吸气至踵），21~49遍后，以舌卷口腔36次，之后，将唾液分3口徐徐咽下，臆想填入会阴穴，在食物极度缺乏的情况下，可直接延续生命。20世纪50年代，苏联科学家在人的唾液中成功提取"生长激素"，就是明证。加上数息宁心，全命的功效是可靠的。

6. 刮痧治中暑（散法与固法急救中暑）：此法源自《内经》，归于砭法，民间自今沿用。即对中暑者或湿热之邪使人昏倒者，以铜钱、刮痧板、汤匙蘸水刮背（统称刮痧）或揪痧（以拇、食二指揪患者手肘内侧或颈部等），使痧沿皮肤浸出，改变邪气出路，具有立即让人苏醒之效。另外，此法对实证的急性吐泻亦效。

7. 烧烫伤急救（寒法救热）：遇烧烫伤，中医急救，在药物不备的情况下，可以急用食盐撒患处，以布包裹减热，或先以小便淋患处减热，再施全面救治，有助减轻烧烫伤程度，且善后良好。

（二）中医自然疗法中的急救

1. 催吐法（散法与因法急救食物中毒）：误食不当食物，需及时催吐。

这是传统中医的散法（张仲景统于"吐法"）。中医一是指压中脘、天突，可立即达成催吐；二是炒盐兑水，让患者服下，可迅速催吐；三是以桐油炒蛋，让病患服后，见风则吐。最方便的是指压法，当即能吐。之后，若再依中医理法，饮绿豆人参淡盐水，则善后更佳。

2. 白酒降高热（因法降热）：人体高热过久，会直接影响人体脏器功能，故需解热。《伤寒论》中即多此法。中医疗法中，有白酒解热法，即对高热患者，直接以白酒或白酒加1/3温开水，搽洗患者全身，可迅速降高热（民间流传的验方，以青蒿捣烂或煮水调白酒洗身，均为一理）。较之现代医学的物理降温法，中医用的是"给出路"的"因势利导"法，善后更佳。

传统中医，亦以白酒擦身，防止各类皮肤病。我带队支援"5·12"汶川特大地震间，无条件洗澡，曾将此法与众人分享，凡以白酒兑水擦身，无一例患皮肤病或"烂裆"者。

3. 参照月亮运行轨迹确定手术时间（因法择时，和法使无伤）：中医手术，不唯华佗，即远在秦朝之前，已相当成熟（大量宫人为证）。其依月亮轨迹选择手术时间的理法，仍值得今天的医家借鉴。

因月亮运行，不仅影响地球海水潮汐，更直接影响人体气血运行乃至女性月经枢转，故传统中医手术，都尽量避免选择阴历二十九至初二以及十四至十六。因二十九至初一，人体气血既弱，若因手术，更耗患者气血精神，可能愈后不良；二是十四至十六，人体气血既受月亮等影响，渐至最旺，若此时手术，出血量必最大、最多。这既是和法，亦是因法。

4. 吐水（因法、散法与补法急救溺水）：对溺水者，中医让患者横位俯卧于牛背上，因牛的走动震荡，使患者顺势吐出腹中积水；再不然，选择体力好者，以肩部抵患者腹部扛起患者，通过走动的震荡，让患者吐出积水。而后让溺水者仰卧，重灸神阙或做全身顺经络按摩与四肢的向心性按摩（以补心血与心阳），临床疗效极佳。

5. 西瓜水降热法（寒法急救内热）：热极而口渴甚者，中医急救，在大输液等不备时，以西瓜汁加淡盐（西瓜汁色红入心经，甜味入脾经，咸味入肾经，故可解心、脾、肾热，而又补充体液并相关维生素，而水果汁均有养阴之效），让患者服食，能很快解热，临床疗效极佳。此法对目前的各类烧热证，仍有非常积极的意义。

（三）药物疗法

1. 独参汤补气强心法（补法救心）：即选人参10～100g，煎水内服，对体虚而气血虚弱与各类衰竭患者，均有强心补气的作用。治法是补法，临床至少可争取抢救时间。

人参炙甘草汤亦同理。现代药理学证明，人参与炙甘草，均有类激素（具有现代激素的功效，而无其毒副反应）作用，亦可用于各类中毒患者，不论何种中毒，均可先留人，后治病，相对延长抢救时间。对内脏出血的患者，人参炙甘草汤则有强心止血的作用。

2. 发汗救寒与腹泻救热法（攻法与散法救热）：人感风寒，遂有寒热。《伤寒论》提出了以麻黄汤（辛温解表）发汗解表驱寒之法；另有麻杏石甘汤（辛凉解表）的泻下解热法，用的是攻法与散法，亦是因势利导法，都是给邪以出路的办法，较之现代医学冰敷等物理降温法，仍有不可替代的优势。

3. 以自主抽搐恢复呼吸（因法与散法救自缢窒息等）：遇高空坠落、触电、窒息、颈动脉受压而致呼吸暂停的患者，中医采用鼻孔吹药末（生半夏或生南星等，因含乌头碱，可迅速使人中毒抽搐），顺势借患者暂时中毒发生自主抽搐，而让其恢复自主呼吸（之后，服生姜汁加蜂蜜水解毒即可）；用的是功法与散法，较之现代急救惯用的人工呼吸法，仍有高明处。

4. 三七粉或云南白药治各种内脏出血（攻法与固法急救血症）：云南白药的主药是三七，能直指病所，迅速完成止血并化瘀血的目的，属中医专药治专病的攻法；止血固脱，又是固法；故急救，不论胃出血、肺出血与肠出血，均可及时服用云南白药或重剂单味的三七粉，留人治病，临床疗效极为可靠。

5. 点舌法治昏迷（攻法急救）：舌为心之苗，故点舌之法，适于心肌梗死合并心律失常、心衰、感染等突然神志不清、昏迷坠地者，其法以麝香冰片等量，开水融化，以棉签蘸药点于舌上。

另有攻法救心。即一切心脏急病，紧急时，则可以0.1g麝香调黄酒冲服，每隔0.5～1小时，再服2次，共1～3次，均能救人危急，使留人治病。再遇心脏停搏或中风的患者，中医用通关散（细辛、牙皂）吹鼻急救，而以通关散救不起来的患者，基本就是死症了。

再有跌打损伤，以童便饮之，亦效。

6. 雪或凉水治冻伤（寒法急救）：遇冻伤患者，绝不宜马上烤火或进入超过24℃的环境（否则肢体会坏死），雪冻伤者，以雪搓冻伤部位与四肢，直至不凉；冰水冻伤者，以冷水搓四肢至回温；均可加按摩法。之后再内服独参汤调黄酒，临床效果均佳。

综上所述，中医的证治八法，仍只源于阴阳，却能用于当代各类急救，而其中因势利导、因地制宜的因法，最为透彻与方便，加上它指导下的外治技术、自然疗法、顺势疗法与药物疗法，无疑能贯通当代急救的全部理法，并为当代急救，提供最富生命活力的应对与方便。

第六卷　中医人文关爱的基本理法

牟宗三在《中国哲学之特殊性问题》一文中指出："中国哲学的主要课题是生命，就是我们所说的生命的学问。它是以生命为它的对象，主要的用心在于如何来调节我们的生命，来运转我们的生命，安顿我们的生命。这就不同于希腊那些自然哲学家，他们的对象是自然，是以自然界作为主要课题。"

《周易》云："和顺于道德而理于义，穷理尽性，以至于命。"这既是中国哲学的终极目标，也是中医哲学的终极目标。辨而析之，儒释道哲学旨归，无不如是。《道德经》说："人法地，地法天，天法道，道法自然。"强调人与自然的统一。《中庸》说："天命之谓性，率性之谓道，修道之谓教。"表明儒家注重人类对天道、天命的认知。《心经》说："照见五蕴皆空，度一切苦厄。"是彰明佛家妙合精神的追求，都是身心统一的哲学，都具有至极深厚的人文关爱精神。

对应传统中医，《周易》作为中国哲学的集中代表，它通过理、气、象、数的融会贯通，以上提之法，昭示了人类觉悟生命的关键；而《黄帝内经》与《神农本草经》，则是中医的根本经典，它通过阴阳、脏腑、气血、经络、药食的阴阳平衡，以下委之法，为人类指明了身心统一，精、气、神一贯的实践通途。

这个关键与通途，是《周易》指明的"观乎天文，以察时变；观乎人文，以化成天下"的人文关爱的宗旨。落实到人类生命自身，以养生而言，就有养形、聚精、炼气、存神各层面的不同；以治病而言，就有"上工不治已病治未病"的理念法则；以康复养命而言，则有"带病延年"与"寿终正寝"；其向

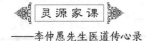

上还有"凝命、知命、舍命"的追求。传统中医身心统一哲学对人类最大的贡献，在于它最早指明了中医的对象是综合的"人"，而不是单纯的"病"。故中医作为生命的科学与艺术，其人文关爱的基本理法，是以身心统一为根本，敬畏生命、调摄生命、修养生命，直至觉悟生命。

一、敬畏生命

中医是生命科学，其人文关爱的根本，首先是敬畏生命。

（一）敬畏生命首先要珍爱自己的生命

天地之间，相比胎、卵、湿、化、羽、鳞、介、甲等其他生命体来说，人一是更能充分发挥其主观能动性，能自己制造工具并产生信仰；二是从人类生理基础而言，人类的经络系统，较其他生命体更为完善与灵耀。

但人生难得，既得之后，又面临自然、社会与精神诸般桎梏，百年生死，仅宇宙间一匆匆过客尔。加之人的缺陷明显，《淮南子》说："人以之走，兽以之奔，鸟为之飞，风为之翔。"说明人善走而不善奔跑，更难以高飞深潜。不仅如此，《黄帝内经》更说到七情（喜、怒、惊、恐、忧、思、悲）内伤与六淫（风、火、暑、湿、燥、寒）外感，对人体的种种侵蚀，正如《阴符经》总结的："天生天杀，道之理也。"故敬畏自己的生命，绝不能恣意妄为。

（二）敬畏生命要尊重他人

人是社会人，众缘和合，才有人类。我们个体生命只是社会万有生命的有机组成部分，人类彼此依存。尊重他人，才能尊重自己。

（三）敬畏生命要尊重自然规律

我们围湖造田，粮食产量增加了。但人类头上的云彩淡了，湖泊调节洪水的功能也就丧失了。《素问·上古天真论》说："上古之人，其知道者，法于阴阳，和于术数，食饮有节，起居有常，不妄作劳，故能形与神俱，而尽终其天年，度百岁乃去。今时之人不然也，以酒为浆，以妄为常，醉以入房，以欲竭其精，以耗散其真，不知持满，不时御神，务快其心，逆于生乐，起居无节，故半百而衰也。"这是中医尊重自然规律的道理。

二、调摄生命

调摄生命，是依于身心统一哲理，就人类生命所及，近便择法，调和身心。

《素问·阴阳离合论》说："天覆地载，万物方生，未出地者，命曰阴处，名曰阴中之阴；则出地者，名曰阴中之阳。阳予之正，阴为之主；故生因春，长因夏，收因秋，藏因冬。失常则天地四塞，阴阳之变，其在人者，亦数之可数。"

道与阴阳的造化，表现于日月的运行、地球的自转和公转、星宿的标志、斗纲的指向。一句话，是因为空间的动转，我们这个地球世界的时间就显示出来了。加上气象的变化、时令的迁谢、物候的移换，形成了三阴三阳，五运六气，生化之机永无止息，所谓"生生之谓易"。人与天地相统一，单从人体生理来讲，它是以脏腑为中心，经络为通路，五官七窍为外应，躯体百骸为城郭，毛窍汗孔为藩篱，精、气、神为主宰的一个有机整体。

故依据中医哲学思想，平衡阴阳就要"择居处""适寒温""知时节""和饮食""调情志""治未病"，使身心调和。

（一）择居处

中国祖先"有巢氏"择木而栖，是为避野兽；之后有"逐水草而居"的传统，也即最早的"择居处"。有水源，人畜不至渴死；有青草，牧业于是不竭。加上后世"前有照，后有靠"，即包括背山（避风）、近水、通风、向阳诸般讲究，一直为世所循。不仅如此，中国人总结的方圆兼顾、阴阳错落有致的建筑思想（如苏杭园林、历代寺观建筑等），在科技发达的今天，仍然散发出智慧的光色。

（二）适寒温

中国先民无论最早的收集、保留天然雷火，还是钻木取火发明火种，都是为了避寒就温并改善饮食结构；之后，所谓"上古穴居而野处，后世圣人易之以宫室，上栋下宇，以待风雨"。加上桑蚕农耕，中国先民于是能穿衣、住茅屋，阴阳平衡也就相对有保证了。

（三）知时节

杜甫《春夜喜雨》说："好雨知时节，当春乃发生；随风潜入夜，润物细无声。"春雨与万物均知时节，何况人呢？若依《周易》理法，尚有知时节消息与正位、守位、达变诸法。对应中医平衡阴阳的基础性要求，可按照二十四节气图及二十四节气与北斗七星对应图，依据疏泄、宣通、承载、收敛、闭藏五行功能的变化，于一年中，春夏养阳，秋冬养阴。春秋之季，早睡早起；夏季迟睡早起而补午眠；冬季早睡迟起以待阳光，以无扰自身阴阳。道家修炼内功的方位选择与太乙熏气法的应用，都不离此图。这个道理，落实在月季时节之间，则应知月亮的晦、朔、弦、望，夫妻同房或万一选择手术的时间，则需避开每月阴历的初一与十五。一天之中，则至少应了知自身的"活时间"，并睡好子时觉。

（四）和饮食

孔子在《论语》中提出，人吃肉食的总量，不宜超过饭量；每餐饭量，不宜超过蔬菜的摄入量；酒以不醉为度；另有变质变色不吃、时间不对不吃等。具体如《论语·乡党》曰："食不厌精，脍不厌细。食饐而餲，鱼馁而肉败，不食。色恶，不食。失饪，不食。不时，不食。割不正，不食。不得其酱，不食。肉虽多，不使胜食气。唯酒无量，不及乱。"

道家刘安（《淮南子》）指出："古人味而弗贪也，今人贪而弗味。"说今人贪吃，反而丢失本味了。《道德经》云："五味令人口爽"，说口都吃滑了，即是此意。

（五）调情志

人生在世，感受六淫之气，会有外感；而七情不正，则产生内伤，同样直接导致人类疾病的产生。这是"调情志"的因由。

根据《黄帝内经》记载，暴怒损伤人体肝；狂喜损伤人体心；久思（怀疑心）损伤人体脾；忧悲损伤人体肺；惊恐损伤人体肾。另据《道藏》记载，不唯暴怒伤肝，阴怒（不服人）亦伤肝；狂喜伤心，恨人亦伤心；久思伤脾，常常抱怨亦伤脾；忧悲伤肺，气恼亦伤肺；惊恐伤肾，烦恼亦伤肾。这就是充分说明调情志以避免内伤的重要了。故孔子提倡"仁、义、礼、智、信"五德以培养社会伦理。具体以仁（恻隐之心）养肝；以礼（辞让之心）养心；以信（无妄之心）养脾；以义（羞恶之心）养肺；以智（是非之心）养肾。与医家之理是彻底一贯的。

（六）治未病

《黄帝内经》云"上工不治已病治未病"（未病先防，已病防变，愈后防复），若以道的归纳而言，就总摄了养生、立生、达生的终极目标；若以平衡脏腑、经络、气血的功能而言，亦中医人文关爱在医道法术的上妙表达。

未病先防的关键，是无扰阴阳。愈后防复的关键，是尽早恢复气血平衡，调和阴阳。已病防变的关键，是依于人文关爱，全方位综合治疗，调节阴阳。依人体经络而言，针刺、砭石（含刮痧、放血）、灸疗、按摩、指针、杵针、导引诸法从此发端。依本草食药而言，同样方便多门。一是食疗，食药同源故，粥、汤、糕、饼无一不可；二是膏剂（各类糖浆等）；三是丹药，如升丹、降丹、兑丹、烤丹（西瓜霜类）；四是丸剂，即水丸与蜜丸；五是散剂（如云南白药）；六是汤药；七是沐浴液；八是露剂；九是锭剂；十是药酒（分内服外搽）；十一是"薄贴"（黑膏药与黄膏药）；十二是花露水；十三是薰香、香囊与药枕。若加上以经络为中心的导引锻炼，"治未病"的理法更加可观了。以上内容，无不以简约、方便、适度（廉）及临床良效为指归。

三、修养生命

《黄帝内经》最先指明了真人、至人、圣人与贤人的目标，真人需提挈天地，把握阴阳，呼吸精气，独立守神。至人需淳德全道，和于阴阳。仅从圣贤的目标，即有"处天地之和，从八风之理与逆从阴阳，分别四时"的要求，同时，"逆从阴阳"，又昭示了人类从后天返归先天的现实道路。

中国传统的训练方式，从"行气铭"与汉代导引（现存有马王堆导引图）开始，均以中医经络为张本（内联脏腑，外联五官九窍筋骨皮肉），讲求精、气、神一贯，而以呼吸为下手方便。

今以八段锦、五禽戏及净明动功为例，简要说明如下。

（一）八段锦

八段锦流传极广，看似肢体运动，其实仍然不离经络脏腑功能，而以呼吸为枢机。

八段锦口诀曰：两手托天理三焦，左右开弓似射雕。调理脾胃单臂举，五劳七伤往后瞧。摇头摆尾祛心火，背后七颠百病消。

其预备式，还有凝神静气、意守丹田的要求。八段锦炼养，讲究精、气、神一贯，注重形体与精、气、神的沟通。

（二）五禽戏

五禽戏创自于医家华佗，广泛流传于民间。是动静相应、刚柔并济、内外兼修的仿生功法，要求外形和神气都要像五禽。

一是熊戏（土）。有熊步势，撼运势，抗靠势，推挤势。需体会熊行无忌浑厚沉稳，笨重而寓轻灵之意境。

二是鹤戏（火）。有鹤步势，亮翅势，独立势，落雁势，飞翔势。需体会白鹤昂然挺拔，悠然自得之意境。

三是虎戏（木）。有虎步势，出洞势，发威势，扑按势，搏斗势。需目光炯炯，头尾相连，转斗威猛而刚柔相济，需体会强壮无畏的意蕴。

四是鹿戏（金）。有鹿步势，挺身势，探身势，蹬跳势，回首势。需体会鹿心静体松、姿态舒展的意境。

五是猿戏（水）。有猿步势，窥望势，摘桃势，献果势，逃藏势。需体会敏捷灵动，形散神抟的意境。

五戏均意守丹田，炼养以腹式呼吸为通路，调节经络气血，重点在精与气。但平时锻炼，还应注意五行的平衡。

（三）净明动功

道家黄元吉而下秘传的"净明动功"十式导引，更有心性的指归。第一式：碧海捞明月（让心性更光明）；第二式：清溪转辘轳（让心境更谦下）；第三式：随风轻荡桨（让心志更从容）；第四式：飘拂过仙都（让心识更慈悲）；第五式：跨虹觅兔乌（让身形更自在）；第六式：整冠入云汉（让意志更坚强）；第七式：铁臂摧胡虏（让正气更充沛）；第八式：三军灌醍醐（让精髓更含藏）；第九式：双龙盘金柱（让身形更随和）；第十式：雀跃震神州（让生命更踊跃）。

该法以经络为宗，炼养精气，因更追求心神明净，故称净明动功。

综上所述，炼养之法，旨在炼精化气，炼气化神，直至炼神还虚。

四、觉悟生命

《周易》说"和顺于道德而理于义，穷理尽性，以至于命"。其方法，就是炼养身心，以德全道觉悟性灵，全活身心以至升华生命。我们看《黄帝内经》曰："黄帝曰：余闻上古有真人者，提挈天地，把握阴阳，呼吸精气，独立守神，肌肉若一，故能寿蔽天地，无有终时，此其道生。"这就基本说到中国人追求生命主体精神的最高境界了。不是说物质决定意识吗？但物质能否决定意识的反作用呢？这就是中国哲学觉悟性灵、全活身心的根本。

其心要，是在炼养精气的基础上，进一步调身、调息、调心，以觉悟性灵，全活身心，这属于炼神还虚的功夫。

（一）调身

简而言之，即调适自己的身体姿势。使助于人体气血的运行，与身心高质量的统一。

行："行如风"，以不徐不疾为度。能和气悦色、洞达踊跃。

站："站如松"，以不偏邪与坚定为上。谦逊而欢喜。

坐："坐如钟"，以空心拔背，"虚心实腹"为上。如钟之空灵，山之厚重。

卧：一是寝不语，二是不"挺尸"，总以"睡如弓"为上。若能静修睡功就更好了。

另有中国各家拳法与导引术，亦可归于调身。若调身能服务于调心，其境界会因之提升。如儒家的静坐反省，道家的内丹修炼，佛家的禅定及至修持生圆二次第，均属此理。

（二）调息

以人的呼吸而言，脏腑的一张一缩，气机的一出一入，是人人都能觉察的大呼吸。另有幽微的呼吸，不是通过人体脏腑完成的，而是由人体共振完成的，表现为潜在的、隐微的、细致的内呼吸，是由先天祖气孕育出来的。

调息的根本目的，是要将后天胸中大气与先天祖气融为一体，成为先后天一元化的整体。此为后天返归先天的功夫，这样，十二正经和奇经八脉在体内就畅通无阻，卫气营血自然充沛于全身。这便是心志向上的一招，从此奠定了人类升华生命的生理基础。

（三）调心

简单说，"调心"是让人一心不乱，一意不散。《尊生经》说："宠辱不惊，肝木自宁。动静以敬，心火自定。饮食有节，脾土不泄。调息寡言，肺经自全。怡神啬欲，肾水自足。"这便是攒簇五行，和合四相的初步功夫。气是随心动而动的，心能离欲则真气下沉，于是气归元海，后天之气，成为无火的真"炁"，此时，心神与天地气和。

继而勇猛精进，求得自身元气与虚空元气融成一体，从而进入大周天境

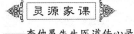

界。为什么要说气呢？因气与心识，本是一体，人一气不来，便成古人。所谓"动为气，静为心"，就是这个道理。这就为感知良知性灵做好准备了。太虚大师所谓"必焉调和其体气，融化其物欲，安固其情性，精浚其神灵，然后一身粹美，万事顺成"。

这是中医人文关爱的基本情形，以法术敷设而言，则以简便廉验为总摄；从道的追求而言，旨在安立升华人类的自然生命、社会生命与精神生命，在身心统一的前提条件下，以敬畏生命、调摄生命、修养生命、觉悟生命为阶次。真正明白这些道理并努力实践，不仅养生，更立生与达生矣。

第二门 流行者气

——感悟医道的技艺

题记：太极五行气韵生动，圆转一如，遍交物质与精神，中医气化原理即根源于此。因流行产生时间，因对待展现空间。流行太过与不及均为病，医家明此，故一以保任太极为宗。通过升降出入，抑制五行太过之气，补充不足之气，使生命太极圆转自在。既为佛家的中道，亦为道家的冲和，同时为儒家的中和，提供生命的基础性支撑。

《周易》经传中五处提到"气"：乾之《文言传》有"同声相应，同气相求""阳气潜藏"；《咸·彖辞》有"二气相感以相与"；《系辞》有"精气为物，游魂为变"；《说卦传》有"山泽通气，然后能变化，既成万物也"。文中既指阴阳之气，又指气息与气体，都归于流行。所谓"变动不居，周流六虚。上下无常，刚柔相易"。

气是宇宙的本体，是生天、生地、生人、生一切万物的自然力，人类现实住于宇宙"气"的能量场中。

第一卷 阴阳二气，天地缘起

流行者气。太极阴阳二气运转，是天地缘起的条件。流行产生时间，对待产生空间，相互缘起，又互不相妨碍。

如何把握地球世界的气机流行呢？中国古人以月亮为坐标[①]，5日为一候，一年七十二候；15日为一气，一岁二十四气；45日为一节，一年八节。春生、

---

① 中国古代亦有十月太阳历，由于时间、地域等因素，应用不及阴历，故此处不论。

夏长、秋收、冬藏，一气敷布，是为一年。天无体，故以28宿为体。28宿者，银河系之无数星球也，每宿经度多少，均明确无遗。《系辞》云："日往则月来，月往则日来，日月相推而明生焉。""明生"即阴阳一气运转之光明显现也。《系辞》又云："寒往则暑来，暑往则寒来，寒暑相推而岁成焉。""岁成"即阴阳一气运转之道也。

整个天体起源之时，太极一气运转，阴阳降升，流行不息，循环往来，阳气上升，自复至姤，谓之阳仪；阴气下降，自姤至复，谓之阴仪。升降往来，寒暑代谢。太极非气而何，如气下贯大地上运星斗，一日绕地一周。一天之内，子会开天，起生长之渐；午会夜启，起收藏之渐。每日过一度，历365又1/4日，复还于初起之度，谓之一岁。历360岁谓之一运，360运谓之一元（129600年）。

这是《周易》彰明的气的流转。天地间时空的变化，万事万物的隐显生灭，都在气的流行之中。流行产生时间，对待产生空间。但通过对时间的分析，我们会发现，我们无法找到时间的存在，却能看到空性的存在，这就启示我们，在明辨《周易》理、气、象、数之后，还应该超越理、气、象、数。

第二卷　五运与五行

天有五运，地有五行。行者，所以行阴阳之气也。"行"即运行，特指天地间动态功能。"五行"，即太极一气动转中五种不同的功能表现。因动转产生时间的先后，由流行产生空间的对待与补充，故五行均是自然显现，绝非人力人为安排。

分述五行，木特指疏泄的功能；火是宣通的功能；土是承载运化的功能；金现收敛的功能；水集中闭藏的功能。

《内经》云："春三月，此谓发陈。"指阳气萌动、推陈出新，是疏泄的集中表达，故归于木性。"夏三月，此谓蕃秀"，指夏天阳热已盛，万物繁茂，是宣通的集中表达，故归于火性。"秋三月，此谓容平"，说秋季景象因万物成熟而平定收敛，故收敛之力最强，故归于金性。"冬三月，此谓闭藏"，指冬季草木凋零，水寒成冰，大地龟裂，树木枯萎，虫蛇冬眠，集中展现出闭藏之力，故归于水性。土性即大地表现出的承载、包容、运化之力。再有，《内经》将东方归于木性，是因为东方应太阳升起，为阴中之阳，疏泄功能最强；南方归于火性，太阳当顶，此时天地间热力最强、宣通之力最集中；中央承载、运化之力最强，故通于土性；西方为太阳落山之处，为阳中之阴，收敛之力最大，故通于金性；北方天气最为寒冷，闭藏之力最大，故通于水性。

以颜色而论呢？青色展现疏泄之力，故归于木性；红色展现宣通之力，故归于火性；黄色展现运化承载之力，故归于土性；白色展现收敛之力，故归于金性；黑（玄）色，则展现闭藏之力，故归于水性。

这便是最具中国主体性哲学意蕴"五行"的来源。具体而言，五行还有相生与相克。

相生是太极一气动转的先后次序。动转因时间连接前后古今，老生新，新生后，既是现实成因，更是因果显现，既不以人的意志为转移，亦不因人的好恶而改变。如春生夏，是疏泄生成宣通；夏生长夏，是宣通生成运化；长夏生秋，是运化生成收敛；秋生冬，指收敛生成闭藏；冬生春，是闭藏生成疏泄。也即木生火，火生土，土生金，金生水，水生木。

相克是太极一气运转的对待、制约与相对平衡，相克能制约运转中各种功能的不足与太过，使运转摩荡平衡、生化繁衍不穷，显现空间特质。如"一叶落知天下秋"，是收敛克制疏泄（金克木）；夏季热能最盛，万物繁茂，长势最盛，绝无收敛之势，这便是火克金。但夏季炎热之时，地表液态之水会因天地间热力的作用，转化为水蒸气，上升为云，云层加厚，水气凝结，下降为雨，使炎热不致太过，是闭藏克制宣通，即水克火。运化克制闭藏呢？即所谓"水来土掩"，如都江堰"深淘滩，浅作堰"展现的镇土分水之理，这便是土克水。疏泄克制承载运化呢？如地生五味，是木性疏泄的作用，亦木克土的功用。不然，大地不能生化，万物不能长成，天地一派死气。故五行的相生相克，均是太极一气流行对待的自然表达。相生顺序，遂能和；相克顺序，故中正不偏。

五行均有偏性。木性主疏泄，不及则受压制，太过又伤收敛，在人体是病风。火性主宣通，不足则阳气不足，太过又阳不归位，在人体为病火与病暑（其中君火主升，相火主降。这是《内经》"得阳者生，失阳者死"的根源）。土性主承载运化，承载不力是胃病，运化不力显脾病，在人体归于病湿。金性主收敛肃降，不能收敛则疏泄难收，太过则疏泄无力，在人体是为病燥。水性主封藏，太过则疏泄无力，不足则封藏不固，在人体是为病寒。

值得说明的是，五行有偏而太极呈圆，故借食药之偏，规正人体脏腑精气之偏；借经络导引之偏，规正人体神气之偏；使人体精、气、神回归太极之圆。这是中医哲学之鹄的，亦中医达道之所在。

第三卷　六经与六气

天有五运，地有六气。《易·系辞》云："在天成象，在地成形，变化见矣。是故刚柔相摩，八卦相荡，鼓之以雷霆，润之以风雨，日月运行，一寒一暑。"

茫茫大地，凡一岁之气，始于大寒日交风木之初气，次至春分日交君火之二气，次至小满日交相火之三气，到大暑日交湿土之四气，到秋分日交燥金之五气，到小雪日交寒水之终气。每气各主六十日八十七刻半，是为六步。每步中各有节序四气，是谓二十四气。以此二十四气，节分六步，总六步而得三百六十五日二十五刻以成一岁。

生物从蛋白质微粒发展为人，不知经过若干万年。在这六气之中熏陶孕育，禀六气之精英而成六经，即太阳、少阳、阳明，太阴、少阴、厥阴。六经即六气之精英，沛然充满而运行全身之征兆也。

太极混然元炁一气流行，表现为经络运行。经络运行具有周而复始、均匀重复运动的特殊规律，这就说明人体经络与时间动转是紧密联系的。动转产生相对的时间，故古人将地球自转一周的时间，定为一天的时间，规定子时作为一天的起算时刻，用子、丑、寅、卯、辰、巳、午、未、申、酉、戌、亥代表一天的十二时辰；又根据月亮圆缺的变化，以一次新月到二次新月的时间定为一月；而地球绕太阳公转一周的时间，则定为一年。一年十二个月又可用十二地支符号代表之。时间有相对的特性，如太极混然元炁，既指其大，亦指其小。三千年前，我国先民即发明以水滴漏、以沙滴漏等法以计时，这是细微的方面；大而言之，5天为一候，3候为一气，每个月2个节气，一年具二十四节气、七十二候。

以人体而言，卫气营血的运行，每个时辰相应的脏腑，得气的时间与经气旺盛是不一样的，但也是有规律的。人体经气运行规律是寅时从肺起，下传大肠，再由大肠依次传胃、脾、心、小肠、膀胱、肾、心包络、三焦、胆、肝、肺，是一周天一循环。这便是太极混然元炁，一气运转在人体的表现。

人体阴阳二气对应统一的流行变化是错综复杂的，但也是有一定规律可循的。医家明白此理，遂能为人体疾病的诊治预防，提供可资借鉴的依据。古人所谓：易内乃身心性命之学，易外为齐家治国平天下之学。医家用的是"易之内"，也即身心之易，易之交易、变易、不易也。

第四卷　五行与人体及大自然的关系

一、五行的方位及其他

太极混然元气本来没有具体方位，但古人为了示意方便，就假设了一种方位。具体是上方为南，下方为北，左方为东，右方为西（这种方位，与现代地图通用的上北下南，左西右东的方位，相差180°）。这种方位有它很科学的一面，古时的太极图、先天八卦、后天八卦乃至河图与洛书的方位，都是取的这种方位。这种方位说明，南方阳极阴生，北方阴极阳生，东西方阴阳平衡，四正四隅各具差别。五行的方位就是：上方（南）为火，下方（北）为水，左方（东）为木，右方（西）为金，中央（中）为土。成天干地支配合图（参《医易图谱》之五行与天干配合图与五行与地支配合图）。

天干和地支相配纪年，因它们间最小的公倍数是60，故有六十花甲之称。地支十二，又可以对应鼠、牛、虎、兔、龙、蛇、马、羊、猴、鸡、狗、猪十二生肖。

把天干和地支配合在一起，就是纳甲。这是五行与《周易》结合的一种规范。

十天干：甲、乙、丙、丁、戊、己、庚、辛、壬、癸。

十二地支：子、丑、寅、卯、辰、巳、午、未、申、酉、戌、亥。

那么，五行何必要配十天干呢？这是因为五行之中，又各有阴阳。《洛书》天数五，地数五，合而为十。故天干之名甲、丙、戊、庚、壬，本天数者为阳。乙、丁、己、辛、癸，本地数者为阴。《内经》以阳干配腑，阴干配脏。故《素问·脏气法时论》曰："肝主春，足厥阴少阳主治，其日甲乙。心主夏，手少阴太阳主治，其日丙丁。脾主长夏，足太阴阳明主治，其日戊己。肺主秋，手太阴阳明主治，其日庚辛。肾主冬，足少阴太阳主治，其日壬癸（这与《伤寒论》的六经辨证纲目，完全一致）。肝患者，愈在丙丁，加于庚辛，持于壬癸，起于甲乙。心患者，愈在戊己，加于壬癸，持于甲乙，起于丙丁。脾患者，愈在庚辛，加于甲乙，持于丙丁，起于戊己。肺患者，愈在壬癸，加于丙丁，持于戊己，起于庚辛。肾患者，愈在甲乙，加于戊己，持于庚辛，起于壬癸。"这又充分说明，人禀五行之气而生，故人类生命与五行功能生死攸关，医家不可不深察也。

唐宗海云："盖十二辰者，天之经度，就天大圆之形，划分为十二也。十天干者，天之纬度。分五色各有内外二界，故就五道剖开为十，而以十干纪之。是以太岁有在甲，在乙，在丙、丁、壬、癸之十位。其位不同，其色亦异，其气亦各别，而阴阳衰旺，从可察矣。`"

"若乎十干，则本于五纬度。纬度与经度宽窄不同。盖辰谓无星处，出于恒星之外，极天之大圆而无止境皆是。此十二位，乃正圆之体分为十二，是为经度。若乎纬道，是七政循行之路道，斜跨天腰，东西环绕，而成椭圆之形，修削而狭，较经度窄。故太岁之经度在子，须十二年乃复于子位。太岁之纬度在甲，只需十年而已复于甲位。经度正圆而阔，纬度椭圆而狭，不能整齐，以次递差，必六十年，然后岁星乃复于甲子。六十年而立春之日同，一百八十年而立春之时刻同，五百四十年而立春之分秒同，推历法者，名为一元。天干地支之巧合，真能写天地象数，使气化纤毫毕见"。这是古天文学的相关内容，其论述是很周全的。

二、五行与人体的几种对应关系

参《医易图谱》之五行与人体脏腑对应图，五行与人体精神对应图和五行与七情对应图，此处从略。

第五卷　五行与传统医学的养生思想

《素问·灵兰秘典论》说："心者，君主之官也，神明出焉。肺者，相傅之官，治节出焉。肝者，将军之官，谋虑出焉。胆者，中正之官，决断出焉。膻中者，臣使之官，喜乐出焉。脾胃者，仓廪之官，五味出焉。大肠者，传道之官，变化出焉。小肠者，受盛之官，化物出焉。肾者，作强之官，伎巧出焉。三焦者，决渎之官，水道出焉。膀胱者，州都之官，津液藏焉，气化则能出矣。凡此十二官者，不得相失也。故主明则下安，以此养生则寿，殁世不殆，以为天下则大昌。主不明则十二官危，使道闭塞而不通，形乃大伤，以此养身则殃，以为天下者，其宗大危，戒之戒之！"

怎样才能"明"呢？那首先就要干净、就要无污染，在此基础上，才能没有挂碍，进而转烦恼为功用。这就要求人们避免外伤，杜绝内伤，从而身心统一，这是传统医学预防思想的关键。

《素问·上古天真论》说："夫上古圣人之教下也，皆谓之，虚邪贼风，避之有时，恬淡虚无，真气从之，精神内守，病安从来。是以志闲而少欲，心安而不惧，形劳而不倦，气从以顺，各从其欲，皆得所愿。故美其食，任其服，乐其俗，高下不相慕，其民故曰朴。是以嗜欲不能劳其目，淫邪不能惑其心，愚智贤不肖不惧于物，故合于道，所以能年皆度百岁而动作不衰者，以其德全不危也。"以上论述，较完整地阐述了中医的预防思想，其关键，便是"性命双修"（性指心性，命指身体）。即通过心性的修炼，杜绝七情五志的内伤，全面提高人体自身免疫力，同时，应时节、慎起居、适寒温、不悖阴阳变化，避免"六淫"外伤，使身心更加统一。

《内经》标明了贤人、圣人、至人、真人的阶次。其真人，就说到了"性命双修"的很高境界，后世的丹经、道书基本都没有超出这个范围。再具体一点，哪怕以贤人为标准，亦应按照《素问·四气调神大论》的要求，调整心态，努力使自身适应四时五运之气的变化。所谓"春三月，此谓发陈，天地俱生，万物以荣。夜卧早起，广步于庭，被发缓形，以使志生。生而勿杀，予而勿夺，赏而勿罚，此春气之应，养生之道也。逆之则伤肝，夏为寒变，奉长者少……"翻译成现代语言，即：春季的三个月，天地疏泄，万物复苏，大自然生机勃发，树木花草欣欣向荣。为适应这种环境，人们应当迟睡早起，庭院散步，披发舒形，以使神志随着生发之气而舒畅。应当仁慈爱物，惜生而禁杀，多奉献而少获取，多奖赏而少惩罚，这就是适应春阳生发的心境与养生法则。违背了这个法则，就会使人的肝脏受到损伤，到了夏天，就要发生寒变的病，这是由于春天生养的基础差了，导致夏天生长的条件也就差了。

接下来，《内经》还谈到夏季、秋季和冬季的养生方法。大意是说，从夏季开始，天地宣通，草木繁茂。大自然中的阴阳之气上下交通结合，许多草木开花结果。为适应这种环境，人们应该迟睡早起，不要厌恶白天太长，要使心中没有郁怒，开展容颜，宣通腠理，精神饱满地与外界相沟通，这就适应了夏天"长养"的道理。如果违反这个道理，就会损伤心气，使人在秋天的时候患上疟疾。这是因为夏天"长养"不够，秋天收敛的能力当然就弱小了。秋季三月，草木成熟，天气劲急，地气清明。这个季节，人们应当早睡早起，与鸡的活动时间相近，使意志安定、形体安适。即不急不躁，使秋天肃杀之气得以平和，不使意志外驰。这是适应秋天收养的道理。不然，会损伤肺气，使人在冬天生飧泄病。而在冬天，就不要扰动阳气，应早睡而晚起，起床的时间放在太阳出来以后最好。意志方面要如伏似藏，就像得到了宇宙的大秘密，深藏而不露（参《医易图谱》之天干五运图）。

第六卷　五行与地域因素对人体疾病的影响

一方水土养一方人。落实到中医学，就我国而言，各省市自治区，因地理环境不同，人的禀赋不一，中医治病的理法方药应有差异。

《素问·异法方宜论》说："东方之域，天地之所始生也，鱼盐之地，海滨傍水，其民食鱼而嗜咸，皆安其处，美其食，鱼者使人热中，盐者胜血，故其民皆黑色疏理，其病皆为痈疡，其治宜砭石，故砭石者，亦从东方来。西方者，金玉之域，沙石之处，天地之所收引也。其民陵居而多风，水土刚强，其民不衣而褐荐，（其民）华食而脂肥，故邪不能伤其形体，其病生于内。其治宜毒药，故毒药者，亦从西方来。北方者，天地所闭藏之域也，其地高陵居，风寒冰冽。其民乐野处而乳食，藏寒生满病，其治宜灸焫，故灸焫者，亦从北方来。南方者，天地所长养，阳之所盛处也，其地下，水土弱，雾露之所聚也，其民嗜酸而食胕。故其民皆致理而赤色，其病挛痹。其治宜微针，故九针者，亦从南方来。中央者其地平以湿，天地所以生万物也众。其民食杂而不劳，故其病多痿厥寒热。其治宜导引按跷，故导引按跷者，亦从中央出也。故圣人杂合以治，各得其所宜。故治所以异而病皆愈者，得病之情，知治之大体也。"这就指明，北方最宜灸治，南方最宜针刺，东方治宜砭石，西方治宜毒药，中央最宜按跷导引，而临床又当以综合治疗为上。

这样，以天地五行看人事，于是更多方便。比如黄河流域，其地人性相对质朴，少有机心，每多伤阳；其次，其地人性浑厚，故但凡求治，多属重病，因而药方的剂量也重，"伤寒"一派所以中的。江浙一带，商业相对发达，其地之人，夜生活丰富，用脑亦多，每多伤阴，温病学派由此发端。唐代处大交融大融合时代，疆域既远大，外来人口亦多，病症更为复杂，经方既庄重，时方亦多妙用，故杂病学派生焉。所以，元代医家宗于《内经》而倡"子午流注""飞腾八法"。金元四大家，刘完素（河间）倡导"六气皆从火化"，故有"寒凉派"之称；张从正（子和），强调"病由邪生，攻邪已病"，善"汗、吐、下"三法，故称"攻下派"；李杲（东垣）以后天补先天，又名"补土派"；朱震亨（丹溪）发现"阳常有余，阴常不足""相火泛滥"，故用滋阴降火之法以治杂病，成后世"滋阴派"鼻祖。若仔细研读其各自著述，加上分析其人生命生存发展的社会历史背景，不难发现，"金元四大家"之出，是历史发展的必然选择。而取法不同，则是各自历史发展背景与人生进步的注解。仅以李东垣为例，据《中国医学通史》载，他一生即遭遇了两次大的饥荒，目睹上万人因饥荒及饥荒所致疾病而死亡，他能不"补土"？所以，广泛言之，金元四大家都有金玉之言；精准言之，又都有不尽之言。而唯有将"四大家"熔为一炉，才能成通家之言。

第七卷　六气与六淫病

六气，风、火、暑、湿、燥、寒。依次是太阳初开的大寒之后，初是厥阴风木之气、二是少阴君火之气、三是少阳相火之气、四是太阴湿土之气、五是阳明燥金之气、六是太阳寒水之气。六气主管一年十二月，平均60天为一周期，六六三百六十天。初、二、三、四、五、终，一年四季即由此来，故在地为六时。在人为六经，即三阴经和三阳经。三阳经有太阳、阳明、少阳；三阴经有太阴、厥阴、少阴。六经分手足，故成十二经。十二经分别与十二月、十二时相对应，故人与天地合而为一，与宇宙时空共同形成一个有机的整体。

一、风

风指自然界空气的流动。卦象表示为巽（代表风），因热而膨胀的空气去填充因冷而收缩的部分，致使空气流动形成风。在自然界，风从东方开始，即春天起东风，夏天起南风，秋天起西风，冬天起北风。四季均有寒热相争，因此四季均有风邪出现，因风善行而数变（或通过空气传染疾病，或直接导致风灾），故有"风为百病之长"的说法。风邪中人，或从寒化，或从热化，或兼暑、兼湿、兼燥、兼寒、兼火、兼热。均指外来风邪。

（一）伤风

表现为头痛、鼻塞、鼻流清涕、恶风寒，或身体疼痛。在《伤寒论》中，有太阳中风的桂枝汤证（脉浮缓、头项强痛、身痛、自汗而恶寒），用桂枝振奋心阳（这里，顺便说明一下，《伤寒论》中用桂枝，有去皮与不去皮两种，去皮者实为肉桂，长于温命门，通于《辅行诀脏腑用药法要》"阳旦汤"；不去皮者为枝条，长于温上焦四肢），用芍药收敛肝阴，用甘草、姜、枣和中调胃，使阳气达于肌表，达到邪去汗止、营卫调和的目的。此乃阳气素虚而外感风邪的情况，即八纲中的表虚证。若患者出现无汗、脉浮紧、恶寒、身痛、头痛的情况，就属八纲中的表实证了，应以麻黄汤主之。临床应注意，桂枝汤、麻黄汤对治的主症，都有恶寒，但有自汗与无汗的不同。

素体阴虚的患者，遇风邪入中，一般都从阳化，故见头痛、身痛、发热、不恶寒而舌质红、唇红、脉左小而右大，表明温邪内伏而风寒外袭，故又名"风温"。临床上，无汗者用银翘散，有汗者用桑菊饮。具体以金银花、菊花、青蒿、连翘走内，以辛凉解表之桑叶类药物清肺热以散风邪。

临床上，可用桔梗引经入咽，用牛蒡子发汗镇咳，用僵蚕消炎散结。凡病毒性感冒有低烧的情况，可加入夏枯草、大青叶、板蓝根。针灸治疗可取百会、头维、太阳、印堂、大椎等穴。有汗恶寒者用温针以补之，无汗恶寒者用温针以泻之。发热、头痛、身痛不恶寒而自汗者，用针以补之；发热、头痛、身痛而不恶寒及无汗者，用针泻之。热甚者，加外关、曲池、足三里、足临泣、申脉等以泻之（邪在太阳加申脉，邪在少阳加外关、足临泣，邪在阳明加曲池、足三里）。

（二）抽风

表现为目睛上窜、角弓反张、四肢抽搐等。本证分外风与内风两种。

1. 外风：所谓外风，是由外感不解、高烧伤阴，热邪内迫，扰动肝风而致。临床上有高烧不解、面目红赤、唇干舌燥、鼻孔干燥、神志不清、心烦口渴，或狂躁，或斑疹不透，或丹毒内伏等情况，法以清热凉血、解肌发汗兼涤痰开窍、息风镇痉而治。

解肌发汗之药，如青蒿、金银花、菊花、桑叶、牛蒡子、蝉蜕、葛根、荆芥、防风；清热凉血解毒之药，如黄芩、黄连、栀子、生石膏、黄柏、知母；凉血解毒之药，如丹皮、赤芍、紫草等；涤痰开窍之药，如川贝、天竺黄、天花粉、西瓜霜、郁金、竹沥、牛黄、胆南星；息风镇痉之药，如僵蚕、全蝎、龙衣、钩藤等；潜阳息风之药，如龙骨、牡蛎、磁石。此外，津液枯竭者，可加天花粉、生地、玄参、甘蔗、梨及其他四季之鲜果以滋阴。需要特别说明的是，在临床上，高烧不退而引起抽风者，凡有汗，用人参白虎汤，加金银花、连翘、菊花、桑叶、葛根为主药。高烧无汗者，去桑叶加薄荷，有喘加杏仁，临床效果很好。

2. 内风：有外邪已解，即无恶寒发热、体痛、头痛等症而仍然抽风者，一般为阴精虚损、津液枯竭、水不涵木而使肝风内动者，属内风。宜养血平肝、镇痉息风。可选犀角地黄汤、甘露饮或知柏地黄汤为基础方，酌情加息风镇痉、涤痰开窍、潜阳息风之品而治。

肺热重者，会出现鼻孔干燥或鼻翼翕动的情况，可加桑白皮、地骨皮、生石膏、知母、紫花地丁等，以清肺热而解上焦之毒；肝热重者，表现为头昏、目眩、目睛正圆等，可加平肝、清热、息风之品，如黄芩、青葙子、草决明、刺蒺藜、石决明、夏枯草、菊花等；心热重者，有心烦不安、舌红、小便短赤等症，加栀子、黄连、丹皮、山栀仁、木通、竹心、灯心等；胃热重者，有大渴思饮、大便秘结或大便呈黄色、绿色并带黏液、泡沫等情况，宜用生石膏、大黄。

针灸治疗：凡抽风而高烧不解者，取百会、头维、风池、风府、印堂、十宣、大敦、隐白、厉兑、至阴等穴砭血，病势严重者，可加全督脉经砭血。抽风频繁者，加四关、身柱、大椎、筋缩、命门以针之，用泻法。更甚者，加全夹脊，用梅花针重叩或针刺。热解而阴虚生风者，可针百会、风池、风府、身柱、筋缩、命门、合谷、太冲、委中、尺泽等。

（三）痫风

痫者间也，指发病有间隙。此类患者未发病时，行如正常人；发病时，则突然昏倒，或不省人事，或四肢抽搐，口吐泡沫，作六畜声等，时间在几分钟到几十分钟之间，甚者数小时才清醒。醒后自觉头痛、身痛、精神疲乏。或一天发作几次，或几天发作一次，或几个月发作一次等，无定期发病。恢复后又形如健康人。发病有间隙，故称为痫风，又名痫证，以癫痫称呼不准确。

病因：本病不论是先天的（原发性的），还是后天的（继发性的），病因均不外三个方面因素。先天的因素：①父母遗传；②母亲怀孕时情绪受到刺激，或在大风雷雨之时在不洁之地受孕；③父母过食辛荤燥热之品或母亲误食化包块或泻下之药物食品等。后天的因素：如头部损伤、颅内损伤、手术后瘢痕、颅内肿瘤，患者本身精神因素及高烧后遗症等。原因虽不一致，但引发病因不外乎痰、火、气、血、风邪而已。故法以活血化瘀、清痰祛风、行气通络为治。

临床上治疗这类病，可用李氏秘传的"定痫丸"[①]主之。每次大人服1丸，6~12岁减半，6岁以下服1/3丸或1/4丸。每日早、晚各服1次，连服可以根治。但证明根治，则至少要有5年时间不再发病。

针灸配穴可选四神聪、百会、头维、风池、风府、四关、中脘、夹脊、身柱、筋缩、命门等。白天发患者，可加申脉；晚上发患者，可加照海。夹脊3、5、9、10、11、13、14均可，宜轻针久留。

（四）癫风

患者神志痴呆，默默不语，或语无伦次，但没有狂躁、歌舞、骂人等症，而多表现出喜静恶躁、离群独居、不与人言的孤僻症状，此名阴癫。经云："从阴者为癫，癫为阴极，多由性情孤僻，情志不舒，而复加忧悲喜怒所致，与狂证有天渊之别。"临床上，这是很难治愈之病。其病因为思虑伤脾、怒气伤肝、忧悲伤肺等，由情志不遂，郁热生痰，痰迷心窍所致。

治疗之法，以平肝清心、和胃理脾、涤痰开窍为上，临床以温胆汤、甘麦

---

① 定痫丸，其方选桃仁、红花、赤芍、当归尾、酒大黄、川芎以治血，硼砂、川贝、天竺黄、郁金、雄黄、白矾、礞石以治痰，广木香、橘红、香附、乌药等治气，钩藤、龙骨、牡蛎、磁石、僵蚕、全蝎、蜈蚣、蝉蜕、蜂房、龙衣以治风，以上诸药各等份，共研细末，炼蜜为丸，每丸重3g。

大枣汤主之。温胆汤为涤痰、镇惊、和胃、止呕之剂，药物有法半夏、陈皮、茯苓、甘草、竹茹、枳实；甘麦大枣汤为补心益脾、宁神镇静之剂，药物有甘草、浮小麦、大枣等，均可作为基础方。必要时，用温胆汤合甘麦大枣汤加龙骨、牡蛎、蒺藜、青葙子、草决明、石决明、郁金、石菖蒲、川贝、天竺黄等。此外，归脾汤、天王补心丹、养心汤等，也可酌情选用。本病应掌握平肝清心、和胃理脾、涤痰开窍的治则。

平肝清心可选青葙子、草决明、石决明、刺蒺藜、钩藤、菊花、山栀仁、丹皮、黄芩、竹茹、青黛等；和胃理脾可选陈皮、茯神、乌药、木香、橘红、枳壳、藿香、砂壳、蔻壳、砂仁、蔻仁、莲子、薏苡仁等；涤痰开窍可选法半夏、川贝、郁金、天竺黄、胆南星、西瓜霜、牛黄、猴枣、马宝等。此外，对身体较虚者，可选六君子汤化裁使用。

运用针灸治疗，可选心俞、督俞、厥阴俞、肝俞、胆俞、神门、通里、太冲清心平肝，取脾俞、胃俞、三焦俞、膈俞和胃理脾，取足三里、曲池、后溪、中脘、梁门、期门、下脘、丰隆、内关涤痰开窍。同时还可选百会、头维、太阳、风府、风池、身柱、神道、灵台、筋缩、命门、四关镇静安眠。

阴极阳生，若狂证，则表现为语无伦次、狂躁不安、打人骂人、登高而歌、弃衣而走、怒目高呼等。本病多由痰、热、气、火所致，也有由瘀血所致者。

狂证的治法，以调气、涤痰、清热、降火、通利二便为主。临床以凉膈散、承气汤主之。

凉膈散方：大黄、芒硝、栀子、连翘、黄芩、甘草、薄荷、竹叶、蜂蜜。躁甚不眠者，可加磁石、朱砂、琥珀、龙骨、牡蛎、酸枣仁、夜交藤、百合等。

瘀血发狂者，多因妇女月经未尽，感受温邪而温邪入于血室所致。可用验方桃红承气汤（承气汤加入桃仁、红花）化裁治之。

歌曰：凉膈硝黄栀子翘，黄芩甘草薄荷饶，竹叶蜜煎疗膈上，中焦燥实服之消。

取穴：四神聪、头维、太阳、风池、风府、四关、中脘、神门、行间、中冲、大敦等。善笑加心俞，善哭的加肺俞，恐怖的加肾俞，爱唱的加脾俞，暴怒加肝俞（歌曰：肝怒声呼心喜笑，脾为思念发为歌，肺金忧虑形为哭，肾主呻吟恐也多）。

五脏的热邪重时，看哪一脏病重，就取哪一脏的井穴或俞穴以放血。

（五）中风

病因：虚、瘀、痰、火。即肾阴虚损，肝阳不潜，因虚致瘀，因瘀至痰，五志之火内炽，真阴煎熬，火气载痰上升，蒙蔽清窍，故令人猝然昏倒。《内经》曰："气与血并行于上，逆而不反名曰大厥，厥则暴死。厥反则安，不反则死。"这便是现代医学归纳的脑出血、脑血栓、脑栓塞、蛛网膜下腔出血等病。

中风分轻重。中络最轻，只出现肌肤麻木不仁，轻度㖞斜；中经较重，表现为患肢沉重，可见于脑栓塞及脑血栓形成，动作不如意等；中腑更重，患者昏迷不省人事，半身不遂，重度㖞斜；中脏最重，指邪入于脏，舌难言，口出涎。

对病位的认识：口眼向左㖞斜者，必右半身不遂；口眼向右㖞斜者，则必左半身不遂。因为邪气所中的部位经脉弛缓，健康的地方反而出现拘急，是因为正气的一面牵引受邪的一面所致。

本病分脱证与闭证两种。先说闭证，凡患者有颜面潮红、六脉洪大、昏迷不省人事、痰涎涌闭、口眼㖞斜、半身不遂、血压偏高、唇红鼻燥、四肢不冷的现象，即属闭证。法以活血化瘀为本。具体以止血、降火、涤痰、开窍为第一步。李仲愚先生自拟有三七贝母汤[①]，取活血化瘀、清化痰浊、利尿止血养阴之功。中风初期止血，还可选加仙鹤草、侧柏叶、百草霜、血余炭等。降火可选黄芩、知母、栀子、大黄、夏枯叶、金银花、菊花之类。涤痰开窍可选天竺黄、瓜蒌、郁金、胆南星、牛黄、马宝、竹茹之类（中风初期不用石菖蒲等燥性药，以免加重脑出血）。临床上，凡四肢痉急而头痛者，加菊花、防风、钩藤；血压高者，加青葙子、草决明、珍珠母等；脑水肿昏迷者，加薏苡仁、滑石、木通。

发烧者，为中风兼感外邪之证，最常见的是脑出血并发肺炎，以辛凉解表及清热解毒为治。可用白虎汤加青蒿、薄荷、金银花、菊花、蒲公英、连翘、牛蒡子主之。体虚者，可加怀山药、女贞子、潞党参等。津液枯竭者，可加生地、玄参、天花粉、甘蔗及四季之鲜果汁等。

取穴：如病位在上，闭证初期，内服三七贝母汤，针刺可选百会、头维、

---

① 三七贝母汤，其方由三七10g（另包冲服），川贝母10g（另包冲服），白茅根、藕节各60g组成，急救要用大剂量，各药均可用30～50g。

太阳、风府、风池、尺泽、委中、曲池、足三里等，痰盛者加丰隆；热甚者，可于百会、头维、太阳、尺泽、委中、上星诸穴放血。凡神志清醒后，脉静而身凉者，可用通经活络、养血、逐瘀之药作康复之用。通经活络之药，如血通、木通、当归尾、僵蚕、皂角刺、甲珠、丝瓜络、姜黄、威灵仙、海风藤等。养血之药，如女贞子、黄精、生地、白芍等。逐瘀之药，如当归尾、赤芍、川芎、桃仁、红花、丹皮、鸡血藤、血通等。痰盛者加涤痰之药。有窍闭而语言不清时，加石菖蒲、郁金、僵蚕、全蝎、蝉蜕等。但开窍的同时，必须加以涤痰，因窍道之闭塞不外气、血、痰、火、风、邪而已。

临床上，凡中风止血之后，痰甚以清气化痰主之，药物：胆南星、法半夏、橘红、杏仁、枳实、瓜蒌实、黄芩、生姜汁。瘀血甚以桃红四物汤主之；火甚以凉膈散主之；气滞（胸胁胀满、腹胀等）以四磨饮（广台乌、香附、郁金、广木香）或七磨饮（乌药、香附、木香、广木香、薤白、枳壳、人参）主之。

这里需要说明的是，中风病人初期不省人事时，绝不能用破血通经之药，而必须用止血、涤痰、清热、解毒、扶正之品。误用通经活血之药，容易导致脑内出血加重，误病误人。但后期神志清醒、脉静身凉之时，必须用通经活络逐瘀之品，以使病人真正康复。

再说脱证。凡脑出血病人，因脑部出血，突然昏倒，同时伴有汗出如珠、颜面苍白、四肢厥冷、脉沉或三部无脉，或呕吐，或二便失禁、手撒、目张等，这便是阳气虚脱之证，名曰脱证。宜急用参附汤，或用四逆加人参汤，以回阳返本。同时再加三七、仙鹤草、百草霜之类以防止脑内继续出血。阳气挽回之后，再以扶正、止血、涤痰、开窍之法治之。患者神志清醒后，可加苏木、姜黄、山楂以消瘀，或加通经活络之五通（木通、血通、淮通、香通、花通）；血压不高者，可用补阳还五汤（芍药、川芎、当归尾、地龙、桃仁、红花）去地龙，加乌梢蛇以使瘫痪肢体恢复；血压高者，依照闭证善后之法处理。

指针与针灸取穴，凡脱证回阳，可用百会、关元、神阙、气海以灸之，血压高者去百会。闭证、脱证善后，头部可取百会、头维、风池、风府、四神聪、太阳、上星等；上肢可取肩髃、曲池、巨骨、臂臑、臑会、肩髎、肩井、外关、合谷、内关、八邪等穴；背部可取夹脊、大椎、身柱、陶道、至阳、筋缩、中枢、命门、腰阳关及五脏六腑在背部之俞穴；下肢可取环跳、阳陵泉、血海、足三里、三阴交、风市、丰隆、足临泣、昆仑、申脉、照海、承扶、委中、殷门、承山、飞扬等穴，使瘫痪的肢体尽快恢复，临床均以交换选用为宜。血压高者，针刺取穴的位置宜低。

（六）风疹

身上出现红色小颗粒并发瘙痒的症状叫作风疹。凡风疹发热者为外感风邪而致，无热者为阴虚血热生风而致。凡发烧者，宜解表清血热，用生地四物汤加防风、桑白皮、蝉蜕、茵陈蒿、丹皮、黄芩主之，也可适量选加清热解毒之品如金银花、菊花、连翘、紫花地丁、蒲公英、栀子、黄连等。小便短赤者，选加通草、车前子、滑石等；大便燥结选加大黄、芒硝、蜂蜜等。阴虚血热者，以生地四物汤选加知母、黄芩、蝉蜕、紫草、丹皮、地骨皮、桑白皮、茵陈蒿主之。

（七）风丹

与风疹不同之处，风丹发作成片，皮肤扁平突出，奇痒难忍。若疹子成片夹颗粒状，又称痧子。

风丹的病因，都是因为血热兼风邪、湿气所致，适用麻黄连翘赤小豆汤加减治之。药物：麻黄、连翘、赤小豆、桑白皮、茵陈蒿、蝉蜕、甘草。方义：麻黄发汗解表，解肌肤之湿气；桑白皮、茵陈蒿利水除湿；赤小豆清血热；连翘解毒；蝉蜕祛皮肤之风而止痒；甘草和中解毒。血热甚可加地骨皮、丹皮、山栀子、知母等。配针刺，则不论风疹、风丹，二者均可取大椎、曲池、足三里、风市、血海、尺泽、委中等。痒甚则加四关、涌泉（灸）、劳宫（灸），用轻针久留疗效亦好。

（八）小儿麻痹症

现代医学称脊髓灰质炎，属急性传染病，由病毒侵入血液循环系统引起，部分病毒侵入神经系统。主要症状是发热及伴随的肢体瘫痪。因患者多为小儿，故又称小儿麻痹症。中医认为，此病为风邪乘虚侵入督脉，继而传入他经所致。

症状：初起时发烧一两天或几天不等，烧热中或烧热后出现肢体瘫痪。从督脉传入三阳经者，出现阳经瘫痪的情况，肢体阳缓而阴急，故有足掌内翻、手背内旋，或头颈下俯、腰脊缓软等。风邪从督脉传入阴经者，出现腹胀、身体无力、腹肌软缓，四肢阴缓阳急，故足掌外翻、肘臂外翻等。本病失治，可引起肢体萎缩、关节迟缓，甚至成为终身残疾。

治疗：在发烧过程中，出汗者以桑菊饮主之，以清热解肌；无汗者可用麻杏石甘汤或银翘散主之，以发汗、清热、解毒。

针灸：可针大椎、肩髃、曲池，以发汗、退热、解毒。有汗用补法，无汗用泻法。初期治疗得当，能避免或减轻后遗症。后期烧热已解而出现肢体瘫痪者，主要应培补三阴，兼补督脉之阳；其次还应兼顾阳明。因为阳明主润宗筋，宗筋主束骨而利机关。三阴以肝、脾、肾为主，因为肝主筋、肾主骨、脾主肌肉。痿证虽有五痿（肌痿、脉痿、皮痿、筋痿、骨痿），但以筋骨肌肉症状更为突出。

临床对治，可选十全大补汤、黄芪建中汤为基础方。阳虚者，指督脉三阳虚损（如头俯、腰软、脊弯、肢体内翻等），可加鹿角、鹿茸、附片、肉桂等。阴虚者，如腹肌弛缓、瘫痪、二便不通等，重点补太阴之气，并兼顾少阴，以异功散加补骨脂、杜仲、巴戟天、仙茅等。

针灸治疗：凡补督脉，选大椎、身柱、神道、至阳、筋缩、命门、腰阳关、腰俞等；补督脉之阳，选夹脊穴；补五脏六腑，则取五脏六腑在背部膀胱经一线之俞穴；行针或杵针。三阴虚损较甚者（如见肠道、膀胱、胸腹肌肉瘫痪，呼吸无力，腹肌弛缓，二便不通等），可重灸神阙、气海、关元、中脘、膻中、食窦等穴。

最后，还应通经活络，使肢体气血畅通。临床随病所在，选四肢要穴。

（九）风湿麻木

风湿麻木表现为肢体麻木不仁，有运动障碍，但无痛感。湿甚多肿，风甚多麻。

治疗之法，宜养血祛风除湿。选当归四逆汤加麻黄、附片、苍术、白术、薏苡仁主之；或以八珍汤为基础方，加桂枝、附片、麻黄、薏苡仁、苍术、蚕沙主之。当归四逆汤方：桂枝、白芍、甘草、生姜、大枣、当归、细辛、木通。方中用桂枝汤补心阳而调和营卫，加当归补血，细辛温肝肾，木通通经脉。针灸之法与前相同。

（十）风湿痹痛

痹者闭也，为经脉闭塞不通的意思，风寒湿之气杂至，合而为痹是也。风甚者，痛而游走；寒甚者，痛而剧烈；湿甚者，痛而肿胀，着而不行。故曰风胜者为行痹，寒胜者为痛痹，湿胜者为着痹。因其表现部位不同，又分皮痹、肌痹、脉痹、筋痹、骨痹5种。

肺受邪者发为皮痹，即肌肤不红，但恶寒而痛；脾受邪者为肌痹，表现为肌肉疼痛或肿；心受邪者为脉痹，表现为脉络阻滞而疼痛或青筋累累；肝受邪者为筋痹，表现为四肢拘挛或萎软；肾受邪者为骨痹，有骨节疼痛或畸形的现象。虽然痹有5种，但只要辨明风、寒、湿三气中何气较重，就抓住了主要矛盾。

全身游走性疼痛，说明风邪较重，治疗之法以养血祛风为主：散寒除湿为辅；筋骨肌肉冷痛较剧或兼筋骨冷痛者，说明寒气较甚，治疗之法以温经散寒为主，祛风除湿为辅；痛有定处，或痛处肿胀重者，说明湿气甚，治疗之法：宜以补脾除湿为主，温经散寒为辅。

痹证虽说是风、寒、湿三气杂至合而为病，但也有风、寒、湿不解，阻滞经络，郁而为热的现象，就要以清热活血、除湿祛风之法治疗了。不论寒热，但凡体虚者，都应兼补气血。而经络阻滞、气血瘀塞者，当用行气祛瘀之法。

常用方剂：养血活血者，四物汤主之；身体肢节疼痛（痛痹），恶寒无汗者，麻黄汤主之；有汗者，以桂枝汤主之。身体肢节疼痛、恶寒、无汗、脉沉者，麻辛附子汤主之；脉虚细者，当归四逆汤主之；筋骨冷痛者，以上诸方均可加干姜、附片、肉桂之类。寒痛较甚者，还可加净硫黄，每次1~3g（生）。痹痛兼胃脘不舒者，加吴茱萸、砂仁、白豆蔻等。项背强甚，则葛根汤主之。补脾除湿以五味异功散主之。肿在上者，为湿气在上，宜加发汗药；肿在下者，湿气在下，宜加利水药。发汗药：麻黄、桂枝、羌活、防风等。利水药：五皮饮诸药、泽泻、猪苓、茵陈蒿、防己、木通、通草、薏苡仁、蚕沙等。气血俱虚者，以八珍汤主之，加祛风散寒除湿之品或用独活寄生汤化裁亦可。

痹久郁而为热，以生地四物汤为主，加清热凉血、祛风除湿之品，或犀角地黄汤加减主之。此为热痹，非温热药所宜，临床当明辨。

（十一）鹤膝风

鹤膝风又称鹤节风，为三阴亏损，复感风、寒、湿所致。其症膝关节肿大，肌肉逐渐消瘦，形如白鹤之膝，故名鹤膝。但凡指、肘、腕关节等肿大，肌肉消瘦而畸形者，均以鹤节风称之。

以指关节肿大、肌肉消瘦的症状而言，除急性风湿之外，临床上，以类风湿为多见。风湿急性发作，治疗得当，症状消失即快，并不遗留鹤结、鹤膝等难以恢复的症状。而类风湿则每每遗留指节肿大、关节畸形、肢体挛急或弛缓、痿软，或强硬不得屈伸等极为痛苦而又难以挽回之证，故广义的鹤膝风泛指一切关节肿大之证，包括化脓性关节炎、结核性关节炎、类风湿关节炎等。

1. 化脓性关节炎。表现为关节肿大、发烧，关节内部溃脓等，以清热解毒为主，以五味解毒饮主之。气血虚者，可合八珍汤，或用托里消毒散（人参、川芎、当归、白术、茯苓、皂刺、白芷、金银花、桔梗、甘草为主药）。

2. 结核性关节炎。表现为关节不发烧而疼痛，治疗不当，就会溃脓成为冷脓肿，中医称流痰。其脓液清冷，同急性化脓性关节炎很易区别（结核性关节炎脓液清冷而薄，急性化脓性关节炎脓液黏稠而厚）。治疗之法，以温补阳气为主，解毒活血为辅。结核性关节炎，虽然阴证占绝大多数（指阳虚冷脓包），但也有少数阴虚阳亢者，每每出现骨蒸、潮热、盗汗、痛区发烧等阴虚证，必须养阴清热、活血解毒、扶正祛邪，绝不能一概以温热药治之。临床选青蒿鳖甲汤、黄芪鳖甲汤主之；或以生地四物汤加青蒿、鳖甲、丹皮、地骨皮、知母主之；脾胃虚弱者，可用五味异功散加当归、赤芍、青蒿、鳖甲、桑白皮、地骨皮、知母主之。

3. 类风湿关节炎。本病由三阴亏损、复感风寒湿而致。故治疗本病，以培补三阴为主。阴虚者，以左归饮、六味地黄汤或知柏地黄汤主之；阳虚者，以桂附地黄汤、右归饮主之；气血俱虚者，以八珍汤或八珍汤合独活寄生汤为基础方主之。以上方剂都可加活血逐瘀、通经活络、消肿镇痛之药。活血逐瘀药：丹参、当归尾、赤芍、桃仁、红花、姜黄、血通等。通经活络药：通草、丝瓜络、麻黄、细辛、白芷、羌活、独活、威灵仙、姜皮等。消肿镇痛药：五加皮、海风皮、茯苓皮、苍术皮、土茯苓、草薢、蚕沙等。

熏洗药物：不论何种痹痛，何种关节炎，不分虚实寒热，都可用我们自拟的"乌头南星疗痹汤"①熏洗。本方除熏洗外，研末调姜、葱、酒外敷功效也好。

---

① 乌头南星疗痹汤，选羌活、独活、麻黄、桂枝、石菖蒲、白芷、苍术、威灵仙、附片、干姜、川乌、草乌、天南星、法半夏、姜黄、大黄、栀子为主药。

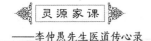

病后康复，可服散剂"资生疗痹散"①，每日3次，每次5～10g，温开水调服。

此方可以作巩固疗效及日后保健用。此病绵长难治，中医治愈的概率也小，尤其是对变形的关节，还靠手术矫形。但控制病情发展，培补正气，增强抗病能力，减轻痛苦是完全可行的。

二、寒

寒者受凉之谓。寒分外寒与内寒，即肌表感寒和内脏中寒。肌表感寒多指气候变化引起的疾病，内寒则指因自身的原因产生的寒冷感。具体又分虚实和虚实夹杂的情况。

（一）肌表感寒

肌表感寒即寒邪初起，从太阳寒水之经而入。其症有恶寒、发烧、无汗、身痛，而脉浮紧，为《伤寒论》之表实证，以麻黄汤主之。脉浮缓而自汗者为《伤寒论》之表虚证，以桂枝汤主之。头痛、身痛、恶寒、发热，而脉沉者，则应以麻黄附子细辛汤主之。此为少阴阳虚，而兼太阳感寒之证。

太阳不解，传少阳或阳明。传少阳者必寒热往来。凡寒冷的时间长，以小柴胡汤为基础方，加干姜、桂枝或附片；热时长，为寒邪化热，宜用小柴胡汤加知母、生石膏、青蒿主之；汗多者，小柴胡汤加牡蛎、龙骨主之；便秘者，用小柴胡汤加芒硝或大柴胡汤也可。传阳明者，有项背强、眉骨痛。凡恶寒，用葛根汤加白芷；凡不恶寒，以银翘散加葛根；有热而自汗者，以青蒿白虎汤②主之；无汗合银翘散，有汗合桑菊饮。关键是分辨患者阳虚还是阴虚。

临床分辨阳虚与阴虚，一是看患者平素有无畏寒、肢体清冷、唇白、水肿、心累、心跳、精神疲乏、消化不良、食欲不振、大便溏泻等症。如有以上症状，患者感寒后每每邪从寒化。二是看当时的症状，若患者感寒后，头痛、身痛、恶寒，虽然身发热，而患者自己感到寒冷，加之平素又有以上阳虚症状，这类患者，均属阳虚，每每邪从寒化。故辛温之剂，如麻黄、肉桂、姜、

---

① 资生疗痹散，潞党参、红参、生晒参、白术、茯苓、薏苡仁、杜仲、巴戟天、川断、骨碎补、防风、秦艽、萆薢、莲子、芡实、枸杞子、当归、黄芪、川芎、白芍、熟地、木香各50g，甘草20g，共研细末。

② 青蒿白虎汤，以青蒿15～30g、知母10～15g、生石膏20～50g、人参10g为主药。

附之类，在所不禁。三是看患者平素是否口渴、舌燥、大便实、小便常现短赤、红光满面、精神饱满、食欲好。这类患者均属阴虚，每每寒从热化，虽然有恶寒，但口唇不现苍白而反现红赤，即舌质红，脉有力，应首先考虑热化，辛温之品切勿误投，而应考虑投以辛凉之剂。无汗者银翘散主之，有汗者桑菊饮主之。恶寒已止，而热不退者，无汗用青蒿白虎汤合银翘散，或加麻黄、杏仁，以开肺窍而表散之；有汗用青蒿白虎汤合桑菊饮。项背强者，加葛根。项背强、头痛、发热而又兼大便泻利黄色黏液者，用银翘散加葛根、黄芩、黄连主之。头痛、身痛、发烧、大便秘结、小便短赤、口渴心烦者用凉膈散加金银花、菊花、麻黄、杏仁、生石膏。以上，是概要地说明了三阳感寒，或从寒化，或从热化的治法。

（二）内脏中寒

内脏中寒者，多为平素阳虚之人，寒邪或直中三阴，或从三阳寒化传入三阴。具体如呕吐、腹泻、腹痛，或心胃冷痛、四肢厥冷，或脉细微、心衰、神疲，或寒疝少腹冷痛，或缩阴腹痛，或舌卷囊缩，或头顶剧烈冷痛，或腰背剧烈冷痛，或四肢清冷、口唇颜色青白、寒战咬牙，或自汗、心烦、心慌、四肢厥逆、脉微欲脱（不振），或腹泻、呕吐、转筋，或背部极度恶寒而无发烧、身痛等症，或畏阳光、喜静恶躁、欲就衣被睡并喜向墙壁者，皆为内脏中寒之表现，宜用回阳救急汤主之。此方统治三阴，宜于一切虚寒、阳气欲脱之证。胸中寒痛者，加枳壳、薤白；心胃痛者，可加胡椒、砂仁、白豆蔻等；腹痛者，可加肉豆蔻、花椒、吴茱萸、砂仁、乌药、广木香等；少腹痛者，可加茴香、胡芦巴、吴茱萸等；疝痛者，可加乌药、香附、茴香、橘核、荔枝核、胡芦巴、山柰、黑胡椒等；另有头剧烈冷痛而吐冷涎或白沫者，则应加吴茱萸。

针灸治疗寒证取穴：百会、头维、风池、风府、大椎、陶道等，一般以温针或配合灸法为宜。太阳证重者，加后溪、申脉；阳明症状较重者，加曲池、足三里；少阳症状较重者，加外关、足临泣；内脏中寒者，取关元、气海、神阙、中脘、巨阙、膻中，均用灸法；或加五脏俞穴，或取命门、腰阳关，亦用灸法。

（三）寒厥

若患者本身阳气素虚而感寒，或因严重饥饿又感严寒，会出现突然昏倒、四肢厥冷、面色苍白、口唇发紫、脉沉迟或浮的症状，乃因阳气虚寒，真阳不能上于巅顶温暖神明之府，故出现猝然昏倒的现象。这种情况，应以四逆加人参汤或参附汤，或回阳救急汤主之。总之，此病以人参、白术、黄芪、炙甘草之类药物以补中气，干姜、肉桂、附子以回阳返本。本病施治及时，可以百全其命；延误治疗，也可很快死亡。若遇大汗淋漓、四肢厥逆、猝然昏倒者，急以参芪术附汤大剂投之。

三、暑

暑即热的一种表现。热在血分为火，热在气分则为暑。暑气盛于长夏。暑为湿热水火交蒸之气，故暑气为病，夏天居多。具体有中暑、伏暑之分。中暑指暑邪猝然中人，伏暑指暑邪渐渐侵入。故中暑多发于上，伏暑多发于中。

（一）中暑

1. 暑厥：表现为患者头昏头痛、猝然晕倒、手足心热、面色潮红、出气如焚，或胸高气粗、摇肩引息、脉数或洪大或浮。也有四肢厥冷的，但四肢颜色总现潮红并唇红、鼻干、气粗、胸腹热等，这些特点很易与寒厥区别。

对治之法，一是清暑，二是芳香开窍，三是甘寒养阴。一般以神术散（神术散：厚朴、陈皮、砂仁、甘草、苍术）加白虎汤为基础方。脾胃素虚者，可选加茯苓、白术、白扁豆、薏苡仁、莲子。另可选百会、头维、上星、太阳、十宣、委中、尺泽等砭血。临床以刮痧或揪痧最为便捷。

2. 暑温：由于患者为酷日炎暑熏蒸，又感风寒，寒邪闭于外，暑邪郁于内，蕴而为热，故发热、头痛、身痛、烦渴、气热如焚而不恶寒。本病有并发温疹者（如病毒性感冒、脑膜炎、败血症等），有发痉发狂者，故治该病，应非常审慎。

暑温初期治疗法：凡头痛、身痛、烦渴、发烧者，以疏风解表、清暑退热为主。兼温疹者，加活血透疹之药，须待风邪外散、暑气内消，否则切不可用辛温之品火上加油，更不可骤用苦寒之剂，使寒邪暑气，冰伏于内。即使须用苦寒之剂，也必须重视疏风解表之药的合理搭配，否则会误人性命！

常用方剂：解表清热之剂如银翘白虎汤、桑菊白虎汤、麻杏石甘汤、三黄石膏汤（三黄解毒汤加麻黄、石膏、淡豆豉）等。以上诸方可合用或化裁，临床疗效都很好。

痉厥较甚者，可加息风镇痉之钩藤、僵蚕、全蝎、蜈蚣之类，也可加镇痉息风之琥珀、石决明、生赭石、紫石英、寒水石之类。痰甚者宜加涤痰镇痉之品，如川贝、天竺黄、牛黄、郁金、马宝、狗宝、猴枣、天花粉、胆南星、竹沥之类。舌苔厚腻湿热较重者，慎用甘寒养阴之品。大便干燥者，为津液不足，不宜用甘淡渗湿之品。温痹较甚者，与温疹同治，均宜加清热活血之品。

（二）伏暑

伏暑有暑泻、暑风霍乱和暑痢之分。

1. 暑泻：因伏暑于肠，使肠热而致泻痢。本病大便泻痢水液、小便短赤、口渴心烦、脉数或沉，宜用解热清暑、利水和脾之法。用五苓散去桂加石膏、白扁豆、木瓜、蚕沙、佩兰、藿香、滑石、木通。本方又名庚申解疫饮，可治暑泻、暑霍乱。若暑泻、暑霍乱兼有表证发烧者，可加薄荷、金银花、菊花等。或先用解疫饮全方，使吐泻止后，再行解表。

方义：白术、茯苓、猪苓、泽泻为四苓散，有利尿止泻的作用。石膏清肠胃之热，白扁豆补脾止泻，木瓜收大便而利暑，蚕沙利尿解毒，滑石、木通通利小便，使暑邪下行，佩兰、藿香则芳香化浊，故临床疗效很好。

2. 暑风霍乱：暑邪中人三焦，上焦则吐，下焦则泻，中焦则胃肠缭乱、胸间烦闷。上不得呕，下不得泻，心中懊恼难受，即为暑风霍乱（俗称干霍乱），以芳香化浊为治，选神术白虎汤、藿香平胃散主之。上吐下泻者，以庚申解疫饮加竹茹、枇杷叶、法半夏为基础方主之。

3. 暑痢：为伏暑后肺与大肠受邪较甚，表现有脱肛、大便下青黄黏液、腹痛、里急后重等，此名暑痢。发烧者，以葛根黄芩黄连汤加青蒿、木香、槟榔、菊花、荷叶为主药。热甚者，加栀子、黄柏；后重甚则加马齿苋、木耳。暑痢多不传染于人，与疫痢治法大体相同，但疫痢每每逐户传染。疫痢分赤痢、白痢两种，均以清热解毒，宽肠理气，清肺疏肝为主，与暑痢治法大体相同，但应预防传染。

清热解毒，可选用黄连、黄芩、黄柏、栀子、马齿苋、木耳、鸦胆子（鸦胆只用于现代医学称的阿米巴痢）；宽肠理气，可选槟榔、木香、苏梗、乌药、枳壳、山楂、厚朴、佛手、藿香等；清肺疏肝，可选青蒿、荷叶、葛根、杏仁、桔梗、白头翁、秦皮等。

针灸治疗，不论暑痢、暑风霍乱均可取膈俞、胃俞、脾俞、肾俞、三焦俞、膀胱俞、大肠俞、小肠俞、中脘、天枢、上脘、下脘、关元、气海、曲池、足三里等穴，用针法。

4.暑疟：俗称"打摆子"。因内伤暑气，外感风寒，寒热交争，发而为疟。暑邪盛者，则寒少热多；寒邪盛者，则热少寒多。寒热交兼，发作则有定时。有每天发作1次，隔天发作1次，3天发作1次，也有四五天甚至半个月发作1次的。发作频数者易治，间隔时间愈久者愈难治。

临床以清暑散寒除湿为治，以小柴胡汤去柴胡加青蒿、知母主之。寒多者加桂枝、干姜、白芍、牡蛎；热多者加石膏；渴甚加天花粉，去法半夏；呕吐者重用法半夏，并加藿香、竹茹。

方义：青蒿、黄芩清少阳之热；人参、甘草、大枣、生姜和中调胃；法半夏涤痰止呕；去柴胡加青蒿，避免温邪上犯清窍。热甚者，邪从阳化，故加知母、石膏；寒甚者，邪从阴化，故加干姜、桂枝。加白芍、牡蛎者，因暑多汗，故加白芍、牡蛎以敛阴。凡无汗者，可不加白芍、牡蛎，而取麻黄发汗。疟疾发作一两次后可加常山（酒炒10～12g）。针灸取穴选大椎、外关、陶道、内关，热甚者用针，寒甚者用温针。在疟疾发作前2小时下针，更为有效。若不能预知发作时间，则可于每天未发病时行针。

四、湿

地球表面，地势低下之处，湿气偏甚。依四季而言，则在夏秋之交，地表之热未能及时下降，或雨水较多，空气中的水蒸气重，积久而成湿气。湿气可中人皮肤，可中人筋骨，亦可中人内脏。《内经》言"湿伤于夏"，讲湿气伤人，于长夏居多。

湿分内湿和外湿。外湿指自然界空气中水气过多，或雨季雨水过甚，或地形较低，而致土地潮湿，或居江海之滨，气候潮湿之地，感受外湿。内湿由于患者脾、肾素虚，体内水分不能正常排泄，停滞于肌表或体内成为湿邪。

外湿中人，多从表入里；内湿伤人者，从里达表，故外湿从表入于里者为病进（加重），内湿从里达表者亦为病进。外湿表现在肢体，则出现水肿，即关节、肌肉、脸部、眼睑、手脚等处水肿；内湿则表现为内脏的胀满。

（一）外湿

湿邪中于外者，身痛、身重、筋骨疼痛，或肌肉疼痛，或发湿疹，或发天疱疮，或兼寒、兼热。兼寒者，恶寒；兼热者，发烧。不论兼寒兼热，均宜从表治之。解表药可选麻黄、桂枝、羌活、独活、粉葛、秦艽、细辛、威灵仙、苍术等；兼热者加清热之品，如选青蒿、金银花、菊花、知母、黄芩、黄柏等；兼寒者加温热之品，如干姜、附片、肉桂、蔻仁、淫羊藿、净硫黄等。

（二）内湿

内湿在胸膈以上者，喘息咳逆、胸胀、胸闷，不能平卧（肺源性心脏病、慢性支气管炎、胸部积水）；在胸膈以下者，腹胀、腹满。如心脏性水肿（下肢先肿、心累心跳，不能登高，走路亦不能稍快）、肾脏性水肿（腰痛，先从面肿）、肝脏病水肿（腹现青筋，四肢消瘦，肚大如箕）。此外，胸腔积液、肺水肿、慢性胃病因胃酸过多导致胃内停水，以及肠内吸收水分的功能不良，而肠内停水、腹中水响（汩汩有声）、胃中水鸣等，都是内湿症状。

内湿者，以温脾补肾、调胃和中、利水除湿为主，但内湿溢于上者，也宜发汗解表。外湿中于下者，亦宜补脾、调胃、除湿、利水。故凡湿气在上在外者均宜发汗，在下在内者均宜利水。

如头痛、身痛、关节疼痛，为邪在阳经，宜发汗；胸膈胀闷、咳嗽喘息者，宜从大便下之。因肺与大肠相表里，故可用莱菔子、甘遂、葶苈子等，其中甘遂、葶苈子下水较猛，故宜慎用。腹满、腹胀、腰重、四肢肿，宜补脾温肾兼利水。而湿疹、天疱疮等，则宜清热解毒、发汗利湿。

常用方剂：①麻黄加术汤（即麻黄汤加白术），治湿邪中于外，如身痛、头痛、身重、骨节酸痛、肌肉疼痛而有恶寒症状者。②苍术白虎汤，治身重、身痛、发烧而不恶寒者。③桂枝加术汤，治湿邪中于外，身痛、自汗、恶风而脉缓者。④麻黄杏仁薏苡甘草汤，治湿邪中于外，寒热不甚，而身体疼痛，或兼咳嗽者。⑤麻黄附子薏苡甘草汤，治寒湿侵入筋骨，而筋骨关节冷痛者。方义：麻黄发汗，使湿邪从外解；桂枝温经，附片回阳，以散寒湿；薏苡仁补脾除湿而利小便，使湿从内泄。有汗者，加白术，以除湿止汗；无汗者，加苍术以发汗除湿，治疗发烧而无恶寒者。⑥四苓散，治湿中于内，小便不利者。⑦五苓散，治大便泻利、小便不利、口渴、水入则吐者。⑧二陈汤，治水湿停胃，欲呕者。凡壮热自汗者，以白术易苍术。另有不寒不热而肌表水肿者，为脾虚湿溢于外，以五味异功散合五皮饮治之。天疱疮，或从外发，或从内出，均宜以五皮饮加金银花、菊花、连翘、紫花地丁等。湿疹则加蝉蜕、荆芥、牛蒡子、蚕沙等。湿热甚者，加苍术、黄柏等。⑨苓桂术甘汤，治胃中停水、呕酸、心中烦闷难受，或冒清水者。对慢性脾胃夹湿患者，发表利水效有不达，则应选芳香化浊、调理脾胃之剂治之。如人参五苓汤（又名春泽汤，以党参、白术、茯苓、泽泻、猪苓、肉桂为主药），增损防己黄芪汤（黄芪、白术、人参、防己、茯苓、生姜、大枣）等。或以加味六君子汤（党参、白术、茯苓、甘草、白扁豆、怀山药、薏苡仁、生姜、大枣、生麦芽、糠皮）调理脾胃功能亦可。

针灸治疗，凡外湿，与风寒湿痹相同，出针时摇大其孔，泻其水气。面肿者，取人中、肾俞、膀胱俞、三焦俞；凡内湿，取肝俞、脾俞、肾俞、三焦俞、水分、中极、关元、神阙等，针灸合用，以灸治为主。

五、燥

燥为水火不交之气，与湿对应，为太极收敛功能不足所致。从地理位置而言，则在比较高亢之地，如中国北方的黄土高原。燥包括的范围很广，如皮肤毛发不润而现焦枯是燥，口腔、咽喉干枯缺少津液是燥，皮肤干燥起皱、耳轮变薄变小是燥，大便秘结、小便刺痛是燥，眼干、口干、声音嘶哑也是燥。具体又分内燥与外燥。

（一）外燥

外燥分阴燥和阳燥。

1. 阴燥：由于天气严寒，相当于冬天的干燥，表现为皮肤干裂，口、鼻、手、脚裂口等，是由于阳气不足或阳气降低，不能蒸发水气的缘故（所以冬天皮肤干燥，草木枯死）。宜以补中益气汤或十全大补汤主之。使如春天与夏天，阳光普照，万物生机盎然。

2. 阳燥：如天时久旱，雨量过少，空气中水分减少而变为干燥。中于外者，皮肤干燥或生裂口、唇干、鼻燥、喉痛、咽干，宜养阴清燥。选药玄参、麦门冬、天门冬、石斛、生地、天花粉、肉苁蓉、玉竹参、梨子、甘蔗、萝卜、橙子、柿饼、蜂蜜等。

阳旺之人感外燥，多从火化，故养阴清燥之外，还应加苦寒泻火之品，如黄芩、黄连、栀子、黄柏、知母、龙胆草、夏枯草等；也可加入甘寒药如生石膏、车前子、车前草、荷叶、寒水石等。此外，清燥降火之品如金银花、菊花、连翘、马勃、桔梗、桑叶、芭蕉叶、竹叶也可酌情加入。铁树叶（称小芭蕉，又名凤尾花）特别适用于咽喉疼痛或口腔溃烂者。用芭蕉油调蜂蜜喝，效果很好；仙人掌熬水内服也好。

阳虚之人感外燥者，多从寒化，宜用温热滋润之品。如羊肉、猪蹄等炖附片作食疗。

（二）内燥

内燥分阴阳两种。

1. 阴燥：由于肾阳不足，不能蒸发水气上升以润咽喉、五官、四肢、皮肤等，可出现皮肤干燥、喉干、咽痛、眼干、鼻燥、耳中干燥等症。此时，若用养阴之药，则干燥之症更甚，故宜以温热之法对治，临床选用桂附地黄汤（六味地黄汤加肉桂、附片）或甘露饮加肉桂、附片主之。

2. 阳燥：主要分为上焦、中焦和下焦燥证3种情况。上焦燥证：口糜舌烂。阳明胃经和心经的燥热，使心阴亏损、胃液干枯。治法：以甘露饮或导赤散主之，甚者以我们自拟的三才汤[①]或白虎汤加玄参、石斛等。①喉痛咽干：由肺经燥气引起，可用玄麦甘桔汤主之，加生地、梨、甘蔗、山豆根、锦灯笼、藏青菜等。②燥咳：口干舌燥、咳嗽无痰。可用泻白散或泻白散加百部、紫菀、天门冬、麦门冬、玄参、生地主之。

中焦燥证：渴欲饮水。为胃中津液干枯，可用人参白虎汤加天门冬、地黄主之。

下焦燥证：大便燥结，为肠液干枯。宜用加味麻仁丸（蜂蜜、郁李仁、桃仁、杏仁、松子仁、当归、白芍、肉苁蓉、桑葚主之）以润肠通便治之。针灸可泻火、清热，使阴津不被灼化，但养阴生津还需汤药辅助。若阴燥，可用灸法助其真阳，以兼发水气。

六、火

火为六淫之一，人身的心经、三焦经、小肠经、包络经都属火。因人身靠阳气维持，人体卫、气、营、血的生长收藏亦靠阳气维系，故属火之器官多出两个。但阳气太过与不足，也都成疾。热在气分为暑，在血分为火，均为阳热之气，在脏以心经统之。火疾多表现为心、血管、淋巴管的病变。火分虚火与

---

① 三才汤，其方由天门冬、地黄、人参各15～30g组成。

实火。

（一）虚火

1. 心火过旺：有心烦不得眠，舌红、舌痛，心悸、心累，耳鸣、耳痛（无红肿、溃脓）等症，宜养肾阴泻心火。临床以生脉饮或甘露饮加黄连、厚朴主之。

2. 胃中虚火：有牙龈痛、口渴、烦热等症。临床以清胃散主之。

3. 肝经虚火：有烦躁、多怒、失眠、头昏、目眩、目干、目雾等症，宜养肝阴、泻肝火。临床以龙胆泻肝汤主之。

（二）实火

1. 上焦实火：头痛、目红、头热、目生胬肉、眼现红丝或目珠昏赤，或眼珠发紫、视物不明，或目珠胀痛，或耳心痛，或牙齿肿痛，或耳肿、腮肿，或颈肿，而脉洪大或三部均有力者为上焦实火。上焦实火不能骤用泻药，不然会冰伏火邪。须本《内经》"火郁则发之"的原则，以辛凉发散之剂加清热解毒之品主之（如五味解毒饮）。火甚者选加黄芩、知母、石膏。

2. 中焦实火：有腹胀、烦渴、大便燥结等，宜以承气汤下之。也有中焦实火不能下降，以致火邪随冲脉上行于肺，而引起吐血者，宜以大黄下之，严重者加黄芩、黄连。

3. 下焦实火：表现为小便短赤或淋漓，大便秘结，或阴肿，或小便烧灼刺痛，或睾丸肿痛，均宜用龙胆泻肝汤主之。大便秘结者加大黄，阴肿、阴痛、睾丸肿痛较甚者，可加芦荟，并选如五味解毒饮。以上为阳热有余之证。此外有真寒假热的虚火证，多属危证。如患者头面发赤、心慌、心烦、欲坐卧泥土，但四肢厥逆，脉微或沉，或浮，或细数，或大小快慢不匀，此为阳气欲脱之证，必回阳返本，选人参四逆汤或回阳救急汤，而绝不可错投凉药。

养阴之品，如天门冬、麦门冬、玄参、生地、石斛、肉苁蓉、天花粉、甘草、梨、柿饼、甘蔗、西瓜等。养阴之品适于生津养阴，但不宜用于上焦实火，必须在上焦实火症状消除后，方可使用。尤其是眼目初起之实火症状，更须禁忌。不得已使用，也应在发汗之剂当中配伍使用。

苦寒泻火之剂，以泻中焦、下焦为宜。上焦虽然也可以用，但以味薄之药为宜，如金银花、菊花、连翘、黄芩、紫花地丁等较好。甘寒泻火之品，多用于清肺胃之火。清利小便之品，用于小便短赤很好，可以使火邪从小便而去。

通便泻火之品，用于大便困难或秘结者，使火邪从大便而泻。发汗散火之品，用于上焦火气郁闭之证，使火邪从汗而散，如目疾、疮证等。

以上，是自然界六淫之气直接或间接引发的疾病。当然，它只是人类疾病的有机组成部分。但倘若深入辨析六淫病，不难发现六淫单至或杂至于人体疾病之间有严密的逻辑与因果关系，从而为精确辨析病因、病性、病位奠定了基础。

第八卷　疾病在人体的症候群象——从病机十九条的临床应用谈起

所谓病机十九条，源自《素问·至真要大论》，这是中国古人最早对疾病病因的论述，原文如下："夫百病之生也，皆生于风寒暑湿燥火，以之化之变也。经言盛者泻之，虚者补之，余锡以方士，而方士用之尚未能十全。余欲令要道必行，桴鼓相应，犹拔刺雪污，工巧神圣，可得闻乎？"岐伯曰："审察病机，无失气宜，此之谓也。"帝曰："愿闻病机何如？"岐伯曰："诸风掉眩，皆属于肝。诸寒收引，皆属于肾。诸气膹郁，皆属于肺。诸湿肿满，皆属于脾。诸热瞀瘛，皆属于火。诸痛痒疮，皆属于心。诸厥固泄，皆属于下。诸痿喘呕，皆属于上。诸禁鼓栗，如丧神守，皆属于火。诸痉项强，皆属于湿。诸逆冲上，皆属于火。诸胀腹大，皆属于热。诸躁狂越，皆属于火。诸暴强直，皆属于风。诸病有声，鼓之如鼓，皆属于热。诸病胕肿，疼酸惊骇，皆属于火。诸转反戾，水液浑浊，皆属于热。诸病水液，澄澈清冷，皆属于寒。诸呕吐酸，暴注下迫，皆属于热。故大要曰：'谨守病机，各司其属，有者求之，无者求之，盛者责之，虚者责之，必先五胜，疏其血气，令其条达，而致和平'。此之谓也。"文字简省而意义宏丰。问题也在这里，今天的我们，该如何认知这经典的十九条，以更正确灵活用于临床呢？

第一，病机十九条为我们提供了临床归纳总结病因的总纲。我们知道，人体有六经，宇宙有六气，说明六气与人体经络有着相当密切的关系。所谓"夫百病之生也，皆生于风寒暑湿燥火，以之化之变也。"如肝胆是木气，风动则木摇，所以说风气归于肝胆，风气即归于厥阴少阳两经。肾与膀胱为寒水之气，故属足少阴和足太阳。暑气是通于心的，所谓热在气分为暑。湿气困脾，所以脾为湿土之气。燥气与湿气相反，凡临床表现为皮枯毛焦、口干喉干、咽干唇干、鼻孔干燥、大便秘结等，都是燥气为患，归于太阴阳明两经。火通于心、小肠、三焦、包络，所谓热在血分为火。这样，也就将五脏的病变和六经的病变相互贯通，使五运和六气都能在具体的症候中得以展现。所以，掌握这些原理，临床上，严格而精细地分辨症候群也就很容易了。第二，病机十九条为我们提供了辨证逻辑的思维方式。所谓"谨守病机，各司其属"讲的是判断、推理以致分工的过程，到"而致和平"，就是通过辨证而综合治疗的过程了。第三，病机第十九条提出了"循证（这也是中医最早论述循证的文献）"与辨证的途径。以人体而言，人体自身本具太极，理、气、象、数无不具足，并相互印证，这就要求医家掌握其证候，并针对不同症候群，依据六气运转的规范，循证辨证，对症下药，提高临床疗效。落实到病机十九条条文，就要从简省之文，透析六气的背景，既见气运气象，亦见主宰之理与对待之数，增加层次，提高医道水平。

一、诸风掉眩，皆属于肝

诸者众也，诸风即各种各样的风。风为空气流动的现象。眩指眩晕。眼花为眩，而头昏及感觉脑部震荡和动摇不定则为晕。掉是指肢体的震颤、扭曲、颤抖，肢体的扭转、僵硬，口眼㖞斜、肢体的麻木不仁或偏枯残废等。为什么说诸风掉眩，皆属于肝呢？《素问》云："东方生风，风生木，木生酸，酸生肝。"风应春季，春天是万物复苏生长的季节，自然界的一切万物，都因风气而生长，所以《金匮要略》说，风气能生人，风气亦能杀人。天地间不论动物、植物乃至细菌、原虫、病毒等各种致病因子，均在六气（风、火、暑、湿、燥、寒）中生长，其中的哪一气对致病因子的生长有利，哪类致病因子即因此活跃，同时也表现出与六经、六气相关联的不同病症，若症状消除了，人体也即恢复了健康。比如火气入少阳三焦，燥气入肺，寒气入肾，暑气入心，风气入肝，即人体六经，感受六淫之气的变化，会表现出六经病变的不同症状。因肝主风，"诸风"作用于人体，于是有外风和内风之别。人体阳气有余，热极生风，即成热风；人体阳气不足，于是化寒，称寒风。正气有余，为实风；正气不足，为虚风（若肝经和包络有余，风乘火势，表现为实风；厥阴不足，肝阴和心包之血不足，就表现为虚风）。总结起来说，因风邪所在病位不同，于是有内外；因病情不同，于是有虚实；因病性不同，于是有寒热。但都离不开人体肝的疏泄功能。

（一）外风

1. 寒风：在表的桂枝汤证，有头身痛、恶风、自汗、脉浮缓、干呕、鼻鸣等，临床上，这类症状不一定完全现齐，唯脉浮缓而自汗是关键，以桂枝汤主之，这是伤寒中风表虚证的治法。表实证又不同，有项强、恶寒、无汗、脉浮紧，关键是恶寒、无汗，又应以麻黄汤主之了。所谓中寒中风，都离不开风。寒是寒风，桂枝汤是对应伤寒表虚证而设，麻黄汤则为伤寒表实证而设。

2. 热风：热风，这是指风邪热化的情况。临床上，患者每每出现温病症状，有头痛、头昏、身痛、眩晕、发烧等，这类病，多发于春天，因不恶寒，就不用麻黄汤、桂枝汤。对治之法，是辛凉发表。无汗用荆芥、薄荷，加清热泻火的金银花、连翘、桔梗为主药。因"温邪上受，首先犯肺"，若有喉痛、咽痛，可加栀子、黄芩。此外，桔梗走咽喉，载诸药上行，牛蒡子清咽利膈，僵蚕、蝉蜕解秽气、驱邪气而清咽散结，对消肿止痛（含头痛眼痛）均有良效，可随症选用。有汗以桑叶、菊花（菊花对清心、清肝、明目、解毒均有良效）为主药，咽痛加大青叶、板蓝根，有烧热加青蒿等，临床效果都很好。

（二）内风

1. 头部内风：多表现为眩晕头痛、眼花发黑等临床症候，仍分虚实寒热。

凡虚证，一般是时痛时止，痛一阵，间息一阵；轻一阵，重一阵。虚证仍分寒热。属于热性的头痛，我们一般用逍遥散加川芎、白芷、生石膏对治，充分发挥逍遥散平肝、息风、养肝、柔肝的作用，从而平息热性虚风。属于寒证的，患者有头部冷痛，甚至口吐白沫、发呕或吐清水的证候，这种情况，一般用吴茱萸汤为基础方，效果都很好。

凡实证，即所谓肝风内动，皆因厥阴肝经上达巅顶，肝阳不潜而致头痛，不仅头痛剧烈，而且持续的时间很长，甚至无休止，也分寒热。属于热证的，应以清肝、平肝、泻肝之法为治，可用清正汤，选生石膏、川芎、荷叶为主药，另加夏枯草、草决明、茺蔚子、青葙子等；若大便秘结，还要泻下，大黄、芒硝均可选用。属于寒邪的，头痛也很剧烈，有头涨痛、暴痛的情况，患者的表情很痛苦，有的甚至用拳头打自己的头部，这种证候，往往是带炎症的传染病（如脑炎、脑膜炎）或脑内肿瘤，也有表现出表里同病的，凡有表证，往往有烧热的症状，这时，要迅速解表，用荆芥、薄荷、麻黄、青蒿等药解表，用夏枯草、蒲公英、龙胆草、大青叶、金银花、连翘解毒清热，川芎上行头目、下行血海，镇痛的作用很好，也可加入；同时选加夹脊穴放血，或用皮针叩打河车路出血。生石膏是重坠之药，治头痛本来很好，但热不甚或表证未解之时，若错用生石膏，会使病邪内伏，加重病情，故此类病必慎用！若遇急性脑炎病，属急性热性传染病，中医称厥阴风邪，往往兼热，因脑部充血导致脑压很高，可用清凉之药，同时选滑石、车前子、木通润利小便，而不用燥利的猪苓、泽泻等。病在胃上脘的，还要用吐法。同时，白茅根、芦根、芭蕉杆、冬瓜子等都是润利小便的好药，都可随症加减。而凡有化脓性脑炎，可重用薏苡仁，而慎用苦寒药，苦会化燥；脑部解毒宜选蒲公英、紫花地丁、金银花、连翘，并用芳香开窍之荆芥、薄荷等。若有内热甚的情况，要用三黄汤并加解表药，如三黄汤加麻黄、淡豆豉等。

临床上，还有一种阴虚阳亢的头晕痛。表现在肝，根源在于肾水不足。肝阳升于上，故有上盛下虚的症状，气与血并行于上，出现脑充血的症候，患者头晕、头涨、性格变得暴躁，血压亦高，脉必见弦，而实际上脉管中的血流不足，故需平肝养血，首选四物汤或丹栀逍遥散。此时，毫针和砭血效果均好。针刺选百会、头维、太阳、鱼头、鱼尾、鱼腰等；病重而高烧昏迷、狂躁，乃至不知痛痒者，取十宣或其他井穴以三棱针放血。

临床上还有脑部肿瘤病人，病邪已入血分，患者所病，不仅有厥阴的风，还有心经和心包的热与火。可选金银花、连翘、紫花地丁、大青叶、夏枯草、板蓝根、龙胆草等清热解毒，同时加镇痛驱风的天南星、半夏、白附子、川乌、僵蚕、蝉蜕等，天南星、半夏、川乌除驱风镇痛外，还有消炎破结的作用。这里值得注意的是，全蝎、蜈蚣类动物药，有破气的作用，并使人体白细胞减少，宜少用或不用。同时，软坚化积的山慈姑，解毒甚好的重楼（七叶一枝花）、矮桐子（俗称臭牡丹）等均可随症加入。以上这类药，也适于厥阴有形的实证包块、炎症、气管充血等。但凡现代医学治坏或放化疗后的患者，特别要注意益气养阴，临床可以我们自拟的三才汤为基本方，合白虎汤或竹叶石膏汤，并酌加清热解毒的药物。

还有一种头风症，不仅眼压高，而且眼眶、眼球都痛，现代医学称青光眼。这种情况，可用龙胆泻肝汤为基础方，加味夏枯草、白芷、草决明、石决明、青葙子、茺蔚子，眼压会很快降低，眼球、眼眶胀痛的情况也会迅速改善。

另有脑炎、脑膜炎等脑部传染病，出现拘挛、项强等症候，临床上，我们一般以五味解毒饮（金银花、连翘、蒲公英、紫花地丁、大青叶）加重剂葛根、僵蚕、蝉蜕、防风等对治。1952年，四川省彭州市（当时名彭县）脑膜炎流行，李仲愚先生以此方（临症加减，如无汗加荆芥、薄荷等）主之，疗效极佳。此法另对破伤风，牙关紧闭，现代医学疗效不显著者，此方亦效。另可加车前子、冬瓜仁、白茅根、苇茎、木通等通利小便（小便通利，脑压自然也降低了），效果都很好。但若有高烧而头部剧痛的情况，就要以麻杏石甘汤合五味解毒饮为基础方了。

2. 面风：面风是指风邪作用于面部，主证即现代医学的三叉神经痛。本病表现为突然发作、阵发性、闪电样、短暂而剧烈的疼痛。可发生于三叉神经任何一支的分布区域。常因洗脸、吃饭、说话、刷牙等触发，发作时间为数秒、数分钟不等，一天可发作数次至数十次，多反复发作。原发性多与受寒、齿痛有关，继发性多由口腔炎症、肿瘤压迫引起。中医学认为"面风疼痛"，一般由外感风寒风热，疾阻血瘀，至面部诸阳经脉气血不畅而发生。三叉神经痛关键在阳明。太阳化寒，连少阴而化热；少阳化火，连厥阴而生风；至阳明燥金受风火燔灼而生疼痛。故本病虽涉及三阳，而关键在阳明。临床上，我们常用桃红四物汤加生石膏、白芷，与乌附星香汤轮换使用，绝大多数，都能恢复健康。临床上，对拔牙而损伤牙龈神经者，亦都有良好的疗效。方中，生石膏清阳明胃肠之热，白芷散太阳风寒，桃仁、红花活血，四物汤养血以镇肝风，乌附星香汤解痉止痛，通畅经络，临床疗效均好。若眉棱骨或目珠痛者，可加夏枯草、菊花各15g，以清肝护目；头目涨痛者，加草决明、青葙子各15g，以潜阳息风；齿痛者，加细辛3g，骨碎补15g，以补肾固齿；舌、咽痛者，加黄连5g，以清心胃之热；口中灼热，咽、颊、腮、腭、口、齿、牙龈俱痛者，加地骨皮15g，黄柏10g，知母15g，丹皮15g，以清肾经之热而凉血；便秘者，加大黄10g，芒硝10g，以清肠热并通便；小便短赤者，加车前子15g，滑石20g，以清热利尿；发热恶寒者，加麻黄10g，以解太阳之表。

治疗本病，遇病情较重者，可选薄荷、荆芥、防风、白芷、菊花、大黄、川乌各10g，硼砂、白矾各15g，芒硝3g煎水，凉后以棉纱蘸药液敷患处，以拔毒消肿、通经逐瘀、活血镇痛。此法除本病外，另对舌咽神经痛、牙痛等，亦有良效。本病宜针（但应注意头面少针）不宜灸，选穴曲池、合谷、二间、三间、足三里、内庭、太冲、太溪、太白（太冲为肝之原穴，针之息风镇痉；太白为脾之原穴，针之清胃和脾；太溪为肾之原穴，针之强肾养阴、清利水道、引风火下行；其他阳明经穴，针之通经络、泻火毒、解痉镇痛）。

还有一种面部神经瘫痪，古称㖞僻。无论是病毒感染还是遇冷风侵袭，都因"虚"而致，因"邪之所凑，其气必虚"。具体而言，这是肝虚现于阳明的情况，面风在表，故宜解表。临床上，仍可用乌附星香汤为基础方，加味麻黄、细辛、白芷、荆芥、防风等，使祛风通络，息风养筋。若是病毒感染，则应再加入夏枯草、大青叶等。对治㖞僻，针灸有神效。临床以透穴法为主，如阳白透鱼腰、上关透太阳、下关透颧髎、下关透颊车，颊车透地仓、大迎透颧髎，也可以反过来透；另可针刺风池、翳风、合谷、足三里、内庭、丰隆等。临床疗效都很好。

3. **肠风下血**：肠风下血是便血的一种，《济生方·下痢》说："大便下血，血清而色鲜者，肠风也。"多指血在便前，出血在肛门者，属于近血（便后出血，而色不鲜，则是远血）。肠风也可以形成痔漏，《内经》说，痔漏形成，是经络横解（解指松懈），为大肠经感受风寒，致松懈无力运化大便而感染，严重者可形成漏管。临床应分辨清楚，并排除因痢疾引发的出血。

现代人听到"肠风"二字，往往会发笑，肠子如何有风呢？其实不然，如半夜晒衣服，夜间并无阳光照射，凌晨衣服变干，都是因为风的作用！现代风力发电，即是将风的能量转化为电能。人体肝木之风内动，即肝木疏泄功能太过，必然制约肺金收敛下降的功能，表现为木反克金的情况，另肝经围绕小腹（中为大小肠）并前后阴，说明肝的作用能达于此处。风木生火，火又克金，火乘风势，致使肺与大肠积热，终至肠风下血。临证往往里急后重而不伴腹痛，因肺与大肠相表里，故临床治疗一方面选桔梗、杏仁、苏子调肺气；二用荷叶、青蒿、升麻升提清气；三是泻火解毒，用黄芩、黄连（厚肠胃止泻）甚至用三黄解毒汤（因黄连入心，泻肝之子；黄芩入肝入肺，能清上焦火源；黄柏直下下焦；栀子中空，它使上焦心肺之火与热从下焦排出）。故临床效果很好。倘若形成了痔疮，上方宜加重剂量槐花，大便干燥者加肉苁蓉或锁阳，润肠又生津液，对痔疮效果很好。

二、诸寒收引，皆属于肾

收，敛也，是指肢体蜷缩，曲结不伸，表明阳气不足；引，急也，作牵引讲，即伸而不收，关节松弛；寒指阳气不足，身体感觉寒冷的情况。临床如背上恶寒、肢体清冷、手脚心均凉、蜷曲而卧等（故出诊患者，凡见蜷缩一团者，必是阴证），是因肾阳虚损导致肾阳不足（阳不足生内寒，阴不足生内热）而致。所以，临床上治寒证，就首先要考虑肾，一般阴证到极点的情况，就要用桂、附。因命门真阳之气不能温肺，就会产生肺寒；不能温脾胃，就有脾胃之寒等；而心阳没有肾阳的辅助就会产生心痛的情况。肾与膀胱都是寒水之经，故凡中寒，都可选真武汤为基础方，力量不够加肉桂并加量附片。

临床的各种寒证，表现为多个方面与多个部位。比如伤寒的太阳证，就有麻黄汤证、桂枝汤证和葛根汤证，都是对治人体肌表的寒证。若对应葛根汤证又有肩背疼痛的，可在葛根汤中，加入防风、羌活，效果就很好。

（一）表寒

表寒除头项外，接下来就是肢体的寒证。多表现于人体四肢。

1. 上肢寒：多表现于上肢的冷痛，而没有背上恶寒。临床上，我们一般以桂枝汤或麻黄汤为基础方，加味羌活、姜黄、防风，以羌活走太阳，疏散太阳风寒；以防风防止风邪，解痉镇痛；以姜黄活血镇痛。效果都很好。

2. 下肢寒：下肢寒证，若与上肢寒证相同，羌活可改独活，防风则改防己，加走大关节的牛膝和补肾的药，效果都较好。下肢冷痛，若有背部恶寒，可用麻黄附子细辛汤主之。此方以附片温肾阳，以细辛通少阴太阳，以麻黄直接走太阳（麻黄配附子也治伤寒），对于肾阳虚、发热、发烧、恶寒、脉沉阳气不能卫外诸症，效果都很好。若下肢疼痛又并发肿症，不论是脸肿还是脚肿，临床上，可选麻附薏甘汤为基础方，此方以薏苡仁利水、消肿、除湿，以麻黄解表利水，附片温补肾阳，甘草调中并延长附片的疗效，效果都很好。合理运用此方，对治急性肾炎，特别是有脸肿恶寒证候的，效果也很好。

3. 外寒：所谓外寒，是指由外伤或疮疡感染引发的寒证。因外伤或疮疡感染，细菌进入血液，发生中毒的现象。这种情况，表寒而里热，往往在一阵寒战之后，即迅速转成高烧，患者因此很快昏迷。这时，急需发表解毒，临床上，我们常用五味消毒饮或银翘散加麻黄。患者一经发汗，身上的疮疡红肿会迅速减轻，因这些都是火郁而现假寒的现象。

（二）里寒

1. **肺心寒**：首先是肺寒，肺主皮毛，故对治以解表为上，表虚以桂枝汤主之，表实用麻黄汤主之。接下来是心寒。心是火脏，由于肾阳（先天的阳气）不能到达心脏，导致心脏供血不足，心闷而痛，严重者成为绞痛，甚至心脏血管因此梗死（因寒而使血液凝固），这种证候，要迅速回阳。一般程度较轻者，为胸痹心痛，《金匮要略》有胸痹心痛专章，以瓜蒌薤白半夏汤或瓜蒌薤白白酒汤主之（因白酒有活气行血的作用，对调节心脏血液循环有帮助；薤白通心肺与脾经，故对心胃疼痛都有效）。若胸部痞闷严重，则宜以枳实薤白桂枝汤主之，以枳实宽中下气很好（《雷公药性赋》曰："宽中下气，枳壳缓而枳实速也。"），而以桂枝直接补心阳，效果都很好。若此时还夹杂有胃肠道疾病，成为心胃疾病，又有大便秘结的情况，就应加大黄，先把肠胃功能理顺。因胃之大络为虚里（左胸前能见心跳处），虚里气机一通，梗阻的问题自然也就缓解了。若有心间剧痛，则为真心痛，说明有心肌梗死的情况，这时，若手冷过肘，脚冷过膝，就很危险了，《内经》说"旦占夕死，夕占旦死"，是说生死也就在12小时之间。这期间，要急用四逆汤或白通汤加葱白。但效果最好的，还是用回阳救急汤（即六君子汤加肉桂、附片、干姜、五味子和麝香，麝香辛窜，通血脉而开心窍，是很重要的一味药）。而煎药不方便时，即用土火药（由硫黄、火硝、木炭配成）内服（成年人每次3~5g），不然，则用干姜、肉桂、附片加人参大剂量煎服；再不然，用大艾条或用太乙熏气法重灸膻中、内关，以留人治病。

2. **胃寒**：临床上，因为胃寒（患者往往自述心坎痛），会表现出呕吐、胃部疼痛等症，这种情况，一般可用理中汤为基础方。若有手脚厥冷的情况，以附子理中汤主之；呕吐重者再加半夏。或以公丁香、吴茱萸、白豆蔻、肉桂为主药，随症加减也可。重症加干姜、附片。同时，临床上对治心绞痛，也可以干姜、附片、公丁香、吴茱萸、白豆蔻、肉桂为主药。

3. **肝寒**：临床上，肝寒诸症，往往不在肝区，而是表现在小腹和前阴部位的冷痛，因为这都是肝经萦绕之处。

临床上也有表现为肝区疼痛的，则往往是慢性胆囊炎急性发作或慢性肝炎了，这类病症都宜温化。我们一般选用香砂桂姜汤、香砂理中汤或柴胡桂姜汤（柴胡根、桂枝、干姜、牡蛎、大枣为主药），临床疗效都较好。若慢性肝炎或慢性胆囊炎有急性发作，又有大便秘结的，以柴胡桂姜汤加入厚朴、枳实、大黄即可。但若表现在阴部、少腹的冷痛，最常见的如腹上寒疝、男子单坠、睾丸水肿，包括阴囊积水、水肿，均可以五苓散加干姜、附片主之。或妇女少腹绞痛，男女的腹上寒疝，则可用当归生姜羊肉汤（羊肉250g、生姜250g、当归50g）温散寒气而补虚劳不足。若单纯是妇女小腹冷痛或伴有绞痛，就应考虑子宫的病变，应以王清任的"少腹逐瘀汤"主之，效果都很好。

4. 肾寒：前面谈到的症状，往往是肾寒影响到其他脏腑的情况。人体肾脏本身的寒，临床上可以表现为腰冷、少腹冷、妇女阴冷、男子前阴寒冷等，到前阴往小腹收缩，或寒气冲心（冷气直冲心间），就很危急了。临床上，大凡寒气冲心，往往伴有男子阴囊收缩、女子乳房收缩甚至嘴唇收缩（不盖牙齿）的情况，为肾阳不能化水，水气上犯，肺中积水而致，此时，患者往往有鼻翼翕动的情况，必用大量的姜桂附。若患者脉搏不显，非重灸、急灸不为功，故临床用3～5根灸条束在一起，灸关元、气海、神阙、命门等。

此外，现在临床上常见的风湿性坐骨神经炎、坐骨神经痛、椎间盘突出等症，总的说来都属于肾寒。因为人体从命门以下，一直到达脚心的涌泉，都靠肾阳的滋养，才不致有疼痛、僵硬诸症。一般肾寒诸症，都可用四逆汤加白芍，也即芍药甘草汤加姜附为基础方，其中，芍药甘草汤，古人又称甲己化土汤，它对于下肢拘挛、行动不利诸症，效果相当好。此方以芍药柔肝养筋，以附片温补肾阳，因脾主四肢，甘草、干姜既补肾阳又温脾胃（医界有人认为干姜只走脾不走肾，其实不然。《金匮要略》有干姜苓术汤，能治"腰溶溶如坐水中"的肾积水的症候，所以，干姜是可以温肾并补肾阳的），古人经验，附片无干姜不热，也是这个道理。还有我们自拟的乌附星香汤，对脚筋伸缩不利者，加芍药、甘草，效果都很好。

三、诸气膹郁，皆属于肺

膹，即不通畅，气机枢转不灵，表现为气喘的情况；郁指郁闷，不舒服，即因肺气不降而产生的胸瞕胸闷、气息不平，如常见的齁、咳、哮、喘、短气以及常见的肺心病等，其病根都源于肺。诸气，这里不是说大自然之气，而特指脏腑之气，如心有心气，肝有肝气，胃有胃气，肺有肺气，肾有肾气。不同的是，人体全部脏腑之气，除却先天的内呼吸，都靠肺脏通过后天呼吸调节，故诸气的膹郁，都属于肺气枢转的问题。

一是梅核气。《金匮要略》有载，说人咽中，如有肉丸，吞之不下，吐之不出。形象的说法，是像梅子或核桃一般大小的气结于咽喉之间，现代医学称为歇斯底里球，中医称为癔症，属于神经官能症的一种。用现代方法检测，患者咽喉间并无异物，但患者感觉咽喉间生有异物，有说乒乓大的，有说柑橘大的，其实都是一种自我感觉。病因是肺气不降、脾气不升。故凡对治，都应以降肺气为主，兼开胃气升脾气为辅。可选杏仁、苏子、法半夏主降肺气，选紫苏、陈皮、竹茹、藿香等开胃气升脾气。方便之法，选温胆汤为基础方，随症加减，疗效也很好。

二是哕气。即气往上冒，像打嗝又不是打嗝，比打嗝的间隔长，声音也更低沉。凡对治，仍以降肺气为主。《金匮要略》的橘皮竹茹汤有效，温胆汤也有效。但无论选哪个汤头作基础方，加入紫苏梗、藿香梗都是好的。

三是呃逆。俗称打呃，一声接一声，声音很响亮，亦肺气不降所致。古方有丁香柿蒂散，改作汤剂，临床效果较好。柿蒂味涩，得秋金之气，故可降肺气，丁香可温胃、温肺，配合在一起，相得益彰。最特效是用针灸，选中脘、内关、合谷等穴，往往下针即可止呃。

四是痞气。痞指胀闷，病位在胃，但病源仍在肺，由于肺中寒，气机不降，使胃气不下行（胃气以下行为顺，上行为逆；胃气逆还可能产生呕吐），使饮食停留在上脘或中脘，使人感觉胀闷。心下痞，按之濡，以辛开苦降的3个泻心汤主之。若饮食停留时间过长，还会有打臭饱嗝的情况。临床上，一般用香砂理中汤加桔梗（开肺气）、杏仁（降肺气），效果都很好。

五是胀气。即患者感觉腹部闷胀，按起来又是软的，其实是肠腔胀气。临床上，以六合汤（厚朴、藿香、茯苓、白术、人参、白扁豆、甘草）为基础方，效果很好。此方既是异功散加味，又是平胃散与神术散配合，对四时不正之六淫所致胀气，都有良好的疗效。

六是肺虚而致的气喘和气短。凡肺阴虚损的气喘，就有口舌干燥、嘴唇和鼻孔燥的现象，临床上，可选独参汤或生脉饮为基础方，用白人参直接补肺阴，肺阴一足，津液自回，语音由此清亮；用麦门冬养心阴、养肺阴，用五味补肝气敛肺气，效果都很好。若肺阳不足，则有鼻孔清冷而润、嘴唇无华或色白、口中津液足的情况，则宜以参附汤为基础方了。凡气阴两虚的，则可用生脉饮加桂枝、附片主之。

七是气闷。病因仍是肺气不调。临床上，可选辛凉芳香开窍的荆芥、薄荷，选配瓜蒌、藿香、紫苏、陈皮、枳壳、砂壳等开肺气、和胃气的药，效果都很好。

八是肺寒引起的气喘。若单纯由肺寒引起的气喘，用小青龙汤（干姜、桂枝、麻黄、芍药、甘草、半夏、细辛、五味）为基础方效果就很好。若肺内有寒而体表又感寒者，可用麻黄散寒，用桂枝干姜温心肺，选半夏以涤痰（半夏特别利于对治清痰较多的证候），用细辛开其肺气、五味敛其肺气、干姜枢转肺气，即具备开合枢；同时，加桂枝以强心，但不宜用芍药，芍药性阴，有收敛的作用。若患者口渴，则应去半夏而加天花粉；而痰液较多的，又可用半夏配茯苓，以增强涤痰的作用。

这里，顺便说明一下肺内贮痰的情况。中医治痰，大体上把痰分为热痰、寒痰、风痰、燥痰、湿痰5种。热痰色黄而稠，也称干痰，不易咳出，可用天花粉、瓜蒌予以稀释；同时，用清凉之药如生石膏、黄芩、连翘、知母等对治。寒痰较清薄、不稠不浓，宜选温热之半夏和姜桂，使寒痰自去；风痰很黏稠，牵丝很长，吐在痰盂中，不久会现一层膜，则宜加贝母和天竺黄。燥痰很干燥，每有干咳，咳很久又不易咳出痰来，就要先用润法，选天门冬、麦门冬、女贞子、玄参、生地、石斛等以润燥，很快，痰也就吐出来了。湿痰多滑，吐时不多又常有，临床以理中汤或参苓白术散主之。另凡芳香、辛散类药物均可开肺气助化痰，如瓜蒌、藿香、紫苏、陈皮、枳壳、檀香、蔻壳、砂壳等。

四、诸湿肿满，皆属于脾

脾（胃）属土，主承载运化，湿阻碍运化，故伤人脾胃。表现在外面，即湿在肌肤称为肿。如脸肿、头肿、脚肿、四肢肿等。另有一种气肿，就称为胀，临床上，应注意分辨。满是指留满痞塞，即现在说的体内积液的情况，如肝水肿、腹水肿、胸水肿、肠水肿等。无论哪种情况，都要考虑脾脏的运化功能。

（一）既肿又满

肿满表现为既有脸肿，又有四肢肿。临床对治，腰以上肿满，当发其汗；腰以下肿满，当利其小便。发汗用麻黄汤；利小便以白术、泽泻、茯苓、薏苡仁为主。肿满齐来，当以胃苓汤合五苓散主之，并注意不用克伐脾胃的药，以土镇水，固守中气。临床上，应注意辨别四脏影响脾脏的情况。

1. 肺位病影响到脾脏。陈寒袭肺，比如咳嗽、哮喘、呼吸困难，会直接影响肺的功能，心为君主之官，肺为相傅之官（君主的宰相与老师），肺影响心脏，使君火不宣明，致心阳虚损，临床出现心气衰败的症候，现代医学称的"肺心病"也就形成了。前文"诸气膹郁，皆属于肺"，是肺脏氧气交换不利，形成肺气肿。到影响心脏时，若心脏本身血液循环不好，心脏会变大，尤其是右心房变大，直到如茄子形状。心衰使心阳不足，不能治水与化水，导致胸腔停水、积液，而使肝脏瘀血，子盗母气，心衰使肝（母气）衰，使肝脏肿大，肝实克土，终于导致脾脏肿大。同时因心阳不足，导致肾无力化水，患者小便会变少，反过来又加重"肿满"。这是肺影响脾，导致肿满的情况。临床对治的关键，是补命门的火利下焦的水，补火选肉桂、附片；分水选猪苓、泽泻；临床均可合小青龙汤化裁使用。

2. 心脏病影响到脾脏。临床特征是脚手四肢先肿。心阳宣通之力不足，不能温脾，致运化不利，而四肢属脾，自然会出现水肿。临床以四君子汤加附桂主之。

3. 肝脏病而致的肿满。特别是肝硬化腹水，特征是四肢消瘦而肚腹肿大，木侮土的情况，古称蜘蛛鼓。治法见第三门第五卷相关章节。

4. 肾脏病导致的肿满。肾气不升，导致心阳不降，会首先出现脸肿的情况。治法见第三门第五卷相关章节。

（二）只肿不满

只肿不满，属于气肿一类。如上打呃、下排气，不打就肿得厉害的情况。临床以香砂六君子汤、香砂理中汤主之。另外打臭呃、排气味重的情况，临床以平胃散、神术散主之，另加帮助消化的药。

（三）皮下水肿

皮下水肿多源于脾虚，下肢肿、脚湿气肿，鸡鸣散是特效；膝关节肿，四神煎效佳；另可以五皮饮（茯苓皮、大腹皮、陈皮、生姜皮、桑白皮）主之，还可加五加皮，共奏除湿、宽中、理气、利水之功，消皮下水肿很好，这是古人以皮治皮之理法。若有全身性皮肤水肿，不论风邪还是火毒，均可以麻黄连翘赤小豆汤主之，其他随症加减。内之桑白皮、茵陈蒿既能发汗，又能除湿利小便，对各类皮肤水肿，效果都很好。

另有疮疡肿，一般用辛凉解表之法治之，选荆芥、薄荷、牛蒡子、蝉蜕、防风、麻黄解表，临床有红、肿、痛、烧者，加忍冬藤、连翘、紫花地丁，甚至三黄解毒汤。在疮疡未溃时，通过辛凉解表、清热泻火，疮疡之肿也就消了。

五、诸热瞀瘛，皆属于火

瞀指昏闷，表现为眼目昏花、神志不清的症候；瘛指邪热伤神而至神志不利的症候。

心为火脏，在正常情况下，心为全身输送热能，因血中藏气（氧气），而气中又含血，血液把人体元气输送到全身。但凡心衰，人体全身都会缺乏能量。心又主神明，心力不足则耳不能听、眼不能视、舌不能尝、脑无以明，肌体会无力，脏腑会痿软。

热在血分为火，但火应保持少火，若壮火即会失气，从而产生大烧大热。临床上各种症候的热，多是心阳有余（心阳不足，则表现虚寒证候）。故不论是热性传染病还是脏腑病变，火气有余都应清心火。所以，银翘散内有连翘、栀子清心，知柏地黄汤有知母、黄柏清命门之火，并且通过水去克火，所以临床疗效均好。

六、诸痛痒疮，皆属于心

所谓热甚疮痛，热微疮痒。疮是生长在人体皮肤上的痈、疔、疖、癣等；痒是皮肤的瘙痒现象。不说火而说心，是指明还有心理因素。如同样的痛痒，不同时间不同人，反应就不一样。而凡心因性疼痛，调节心脏功能疗效就很好。

一般而言，痒疮都离不开人体血分，因血行不畅，则必有痒疮。临床上，凡痛都是实证、热证（痘为虚证、寒证）；再小者为疔，称疔毒或疔疮；结是肿块，如皮下硬结等。另外有疥、癣等，多有奇痒。还有瘀血而致的痛等。对治之法，或治热，或疏风，都必然涉及血的问题。

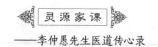

另有附骨疽、骨结核之类，则都属阴证，不同于疮痒，要注意区别。

七、诸厥固泄，皆属于下

厥是手足逆冷，固是不通不化。如大便固即是不通，并有痞满燥实坚的情况；小便固是排小便困难，胀满不通而成癃证（另有闭，是闭塞不通，两者有区别）。泄是指大便泻下或水注，或小便不禁（自流）。下指下焦，包括肾、大小肠和膀胱。故凡治诸厥固泄诸证，应首先考虑肾、膀胱和大小肠的病变。如固证，仍分虚实。固证属寒，则用热药温化，此时大便秘结，应用温下之法。若固证属热，则用芩连、硝黄泻下。若肾、膀胱有寒，则宜用温阳之法；若有热、有炎症，则用清利之法，选车前子、木通、瞿麦、萹蓄、滑石、茅根等。但凡虚证泻下，则宜用补中益气汤为基础方；而命门火衰，出现五更泻等，则宜用四神汤（肉豆蔻、补骨脂、五味子、吴茱萸）为基础方。此外，由阴寒产生的固，是说明肠功能已极度衰弱，则应选大黄附子汤加姜桂。遇患者体质虚弱，还应再加人参、黄芪、当归、白芍。

另有小便不通、小腹膨胀而成癃闭之症也是固。如果表现为寒证，归于肾阳不足，可用桂附温化，临床以五苓散加姜、桂、附主之，使之温化而通利。又有清气不升、浊气不降引起的固，则需运脾、补肺气，故可用补中益气汤为基础方。而痔疮病人手术后小便不通，则可选针关元、中极、膀胱俞、三焦俞等，或加太乙熏气法针灸并用。

八、诸痿喘呕，皆属于上

痿指痿软，可分皮痿、肌痿、脉痿、筋痿、骨痿5种，故称诸痿；喘是气紧，呕指呕吐。具体说来，有物无声称吐，有声无物称呕，有声有物才称呕吐。凡这类病，病根都在上，即膈以上的腑脏，更上为脑。如痿症，最常见的是脊神经、脑神经发病，脾胃则表现为太阴受病，肠胃为阳明致病。喘是肺部疾病。而呕吐则是食道与胃受病。均宜从上论治。

九、诸禁鼓栗，如丧神守，皆属于火

禁栗，指手足握固、牙关紧咬；鼓，敲下巴，鼓颔也；栗，寒栗，手脚颤。鼓栗，则是指颤抖的现象；如丧神守则是说如抽风、晕倒之类神志不清的

证候。这都是火气有余而热极生风的现象，故都宜清心火，临床选栀子金花汤为基础方。而癫痫病等，动多为阳，静多为阴。对应火证，动相居多，治以清心、柔肝、息风、解痉之法。临床应注意与帕金森病相区别。

十、诸痉项强，皆属于湿

项强，是指颈项僵直、转动困难的情况；痉本身也是一种僵硬的现象，有在肌肉的，有在筋的。

这里，值得说明的是，湿气可以致痉。但并非所有的痉证都属湿。临床上，有因风与热致痉的，有属寒与湿致痉的，如热性传染病中的脑炎、脑膜炎，以及破伤风等，也会出现角弓反张的情况，就是属于风与热的。《金匮要略》另外提出了"宜下"的治法，也不全面。若宜下，选用大承气汤之类，应是对治热病所致的症候。另外，湿邪上受，逆传于肝，也会出现角弓反张的情况，这时反而不宜下，而宜清。有表证，则宜解表。若有里热，则宜清下，选甘寒、苦寒之药。痉病亦不止于温病，若因寒病而起，则又宜于温化了。

若单纯的湿证比较好办，以除湿利水之法主之，仍分病情的虚实和病性的寒热。寒邪亦能致痉，如颈项的僵硬即俗称落枕，是因为肌肉感受风寒而致痉。此时，有汗用葛根汤去麻黄，无汗用葛根汤全方。

十一、诸逆冲上，皆属于火

逆是不顺，指气上而不下。临床上，若逆于头，会有头暴痛；逆于目，有眼睛胀痛；逆于耳，则有耳鸣、耳闭塞；逆于脑，有头鸣、头涨；逆于食道与胃，会有呕吐；逆于肺，会有喘满等。冲上，即从下边冲向上边，比逆的症状更明显一些，比如感觉热气直冲头脑、眼目、耳朵等。

此条尚有缺失，因为诸逆冲上，并不完全属于火，也有属于寒证的。但凡寒证，鼻、口水润，脸色清润，一般都可加干姜、肉桂、附片，同时也可加潜阳的药，如龙骨、牡蛎等。临床上，比如阳气将要暴脱者（戴阳证），会有面部发红、耳鸣、耳闭、眼胀等，投以干姜、肉桂、附子加潜阳之品，引火归源，这些症状也就消失了。有肝寒引起厥阴头痛的，以吴茱萸汤主之；若胃寒引起呕吐的，可用温胆汤主之；气逆冲上、气喘又气不归根的，以人参甘草干姜汤加五味主之。

临床上，热证引起的往上冲逆的症状，才真正属于火。这时，患者的皮肤都比较苍老粗糙，而不现娇嫩、粉白，唇色很红，若有呕吐，无论吐血还是吐食物，多呈喷射状，若吐血，则血腥气较浓；吐食物，则腐气很严重。患者自身感到燥热，不愿穿厚衣、盖厚被子，每卧，多手脚外伸，并伴有大便干燥；摸其腹部，则腹肌很有力。这时，凉膈散、大承气汤、小承气汤、调胃承气汤等内有大黄的汤头，均可选用。要简单，则选栀子金花汤（三黄解毒汤加大黄、甘草）主之。

总之，脏腑病变中，凡因肝阳不潜而致的高血压、脑充血等，即宜以平肝潜阳、息风之法治之。中暑的冲上，有头部涨痛等，就宜以清泻阳明之法治之。而呈喷射状的呕吐，就有冲脉不调的原因，冲脉上通胸面，下达"海底"而利于阳明，故对治应从肠胃下手。至于因火性炎上，而选择清下之法，又是取水的润下功能了。

十二、诸胀腹大，皆属于热

胀指胀满，属于自己的感觉；腹大是外边能见的症状，诸如气鼓、水鼓、血鼓等，往往又有虚证，寒证。凡这类病，相对以肠道热证居多，物理上的热胀冷缩也适于人体。如六淫病中，凡产生胀满、肿大这类症候，多属热证。从更广泛的意义上说，外边的各种疮症，现红、肿、痛、烧各类症候，也都离不开胀满，并且都属热证，均宜以清热、泻火、解毒之法对治。

此条也不全面，寒证仍有不少"诸胀腹大"的病症，只是腹肌较软。虚证的"诸胀腹大"，有大便溏泻、小便清长的，也有大便秘结的，但唇色与指甲的颜色都显淡，其纹理细而白，皮肤显娇嫩。这种情况，不论是自己感觉胀满还是别人能见的腹大，均不宜用凉药；若寒证又兼大便秘结，更不能盲目用下药，而应以温中健脾为治，选异功散、香砂理中汤、香砂六君子汤等为基础方，随症加减，才能达到药到病除的效果。

临床上若有肿胀腹大而兼泻痢，或兼小便不利，或兼小便失禁，也都不仅仅是单纯的热证，均宜仔细辨证。

临床上，凡单纯的热证，患者的皮肤都显得苍老，嘴唇往往深红而干燥，舌纹亦粗，舌色甚至老红，爪甲也呈红色，这种情况，大承气汤、小承气汤、调胃承气汤都可随症加减选用。

十三、诸躁狂越，皆属于火

躁，指躁动不安；狂，是狂妄，乱跳乱说，无理性；越指能超常规翻越障碍且不知避险。这里值得说明的是，临床上的"躁"症并不都属于火，一定要注意区别。比如少阴证阳气将脱的时候也有"躁"症，属于阴躁。患者将要亡阳之际，头部、面部会发红，会坐卧不安，且心慌狂躁，愿意睡在地上，但又手冷过肘，脚冷至膝，此时，一旦错判为火证，对症凉药，一定枉送患者性命。这是需要特别留意的。

若阴躁，临床上患者虽然头部、面部发红，但不口渴亦不想喝水；脉诊表取有脉，而中取、沉取无脉，这是阳气浮于上、越于外，而将要发生暴脱的情况。这时，必用大剂量参附汤或大剂量四逆加人参汤急服，此时，若患者服药即吐，则可加猪胆汁或童便。值得说明的是，猪胆汁和童便都是凉药，这是景岳八法中的因法，寒因寒用，热因热用，热药不进用凉药引，是要找到相互认同与沟通之处。为《周易》"同声相应，同气相求"之理；亦兵法用"间"之理。

阳躁对应阴躁，就真正属火了。临床上，患者唇色老红，舌色深红，舌苔或黄或黑而干，鼻孔干燥，嘴唇干燥甚至脱皮，皮肤粗老（阴证是清润而嫩），手脚或冷，但爪甲必然色红，对治这种阳躁，就要大清大下，黄芩、黄连、黄柏、栀子可上齐。若高热不退，手脚或全身有汗，现白虎汤证，则应加生石膏、知母；若大便秘结，还可加大黄、芒硝。

临床上，凡阳躁阳狂，都比较容易治，善后也比较好办，而阴躁阴狂，治疗和善后都更困难。故凡阴躁阴狂，必须及时回阳，选白通汤或四逆加人参汤，必要时用鼻饲，使患者的脉，由寸脉、关脉到尺脉，由浮到中到沉三部慢慢现齐。但凡患者突然之间脉浮洪，而重按又无脉，或寸脉洪，关脉、尺脉不显，则是死症了。所以，总结起来，过去研究《内经》注《伤寒》诸家，或说阴躁阳狂，或言阳躁阴狂，抑或阳烦阴躁或烦属心而燥属肾，都不够全面，因为阴阳都有躁，都有狂，而一旦有烦有躁，都涉及心、肝、肾三经而不是单纯的一经。

还有"越"。越指登高而歌，弃衣而走，不知羞愧，不避亲疏，为阳明腑症，也分阴阳。凡阳证，患者的力量很大，能很快爬很高，不怕也不累。阴证不同，患者没什么力量，一碰就倒，属寒证。所以，不辨证施治，以此条为

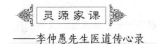

例，只机械照本宣科，方向会有错。

临床上，凡阴颠，亦即"越"的阴证，可选鬼眼穴行灸。另可选用逍遥散、归脾汤、天王补心汤等为基础方随症加减。凡阳证患者，练习脐轮灌注、数息法等内功都会有效；但关键是心病还需心药医，应该选用相应的心理治疗方法及时对治。而但凡偏阴的患者，一般宜以动功锻炼为主。

十四、诸暴强直，皆属于风

暴指暴发性疾病，突发强直，突发晕倒、暴发性耳聋等；强直，是指躯体四肢僵硬和不能弯转、转折的情况，多因肝风而致。临床上，宜用息风解痉之法。若外感风邪，则宜用疏风镇惊之法；凡热证，当用清热、柔肝、养筋之法；凡寒证，则用温筋散寒之法；但凡实证，则可泻下，或温泻或寒泻，用标本兼治之法。

十五、诸病有声，鼓之如鼓，皆属于热

有声音的疾病有哪些呢？如肠鸣之声、哕气之声、急性肠胃炎的腹泻失水之声、呃逆之声，还有肚腹肿大敲起来如鼓声等，按现代医学通行的说法，即有炎症。或肠胃或横膈，多属热证，当清当下。另有水停肠间，辘辘有声，属痰饮病，当以温药和之。

在胃，即是胃炎，有胃痛、胃胀、哕气、呕吐等临床症状；在肠，即是肠炎，有腹痛、腹胀、泻痢等；在横膈，即横膈膜炎，导致呃逆等。证治可清、可降、可下。若热性病晚期出现呃逆，说明阳气将绝，又当大补元气而不能一味清热了。另有霍乱失水，致使电解质紊乱而产生酸中毒，也会有呃逆，甚至痉挛的，仍有阳证和阴证两种情况，临床要透过假象，看到本质。

热证中的实证，宜凉宜泻；有积食者，宜消宜利。但若虚证，一定要注意与实证区别。实者鼓之如鼓。但若虚胀，则一定腹肌软；若有热，也多因积食而发热。故宜清宜补、帮助行气、帮助消化，临床上可选宽中理气的四君子汤、六君子汤、异功散等为基础方。

十六、诸病胕肿，疼酸惊骇，皆属于火

胕，狭义指脚背，广义说全身皮肤。肿是水肿，疼指疼痛。酸即似痛非

痛。惊指突然间的神志动摇，如感外界影子、声音，表现受惊的情况。骇是肾虚而恐，指害怕，特别是事后的害怕。诸种病症，对应神志病最为恰当，均属心火有余，都宜清热泻火。但也有不属火的，如风寒湿引发的人体各种痹证、心脏病引起的肢肿、肾病的脸肿、痛风的疼酸等。

临床上，常见的脚气、痛风和各种痹证，表现出胕肿、疼酸等症候，往往因拖得久了，水行不利使血行亦迟，很多古方效果都不明显，我们在临床中发现古方中的鸡鸣散效果很好。所以，对治这类病，简单的方法，是以鸡鸣散为基础方（其方以苏叶、吴茱萸、桔梗、生姜、木瓜、槟榔为主药），气虚合四君子汤；血虚合四物汤；实证水不行，可合五皮饮；夹湿宜健脾渗水并利胆，选加苍术、白术、茵陈蒿；血不行，可合桃红四物汤；若火甚，可合三黄汤或加味知母、黄柏，效果都很好。若遇痛风、痹证等有下肢红、肿、痛的情况，则宜加味二妙散（苍术、黄柏），临床上，都能获得满意的效果。

十七、诸转反戾，水液浑浊，皆属于热

转指扭转，是肢体摆不正，或能伸不能屈的现象。反指角弓反张。戾（形如门户下的狗）是说肢体能够收缩而不能舒张。这类病，多见脑炎、抽风等，均属热证，因热极生风，风乘火势，火借风威，风火交织，成诸转反戾之症。应用清凉之法为治。

水液浑浊的情况就较多了。如大便泻下浑浊，有脓液，有腐臭；小便不清利，或带脓或带血；唾液腥臭或痰稠、有黏液、有腐臭等，都属热证。

临床上，肠胃炎凡泻下水液浑浊，就一定是热证；就决不能用理中汤止泻，马齿苋、铁苋菜、地锦是特效，也可用三黄解毒汤止泻。若有发烧，宜用葛根芩连汤。若因暑邪而致的吐泻，可以四苓散合六一散主之。腹有胀大时加木瓜，脾虚加白扁豆、白术、车前子，有饮食结滞加山楂。

1945年，李仲愚先生对治四川彭州霍乱症，即根据易学和《内经》思想加上对病机十九条的参悟，将霍乱分为阴霍乱、阳霍乱和阴阳夹杂霍乱，辨证施治，取得了非常好的效果。这是中医哲学指导临床的高妙之处，若一味强调现代仪器检查，则霍乱病菌是一样的，就容易使我们思维停留于形而下，无法接受形而上哲学光辉的指引，从而步入机械唯物论的歧途，直接降低临床施治的效果。这是中医道法术统一的重要特征。

（一）阴霍乱

凡手足厥冷，大吐大泻，而吐泻之物清冷、无腐臭，归于阴霍乱，以理中汤、附子理中汤或理苓汤主之。

临床上，阴霍乱症状较轻者，以理中汤主之；若清冷严重而脉危者，此时，患者手冷甚至到臂膀，色现青黑，俗称"抓钱纸手"，当以附子理中汤主之；有属于阴霍乱而小便短少，甚至点滴亦无者，以理苓汤主之。

（二）阳霍乱

凡没有手足厥冷，而吐泻之物现腐臭、酸臭而色泽浑浊者，归于阳霍乱，以四苓散加滑石、木通、木瓜、白扁豆治之。

（三）阴阳夹杂霍乱

凡阴阳夹杂，错综复杂的，以术苓汤（神术散加四苓散：厚朴、陈皮、藿香、砂仁、甘草、白术、猪苓、茯苓、泽泻）主之。临床上，有因失水而腿肚子抽筋的，不论阴霍乱、阳霍乱还是阴阳夹杂霍乱，都可加木瓜（通肝经），以直接消除抽筋、转筋的情况。

十八、诸病水液，澄澈清冷，皆属于寒

此条与上条"水液浑浊"对应，此处从略。

十九、诸呕吐酸，暴注下迫，皆属于热

呕是有声无物，吐是有物无声。这里的呕，是形容想吐的样子。这里的吐酸，不是胃部冒酸，也不是急性胃肠病患者吐酸臭的东西，而是患者自己感觉有酸臭的气味，多为留饮中焦，湿多生热，木从火化的情况。"暴注"，是指"哗哗"地泻；"下迫"，即是里急后重。临床上应该注意，这类症候，绝大多数都是热证，不要以为下泻即为寒，若误判为寒证，方向就错了。

临床上，常见有一种吐酸，是患者自己感觉明显，但别人闻不出来，这种情况，则属于寒证。李东垣说："呕吐酸水者，甚则酸水浸其心，其次则吐出酸水，令上下牙酸涩不能相对，以大辛热剂疗之必减。"临床对治，一般可选吴茱萸汤（吴茱萸、人参、大枣、生姜）为基础方，以吴茱萸温肝，以人参大补元气，以生姜温胃和脾，以大枣补脾补中，随症加减，效果都很好。

临床上，肝胃虚寒也会引起吐酸，临床有口吐白沫并伴有虚寒头痛，这

是因为厥阴经上于颠顶，所以肝脏的虚寒可以引起头痛。临床以理中汤主之，随症加减，如乌贝散，效果都很好。与此症相近，有一种胃部反酸和冒酸的症候，因为肝实脾虚，肝木侮土。临床有胃痛而无头痛，属于慢性胃炎，现代医学称增质性胃炎，有胃壁变得肥厚甚至胃壁水肿的现象（与增质性胃炎对应，即所谓萎缩性胃炎，是胃部黏膜萎缩了，也有胃痛，但无反酸）。对治之法，选理中汤为基础方，随症加减，也有良好的疗效。慢性胃炎，到胃部有烧灼感，说明已有感染，就应以黄连理中汤对治了。而烧灼感更为明显与严重的，则可改用干姜黄连黄芩人参汤了。

临床上，与"暴注"相连，一般是肠炎，有热证和寒证两种。凡大小便浑浊而带腐臭，便是热证。凡大便清凉而无腐臭、无酸臭，则是寒证。遇寒证，一般可用理中汤为基础方；而但凡有小便短少的症候，则应当改用理苓汤（即理中汤与五苓散合用），理苓汤一上，患者的小便迅速增多，大便也就干燥了。所以张仲景总结说："理中者，理中焦；如痢在下焦，赤石脂、禹余粮主之；腹痢不止者，当利其小便。"用现代白话说，就是通过利小便，达到实大便的目的。

临床上，"下迫"往往属于热。因里急后重说明患者直肠有肿胀，这时，可选芩连葛根汤为基础方，加味桔梗、杏仁、紫苏、青蒿开其肺气，或加葛根升阳等，临床效果都非常显著。值得说明的是，肠炎有"下迫"，痢疾仍有"下迫"，而且比肠炎程度更重，仍然不仅是热证，而是寒热二症并有，都宜仔细辨证。

综上所述，病机十九条不论全面或不全面，最可贵之处，是对人体疾病的证候群象，从风、火、暑、湿、燥、寒六淫气运入手，于脏腑疾病的辨证与循证，作了专门的归纳与总结，这恰恰是《周易》理、气、象、数互见互融的敷演。

第三门　形色者象

——妙识医道的证量

题记：大象光色，互融互摄，既是理的主宰，又是气的流行，更是数的对待，故范围天地之化而不过，曲成万物而不遗。天地时空，隐显生灭，而太极五行之圆却从不偏倚（倚靠、倾斜）。医家应之，即保任中气，规正偏颇倾斜而已，如右斜能规正左倾，而左牵即正右偏；内敛能改正表虚，疏散可开解表实，均得效。

《周易》经传中有四十处提到"象"。如《系辞上》有"在天成象，在地成形""圣人设卦观象""是故吉凶者失得之象也，悔吝者忧虞之象也，变化者进退之象也，刚柔者昼夜之象也""是故法象莫大乎天地，悬象莫大乎日月""圣人立象以尽意"；《系辞下》有"象也者，像此者也""爻象动乎内""象事知器""八卦以象告""象其物宜"等。象有卦象、爻象、物象、天象、象征等义，都离不开形色。象的范围，就包含了宇宙虚空中无量无数的星系，无量无数的世界。世界上的山河大地、林泉人物，乃至一切飞、潜、动、植、鳞、羽、裸、毛、甲、介等有情和无情的万物，或大或小，或隐或显，都是象。既济及未济展现出大千世界生生不息的景象，却又是有规律可行的。①

---

① 恩师李仲愚先生在传余方山易之际，借易象嘱曰："佛心清净故能含容法界，而众生因烦恼执着，只在六道之内生灭流转。但众生心体本具清净无染之如来藏，一旦彻见本性，自能包罗十虚，则诸佛自能在众生心内往来示现。如是，我在佛心中，佛在我心中，是心佛众生三无差别也。"这是很精到的。

第一卷　太极八卦之象

太极一元之气，动则生阳，静则生阴。阳长于东，阴长于西，阳极于南，阴极于北。最热的一天为最寒的一天开始，最寒的一天为最热的一天开始。昼长则夜短，昼短则夜长。阳者阴之所藏，阴者阳之所守。福兮祸之所倚，祸兮福之所伏，正复为奇，善复为妖，有无相生，长短相形，高下相倾，声音相和，前后相随。激湍之下必有深潭，高坡之下必有浚谷。有流行必有对峙，有对峙方显流行。故无阴则不显阳，无阳则不显阴。无恶则不显善，无善则不显恶。故回归太极，才能超越世间善恶。

易类万物之情，而莫不有所本。八卦大象即为易之本。重之得六十四卦，错综互变（人类万千疾病，即错综互变的显象），易象亦随时位而显现差别（正位、守位、达变之所以然）。唯深明本象，才能"穷理尽性，以至于命"（参《医易图谱》）。

从太极八卦的排列，可见造化之妙，万物相生相克、相反相成，不仅境象万千，而且发展没有止境。

第二卷　人体藏象

人体藏象，既指藏于活体内的脏腑器官，也指内脏器官的各种功能在外界的表现与表象。所以，中医的藏象，就有通过人体丰富的外部表征推导人体内部组织运动规律，进而确定"象""藏"之间相互关系的内在规定性。

《千字文》说"金生丽水，玉出昆岗"。《管子·地数篇》云："上有丹砂者，下有黄金；上有慈石者，下有铜金；上有陵石者，下有铅、锡、赤铜；上有赭者，下有铁……"说明当我们不能直接认识某一事物时，依据《周易》昭示的理、气、象、数等，可以间接地把握这一事物的内在联系与规律。如《素问·五运行大论》概括的："地者，所以载生成之形类也；虚者，所以列应天之精气也。形精之动，犹根本与枝叶也，仰观其象，虽远可知也。"

《素问·灵兰秘典论》曰："心者，君主之官，神明出焉。肺者，相傅之官，治节出焉。肝者，将军之官，谋虑出焉。胆者，中正之官，决断出焉。膻中者，臣使之官，喜乐出焉。脾胃者，仓廪之官，五味出焉。大肠者，传道之官，变化出焉。小肠者，受盛之官，化物出焉。肾者，作强之官，伎巧出焉。三焦者，决渎之官，水道出焉。膀胱者，州都之官，津液藏焉，气化则能出矣。凡此十二官者，不得相失也。故主明则下安。以此养生则寿，殁世不殆。以为天下，则大昌。主不明，则十二官危。使道闭塞而不通，形乃大伤。以此养生则殃。以为天下者其宗大危。戒之戒之。"

《素问·六节藏象论》曰："心者，生之本，神之变也。其华在面，其充在血脉。为阳中之太阳，通于夏气。肺者，气之本，魄之处也。其华在毛，其充在皮。为阳中之太阴，通于秋气。肾者，主蛰，封藏之本，精之处也。其华在发，其充在骨。为阴中之少阴，通于冬气。肝者，罢极之本。魂之处也。其华在爪，其充在筋，以生血气。其味酸，其色苍。此为阳中之少阳，通于春气。脾、胃、大肠、小肠、三焦、膀胱者，仓廪之本，营之居也。名曰器，能化糟粕，转味而入出者也。其华在唇四白，其充在肌，其味甘，其色黄，通于土气。凡十一脏，取决于胆也。"

《灵枢·本输》篇曰："肺合大肠，大肠者，传道之府。心合小肠，小肠者，受盛之府。肝合胆，胆者，中精之府。脾合胃，胃者，五谷之府。肾合膀胱，膀胱者，津液之府也。少阴属肾，肾上连肺，故将两藏。三焦者，中渎之府也，水道出焉，属膀胱，是孤之府也。"

《素问·金匮真言论》曰："东方青色，入通于肝，开窍于目，藏精于肝。其病发惊骇，其味酸，其类草木，其畜鸡，其谷麦，其应四时，上为岁星，星以春气在头也。其音角，其数八，是以知病之在筋也，其臭臊。南方赤色，入通于心，开窍于耳，藏精于心。故病在五藏。其味苦，其类火，其畜羊，其谷黍，其应四时，是以知病之在脉也。其音徵，其数七，其臭焦。中央黄色，入通于脾，开窍于口，藏精于脾，故病在舌本。其味甘，其类土，其畜牛，其谷稷，其应四时，上为镇星，是以知病之在肉也。其音宫，其数五，其臭香。西方白色，入通于肺。开窍于鼻，藏精于肺，故病在背。其味辛，其类金，其畜马，其谷稻，其应四时，上为太白星，是以知病之在皮毛也。其音商，其数九，其臭腥。北方黑色，入通于肾。开窍于二阴，藏精于肾，故病在谿。其味咸，其类水，其畜彘，其谷豆，其应四时，上为辰星，是以知病之在骨也。其音羽，其数六，其臭腐。"

人类是地球世界的高级灵物，其全身各部分的结构都很完美，不论是脏腑还是经络。以人体经络而言，它具备十二正经和奇经八脉。十二正经统率十二经别、十五别络（加虚里共为十六），管辖十二经筋和十二皮部。经络的根本在脏腑，人体的五脏六腑均按各自职责行事，开九窍，统肢体，营百骸，绝不紊乱。经络贯其中，神气行乎内，使人有思想、有知觉、有新陈代谢与生殖遗传，它不仅使自身的精、气、神很有条理、很有节奏地在身体内循行和灌注，而且还与自然界息息相关。因向自然界吸收营养（人与天地宇宙，本身存在生物电磁场的交通，这是中医气化学说的关窍），故与自然界合理交融；因适应自然和社会人事的交易、变易，又与自然和社会联成一个整体。它通过眼、耳、鼻、舌、身、意，感知色、声、香、味、触、法，完成个体与自然、社会的沟通与融合，以适应自然、社会的一切变化，这便是人体藏象的精要。

　　值得说明的是，中医以活生生的"人"为研究对象，人体脏腑功能的背后，是由"精""气""神"展现出来的鲜活的生命力。人死之际，人体经络的作用由此消失，人体脏腑的功能亦不再显现，人体的藏象也不再具有中医学的意义。

第三卷　中医诊断与人体藏象

　　诊即诊察，断即判断。中医的全部诊断过程，即依据易象原理，着眼人体藏象，参以理、气、数，通过人体外在表象，从而掌握人体病因、病位、病性、病情的过程。它既是中医判断人体疾病的关键，亦是中医治疗人体疾病的基础。所以，中医的诊断，既根植于理、气、象、数，又融会贯通了理、气、象、数。故落实到临床，是望、闻、问、切的互参与合参，这是"易与天地准，故能弥纶天地之道"的精义。

一、望诊与藏象

　　望诊是对患者生命气象所做的总体把握。《黄帝内经》所谓"望而知之谓之神"。如《素问·脉要精微论》说："夫精明五色者，气之华也。赤欲如白裹朱，不欲如赭；白欲如鹅羽，不欲如盐；青欲如苍璧之泽，不欲如蓝；黄欲如罗裹雄黄，不欲如黄土；黑欲如重漆色，不欲如地苍。五色精微象见矣，其寿不久也。夫精明者，所以视万物，别白黑，审长短。以长为短，以白为黑，如是则精衰矣。"接下来，《素问·五脏生成篇第十》云："五藏之气：故色见青如草兹者死，黄如枳实者死，黑如炲者死，赤如衃血者死，白如枯骨者死，此五色之见死也；青如翠羽者生，赤如鸡冠者生，黄如蟹腹者生，白如豕膏者生，黑如乌羽者生，此五色之见生也。生于心，如以缟裹朱；生于肺，如以缟裹红；生于肝，如以缟裹甘；生于脾，如以缟裹栝楼实；生于肾，如以缟裹紫。此五藏所生之外荣也。……凡相五色之奇脉，面黄目青，面黄目赤，面黄目白，面黄目黑者，皆不死也。面青目赤，面赤目白，面青目黑，面黑目白，面赤目青，皆死也。"这是以五行五色进行望诊的方法。还有从经脉变化观察病情的方法，《灵枢·经脉篇》曰："手太阴气绝，则皮毛焦。太阴者，行气温于皮毛者也，故气不荣，则皮毛焦，皮毛焦，则津液去，津液去，则皮节伤，皮节伤，则爪枯毛折，毛折者，则毛先死。丙笃丁死，火胜金也。手少阴气绝，则脉不通，脉不通，则血不流，血不流，则髦色不泽，故其面黑如漆柴者，血先死。壬笃癸死，水胜火也。足太阴气绝，则脉不荣肌肉，唇舌者，肌肉之本也，脉不荣，则肌肉软，肌肉软，则舌痿人中满，人中满，则唇反，唇反者，肉先死。甲笃乙死，木胜土也。足少阴气绝，则骨枯，少阴者，冬脉也，优行而濡骨髓者也，故骨不濡，则肉不能著也，骨肉不相亲，则肉软却，肉软却，故齿长而垢，发无泽，发无泽者，骨先死。戊笃己死，土胜水也。足厥阴气绝，则筋绝，厥阴者，肝脉也，肝者，筋之合也，筋者，聚于阴气，而脉络于舌本也，故脉弗荣，则筋急，筋急则引舌与卵，故唇青舌卷卵缩，则筋先死。庚笃辛死，金胜木也。五阴气俱绝，则目系转，转则目运。目运者，为志先死，志先死，则远一日半死矣。六阳气绝，则阴与阳相离，离则腠理发泄，绝汗乃出。故旦占夕死，夕占旦死。"望诊在具体分析判断以外，非常重视对人体精气神的总体把握，中国古代称为"望神"，其最高的境界，是"一会即觉"。一般人不容易办到，但应知其原理。从精神而言，是心神和脏腑精气盛衰在面部的表现，是爽朗还是昏蒙等。从气色而言，是面部及全身体表的色泽，所谓"神旺则色旺，神衰则色衰"。同时，但凡精气神未现衰象，面部皮肤尚有光泽，即使有病，也是新病。若已有衰象，而面部无光泽，则一定是旧病了。前往患者家中诊病，凡患者四肢伸开而睡，必是阳证；四肢蜷缩而卧，则是阴证。总之，医家应全面综合运用自己的文化修养，结合自己的人生阅历，全面提高医家自身的诊断水平。具体有看苗窍、观面容、望舌等法。

（一）看苗窍

眼、鼻、口、耳，为面部孔窍。

1. 眉与眼：眉毛属肝，而眼睛是肝开的窍。通过眼睛可了解人的性格，亦可诊断人的疾病。孟子说："有诚于内，必形于外。"关键看眼神正不正，神光足不足。是因为骨之精为瞳子，筋之精为黑眼，血之精为络，气之精为白眼，肉之精为眼胞，五脏六腑之精皆上注于目。

眉毛：凡有光彩而刚健者，说明肝气旺；眉清目秀者，说明肝阴足；眉粗的人，说明肝火旺。眉间印堂开阔，说明心量宽广。

眼睛：凡眼睛外鼓，或性格粗暴，或是甲亢病患者，或因近视而导致眼睛外鼓。眼瞳孔散大者，主肾阴虚；缩小者，肾阳虚。

"肉轮"：即眼胞，属脾。眼胞现青色，属木克土，表现为肝气不舒而腹痛；眼胞色黑为劳（劳心过度而失眠）；眼胞色赤为风（风热）；眼胞色黄，多小便困难；眼胞色鲜明，多肠胃积水。

"气轮"：即白眼球部分，属肺。白眼红，为火克金的现象，说明有肺热；白眼青，有肺寒；白眼细薄，则肺气虚；白眼粗糙而厚，说明肺内有水湿、有停痰；白眼长胬肉，或胬肉攀睛，则表明心火过旺；若有死血，说明火克金，表现为肺之津液、心之血液均被盗。

"血轮"："即内眦、外眦（内外眼角），属心。黑眼珠属肝，肝气衰，则角膜无光；肝有火有湿，则角膜不光不平，或生"翳"。角膜之内，即瞳孔周围一圈，叫虹膜或虹彩，能缩能放，虹膜属肝又属肾。这是肉眼便能观察到的，中医称为外障病。

眼睛再往里，则要用检眼镜才能观察明白。虹膜后面的晶体属肝肾；脉络膜属心；视网膜属肝（能辨形态与颜色）；最里层的视神经属肝，称目系，连接脑髓入脑，出于项中。瞳孔里边的疾病，称为内障疾病。内障病，难以用肉眼观察，但患者知道，也可借助中医诊断和现代检测手段知道。

凡急性病，且眼正圆，则必抽风，多见于脑炎、脑膜炎；凡精神病而眼正圆，病人就必然发狂。病人脱阴，则眼睛会完全失明；病人脱阳，则必有幻视幻听；临床上，二者均有说胡话的情况，如烧热病说胡话一样。

2. 鼻：鼻梁至眼间属肝，鼻准属脾胃，鼻孔属肺，印堂属心。

鼻孔分阴阳,凡鼻孔内润湿色淡者,必是阴证;凡鼻孔干燥色黑者,则是热证。凡两鼻孔翕动、呼吸困难者,是肺气将绝的现象。

3. 口:上边有沟处为人中,通任脉,属肾。人中宜深而长,凡人中满,必肾气衰。

嘴唇属脾胃,胡须属肝亦属肾。凡肝肾旺则胡须有光彩(须白亦现白光)。嘴唇以红润为正常,其肌肉纹理应不粗不细。凡细嫩,则脾胃弱;凡粗糙,则肠胃有热有结食;润泽如水泡肿者属虚寒;唇色深红、老红(如牛肉颜色),均属肠胃积热;唇结痂而干燥,多见大便干燥秘结,肠胃津液不足;如发烧者,嘴皮亦会结痂。唇不宜太薄,薄是虚;而太厚则有停痰或有结热。嘴唇裂口多由胃热引起。若唇缩,必然脾胃气绝。若唇黑,多心病。

4. 耳:人的五脏,都与耳紧密相关,肺主感音,脾主贮音,肝主传音,肾主听音,心主辨音。听不清,是肾气虚;听不能辨,则心气虚。凡耳轮厚润者,说明心肾之气旺。耳宜红润,若变黑主肾阴亡,变白主肾阳亡。耳垂折纹深,则主心病;耳变干变薄,主预后不良。

(二)观面容

一看面部颜色。夏季对应赤色;若夏见青黑之色,说明脾胃气损;春季对应青色,若春现白色,说明是金克木,此时轻病会转重,重病则转死;秋应白,忌红(火克金);冬应黑,忌黄(土克水),这是五行相克的表现。

泄气与盗气。如春天对应青色,若现红,必肝气虚,不得已盗用心气;夏应红而现黄,说明是心、小肠把脾胃之气盗去了;以此类推,如秋现黑,冬现青,称母盗子气,都是不好的现象。

二看颜色聚散。若聚在额,则心有病;聚在左颊为肝病;聚在中央为脾胃病,聚在下部为肾病,聚在右颊为肺病。

三看精神。《素问·宣明五气篇》云:"五精所并:并于心则喜,并于肺则悲,并于肝则忧,并于脾则思,并于肾则恐。"医家能仔细辨析,当即能通过精神面貌察明五脏疾病。还有"心为汗、肺为涕、肝为泪、脾为涎、肾为唾"的体液病法等,都是运用五行原理观颜色的方法。

"三停"观面容也可。上停为阳,中停为半阴半阳,下停为阴。由此,可判明邪在表、在里或是在半表半里。

《黄帝内经》对望诊的论述非常翔实,但临床运用较难掌握。若能以五行五方为根本，筑基渐进，还是可行的。

（三）望舌

望舌即是舌诊。舌为心之苗，五脏六腑的病变，在舌上都有相应的表现。舌诊主要有苔、质、色、形4个方面内容。

1. 舌苔：舌苔为舌上污质，如地上之青苔，重点表现气分和卫分的病，即人体六腑的病。正常人的舌苔呈红润之色，而隐隐带白色。若有薄白苔，就说明有表证了。病情较轻时，病人有恶寒、头身痛等；但若病情转重，会有身痛、发烧的症状。这时，就要分辨是风热还是风寒。若化热，舌多见深红、老红，嘴唇也现红色，这时，就必然有持续烧热的情况。若化寒，则有嘴唇苍白，舌浅红而润的情况。若化热，会有咽喉肿痛的情况，相当于伤寒的太阳病和温病的上焦病。此时病邪未解，则病情会加重，白苔会逐渐变厚，如舌上堆了一层米粉。这时即成半表半里之症，病人会出现口苦、两侧头痛，胸胁满甚至耳聋的情况。到白苔变厚再变干，有如舌上堆白沙，就称为沙白苔，说明上焦已经热极，要用白虎汤或三黄汤主之了。沙白苔不解，舌苔会变黄，说明热邪已入患者的肠胃，此时轻症要用白虎汤，重症要用承气汤，大便秘结要下。黄苔不解，就会往灰色转化，说明热邪更重，已进入患者的肝胆，这时宜大下大凉，同时要养阴。病人饮水困难，可用养阴药煎水或各种水果汁进行鼻饲，使患者血液清净，以保证大脑的清醒。凡色灰而水润，属寒证，必用干姜、附片；色灰不润而干，属阳证，必用大黄、芒硝。到灰苔不解，会转成黑苔，病人就会有神昏、谵语的症状。黑而湿，属寒证，多为肾阳受损；黑而干，属热证，多为肾阴受损。这便是薄白苔、厚白苔、黄苔、灰或白灰苔、黑苔的转化过程。而患者舌如镜面，完全无苔，则属中气衰败。

2. 舌质：舌质为舌肌，主要表现营分和血分的病，也即人体五脏的疾病。诊舌质的关键，是辨明病情的虚实。凡虚证，舌肌很细嫩。凡实证，舌肌很粗糙。

3. 舌色：根据舌色、舌质、舌苔的总体颜色，可判明患者病性。

红色：凡淡红或红润，表心阳不足，应补心阳，用桂附等；若因血色素低，则要补血；若现深红色，说明心经有热，当泻火，用栀子、连翘、三黄等；红而干，说明心阴不足；红到起红星点，就说明心及心包均热，故宜凉下。

青色：凡舌色现青色说明是肝经有病。色青而细润则肝阳不足，当温肝。

若舌色青而干燥，则属肝阴不足，当养阴柔肝，选生地、女贞子、赤芍、枣皮、麦门冬等。舌下筋现青黑，多有瘀。色青而粗糙属肝实，则多有实性病变。

白色：说明病在肺。若病人吐血、衄血、流鼻血等，舌色会迅速变白，此时，若胃口好，可用阿胶等药止血；若胃口不好，可用建中汤、养营汤、八珍汤、十全大补汤等，同时注重后天脾胃，失血之虚证会很快消除。若因肺部虚寒而导致色白，则要用温肺之法。

黑色：说明病在肾。凡黑而润，说明肾气衰，临床以回阳救急汤主之，伴有呕吐可加陈皮、半夏；凡色黑而干燥，说明肾阴不足，选知柏地黄汤、甘露饮主之；养阴可加石斛，补肝可加枣皮，肝肾同补可加桑葚、楮实子等药。

黄色：说明病在脾。有脾胃积热而致黄的情况，用清凉解热之法对治；但若有胆道急性炎症，出现黄疸性发黄，则以茵陈汤主之。凡阳性发黄，以茵陈汤合三黄汤主之；若阴性发黄，则以茵陈汤合姜桂附主之。若因湿盛引起的舌黄，在半阴半阳之间，用茵陈五苓散主之。

4. 舌形：舌形主系统，说明病位。凡舌形细而长，说明病在肝；凡胖而圆，说明病在脾；凡大而方，说明病在肺；凡下小上大，说明病在肾；凡下大上尖，说明病在心。舌两边多齿痕，则脾经受损。

此外，舌短而现青色，则肝肾虚寒；色红，其形细而长，则肝有热；色白，其形细而长，则肝有寒。

另外，舌诊亦可分上中下三部诊病，上部（舌尖）表上焦对应人体心肺；中部表中焦对应脾胃；下部表下焦对应肝肾。

古人也有将五行原理用于舌诊的。面对患者看，即：舌尖部分为南方代表心，属火；中间部分属土，代表脾胃；上面即舌根部分属水，代表肾；左边金，代表肺；右边木，代表肝。如舌尖红，说明有心热；舌中部位淡白，说明脾有湿；舌中部有裂纹，说明脾经运化受阻；舌根部分干，说明肾水不足；左边部分白，说明肺有寒；右边部分红，说明肝有热。

此外，还有如望指甲，以甲色红润为正常；色深红，多有肝火；凡白色表失血。再有望皮肤，即视其有无瘢、疮、痈、疽等随机之法。

二、闻诊与藏象

闻诊的重点是通过耳朵听，如《素问·宣明五气篇》云："心为噫、肺为咳、肝为语、脾为吞、肾为欠为嚏，胃为气逆，为哕……"通过听闻掌握并辨别痰鸣喘咳、言厉言衰等，歌曰：

言微言厉肾衰根，谵语失语狂乱昏；

阴呃痰鸣非吉兆，声音变就恐离魂。

言微：语言细微无力，属虚证。言厉：声音很大，乱吼，属实证。谵语：乱语，必大便干燥，属阳证，需大清大下。

闻诊，除听闻言语、声音、呼吸，还有用耳朵听患者背上声音及心脏跳动的办法，临症也很准确。若病人胸中有积水积血的情况，敲触之声即很实在；若只是积气，则一定现空声。

闻诊还包括嗅气味。如实证燥热者，往往舌干、唇干，并伴有口臭。热证的臭味带腐烂气味。病在肝者，多有臊臭；病在心，有焦臭；病在肺，有腥臭；病在肾，有腐臭；病在脾胃，有粮米炒热之气。但凡热证，大便均臭。而阴证的口臭，则有一种生肉的气味等。另有查大小便之法，藏医多用。

三、问诊与藏象

问诊即医家通过对患者及其亲属等进行询问，从而全面了解患者疾病起始、发展，特别是现状等情况，以判明疾病阴阳、虚实、寒热、表里的方法。《素问·宣明五气篇》就有"心恶热、肺恶寒、肝恶风、脾恶湿、肾恶燥"的记载，明代张景岳通过《景岳全书》将它总结为十问。歌曰：

一问寒热二问汗，三问头身四问便，

五问饮食六问胸，七聋八渴俱当辨，

九因脉色察阴阳，十从气味彰神见，

见定虽然事不难，也须明哲毋招怨。

以上歌诀是比较全面的，后来李仲愚先生在实践中有所增删，就更为周详了。歌曰：

一问寒热二问汗，三问头身四问便；

五问饮食六问胸，七聋八渴俱当辨；

九问旧病十问因，再问服药参机辨；

儿科特重问痘麻，妇人尤必问经期。

问诊是医家与患者沟通的过程。凡临床诊病，患者往往都有自述，医家应抓住患者自述的机会追问，慢性病最关键的是进口（是否想吃？是否能吃？食后能消化否？）、出口（二便）和睡眠，并通过追问建立起医患间的信任，这是很重要的。而真正明辨十问，临床重点就明确了。

患者求医而不告诉医生病情病状是错误的。但是如果医生装高明不进行问诊，或者说"你不要讲，我都晓得"，那就大错而特错了。临床上，漏诊最易导致误诊。

（一）"一问寒热二问汗"

问寒热，即探明患者内外之寒热，于是表里立判。如伤寒太阳病，先问寒热。凡有烧热的情况，就决定恶寒；有恶寒，也就决定有烧热。此时，有汗即应选桂枝汤调和营卫、解肌止汗，无汗则应选麻黄汤透表。若有厥阴的寒证，则应选吴茱萸汤；若是四大症都具备，自然选白虎汤主之。若身上烧热不恶寒、无汗，属温病，即以银翘散主之。若只是上呼吸道感染而有汗，还只是温病初期，应以桑菊饮主之。若阳明热证又有太阳表证，则以麻杏石甘汤主之。有寒热往来，则属疟疾。另白天热重为阳虚，夜间热重为阴虚。

所谓"问汗"，关键在查明虚实。如表邪盛，一定无汗。若患者自述在睡着之后即出汗，就说明是阴虚的盗汗，选当归六黄汤（当归、黄芪、生地黄、熟地黄、黄连、黄芩、黄柏）效果就很好。但若患者自述是睡醒即出汗，则说明是阳虚自汗，选四君子汤加黄芪、防风之类，自然补虚止汗。这两种自汗又都可用麻黄根、浮小麦、龙骨、牡蛎、五倍子等治标之药敛汗。但若有大吐大泻之后突然出现大汗淋漓的情况，就说明已由实证转为脱证了；若中风之后大汗，也属脱证，均应大补元气。若有肺心病至气喘严重后，突然出现大汗淋漓，则说明已向肺脑病转移，可能产生神昏谵语了。还有患者出黄色汗液的情况，若结合其他诊断方法判明是胆囊的原因，就应选茵陈蒿汤为基础方。还有未满周岁的小孩和少女经潮期间，自觉身上发热，有汗或无汗，而体温测量又正常，在小儿，是身体发育的原因；在少女，是经潮的原因。由此可见，掌握患者寒热与出汗，是很重要的。

（二）"三问头身四问便"

先说头身。如头部的病症，就有头昏头痛等。一是头昏。若单纯头昏而不头痛，又表现为时昏时不昏，则说明是虚证头昏，多因贫血、阴虚或脑力劳动过度等所致。若持续头昏，又有颈项僵痛的情况，无汗以葛根汤主之，有汗用桂枝汤加葛根主之。还有因肝阳不潜、血压升高导致的头昏，就要用养阴、平肝、潜阳之法，以四物汤选加夏枯草、桑叶、菊花、草决明、石决明、荷叶、芭蕉叶主之。有脑部瘀阻或脑部血管收缩，致脑供血不足产生头昏，又宜选桃红四物汤为基础方了。若有阳明经瘀阻，则应以桃红四物汤加白芷、葛根主之；若太阳经瘀阻，则当用桃红四物汤加羌活等。二是头痛。气虚头痛白天甚，即从晚上子时到次日午时更甚，此时当壮阳，用参附汤、术附汤甚至四逆加人参汤主之。阴虚头痛是午后更重，至半夜方减轻，应选四物汤为基础方，养阴加天门冬、麦门冬、玄参、生地等，清血热加丹皮、紫草等。三是头项发热。即有颈项痛，又发热，又神昏，又有牙关紧闭、项背腰背僵硬而患者又发寒战，则说明是脑炎类温病，绝不能盲目退烧，不然，会使温热内伏，由卫气至营血，从而使病情转坏。此时应发汗，若右手脉大，则一定化热，要用辛凉解表之法，以桑菊饮或银翘散主之。若左手脉大，则一定化寒，要用麻黄汤主之。

再说大小便。简单说来，成人大便，一天一次为宜；成人小便，一天7～9次为宜。凡大便结燥，则有热；大便带血，可能有痔疮；解黑大便，就可能是胃溃疡出血等。小便清长，只可能是寒证；小便黄短，便自然是热证；若小便浑浊，可能是前列腺炎症；若多泡沫，多因尿糖偏高；尿液如乳，应考虑肾小球肾炎（漏蛋白）；小便刺痛、出血，又可能是肾盂肾炎或生殖系统疾病等。

（三）"五问饮食六问胸"

问饮食。问饮食包括问人食欲、胃口与消化等。若胃口不好，则不宜用滋腻之药。胃口好，又要辨明喜欢哪种味道，如喜吃酸，说明肝脏有病；喜吃甜，说明脾脏有病；喜吃辛（麻辣类），肺有病；喜吃苦，心有病；喜吃咸，肾有病。另有口甜，脾有病；口中麻辣，肺有病；口咸，肾有病等。若口渴，有高烧、大汗等，是比较好辨别的阳明热证，要用石膏、知母、天花粉等对治。另外有阴证的口渴，舌干咽干，欲饮水，两部尺脉均弱，尤其是右手尺脉很弱，这种情况，说明是肾阳不足，不能将人体津液蒸发上去，当用干姜、肉桂、附子及人参、黄芪类药，使津液上升。而一般的阳虚口渴，舌质是嫩红或是红色的，舌润鼻孔也润。阴虚口渴则舌质苍白或黑色，有口鼻均干的情况，此时，当用甘露饮养阴，或以甘露饮与参麦散合用。但若吞咽不利，又大便干燥，说明胃阴不足，当用半夏蜂蜜等降逆养胃阴之品。而若从咽喉食道到胃，有灼烧感，往往属饮烈酒、热酒、热食灼伤食道；若有痞满的感觉，而且吞咽食物不下，即不通不利，很可能就是食道癌之类的病变了。

胸部泛指人体上焦，包括肺与心。人的肺气通天，地球大气层内空气即所谓天气通过人的鼻孔进入到肺，通过人体血液氧化产生人体所需要的热能。人的心脏主全身血和血脉，为人体提供所需的动力。心属火，肺属金，相克之中又寓相生。

比如患者胸闷、胸部隐隐作痛，说明人的心脏已经出现了障碍。若有心悸心累出现，则可基本判明患者或心肌炎，或心脏缺血，或心动力不足。有胸闷的情况，或是有胸部痰饮，或是肺内留饮或肺内积液等。但若在背上的肺俞、身柱等穴有压痛点，则说明是肺脏本身的病变；而若乳根、膻中等穴有压痛点，神道、心俞有压痛点，则说明是人体心脏的病变了。若肺内长包块等，背上肺俞等穴的压痛点就很宽，而病灶在中间部位，则人体背部（以督脉身柱为中心）两旁均有压痛。

（四）"七聋八渴俱当辨"

先说聋。耳为空窍，与五脏均有密切联系。具体说来，耳聋一是外感少阳病症，一般有口苦、咽干、目眩的情况，凡发病时间不长，均可以小柴胡汤为基础方。二是外感太阳或阳明而至的突然耳聋。凡太阳病症，均恶寒；阳明有鼻干不眠的情况，均应以解表清热之法对治。有寒以麻黄汤或葛根汤主之；有热用银翘散、桑菊饮或三黄解毒汤主之。三是肾虚导致的耳聋。一般有腰酸腿软、遗精早泄等症状，可以地黄汤为基础方。四是有脱阳或脱阴导致的耳聋。脱阳必然脉散大，脱阴必然脉虚细、人疲乏；脱阳有幻视，脱阴有眼盲，应以参附汤或独参汤主之。五是有耳聋并发头眩晕的情况，是因胆经和三阴经的风与火，现代医学称梅尼埃综合征；另有中耳或耳乳突感染而致的耳聋，均宜以温胆汤为基础方，加金银花、连翘、夏枯草、菊花、蒲公英等清轻之品。而三黄汤类均属凉药，不宜早用，而应慎用。

再说渴。口渴分外感口渴和内伤口渴。外感口渴以上焦温病居多，宜以辛凉解表之法对治，选麻杏石甘汤与银翘散或桑菊饮合用，也可再加入天花粉、甘草、生石膏等。阳明口渴，或因寒邪化热，或直接进入阳明，有口大渴、大汗等，以白虎汤主之，并兼服新鲜水果汁等。肺热一清，口渴自止。若内伤阴虚口渴，或咽干、咽痛、喉痛，均可选甘露饮加味而治。咽痛、喉痛剧烈，或痰中带血，则可加入青黛等。若肾虚导致口渴，患者舌下不能分泌津液，可用六味地黄汤合参麦饮主之。

（五）"九问旧病十问因"

问旧病，是要辨明旧病与现在新病之间的因果关系。若是旧病未痊愈，应考虑旧病的变化等，继续抓住旧病的重点。

问因就是问明病因，是外因的风、火、暑、湿、燥、寒，还是内伤的喜、怒、惊、恐、忧、思、悲，或是不内、外因等，旧病和病因明白了，辨证施治的重点才不会错误。

（六）"再问服药参机辨"

即通过问诊，了解患者服过哪些药，哪些有效，哪些无效；如何有效，如何无效；患者对哪些药物有特殊反应等，特别是新药的拮抗反应及中药隐性配伍禁忌等。

这里，值得说明的是，最后两问，是针对妇女和儿童的。儿科疾病，以痘、麻、惊、疳为大宗，故必问明。而妇人经期，涉及妇科疾病并关系是否受孕，甚为重要。唐代笔记《红线》就有为医者不慎，给孕妇开泻药，伤及人命，自己受到惩罚的故事。李仲愚先生特别指出，医家针对女子和儿童之病（儿科又称哑科），都应格外小心，方才与医家慈悲精神相合。

四、切诊与藏象

切诊指切脉诊断，又称脉诊。《素问·阴阳应象大论》说："善诊者，察色按脉，先别阴阳；审清浊，而知部分；视喘息、听音声，而知所苦；观权衡规矩，而知病所主；按尺寸，观浮沉滑涩，而知病所在。以治无过，以诊则不失矣。"说明脉诊是个很细致的工作，关键要抓住重心。《素问·脉要精微论》更说："心脉搏坚而长，当病舌卷不能言；其软而散者，当消环自已。肺脉搏坚而长，当病唾血；其软而散者，当病灌汗，至今不复散发也。肝脉搏坚而长，色不青，当病坠若搏，因血在胁下，令人喘逆；其软而散色泽者，当病溢饮。溢饮者，渴暴多饮，而易入肌皮肠胃之外也。胃脉搏坚而长，其色赤，当病折髀；其软而散者，当病食痹。脾脉搏坚而长，其色黄，当病少气；其软而散，色不泽者，当病足胫肿，若水状也。肾脉搏坚而长，其色黄而赤者，当病折腰；其软而散者，当病少血，至今不复也。"这就说明，从《素问》开始，确立了中医脉诊的总法则。之后，在中医学发展的历史上，自晋代王叔和撰写《脉经》以来，各家脉法多而且杂，据《医籍通考》记载，即达300种之多。其中周学霆所著《三指禅脉法》极著名，提出了以缓脉为宗的脉诊思想。清代陈修园先生，以深厚的学养，广采各家精华，在《内经》、《难经》、王叔和《脉经》、李时珍《濒湖脉学》、崔喜彦《脉诀》及《三指禅脉法》等基础上，提出了以八纲脉归纳总结一切脉象的思想与方法，不仅暗合易道太极八卦之理，而且便于掌握与运用。

（一）八纲脉

八纲脉即浮、沉、迟、数、虚、实、大、缓8种脉象。以此定表里、寒热、盛衰和进退。这一套脉法，为陈修园广集前人经验归纳总结而来，与中医八纲辨证，有异曲同工之妙，临床运用，简约易行。具体说来：浮沉分表里，迟数定寒热，虚实判盛衰，大缓辨进退。并以此辨明患者的病性病位。

1. 浮脉：所谓"轻手乃得，重手不见，为阳为表"。指手轻按，脉即现，但重按则减弱甚至消失。此脉主表，说明病在体表。除沉伏牢三脉之外皆可互见，兼有芤脉、革脉和散脉。浮而中空为芤，主失血，芤脉有边无中，如以指着葱之象。浮而搏指为革，主阴阳不交；革脉外坚中空如以指按鼓之状，比芤脉更甚。浮而不聚为散，主气散。散脉按之散而不聚，来去不明。

2. 沉脉：所谓"几无为伏，为阴为里"。指轻按则无，重按始得，兼有伏脉、牢脉。除浮、革、芤、散四脉之外皆可互见。沉而几无为伏，主邪闭。伏脉着骨始得，较沉更甚。沉而有力为牢，主内实，牢脉沉而强，直搏指。

3. 迟脉：所谓"时止而结，在脏为寒"。迟脉是说人的一呼一吸之间，脉跳不足3次，属寒证、阴证，兼有结脉和代脉。除数紧促动四脉之外皆可互见。迟而时止为结，主气郁血壅痰滞。迟中时或一止，无有定数曰结，亦主气血渐衰。迟而更代为代，主气绝。缓中一止，不能自还，止有定数曰代，亦主经隧有阻，但妊妇见之不妨。

4. 数脉：为在腑为热，即人一呼一吸之间，脉跳5次以上，属热证。兼有紧、促、动三脉。除迟结代三脉之外，俱可互见。数而牵转为紧，主寒邪而痛，如牵绳转索曰紧，亦主表汗。数而时止为促，主邪气内陷，数中时有一止，无有定数曰促。数见关中为动，主阴阳相搏，形圆如豆，厥厥动摇，见于关部曰动，主气与惊，男亡阳，女血崩。

5. 虚脉：不实为虚，即应指无力之脉。浮为外虚，沉为里虚；虚而浮主气虚，虚而沉主血虚。兼有弱、濡、微、涩、细、短各脉，浮中沉三候俱有。有素禀不足，因虚而病，邪气不解，病而更虚。虚而沉小为弱，沉细而软，按之乃得，主血虚，亦主阴阳胃气。虚而浮小为濡，如絮浮水面，主气虚，亦主外湿。虚而模糊为微，不显也，指下不分明，若有若无，浮中沉皆是，主阴阳气绝。虚而势滞为涩，往来干涩，如刀刮竹，主血虚亦主血死。虚而形小为细，形如蛛丝之细，指下分明，主气冷。虚而形缩为短，寸不通鱼际，尺不通尺泽，主气损，亦主气涩。

6. 实脉：不虚为实，应指有力之脉。兼有滑、长、洪、弦四脉。浮中沉俱有，大抵指下清楚而和缓为元气之实，指下连连而不清为邪气之实，主实。实而流利为滑，主血治亦主痰饮。实而迢长为长，主气治亦主阳盛阴虚。实而涌沸为洪，应指满溢，如波涌之状，主热极，亦主内虚。实而端直为弦，状如弓弦，按之不移，主肝邪亦主痛寒。

7. 大脉：即脉象洪大而有兼脉，主邪盛。临床满指是脉，摸不到边，如千军万马奔腾，表病情恶化。

8. 缓脉：即按起来和缓之脉，呼吸之间，脉跳4次，很有规律，是病情好转、元气恢复的象征。和缓之缓，主正复；怠缓之缓，主中湿。

八纲脉是对众多脉象的一种哲学归纳，八纲脉之下，其实还有很多兼脉，但通达八纲脉后，理解掌握兼脉也就容易了。

（二）奇怪脉

奇怪脉主要有7种（都是死脉）：

1. 雀啄脉：形如雀鸟吃米之状，"啄、啄啄……"。

2. 屋漏脉：形容屋漏，雨水入盆中，久不久一下，"咚……咚"。

3. 弹石脉：喻如弹弓弹石，"嘟……嘟"。

4. 虾游脉：如虾游水中，一上一下、窜左窜右等。

5. 釜沸脉：如锅中水沸，"咕嘟咕嘟、咕嘟咕嘟"。

6. 解绳脉：喻人解结，先仔细解，至久解不开，心中发怒，遂扯落，乍慢乍快而中间有停顿。

7. 鱼翔脉：如鱼在水中，翅一扇一扇的，很无力，很慢。

这里顺便说明一下，临床遇此脉，患者必心肾衰，须以回阳救心之法施救，指针点穴最捷，选取心点、厥阴点、督脉点、膈点、心俞、厥阴俞、膈俞、督俞、内关、太渊、通里、神门、足三里、丰隆、太冲、内庭。另可配重灸，并以回阳急救汤为基础方急服，以留人治病。

（三）几种异常脉搏

除以上八纲脉与奇怪脉，还有几种异常脉搏，临床亦应掌握。

1. 细脉：脉诊以细小为主要特征。表明人体血流量有缩小，多间接说明心脏排血量减少，正常人遇冷或精神紧张时，亦可出现细脉。主动脉缩窄患者可在下肢动脉发现局部性细脉，其动脉闭塞之远端亦可显示。临床上，现代医学诊断之主动脉狭窄、心肌梗死、高度二尖瓣狭窄、三尖瓣狭窄、狭窄性心包炎、心包积液、严重心肌炎以及一切心力衰竭等疾病，皆可出现细脉。按中医理法分析，细脉仍分虚实。其功能性病变如心力衰竭贫血等属虚证；器质性病变如瓣膜狭窄等属实证。

2. 洪脉：洪脉以脉搏形态正常而振幅较大为主要特征，亦可称为跳脉。与细脉相反，其脉压大而伴有血流速度增快。临床上，人体在各种循环动力亢进的情况下最易发生，如湿热之证皆可出现洪脉，外感热性病的洪脉属实，而内伤的脉洪则为虚证。

3. 徐脉：徐脉以脉小又不流畅为特征。临床多见于主动脉瓣狭窄的患者。因脉既小又不流畅，类似于传统医学的"涩脉"。

4. 重脉：临床上以濡软为特征。在人体脉管阻力减低时易见，临床上，伤寒患者多表现濡脉。

5. 双峰脉：脉诊以双峰为主要特征。临床上，主动脉瓣狭窄合并关闭不全的患者最常见。应特别留意的是，双峰脉可能误诊为过早搏动所致的脉搏。

6. 速脉（水冲脉）：速脉以其来脉体坚如皮革，浑浑冲出如涌泉一般，但去又绵绵无力为主要特征，皆因人体血管扩张，血行阻力减低而致。临床上，主动脉关闭不全的患者多见，多属正气败坏。正常人遇热，精神激动，妊娠饮酒以及各种血管扩张，亦可导致轻度水冲脉出现。以病理而言，循环动力亢进的疾病，如甲状腺功能亢进、贫血、脚气病、肝功能衰竭以及肺源性心脏病等，皆可发生血管扩张而出现水冲脉的情况。临床上，左心排血时如有分流或反流，则血行所遇阻力也会降低，发生与周围血管扩张类似的情况，故亦能出现水冲脉，如动脉瘘、主动脉瓣及二尖瓣关闭不全等。完全性房室传导阻滞患者，在每一心跳时，有大量血液骤然冲入充盈不足的动脉，亦有水冲脉的表现。临床上最常见和最显著的水冲脉发生在高度主动脉瓣反流的病例。

7. 交替脉：脉搏频率正常，而以一强一弱，交替出现为主要特征。临床上，常见于重度高血压症、较严重的冠心病、左心衰竭、阵发性心动过速、心房颤动等。患者在右侧充血性心力衰竭之前，亦常出现交替脉。属于严重的心脏病指征，多见于高血压病的末期，其预后多不良。

8. 逆脉：逆脉以平脉相逆为主要特征。正常人吸气时脉搏快，而呼气时慢，但脉之振幅无明显变化。临床上，慢性缩窄性心包炎与患者心包大量积液时，会产生吸气时脉搏变小变弱甚至消失的情况，因与正常脉搏相反，故称逆脉。临床常见于喉部狭窄与重度哮喘等；而正常人深吸气时，有时也会出现轻微逆脉的现象。乍数乍疏或脉绝不至，或一呼四动以上，均可视为病情不良的逆脉。

9. 二联脉：脉诊以每两次脉搏跳动后即一间歇为主要特征。以病理而言，心室每隔一次的搏动传不到桡动脉，因此脉形迟缓（可列入前面八纲脉的迟脉中）。当每一正常心跳后，出现一个室性过早搏动，为形成二联脉最常见的原因；临床上，间隔且有规律出现房性过早搏动，以及三、二房室传导阻滞等，亦可形成二联脉。早搏所产生的脉搏较弱，临床容易与交替脉混淆。但二联脉则强搏与弱搏间的间歇较弱搏与强搏间的间歇为短；交替脉的节律均匀，有时可与二联脉相反，即强搏与弱搏间的间歇可略为延长，这是由于弱搏传导到桡动脉所需的时间略长之故。

10. 结代脉：结代脉以脉搏间无次序中止为特征。表现为心房颤动，脉来动而中止，即无次序地突然中止。脉来动而中止不能自还因而复动，名曰"代"。是说有次序的中止不能自还，是脱了一次搏动，很清楚地表明代脉是过早搏动。

《素问·脉要精微论》曰："微妙在脉，不可不察。"又曰："夫脉者，血之府也。长则气治，短则气病，数则烦心，大则病进，上盛则气高，下盛则气暖，代则气衰，细则气少，涩则心痛；浑浑革革如涌泉，病进而色闭，绵绵其去如弦绝死。"又曰："推而外之，内而不外，有心腹积也；推而内之，外而不内，身有热也；推而上之，上而不下，腰足清也；推而下之，下而不上，头项痛也。按之至骨，脉气少者，腰脊痛而身有痹也。"《素问·玉机真脏论》还说："真脏脉见者死，皆不治。"所谓真脏脉见，指胃气绝。

还有一种间歇脉。表现为前期收缩，即在多数正常节律的脉搏之间偶然有不规则的搏动，或继之以搏动暂停，这种间歇脉象，是由于心房或心室收缩过早所致。可见于正常人，亦可见于吸烟人群、胃肠障碍或神经质患者；此外，高血压、风心病也可出现间歇脉。

再有心房纤维性颤动脉，是一种节律和强度都完全不规则的脉搏，若同时脉率加速即呈现脉搏短绌现象，这种脉几乎完全是病态。在临床上，比心房促动严重，多见于三尖瓣狭窄，而少见于高血压及动脉硬化。又有震颤脉，如甲状腺功能亢进、主动脉缩窄等能在局部（如颈部、肩胛部等）血管发现震颤。再有硬脉，重压可见，临床多表现于高血压与动脉硬化患者。还有软脉，加压即消失，临床多见于发热贫血、心力衰竭虚脱的脉搏。又有大脉，临床多见于主动脉闭锁不全，心肌肥厚及热性病患者。又有小脉，临床上，多见于心脏衰竭、虚脱、二尖瓣狭窄或大动脉狭窄可见小脉。

（四）脉诊心法

全部脉诊，八纲脉是根基。真正掌握了八纲脉法，贯通三部、五层脉法也就容易了。临床上，可用寸、关、尺三部诊脉，即将寸口分为寸、关、尺三部，左手对应心、肝、肾，右手对应肺、脾、命（门）。也可用五层脉诊法，即将寸口之脉从皮到骨，分为皮、肉、脉、筋、骨五层，分别对应人体的肺、脾、心、肝、肾。

诊一切脉，均以缓脉为中。以五层脉法为例，若轻手一按（手指刚触皮肤），只要不是缓脉，即说明肺有病，可以不管寸、关、尺。需要证实，因右手寸部脉对应肺，再细诊右寸，即可印证了。三指按到肌肉不是缓脉，则说明病在脾，在右关脉证实。摸到脉管不是缓脉，说明病在心，用左寸印证。摸到筋而不见缓脉，说明病在肝，用左关印证。若重按到骨而不见缓脉，说明病在肾，则要用左、右两尺印证。摸着尺脉再往后滚一点，则可诊前阴、子宫、卵巢、卵管、盆腔各病；寸脉往前滚，则可诊头项病症，仍是数为热，迟为寒。此外，凡脉浮无力属气虚，脉沉无力属血虚。实脉在哪一部，哪部脉代表的脏腑即有瘀滞、包块。凡外感必手背热，内伤必手心热。

古人还有诊五脏动脉的方法，临床方便而实用。如太渊是肺脏的动脉，诊太渊脉，即可确定人体肺脏是否有疾病。余者类推，以神门脉诊心，太溪脉诊肾，冲阳脉诊脾，太冲脉诊肝。但若何脏之动脉无脉，则何脏脉绝。因肺与大肠相表里，太渊脉浮，病在大肠；太渊脉沉，病在肺。神门脉浮，病在小肠；神门脉沉，病在心。太溪脉浮，病在膀胱；太溪脉沉，病在肾。冲阳浮，病在胃；冲阳沉，病在脾。太冲浮，病在胆；太冲沉，病在肝。

这里有一个问题，就是为什么不说心包与三焦呢？心包与三焦，都归附于心、小肠。因人身靠热气维持（死人就全身冰凉），故人体火脏为多，因之有"神门候四脏"的说法。神门浮，病在小肠、三焦；神门沉，病在心脏与包络。

一般来说，春主升，春天脉略见弦是正常，若见涩脉（金克木）即不好；夏主长，夏天略有洪脉正常，若见沉脉（水克火）即危险；秋主收，略见啬涩脉正常，若见洪脉（火克金）亦危；冬主藏，若见脉沉而缓，即正常；但若见怠缓（怠指懈怠，无力的样子），其脉有大有小，一大一小，是土克水的情况，也不好。人体一天当中的脉可应四季，即清晨略弦，午略洪，下午略涩，晚略沉，都是正常的。

本来，脉搏从生命构成看，更紧密联系心脏和血管，但为什么会有四时的不同呢？我们前面说到了五行，是对人体五脏相应功能状态的归纳，以四时脉象而论，是人体五脏功能适应天时变化显现的不同脉搏的象形功能。若人体对外界四时气候和周围环境不能相应，则气产生病变，这从脉象也能说明。例如春天的脉象应见弦象，而见了洪象，这表明相生（木生火）的情况；若见毛脉，那就相克了。相生的，虽病不困；相克的，不病也困。由此通过人体脉象（当然，只是四诊之一），对一个人的健康情况乃至疾病现状与发展，预先有一相对明确的总体把握。

其他一些局部脉，也可作临床参考。凡头痛，则太阴脉盛；头昏，则太阳脉弱；牙齿痛，则颊车脉无力。大逆脉，对应口腔、牙龈与上腭，此处脉洪大，则口腔必有热（炎症）；凡脉如游丝无力，患者必口中淡而无味。

若人迎脉跳到眼目能见，则必定心脏病重；遇疟疾患者，人迎脉也会较平时更显著跳动，但有两颧发红的情况。若遇劳累过度，人迎脉亦现，但脸色或惨白或暗色，望诊即可掌握，不一定全凭脉诊。

还有间隙脉。即脉搏之间有间隙，现在往往统称为结代脉，其实不太准确。结脉指中间有停，或三停一，或五停一，及至20次再停1次等，都称结脉，一般表心阳不足而心血有瘀；二是人体心脏瓣膜血管病变亦可出现；再是精神因素的神经官能症也会出现结脉。促脉，是指脉搏较快，而有中停，表心阴不足。而代脉则很有规律，或三停一，或四停一。故脉诊寸口，必待患者脉跳满50次。脉搏五十跳而有中停，说明有一脏之气衰；30～40跳间即有中停，说明两脏衰；20～30跳即中停，说明三脏衰；10～20跳间中停，说明四脏衰；10跳以下即有中停，说明五脏均衰。

脉有真伪，有表证而现沉脉，里证而现浮脉者，虽不多见，但一定要辨析清楚，故临床四诊的合诊合参非常重要。如表证现里脉者，此为患者心气不够，使浅表血管收缩，阳气浮不起来（临床用麻黄甘草附子汤，使患者得汗解）；有里证现浮脉的，是阳气浮于肤表而不归根，故现浮脉，此时即应以扶正、潜阳之法为治（若有汗出还当固表）；虚证现实脉者，如心衰脉有外越者，则不能泻，而应以扶正为本；实证见虚脉，如腹胀、心绞痛等，是人体正气受阻，宜扶正祛邪兼施。

诊妇人脉，若神门脉旺盛，再有尺脉现滑脉，而有停经的情况，则一定是怀孕了。而妇人将临产时，中指脉还会跳动；若连带食指到合谷搏动，则宫口大开。

学习诊脉，在老师带领之下，直接临床最好。条件不备，可练习临空摸脉。此外，练习导引及书法、绘画等，对掌握脉法会有较大的帮助。通过脉象，不仅掌握其病情病性，更对患者未来一段时间病情的发展变化了然于胸，则又待行者对易道与医道的实践与感悟了。

值得说明的是，中医诊断的关键，在于望、闻、问、切的互参与合参，直到理、气、象、数融会贯通，以准确掌握人体脏腑与疾病的各种对应关系，从而正确立方遣药，助人消除病患。其互参与合参，又离不开古易理、气、象、数的规范。比如突然休克或高空跌落之人，往往无法诊脉，听诊器也不能察知心跳，此时即需舍脉从证即取象以导归理法，凡阴证患者四肢必蜷缩，而阳证患者四肢必伸张。

第四卷　证象一：人体相关部位疾病

一、头部

头在人体的部位最高，对生命的意义亦最大。头部最常见的病症有脱发、白发、头皮屑和头痛等。

（一）脱发

脱发是中年人常见病，多因人体肝肾功能不足而致。又因脾为后天之本，故治脱发，兼顾人体的肝、脾、肾。临床上，内服一般以制首乌、女贞子、熟地、当归、旱莲草为主药，选花椒、麻黄、川芎、荆芥、防风、羌活引经，选玉竹参、莲子、黑芝麻、黄精、黄芪、枣皮、枸杞子、菟丝子、覆盆子、楮实子以补肝肾。但凡脱发，还要治标，即用外洗之药，选苦参、苦楝、老姜、菊花、荆芥、薄荷、金银花、连翘、白芷、细辛、地肤子、蛇床子、白鲜皮、大风子等，煎水外洗。无论内服与外洗，都应坚持，而且一般以2个月为1个疗程。若是脂溢性皮炎或有毛囊出血的情况，外用洗药还应加醋[1]。

临床上，另有斑秃（俗称"鬼剃头"），是一块一块脱发，严重者甚至会脱掉眉毛和胡子，其治法与脱发大体一致，同时根据患者虚实寒热的不同，随症加减。另因螨虫感染导致的脱发，则外用洗药中应加杀虫的川楝子、贯众。若有头皮癣的症状，内服应加除湿热祛头风之药，且重用洗药，为临床方便，仅选苦参、川楝子、黄柏、陈艾、花椒煎水加醋洗头也可[2]。另有"癞子头"，脱发较多，现代医学研究，属真菌感染，临床可选松香30g，枯矾20g，硫黄30g，花椒6g，皂角一片烧灰，共细末，调凡士林，搽患处（需剃头并洗净）。

治疗脱发，最简便的办法，是以两手指肚，叩击头部，发动天谷八阵（具体内容参指针部分），早晚坚持，服药也可以，不服药也可以，有事半功倍的效果。

（二）白发

白发除却先天遗传因素，多因情志因素或劳累而致，仍以中年人居多。导致人体白发的情志原因很多，如忧悲伤肺、郁怒伤肝、惊恐伤肾等，历史上伍子胥"昭关白发"就是情志的原因。再就是劳累，或连续一段时间操劳，或连续夜间工作，或劳累与情志因素综合而致。仍以调心、调息、调饮食为上，培补正气为中，治标为下。其具体治法与脱发大体一致。

（三）头皮屑

头皮屑是人体新陈代谢的产物，但头皮屑过多，至少说明人体特别是皮肤新陈代谢过于旺盛。因皮肤属肺，而头是三阳经汇聚之处，代谢旺盛说明头风

---

[1][2] 李仲愚先生自拟方，醋洗头治疗脱发与头皮屑。

头热均重。原因是肺功能不强致使肾水不足，肾水不足又导致水不涵木，使肝火更旺，人体头皮屑越见增多。法以驱风清热，内服药外，最简便的办法是用食用醋洗头[①]，洗一次少一次，效果非常好。

（四）偏头痛

偏头痛即少阳头痛。偏头痛病发之时，除头痛外，往往伴有呕吐。凡吐清水，则为寒证；凡大吐，则往往属热证。临床上，可选藁本、川芎、蔓荆子、细辛、白芷、荆芥、防风、薄荷为主药。凡有热者加石膏，热甚者加黄芩、知母；有寒加吴茱萸等。若患者有吐清水而头冷痛的症状，则应加生姜；凡患者体质虚弱，则无论寒、热，均可加人参。疗效均可靠。

（五）瘀血头痛

现代医学称该病为外伤性脑震荡后遗症。临床有阵发性头刺痛，为外伤后瘀血停着所致。法以通窍活血为治。选王清任通窍活血汤主之：

麝香0.03g（黄酒调服）、桃仁15g、赤芍15g、红花10g、川芎10g、葱白10g、大枣10g、甘草10g、生姜10g，水煎服。

方中川芎、赤芍、桃仁、红花活血化瘀，麝香、葱白通阳开窍，生姜、甘草、大枣调和诸药，配黄酒通经活络，则不仅对该病，亦可用于头痛久治不愈、血络头痛等。唯注意麝香最多不超过0.05g，过量容易引起微血管破裂。

二、面部

面部主证有面瘫、面风、面痛、面肌痉挛、痹证、中风后遗症等。《素问·痹论》说："诸阳为风寒所客则筋急，故口噤不能开也。"其实，不仅痹证，以上诸症，总其病因，都是感受风、寒、湿，或因风、寒、湿邪壅滞经络，使经络不畅、气血阻滞而发病。

前文"面风"部分，重点介绍了三叉神经痛与面瘫，其实，掌握了根本病因，临床上遇见这类病，即可选李仲愚先生自拟的乌附星香汤为基础方[②]。其方从《和剂局方》的三生饮化裁而来，将方中生川乌、生白附子、生南星（各30g，另包先煎2小时）改为制用，不仅使用起来更安全，而且扩大了主治范

[①] 李仲愚先生自拟方，醋洗头治疗脱发与头皮屑。

[②] 乌附星香汤：制川乌、制南星、制白附子各30g，广木香12g。

围，临床上可广泛应用于风、寒、湿邪阻滞经络，或风中于经的面瘫、面风、风痛或中风后遗症及经络阻痹等。方中制川乌、制白附子、制南星都是辛温之品，有祛风通络、散寒止痛、燥湿化痰作用，加木香理气通络，四药配合，相得益彰。应用此方可随症加减，如血虚加当归、川芎、生地等以养血祛风；有瘀血阻滞加桃仁、红花、赤芍、丹皮等以活血化瘀；筋脉痉挛或有抽搐者加僵蚕、全蝎、蝉蜕、蜈蚣等以息风解痉；大便秘结者选加酒大黄、火麻仁、郁李仁、肉苁蓉、蜂蜜等润肠通便；有热加金银花、连翘、大青叶等清热；气虚者加人参、黄芪、白术等益气；头有眩晕者加钩藤、桑叶、菊花、草决明、夏枯草、青葙子等清利头目。凡初病，都要特别重视解表，选药麻黄、细辛、荆芥、薄荷、防风等。

这类病，针灸效果很好。一般取手、足阳明经腧穴为主，也可按针灸缪刺法的原理，在手和足远端取穴。面部取穴如阳白、鱼腰、地仓、大迎、颊车，远端如合谷、足三里。此外，上关、下关、太阳、上星、头维、翳风等穴也可选用，每组选2～3穴即可。

三、眼睛

中医眼科的形成，早在显微镜发明之前，故中医眼科以外障病（医者肉眼能见之疾患）为主，按五轮八廓论治。一是眼胞，为肉轮属脾，脾阳虚则眼胞肿，脾阴虚则津液亏损而眼胞下陷，肝木乘脾则眼睑跳动；二是白睛为气轮，属肺；三是目内外眦，为血轮属心，分别而言，内眦为心包络与三焦，外眦为心与小肠；四是黑睛为风轮属肝；五是瞳孔为水轮属肾。眼睛里边的晶体、瞳孔、脉络等肉眼不易分辨，须检眼镜才能看见之部位疾病，称内障病。具体而言，视网膜属肝，虹膜睫状体属肾，脉络膜属心。故治眼底病重在心、肝、肾。中医治疗眼病，无论外障病还是内障病，都首先要分清阴阳，辨明表里。临床一般以温经散寒、泻火润燥、除湿祛风为总则。

（一）外障病

1. 胬肉攀睛：即人的大眼角，长出带血筋的胬肉，胬肉既红又肿，其表面都不太光滑。它逐步向眼球的黑睛部位扩散，当积累到一定程度，会将人的黑眼珠完全遮盖。这是很典型的眼科外障的阳性病，汤药针灸均效。汤药依据

"火郁则发之"的原则，活血发表为治，而慎用苦寒之药。以息风解热饮①为基础方，若需和血，选加赤芍、桃仁、红花等；发表选荆芥、薄荷、羌活、麻黄、细辛，还可选加白芷等。临床上，用白芷尖更好，白芷尖对化去眼角胬肉有特效。另外，白豆蔻壳也有效，用其温散之功。一般用3剂药，也就大好了。

2. 角膜"翳子"："翳子"由角膜炎引发，也属外障病。这类病，除发表之外，还要用清热解毒之药。选用桑叶、菊花、蒲公英、紫花地丁、蝉蜕、密蒙花、谷精草等，使解毒消炎祛湿热而吸收脓液。以上两类病，在临床上，可选李仲愚先生祖传的"甘硼散"②外治。方中硼砂消炎杀菌，炉甘石抑制溃疡面而生肌，冰片使药力透达，而麝香通经活血并增强药效。

以上两症，大便干燥，加酒大黄3～10g；寒邪重加葱白、生姜各10g；晚间眼痛加夏枯草10～15g；头部不痛减去荆芥、薄荷；前额头痛加白芷10g；有翳目加蝉蜕10g；头顶痛加藁本10g；头两侧痛加柴胡10g；胬肉甚加白芷尖10g；眼充血加桃仁、红花、丹皮各10g。经穴疗法，取风池、上星、头临泣为主，以发表、清热、散寒。血热重加合谷、太冲、足临泣；发热加大椎、曲池、足三里；眼胞湿肿加阳陵泉、阴陵泉；火邪盛、眼红肿，选加攒竹、鱼腰、耳尖、上星、头维，以三棱针点刺出血为佳。

3. 沙眼：现代医学称由沙眼衣原体引起的慢性传染性结膜角膜炎，因眼睑结膜粗糙不平，形似沙粒而得名。特别严重者，会兼有倒睫毛、烂眼圈，产生瘢痕以致眼睑内翻变形。内服药有效。但疗效最好的是李仲愚先生家传外用青矾膏③。用时取药2%～3%，加凡士林97%～98%的比例调搽睑缘（眼皮边）即可。

4. 斜视：斜视俗称"对对眼"，即人的双眼向内视或向外视。中医认为是肝风所致，法以活血、疏风为治。活血选桃仁、红花、川芎；疏风用荆芥、薄荷；解痉用僵蚕、蝉蜕、全蝎等，同时可用木瓜、伸筋草、舒筋草、白附子、川乌、天南星等舒经。有肝热、心热者，可加菊花、连翘、夏枯草清热。为使

---

① 息风解热饮，其方为薄荷、荆芥、麻黄、细辛、羌活、川芎各10g，菊花、谷精草、蒙花各15～30g。

② 甘硼散，其方是以枯硼砂、炉甘石（用木炭烧红后用童便浇，反复7次）等量加少量麝香、冰片而成。

③ 青矾膏，其方以皂矾（又名绿矾、青矾）适量置净碗内，以陈艾叶与花椒点火熏烫药碗，皂矾自然融化并现红色，收瓶备用即可。

经络活动，可加升阳解表药，如细辛、葛根、羌活、白芷。气虚者，可加人参。

5.近视眼：近视分阳虚和阴虚两种情况。

（1）阳虚。表现为肠胃功能不好，或虚胖或消瘦，临床以补中益气汤主之。

（2）阴虚。表现为精神疲乏，眼睛不能久视，腰腿软，耳鸣、头鸣，睡眠不好，心躁心烦。宜从心肾论治，临床以五子衍宗丸主之。近视而眼压高，表现有眼睛胀痛等，在主方基础上，加降眼压药，如茺蔚子、草决明、青葙子各10～20g。针灸治疗，可选肝俞、肾俞、光明、太阳、风池、上星等，一般以21～49天为1个疗程。

临床上，李仲愚先生自拟有"外障眼病方"[1]。以疏风清热、泻火解毒之法，对治外障病（目赤肿痛、针眼、迎风流泪、胬肉攀睛等）。若见两目肿赤、羞明流泪、眼睛痛痒、白睛红赤、睫毛黏结，或兼有头痛、发热、恶风、烦躁便秘者，中医称为天行赤眼、风热赤眼，俗称红眼病，现代医学称"急性结膜炎"，则可在基础方上，选加金银花、连翘、夏枯草、蝉蜕、柴胡以疏风泻肝、清热解毒、消肿定痛。若见眼睑发生硬结或痛痒，甚者出现黄色脓点，多因风热病毒客于眼睑，古称针眼，现代医学称为麦粒肿。可在基础方中加入蒲公英、紫花地丁、金银花、连翘等清热解毒、消肿散结。而见迎风流泪、红肿羞明、泪下黏浊，多由肝胆郁热上犯目窍所致。可在基础方中加入柴胡、黄芩、夏枯草等清泄肝胆郁热。若翳膜色睛、视物昏花、形如早期白内障者，则可选加木贼草、沙苑子、密蒙花、蝉蜕、蛇衣等消退翳膜。

临床上，凡眼疾属热证的，可选耳尖、攒竹、上星、大敦、关冲、厉兑等放血。凡寒证，则可取上星、风池、命门、足三里、肝俞等施灸。两者均可配太冲、光明、曲池、合谷等穴行针，寒热错杂者，则针灸与砭血并用。

（二）内障病

内障病，指医家肉眼不易直接观察与分辨的疾病。现在用检眼镜等，可以把人体眼底病情观察得较仔细。这里有个问题，即在过去几千年，中医眼科，尤其是眼科内障病，是依据什么辨证施治呢？这就不得不说到《周易》了。易道有理、气、象、数时空互融的观念，象数与理气之间，可以互见互证。比如

---

[1] 外障眼病方，组方选白芷、羌活、菊花、桑叶、蔓荆子、荆芥、防风、薄荷各10g。

坎卦，是代表水的，水明于内而不明于外，故可以照见人的影子，但如果人的眼睛已经完全不能看见世间物像，则说明人体的水脏出了毛病，人的水脏在人体属肾，因此可以推断是肾脏的毛病。又比如《周易》八卦中有离卦，是代表火的。火明于外而不明于内，故火可以照明。如果人的眼睛能看见影子而不能分辨，则表明人的火脏出了毛病，人体的火脏属心。中国传统医学根据《周易》原理，总结出了"心主辨形，肾主照形"的规律。人的肾脏出毛病，一般是肾阴不足的多，但也有肾阳、肾阴都虚的，就完全照不成影像；若完全分辨不清影像，则心阴、心阳都虚。另外，凡眼中有抽痛、胀痛、疼痛，均属肝病（因肝主筋，亦主神经）。肝主风、肾主寒、心主火，故眼病之内障病，有风、火、寒三大因素。这便是中医眼科治病的基本原理，也是中医眼科未用检眼镜而临床奏效的根本原因。故治疗内障眼病，应以心、肝、肾三经为主。最简便之法，是选五子衍宗丸为基础方。

1. 暴盲：即突然之间，视力完全消失，眼睛不能视物。根本原因，在风寒痰热。即外感风寒而内积痰热。对治之法，以温经、散寒、疏风、涤痰、清热为上。温经散寒选羌活、防风、葛根，疏风选麻黄、细辛、羌活、防风、川芎、白芷、荆芥、薄荷等；涤痰选天竺黄、半夏、贝母等；清热选菊花、夏枯草、蒲公英、紫花地丁、青蒿等。另可选加谷精草与密蒙花，谷精草可用于一切眼病，因其生于田中，聚五谷之精，能养五脏而祛阳明经湿热；密蒙花去翳膜、散瘀血、清心明目而清肝。这里值得注意的是，凡眼病，忌用苦寒之药，因苦寒药会使痰热凝滞（人的眼睛的活动很精微，最怕凝滞）。确需用苦寒药如黄芩、龙胆草等，则应加姜、葱等，使寒而不凝。这是"生生之谓易"在医道的应用。

2. 头风贯目：表现为头暴痛，眼睛胀痛，眼压亦高，若拖下去，很容易导致眼睛失明。这类病，多因七情引发。治疗时，选方以逍遥散加活血、祛风、镇静之药主之，如加桃仁、红花、川芎、白芷、细辛、夏枯草、僵蚕、蝉蜕等；或以桃红四物汤加细辛、白芷、羌活、防风、夏枯草、藁本、川芎等主之。这类病，宜急治，使尽快止痛，缓解病情，不然成"睁眼瞎"。

3. 眼底出血：为视神经的病变，过去有飞蚊症、红星内障、火星内障等说法，其实都是眼底出血的表现。眼底出血为因，玻璃体混浊为果。因眼底瘀血，使视神经受到损害，视力也因此减弱。这类出血的症状，首先要止血，可用三七贝母汤①主之，另可加红花、谷精草、菊花等加速出血点愈合；遇肝肾很虚的病人，千万注意不宜用天门冬、麦门冬、地黄等药，而宜用桑葚、女贞子、枸杞子、菟丝子、楮实子；眼胀痛、眼压高，加茺蔚子、草决明、车前子等以降眼压；而但凡有瘀血，可加丹皮、桃仁、红花以活血化瘀，引经加细辛、白芷、升麻、粉葛等，临床每选1～2味即可。

4. 眼障：特指眼睛颜色障碍。表现为眼睛视物时，有青（绿）、黄、黑、赤、白各种颜色障碍。黄色障碍，由伤脾而致；白色障碍，因伤肺而致；青色障碍，由伤肝而致；赤色因心火过旺所致；黑色因伤肾而致。一般选羌活、防风、川芎、细辛、茺蔚子、草决明、酒制大黄、川贝、荆芥、薄荷、茵陈蒿、甘草等为主药，利小便加车前子，利大便加芒硝，体虚加人参。若眼底出血者，可加三七贝母汤；寒重加细辛3g、柴胡根10g；实性病变加选菊花、夏枯草、白芷、谷精草、密蒙花；视力弱者，酌加杞菊与补肝脾肾之品。

5. 青光眼：青光眼是眼压超越了眼球内部组织特别是视神经所能承受的限度，引起视神经萎缩和视野缺损，属肝经之病，为肝阳不潜而外感风寒所致。治疗之法，以泻肝补肾为主，泻心火为辅。补肾是补肾水以养肝木；泻火为泻肝之子；疏风清热，是直接泻肝。此病用丹栀逍遥散主之，加龙胆草或夏枯草以泻火，加白芷、川芎以镇痛活血；口干舌燥加生石膏，以降阳明之热；选加羌活、防风、荆芥、薄荷、藁本类疏风；降眼压选车前子、茺蔚子、草决明、青葙子、石决明、珍珠母、牡蛎；若大便秘结，可加大黄、芒硝；通利小便加车前子、木通。

针灸可选合谷、太冲，二穴合一称四关穴，对降血压、眼压的作用特别好。另眼睛周围取穴，可用八卦配穴的方法。双眼从外眼角起为震卦，对应后天八卦，效果亦很好。

6. 夜盲症：人体因肝阳不潜，也有因营养不良血不养肝影响到眼睛，可造成夜盲症。夜盲症民间俗称鸡盲眼，以儿童和老年人居多。

临床可用夜明砂、苍术、谷精草、密蒙花各等份，共研细末，蒸猪肝或羊肝服食，注意用竹刀剖开，填入药末，蒸熟后服。在人体正气较虚的时候，苍术可重用。苍术为"神仙家"常服之药，所谓"通神明"，可营养人体神经

① 三七贝母汤，其方为三七、贝母、茅根、藕节、茜草、百草霜。

并芳香化浊。此方对治烂眼角并视网膜炎均好。此方的主药夜明砂（蝙蝠之粪便），蝙蝠在天黑时能随意飞行，视力很好，而且以吃蚊虫（腹中往往有人血）为生，故善于散死血。平时，凡眼患者，杞菊地黄丸、逍遥散、归脾丸、天王补心丹等均可服用，但又都不宜久服，因其滋腻，久服会伤人脾胃。

临床上，可以杞菊地黄丸作基础方，加五子衍宗丸以补益肾气，共奏明目之曲。若遇精神不振、脾胃虚弱者，可选加人参、黄芪、白术、茯苓等益气健脾，助气血生化；若见腰膝酸软、视物昏花、遗精带下，为肾精亏损所致，可加鹿茸、紫河车等血肉之品，填补肾精。为方便可作丸散，3～6个月为1个疗程，连服2～4个疗程。内障眼病，经穴疗法以取心俞、肝俞、肾俞、命门为主。食药辅助治疗可用"补肝明目散"①。但最关键的，还在凝神养心，行内养之法。

四、鼻子

鼻是肺开的窍，如手阳明经之迎香穴止于鼻孔，足阳明经之承泣起于目下鼻旁，四白、口禾髎两穴亦然。故治鼻病，须充分重视经络。如睛明穴是太阳经的穴位，本身通泪囊，泪囊又通于鼻，鼻通咽喉，又通人的耳朵和眼睛，故治鼻病还应联系五官综合治疗。鼻病的阴证，会表现鼻孔润、流清涕的症状；鼻病的阳证，会表现鼻孔干、流浊涕（或浓或黄）的症状。六淫均可表现为鼻病，但一般初起以感寒为多。

（一）鼻塞

鼻塞即鼻息不畅，感觉呼吸困难。这种情况，要清阳明的热与散太阳太阴之寒，即用疏散与清解之法。热证无汗用银翘散或麻杏石甘汤主之，热证有汗用桑菊饮主之。一般疏散药，常用荆芥、薄荷、苍耳、辛夷、麻黄等。若连接了额头与眼眶作痛，可加白芷（走阳明经且活血、镇痛而吸收脓点）；另可加五味解毒饮（金银花、连翘、蒲公英、紫花地丁、菊花），这类药为清轻之品，走上焦的作用很好，对治阳明热证有特效；若热邪重，有头痛明显的症状，另加川芎、生石膏。另外，五味解毒饮加苍耳散或加麻黄、辛夷、苍耳，

---

① 补肝明目散，其方为金晶、银晶、洋谷珠、密蒙花、苍术、蝉蜕各15g，细辛10g，夜明砂80g，加去筋膜羊肝1具，共研细末，炼蜜为丸，每丸重10g，成人每次服1～2丸，每日3次，饭后半小时服。

本身亦可排脓、消肿。

针刺取印堂、鼻丘，用透针法，两针交叉往里透，往往起针后即会排浓涕，排一次病情转轻一层。印堂从睛明穴透针，可用三针，正中一针，两边睛明穴各进一针，称鸡足针，善排胶状鼻涕，效果很好。若临床有大便秘结的，加泻下之药，以泄阳明之热。

（二）鼻渊

人体寒邪（陈寒）滞于上焦，会引起额窦、鼻窦等孔窍发炎，严重的，可以化脓直到口腔上腭穿孔，临床较多见，统称鼻渊（渊者，深也。指病邪深入窦窍，严重者甚至鼻陷眼歪）。病人不仅自己不闻香臭，而且所出鼻息让人感觉恶臭。这类病，必重用发散之药，并加解毒之品。临床辨别阴阳，要抓住鼻涕这个关键，凡清涕为寒邪，用辛温之药，选麻黄汤、桂枝汤主之；凡浊涕，不论色黄、色绿还是带血，均为热邪，统用辛凉解表之法，选用麻杏石甘汤、银翘散或辛夷苍耳散主之。针灸对治，凡清涕者，用温针并行补法；浊涕者针刺用泻法。

（三）鼻血

鼻血即鼻中出血的现象。鼻血多因肺、胃积热而致。太阳病也会产生流鼻血的现象，古代称为红汗，流过之后病也就好了。凡鼻血，针印堂、合谷均可。用两根毫针同时刺入印堂穴，再分别透两侧之睛明可立止鼻衄、鼻渊。此外，迎香、曲池、手三里亦有止鼻血之效。有鼻腔内小动脉破裂引起流血，这是热邪很重的情况，临床以三黄解毒汤主之，大便干燥加大黄，出血严重者还应加止血的药，如白茅根、藕节、茜草、仙鹤草、白芷等。若出血多，则应加养阴之药，如生地、玄参、天门冬、麦门冬等。"气为血帅，血为气母"，血伤多了，气也会虚，故宜加人参、黄芪补虚。鼻血多因热邪而致，故加人参、黄芪时，又宜与生石膏类清凉药合用，使化去燥性。热邪很重的鼻出血，可用砭法，选素髎、上星、印堂、头维等，特别是少商、商阳砭血，对阳明与太阴积热很有效。此外，十二井穴、十宣穴也可选用。

经常流鼻血，若未及时医治，拖得久了，鼻腔里边会产生溃烂，甚至有脓点，此时应加外用药配合治疗。临床上，可选"硼石黄薄汤"①主之，具体用空针、滴管滴入鼻孔（漏入口中吐掉即可），距鼻孔较近处，用棉花浸药水塞

---

① 硼石黄薄汤，其方以硼砂、石膏、滑石、黄连、大黄、薄荷各10g，煎水，滤渣取汁。

鼻孔也可以。若小动脉破裂出血多而猛，则应先止血，用纱条浸栀子大黄液，塞鼻孔，使止血消炎，防止感染。此外，云南白药止鼻血也有效。若求快捷简便，可直接冲服云南白药的保险子，每次1~3粒。

（四）鼻息肉

鼻息肉指鼻中生长息肉，严重者甚至堵塞鼻腔，唯有以口代替鼻子呼吸，让人很难受。鼻息肉形状各异，颜色有白如水晶的，也有灰如未熟葡萄的。针印堂、鼻丘可控制鼻息肉增长；另针刺二间、三间、合谷、曲池亦效。内服辛夷苍耳散，亦可控制鼻息肉增长。但治本，当用药物加以腐蚀，可选雄黄配巴豆霜研末，浸凉开水点鼻腔内息肉处。最安全周到之药，是以"硼黄白香散"[①]治之，研末后以脱脂棉浸水点鼻腔，绝不会感染。若条件不备，先用大黄、苦楝皮、薄荷、荆芥煎水外用亦可。

（五）酒渣鼻

酒渣鼻俗称"红鼻头"，是由螨虫感染引起的疾病。本病内服药有效，但不易根治。故临床诊治，最好选外用"黄白冰硼散"[②]主之，研末抹患处，或煎水浸纱布贴。为加强药效，可加荆芥、薄荷以增加芳香走窜之力。条件不具备，单选生大黄、苦楝子煎水浸纱布贴敷患处亦可。另砭阳明经穴或砭鼻尖素髎亦效。

五、耳朵

耳朵与五脏经脉相连，耳受五脏精气濡养及气血滋养而能闻。具体说来，肾主听音，肝主传音，心主辨音，肺主感音，脾主贮音，十二经脉大都络属汇聚于耳，耳之闻、辨、感、贮都依赖于十二经脉气血的灌注。具体说来，足太阳经在耳上角与足少阴经互为表里；手太阳经支者入耳，络耳于听宫；足阳明经上到耳前；足少阳经入耳，络耳之穴有听会、完骨；手少阳之经系于耳后，出耳上角，支者入耳，络耳之穴有翳风、耳门；手太阴肺经与手阳明经互为表里，手阳明之脉别者入耳合于宗筋；手少阴之脉，出耳后合少阳于完骨下；少阴之脉属肾，通于耳，厥阴之脉属肝络胆。由此可见，手足六经表里相通，共

---

① 硼黄白香散，其方为硼砂、轻粉、雄黄、白矾、麝香、冰片研末。
② 黄白冰硼散，其方为雄黄、白矾、冰片、硼砂、轻粉、大黄研末。

同对耳的生理功能起整体调节的作用。人体经络，是人体功能的万能公式，所以，临床不论如何奇怪、如何复杂的病证，只要依据理、气、象、数昭示的理法，都能在经络这个万能的公式中，找到疾病生成的因果与因缘，不仅由此治病，更由此检验疾病是否治愈。

（一）耳鸣与耳聋

正因为耳朵与人体经络有如此奇妙而广泛的联系，故治疗耳鸣耳聋，就一定要审察病因、确定病位、明辨虚实寒热。在临床上，凡外感六淫者，实证居多，其中又以感受风热者多，其病多在太阳、少阳、太阴。而内伤精、气、血为虚，则病多在太阴、少阴。七情内伤现于少阳、厥阴多实；忧思恐劳，病在心肾多虚。新病多属实证，旧病多属虚证；青壮年多实证，老年人多虚证。耳内兼痒者多风，兼痛者多热，流脓液者多火毒，而其中又多有虚实互见错综的。如跌打损伤、药物中毒、暴震噪扰等，多为气滞瘀阻、痰浊阻窍，宜以脏腑气血辨证为先，故治疗宜以行气通窍为先；外感者宜以六经辨证为纲，尤宜从三阳经辨证，治疗以祛邪为主；内伤者多以三阴经辨证为纲，治疗以补益脏腑、调理气血为主。

故凡治疗耳聋，应坚持外邪宜泻、内虚宜补，三阳宜泻、三阴宜补的原则。凡外感而致，病在表、在上焦、在肺卫者，法宜清透解表，而选轻清辛散或微辛微温宜散之品，如荆芥、薄荷、蔓荆、防风、升麻、牛蒡子、金银花、菊花等。风热者以银翘散、桑菊饮为基础方，随症加减；因风寒引发者则以荆防败毒散为主随症加减。病在阳明有郁热者，宜清泄郁热，选栀子金花汤（即三黄解毒汤加大黄）加柴胡、葛根等；病在少阳者宜疏达清泄，选龙胆泻肝汤为基础方。若内伤虚证的耳鸣耳聋，系心肾虚损、瘀血阻窍血失濡养者，宜养血活血、化瘀通窍，选参芪四物汤、桃仁八珍汤等。病在肝肾者，多为精血不足、耳失濡养所致，宜以六味地黄汤、参茸五子衍宗丸等为基础方，以益精充耳。

归纳以上内容，耳为清灵之窍，居于头部，耳鸣耳聋，宜选质轻、气薄、味辛且具升散之性的升麻、葛根、荆芥、薄荷、白芷、蔓荆等为上。开通肺窍可佐苍耳、辛夷，开通宣散可用石菖蒲、广木香、葱白、生姜等。

（二）耳闭

耳闭即耳中感染化脓，内服药效较慢，但针灸是特效。选听宫、翳风、颊车、中渚、外关、完骨、风池等，用温针，1~3次即愈。

（三）脓耳

脓耳即现代医学称的化脓性中耳乳突炎。耳乳突即耳门后突出的部分。此处发炎，常从耳内流出脓液，须引起重视，既可导致耳聋，更会向脑部传染，严重者并发脑膜炎等。临床可用小柴胡汤加五味解毒饮或普济消毒饮主之。另佐解表、活血药。外敷拔毒散加生大黄粉，以香油、蜂蜜调敷均可。

六、口腔

（一）牙齿

齿为骨之余，故牙齿属肾，而牙龈属胃。牙龈肿痛属胃热，但牙齿痛而牙龈不肿不痛，则当从肾治。仍以分辨寒热虚实为关键。

一是牙齿牙龈均痛。一般属热证，临床从阳明胃论治。临床具有特效的方剂是清胃散，加白芷、细辛、桃仁，效果特别好。因牙神经从牙龈里生长，牙龈痛止，牙齿也就不痛了。单纯的牙龈肿大，或并发牙齿疼痛即现代医学说的牙周炎，因属阳明胃热上冲所致，故法宜清胃泄热、凉血止痛，临床可选清胃散合玉女煎主之。处方：知母、生地、牛膝、当归、赤芍、升麻、丹皮、黄芩、黄连各10g，生石膏30g，地骨皮15g，甘草6g，酒制大黄3g。针灸治疗，可选合谷、足三里、内庭诸穴，或选颊车透大迎，效果都很好。

二是单纯的牙齿痛，即牙龈既不痛也不肿。临床从肾论治，以清胃散主之，选加桃仁、地骨皮和骨碎补等。

三是牙齿变松变小而牙龈不肿。因牙齿属肾，故应从肾治。凡肾阴虚，以六味地黄汤或知柏地黄汤主之；凡肾阳虚，则以桂附地黄汤主之；不论肾阴虚还是肾阳虚，均可加细辛、白芷以活血镇痛。牙齿松得很厉害，可再加补肾药如巴戟天、杜仲、枸杞子、菟丝子、鹿茸等，或直接加人参、鹿茸。

四是牙龈腐烂。这种情况要特别注意，因有导致败血症而死亡的可能。内服药仍以清胃散主之，但要加漱口药，以"桃硝紫草黄白汤"[①]治之，坚持每天几次漱洗，腐烂的肉很快会脱落而长出新肉。此病因过去多在小儿麻疹时出现，故又有"麻疳"的说法。

---

① 桃硝紫草黄白汤，其方为白矾、雄黄、硼砂、芒硝、姜黄、大黄、紫草、桃仁、连翘煎水。

（二）舌

一是溃疡。即舌上皮肤溃烂而痛的情况，临床上很常见，为心胃积热所致，治疗用五味解毒饮与导赤饮（生地、木通、甘草、竹叶为主药）合用，其中宜重用甘草（30g）、竹叶（60g）效佳。严重到舌质老红的情况，可用三黄解毒汤主之，大便秘结者加酒制大黄。

二是重舌。即舌肿大如两舌的现象，为痰火与心经积热所致，一般舌苔都较多。临床上，凡炎症严重者，以三黄解毒汤加川贝、天竺黄、胆南星，使泄热涤痰。大便秘结者加大黄、芒硝。遇重舌而舌干的情况，是阴液缺乏的阴虚现象，必加养阴药及清热泻下之品，以白虎汤、三黄汤、导赤饮化裁，或与调胃承气汤合用。

三是舌疳与舌菌。舌疳是指最初舌头变颜色，到变至猪肝之色，而后逐步烂掉的情况。舌菌即舌上长菌类肉球。两者都会往颈项及颅内转移，均属癌肿。在此之前，患者往往有生口腔白斑。这类病很不好治，临床可外用"牛胆硼香散"[①]治之，共研极细粉吹患处，可以控制病情。以扶正解毒的理念，临床内服汤药可选保元汤合五味解毒饮主之。

（三）咽喉

一是扁桃体发炎。一般选银翘散或桑菊饮主之，并加桔梗引经。利咽喉可重用甘草；化痰加贝母；解毒选加大青叶、蒲公英；清热选加黄芩、知母等。

二是喉头发炎。喉与咽紧密相连，咽属阳明经，喉属太阴经，是母子关系。凡喉头发炎，仍须辛凉发表，在银翘散或桑菊饮基础方上，再加射干、马勃、桔梗、甘草。

三是舌干、咽干和咽喉红肿。临床五味解毒饮主之，选加生地、玄参、天花粉、女贞子养阴。针灸可选鱼际、太渊、商阳、三间、合谷、照海、风府、哑门等。咽喉病严重者，以我们自拟的"硼硝青胆散"[②]主之，共研细末，吹在患处。另选硼砂、青黛、芒硝、甘草、桔梗、薄荷煎水漱口，效果也很好（此药对口腔痛、口腔溃烂等都有极好疗效）。另外，外用吹药人中白，对咽

---

① 牛胆硼香散，选牛黄、熊胆、硼砂、麝香、人中白、犀角（现用水牛角代，用量加倍）共研极细粉。

② 硼硝青胆散，具体选硼砂、玄明粉（即风化硝）、青黛，病重再加牛黄、熊胆共研细末。

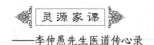
喉及口腔疾病亦有很好的疗效。

四是声带息肉。一般以甘露饮加川贝、大青叶主之，声音喑哑可加蝉蜕、僵蚕等。声带息肉要完全化掉，还应该在内服药的基础上加外用药，以增强药效。"硼硝青黛散"①用药棉包上，放在牙边浸，效果很好。

另有声带血疱，多由阴虚而致，与声带息肉治法大体相同。外用药不变，内服仍以甘露饮为基础方，选加玄参、黄芩、大青叶、板蓝根、射干、天竺黄、川贝、知母、枳壳、茵陈蒿、甘草等；引经加桔梗；痰多加天竺黄、天花粉、川贝；水肿加射干、冬瓜仁、薏苡仁等。

五是白喉。白喉最大的特征，是喉间有一层白膜，如豆腐皮一般，一旦撕破则出血；其白膜增长较快，如果厚到阻碍人的呼吸，则导致患者死亡。现代医学证明，白喉是一种杆菌感染，中医以外治为主。选雄黄、冰片、熊胆、麝香，共研细末，吹至喉间，可以根治白喉。另外，若有制作纯净的人中白和人中黄亦好。目前，白喉在临床上比较少见，治疗的关键是"白喉忌表"，即不应发表而要及时上外用药。内服汤药可用桔梗甘草汤辅之。

六是噎膈。吞咽梗阻（现代医学称食道憩室），古称噎膈，是以饮食不下，临床以下咽即吐为主要症状。本病的发生与忧思郁怒，嗜酒过度，饮食劳倦等因素有关。其主要病机是气郁化火，灼津为痰，气郁火郁阻隔所致。故以理气化痰，清热解郁为治。临床以半夏厚朴汤加减为基础方：

厚朴10g，法半夏10g，茯苓10g，枳实10g，竹茹20g，苏梗10g，栀子10g，黄连10g，连翘10g，天花粉15～30g，甘草6～10g。其中，半夏厚朴汤理气化痰，栀子、黄连、连翘清热解郁，临床疗效均可靠。

（四）口腔溃疡

凡口腔溃疡，临床上均可以甘露饮加知母、黄柏或加三黄汤主之。若溃疡伴口干、口臭，则以甘露饮合白虎汤主之，临床效果很好。但若口腔大面积溃烂，除特殊原因，均为胃热过盛所致，故临床对治，当以养阴为上，临床上可选甘露饮、导赤散或生脉饮随症加减。清热解毒可选大青叶、金银花、连翘、芭蕉叶、芦根、苇茎等；养阴可选天门冬、麦门冬、玄参、生地、石斛、女贞子等。但因养阴药易使中气壅滞，故又应加山楂、谷芽、麦芽、陈皮、枳实、

---

① 硼硝青黛散，青黛、芒硝、硼砂，研末和匀。

枳壳、佛手类行气化积药佐之。另配外用漱口的药。

七、瘰疬

瘰疬相当于现代医学的淋巴结肿大及炎症等。淋巴与人的五官关系密切，所以在临床上要仔细了解病史。如鼻病，因长期流鼻血及鼻癌可引起淋巴结肿大；咽喉溃疡、口腔白斑可引起淋巴结肿大；牙痛也可引起淋巴结肿大，故需先将引起淋巴结肿大的原发病治好。临床上，可通用五味解毒饮主之。咽痛重者，加大青叶、板蓝根，另加桔梗引经，使药效上行；有表证发烧恶寒的，仍需加发汗药，如荆芥、薄荷等；热重有舌深红，或心烦、口渴、小便短黄者，可选加黄芩、黄连、知母、栀子、龙胆草；大便干燥可加大黄、芒硝；心烦热、口大渴而想饮冷水者，可加知母、生石膏。这类都是急症，相对好治。

一般因咽喉炎、鼻炎引起的淋巴结肿大，肿块比较少，也比较小，且手感光滑，最明显的标志是肿块根盘部分清楚而明显。但如果是癌变引起的淋巴结肿大就不同，不仅包块既大又多，而且发展也快，此外，很明显的标志是肿块摸不到根部，犹如土垒的坟包，根部没有界限，而且手感很粗糙，显得凸凹不平。

淋巴结发炎临床以颈部、颌下粒块、结块为主，有压痛甚者，现代医学称之为淋巴结肿瘤。多由肝气郁结，痰热结滞于颈部、颌下而致。法以疏肝理气，清热化痰，软坚散结为治。临床以柴胡疏肝散合五味解毒饮、二母丸主之：

柴胡根10g，青皮10g，夏枯草15g，连翘15g，蒲公英30g，紫花地丁30g，浙贝30g，甘草10g，知母15g，玄参20g，牡蛎20g，野菊花30g，天花粉30g。

临床加洗药：苍术、黄柏、苦参、连翘、川乌、胆南星、半夏、姜黄、大黄、栀子、丹皮、赤芍各15g，水煎药液，浓缩至100mL，用纱布蘸药水外搽患处，一日数次。可缩短疗程。

临床上，淋巴结肿大已癌变者，中医治疗仍有困难，虽然能减轻痛苦，但痊愈的比例不高。

以是因缘，李仲愚先生自拟了三阳（太阳、少阳、阳明）散结汤[①]，从而

---

① 三阳散结汤，其方以羌活、葛根、柴胡根、夏枯草、蒲公英、连翘、昆布、海藻、玄参、牡蛎、贝母、制南星、山慈姑为主药，活血化瘀选加桃仁、红花、丹皮、姜黄、香附、赤芍、川芎、当归尾等，行气散结可加青皮、陈皮、木香、橘核、荔枝核等，气虚加人参、黄芪，肠胃虚弱加白术、茯苓，阴虚可选黄精、玉竹参、天门冬、麦门冬、女贞子等。

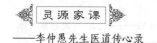
提高了治疗淋巴结肿大的效果。

还有一种淋巴结核，治起来也比较困难，病人往往出现盗汗、潮热，甚至骨和骨关节发烧（骨蒸、骨烧）的情况，这便是淋巴系统的结核，也即古人说的"瘰病"。严重者，其项下、胸脯都有肿块，甚者有如戴一串念珠的。这种病证，有的又与肺结核、胸膜结核并发。临床上，我们发现现有中药饮片不太理想，故选夏枯草、苦荞头、黄花根、矮桐子为主药，另合消瘰丸（玄参、牡蛎、贝母为主药）配合消肿，临床疗效更好。

若淋巴结核溃烂（要流清水），也是很不好愈合的。选夏枯草、苦荞头、矮桐子、黄花根、蜂房（即蜂巢）炖猪颈项的皮（不要肉），取汁当药吃，至少坚持3个月到半年。若淋巴癌甚至又并发肺结核，因人体功能已较差，单纯用抗结核药容易产生副作用，如听力减退、肝、肾功能减弱等，除却药物，最好能选择中医的导引与气功锻炼。

八、腮腺炎

腮腺炎部位是在耳下，也会引起项部疼痛，临床很常见。腮腺炎治不好，要循经下传，因少阳与厥阴相表里，男子易引起睾丸炎；女子易产生阴肿。

腮腺炎最初可用五味解毒饮主之，可配针灸，取颊车、翳风、完骨、外关，一般用温针，有很明显的效果，很多患者针一次即好。若腮腺炎已引起睾丸发炎或阴肿，则选龙胆泻肝汤与五味解毒饮合用，针灸则取太冲、三阴交、足三里，效果也很好。对睾丸发炎引起的睾丸肿大，可用新鲜紫苏叶捣烂，炒热敷患处，干品煎水热敷也可，可很快消肿。另用大黄、白矾煎水热敷患处亦可。这两种外用方，既可治男子睾丸发炎肿大和女子阴肿，又可用于一切淋巴结肿大。淋巴结因肿大而溃烂的，用此药可缩短敛口的时间。

九、瘿瘤

瘿瘤，民间称影袋、大脖子等，现代医学称甲状腺肿瘤。《庄子·德充符》中提到的"瘿"，即指此病。该病为气、痰、瘀郁结颈部而致，法以理气化痰、祛瘀活血、软坚消肿为治。临床以导痰汤加减作基础方：

陈皮、法半夏、茯苓、枳壳、制南星、延胡索、三棱、莪术（各15g），桃仁、红花（各10g），海藻、昆布、夏枯草、隔山撬、矮桐子、苦荞头（各

30g）。

方中以导痰汤理气化痰，以延胡索、三棱、莪术、桃仁、红花活血化瘀，专药昆布、海藻治瘿，配夏枯草、隔山撬、苦荞头软坚散结，临床效果都很好。

十、痹证

痹有闭塞不通之义，多因风、寒、湿等外邪侵袭人体，闭阻经络，使气血不能畅行，引起肌肉、筋骨、关节等酸痛麻木、伸屈不利等，多见于肩背与四肢。分别而言，风重为行痹，即既有四肢和肩背的疼痛，又有痛处转移、相对行走的情况。寒重为痛痹，有筋骨冷痛、抽痛，痛得钻心的情况。湿甚为着痹，表现为关节的肿痛。3种痹证多是三因夹杂的，但因表现部位的不同，临床可方便分为周围型和中央型两类。周围型表现为四肢及关节的疼痛，古代又称为历节风；中央型则只危害督脉一线。另外，又有单独腿痛、坐骨神经痛、手臂痛等情况，亦有周身疼痛的情况。一般说来，阳明经痛，是在人体前面痛；太阳经痛，可以从项背痛到脚后跟。单纯肩痛，前面是阳明经，侧面是少阳经，后面是太阳经。无论风、寒、湿何痹为重，何痹为轻，针灸的效果都很好。一般常用穴，上肢选大椎、臑俞、曲池等穴；少阳经，选风池、肩井等穴；太阳经取小海等穴。其中，肩髃、肩髎、肩贞（古称"肩三针"），对肩关节效果好；臂臑、臑俞对肩部肌肉好；曲池、少海、天井对肘关节效果好。

若是腕关节痛，可取外关、阳溪、阳池、大陵、腕骨各穴；手、脚的指关节痛，则取八风、八邪，用透针法，直到腕关节。腿部可取秩边、环跳、伏兔、梁丘、血海等；膝关节痛，可取内膝眼、外膝眼、阳陵泉、阴陵泉、足三里、风市等；其他如承扶、委中等，是遵本经有病本经求。另外，阳陵泉主周身筋痛，大杼主周身骨痛等，均可配合使用。但凡透针，则须避开动脉。

汤药对治，凡新病不久，肢体无汗，麻黄汤主之；湿气重者麻黄加术汤主之；胃部有水湿停饮者，以麻黄加茯苓白术汤主之；如肢体无汗又发热且心烦口渴，麻杏石甘汤加生姜、大枣主之，心下有水可加茯苓、白术；无汗而身重怕冷，则以麻黄附子细辛汤主之；若无汗而身痛、恶寒、气短，则用麻黄附子甘草汤主之。

　　临床上，患者若有汗，以桂枝汤主之。如心下满、积液、身重，加茯苓、白术；自汗、心累、心跳、气短，则用桂枝加黄芪汤；心累、心跳、恶风自汗，以桂枝加芪附汤主之；有水气、有心累又气不足，用桂枝加苓术芪附汤主之；若肢体沉重、脚肿、肌肉发僵，以麻附薏甘汤主之。热痹严重者，可以五味解毒饮合麻杏石甘汤主之。

　　还有落枕，表现为项背强痛，项部转动不灵，都因风寒、风湿引发，也属痹证。此病宜解表发汗，以辛温解表之法治之，无汗用麻黄汤加葛根，有汗以桂枝汤加葛根；有大面积肌肉强痛，可加秦艽、羌活。落枕寒性居多，热性较少。热性有心烦口渴等表现，以银翘散加葛根主之。若因脑炎、脑膜炎引起发烧、颈项强痛，则是热性传染病，应以银翘散加葛根合五味解毒饮主之。针灸选大椎、风池、天柱，效果都很好。

　　风湿还有热痹严重的，表现有烧热。烧热一来，有的就很绵长，最初可用五味解毒饮合麻杏石甘汤主之。若表现出长期持续高烧，并引发咽喉、牙齿、肢体疼痛，又有小便短黄、大便秘结或大便黏稠有丝，则应以三黄解毒汤主之。无汗加解表药如荆芥、防风；小便不利加车前子、木通、防己。风湿可影响到心脏，临床上，还应加入连翘、黄连、龙胆草以利心包。有风寒湿严重又阴虚的，应加入生地黄（生地既养阴又强心）。故所谓风湿性心肌炎、心瓣膜发炎等，均可随症加入连翘、蒲公英、黄连、金银花等；有自汗，则人参、黄芪、白术都可加入；若有口渴、大汗、脉洪大、高热等症则以白虎汤或人参白虎汤主之。

　　类风湿关节炎乃三阴亏损加风寒湿而致，则应以养血、活血为上，一般以桃红四物汤为基础方，有骨节发烧（骨蒸）症状的，加地骨皮、银柴胡、秦艽、桑白皮、青蒿等；有骨节肿大者，加松节、桑枝、竹节。类风湿关节炎，一般有关节肿大、肌肉消瘦萎缩且骨质疏松、骨关节变大等症状，急需养阴、养肾和补脾；补气补脾选人参、黄芪、白术；养阴选菟丝子、女贞子、沙参等；补肾选巴戟天、杜仲、续断。这里有一个问题，就是用药宜用活动的药，若病情需要用地黄、玄参、鹿胶之类易凝固的药，则应选配山楂、木香、厚朴、桃仁、红花、白芷、细辛、羌活、独活等，使动静相宜。类风湿拖得久了，会导致气血都虚的情况。气虚可选四君子汤为基础方，血虚可选四物汤为基础方，气血两虚选八珍汤、十全大补汤、人参养营汤等为基础方均可。

　　类风湿寒热夹杂的情况，可选用《金匮要略》中的桂枝芍药知母汤、乌头汤（川乌、黄芪、白芍、甘草）为基础方，对于痹证疼痛及肌肉发生抽痛、僵硬的情况有很好的疗效。或直接选李仲愚先生乌附星香汤，用来治疗痹证，尤其是四肢剧烈疼痛、坐骨神经痛等，有非常好的疗效。笔者以此方为基础方，临床随症加减，治疗肩凝（五十肩）重症，亦有很好的疗效。

　　接下来是痛风。痛风表现在小关节，如手指、手掌、脚趾、脚背的疼痛，为血尿酸积累而致，在中医仍属痹证的范畴。痛风在临床上，可分为湿热型、寒湿型和痰湿瘀阻型3种类型。

　　湿热型痛风具备红、肿、痛、烧的特征，应以二妙散（苍术、黄柏）为主药，加除湿的薏苡仁、木瓜、槟榔及活血的桃仁、红花、当归尾、赤芍等。烧热重时，选桑白皮、地骨皮、银柴胡、青蒿入药，或加芦根也好；通利小便可选车前子、木通、滑石等；手上症状严重，可选桑枝、秦艽、防风；下肢症状严重，则加牛膝、威灵仙（威灵仙不仅疏通经络，又可通大便，但用至30g以上，会腹泻，故临床不宜重用）等。

　　寒湿型痛风不烧不红肿，只是痛，有的也现青肿或发紫，可选麻附薏甘汤合二妙散主之。待症状去后，还应补肾健脾，首选异功散。阳虚选桂附地黄汤，阴虚则用知柏地黄汤。若气血均弱用八珍汤、十全大补汤、小建中汤等。

　　痰湿瘀阻型，即所谓"脚湿气"，膝以下都发肿，有酸软难受的症状，可用鸡鸣散（桔梗、生姜、木瓜、苏叶、陈皮、槟榔为主药）主之。鸡鸣散要求在鸡鸣时，即清晨空腹服下，效果更好。其他以虚补实泻的办法随症加减。

　　此外，还有脉痹。所谓雷诺氏病，表现为手指、手背发红，以二妙散加桃红四物汤为主药，随症选加丹皮、紫草、血通、姜黄、槟榔等。为减轻患者负担，内服汤药的药渣，均可再煎水，供浸泡擦洗患处用。

　　另有现代医学中的静脉曲张、脉管炎等，亦归于中医脉痹范围。临床表现为全身或四肢部位静脉曲张变硬，甚者出现结节，或伴燥热，或有肝脾肿大等。传统医学认为，病心者火，主脉者心，养心者血，故泻其火而心自清，清心而脉宁，脉宁而血和气平矣。临床可选姜黄、茵陈、山楂、知母、川贝、法半夏、花粉、乳香、白及、炮甲珠、皂刺、金银花、大黄、甘草为主药，共碾细末，炼蜜为丸，每丸重10g，每次服1丸，每日3次，饭前服用，一般3个月为1

疗程。待炎症消去，血行自然通利，血管自不怒张而隐于皮下，结节自消。

十一、痿证

痿证是与肢体痿软相关的疾病，分为皮、肌、脉、筋、骨五痿，均由五脏气虚所致。肺虚引起皮痿，脾虚引起肌痿，心虚引起脉痿，肝虚引起筋痿，肾虚引起骨痿。痿证总的来说都是虚证，因其气虚，导致气血痰湿难以有机运化，故往往又虚中夹实。另因痿证属慢性病，临床还宜在食疗、药浴、导引等综合治疗上设法。

（一）皮痿

表现为皮肤变得粗糙，皮肤脱落，皮肤起皱或皮肤松弛。因皮肤属肺，故论治从补益肺功能开始。补肺之食药可选人参、太子参、明沙参、怀山药、糯米、梨子、慈姑等，另可从调整心性（特别是克制忧悲、气恼）上用功。

（二）肌痿

肌痿是肌肉萎缩无力，表现为肌肉退化。因肌肉属脾，故肌痿应从培补脾胃入手。补脾胃之食药如人参、白术、茯苓、甘草、大枣、莲子、薏苡仁、芡实等，五谷中的玉米、新怀山药、红薯、南瓜、土豆等都很好；草药如糯米草（又"玄麻根"）、草鞋板、娃娃泉、芭蕉根都有健脾的作用。调整心性，应克服久思不决、怀疑与抱怨等不良情绪。

（三）脉痿

脉痿指血脉枯萎，包括血管变小、血流量减少、血管弹性降低、血行不畅等。患者周身无力、软弱发冷，并往往与心悸、心累、心跳等症候一起出现。因脉属心，故脉痿以补心为上。阳虚时，可选当归四逆汤、十全大补汤等主之；阴虚时，可用桃红四物汤，加养阴药如天门冬、麦门冬、石斛、玉竹参、玄参、沙参等。通利血脉可选血通、丹参、鸡血藤、红线藤（又称红线草或锯锯藤）等。食药选红豆、莲子、大枣、丹参、红花等。调整心性，应克服狂喜、愤恨与不服人的情绪。

（四）筋痿

筋痿表现为肢体痿软无力。中医的"筋"，包括了人体神经、筋腱等。因筋属肝，故筋痿必养肝。食药选当归、赤芍、枣皮、糯米草、青笋、韭菜、冬苋菜、大青菜、麦胚、米胚等。调整心性，应克服暴怒与阴怒（不服人）的情绪。

（五）骨痿

骨痿指骨头萎缩，关节无力，患者感觉骨中发乏的病症。因肾主骨，故治骨萎以补肾为上。肾阴不足，选地黄、黄精、桑葚、女贞子、黑枣、黑豆、黑芝麻等；心、脾、肾阳不足选附片、肉桂、鹿茸、红参、淫羊藿、仙茅等。肾之母为肺，选白参补肺也很好。

痿证在临床上，多数是几痿并发，多见于小儿麻痹症（中医称痹痿），走不动路。还有现代医学归纳的肌炎、肌无力、肌营养不良、神经末梢炎、周围神经炎等。另有结核空洞症，也可致痿。当代中西医学治疗痿证都有一定困难，但针灸和杵针对痿证疗效很好。净明动功亦可帮助痿证的治疗与康复。临床通用的汤头，可选黄芪建中汤、八珍汤、人参养营汤、参茸汤（临床可改丸：人参、鹿茸、枸杞子、菟丝子、木香为主药。共研细末，炼蜜为丸）、桂枝补血汤（桂枝汤加当归、黄芪）、桃红补血汤（即桂枝补血汤加桃仁、红花）、桃红八珍汤（八珍汤加桃仁、红花）、桃红养营汤（人参养营汤加桃仁、红花）等。其中黄芪建中汤因药价低廉，用途最广。若患者脾胃好，可用地黄汤先培补肾脏，以固先天。补肾阴用知柏地黄汤（又称阴八味），补肾阳用桂附地黄汤（又称阳八味）。张景岳的左归丸（补肾阴）和右归丸（补肾阳）也是很好的方剂，治疗痿证，都有一定的疗效。食疗方面，首选五豆汤，即青、黄、赤、白、黑五豆（加减）同煮至软，连豆带汤喝，以补五脏。

十二、居无定处的病症

（一）红斑狼疮

红斑狼疮，属现代医学中自身免疫性疾病，为结缔组织病之一。指在遗传因素、环境因素、激素水平等各种因素相互作用，导致T淋巴细胞减少、T抑制细胞功能降低、B细胞过度增生，产生大量自身抗体，并与体内相应的自身抗原结合形成相应的免疫复合物，沉积在皮肤、关节、小血管、肾小球等部位，引起急性炎症及组织坏死。临床有乏力发热、体重下降，特异性皮损如蝶形红斑，非特异性皮损如口腔溃疡、皮肤血管炎及关节痛、肌无力等。目前，现代医学对此病的病因还不太清楚。中医认为，此病病因在肝、脾、肾功能受损，使全身免疫功能减退，内伤加外感，进一步损伤人体。

此病多伤五脏之阴，故患者最初有腹胀又不消化、精神疲乏、五心烦热、口渴等症，到晚期，会有诸如腹水及腹部、手脚都肿等表现，人一天比一天衰弱，并伴有失眠、心慌、心累、肠胃出血及便血等，最后不治而死亡。

故凡治疗本病，以养阴益气、通经活络、逐瘀散结、解毒清热为主。可选三才汤（天门冬、地黄、人参）为基础方，根据虚实寒热，随症加减。此类病，并无真正的实证，有也是虚中夹实，故在发病之初，可用解毒、通经、活血之法，选独参汤合五味解毒饮加仙鹤草、败酱草、血通、木通等。凡发病已有一段时间，亦可用三才汤为基础方，养阴益气，同时兼顾肝、肾和脾胃。

此病来得慢，去得也慢，故宜引导患者从心地上用工夫，去除偏执的七情，戒除不正的五欲，遵医嘱，节饮食、择居处、适寒暑、调情志，先保性命，再求痊愈。

（二）不明原因的发热

临床上，不明原因的发热很多，有的持续两三个月或更长的时间，中医治疗相对方便。按《周易》错综复杂理法，在不明原因的情况下，先分清外感、内伤以及阳虚或阴虚发烧，临床对治，也就方便了。

现代人阴虚的不少，其根源，归属于情志之火难息，表现为午后发烧更盛，至子时方降温，病在血分，故有血分发烧之说。临床上，一般可通用当归六黄汤或黄芪鳖甲汤加味主之，即以青蒿、桑白皮、地骨皮、知母、胡黄连、黄芩、黄柏为主药，另可加丹皮、秦艽、银柴胡等，正气虚者加潞党参，自汗加黄芪，口渴心烦者加生石膏，半夜准时退烧的可加当归、白术。

若子时升温至午时方降温，则属阳虚发热，也称气分发热。所谓甘温除大热，临床上可用补中益气汤、八珍汤为基础方。严重的时候，可加人参、干姜、肉桂，而反佐知母、秦艽等阴药，效果非常显著。

再有一种温病的发热，是由卫分而气分，再营分而血分，多由肺热引发，总以养阴、清热、凉血为上。烧热严重时，可用人参白虎汤主之。

（三）血瘀（高脂血症）

血瘀是由于脂肪代谢或运转异常使血浆一种或多种脂质高于正常的疾病。临床表现为高胆固醇血症、高甘油三酯血症单有和兼有。究其原因，一是患者对饮食五味不节，食肥甘过余致瘀。二是代谢紊乱致瘀。故临床从脾胃论治。该病仍分虚实。

凡虚证，表现为消化不良、气短、四肢软弱无力等。临床上，可选理中汤加四君子汤、六君子汤或香砂六君子汤为基础方，加山楂、草果直接增强脾胃的运化功能，加茵陈、土茯苓以除湿；虚证怕冷兼大便秘结者，可用十全大补汤为基础方。

凡实证，则患者体型肥胖，每见胸腹胀满，但好吃亦吃得，往往有五心烦热的现象。临床上，可选平胃散（厚朴、陈皮、苍术、藿香）选加茵陈、茯苓、薏苡仁、草果仁、山楂、姜黄、郁金、香附、谷芽、麦芽、槟榔、大腹皮主之。若大便秘结、伴胸腹胀满，选柴平汤为基础方；若痞满严重，可用柴胡加芒硝汤为基础方；有阳虚表现，可用十全大补汤主之。

倘若人体肥胖，需减肥，重点也在调理人体脾胃的运化功能。可选平胃散为基础方，加利胆之茵陈，化积之山楂，行气之佛手、枳壳、木香、苏梗，消积之谷芽、麦芽、草果仁等，使人体脂肪堆积减少，从而达到减肥的目的。若人体消瘦欲长肥，则可选沙参、白术、党参、人参、枸杞子、胡桃、花生仁、黄豆等内服，或常服加味的芡实薏苡仁粥等。

（四）高血压和低血压

人体血压，是人体气血的一组动态平衡数据，如情绪激动，血压会往高处走，心境平和则血压往低处走。现代医学认为，正常人血压，收缩压为18.62kPa（140mmHg）以下，舒张压在11.97kPa（90mmHg）以下，若超过这一标准，即称高血压。目前，原发性高血压的病因和发病机制尚未完全明了，各种学说争论也较多。中医辨证，高血压主要分阳虚和阴虚两种。

凡阳虚，是由于肾阳不足，使污浊之气留于孔窍，如阴雨天气，阳光不足，手脚远端难以得到血液（含红细胞运载的氧分子）补养，而自加压力，导致高血压，临床有脚冷而头手热等症。治疗要引龙入海，使阳光普照，即用桂附地黄汤加降压的标药，如茺蔚子、青葙子、草决明、珍珠母等，阳虚严重者还应加附子回阳。

凡阴虚，则属肾阴不足，使肝阳不能潜藏，闭藏不力，导致肝阳上亢，血管压力增高。治疗首要养阴平肝，选枸杞子、地黄、玄参、玉竹、白参、女贞子、桑葚、车前子等，并加入降压的标药。

只要是高血压症，阳虚的，可统用桂附地黄汤加降压的标药；阴虚的，可统用六味地黄汤加养阴药和降压药。凡高血压者，不论阴虚、阳虚，都可加菊花、夏枯草、桑叶等作辅助之用。

各类低血压症，也要分阴虚和阳虚两种情况。临床上，阴虚者可用三才汤（天门冬、地黄、人参）加升压的标药；阳虚者，则可用三才汤加桂附再加升压的标药。各类升压药，临床验之有效者，如升麻、葛根、柴胡、桔梗、白芷、细辛、川芎、藁本、蔓荆等都可选用。

（五）血毒（白血病）

按现代医学理论，白血病属于造血干细胞恶性克隆性疾病，甚至有血癌的说法，其典型指征是原始细胞核幼稚细胞增多（急性可超过30%，慢性一般为10%）。现代医学对其病因和发病机制至今尚未完全明了，一般认为有生物因素（如免疫功能异常）、物理因素（如射线）、化学因素、遗传因素及其他血液病因素。传统中医认为，心属火而主血，其白血病的根本原因，是血中火毒积累，毒火灼阴，使血毒血热异熟，恶化血液环境，致使火热宣通之力过盛，促使原始与幼稚细胞跳越正常程序异熟早生（佛教医学早在2000多年前即提出"异熟"的概念）。不仅破坏造血功能，更侵袭人体脏腑。故患者临床有发热、畏寒出汗，又有瘀血，牙龈及鼻出血等，甚至伴有淋巴与肝脾肿大，致诸证并发，摧毁人体免疫功能，最终致人死亡。中医认为，是气阴两虚所致。

临床施救，法以养阴、泻火、除湿、解毒、补气、扶正为治。辨证治则，如淋巴肿大者，兼以软坚散结；发热汗出者，兼施调和营卫解热之法。临床可以犀角地黄汤（犀角、生地、赤芍、丹皮）为基础方，养阴选加龟板、鳖甲、知母、玄参；散结（如淋巴结肿大）选加海藻、浙贝；除湿选加薏苡仁、白扁豆；解热选青蒿或生石膏；解毒选加五味解毒饮或三黄解毒汤，都有较好的疗效。

中医治疗白血病，除临床与实验证实的砒霜、青磺散（青黛配硫黄）有效外，板蓝根、仙鹤草与炮甲珠都是对症的好药。

（六）糖尿病

现代医学认为，糖尿病是一组由遗传和环境因素相互作用而引起的临床综合征。因人体胰岛素分泌绝对或相对不足以及靶组织细胞对胰岛素敏感性降低，引起糖、蛋白、脂肪、水和电解质等一系列代谢紊乱。中医认为是人体承载运化功能失调所致。糖尿病临床以高血糖为主要标志，久病可引起多个系统的损害。主要表现为体能下降、疲乏、口渴，小便多或不多，但带甜味、有泡沫等，且可以并发周围神经炎，可破坏心、脑血管及肾脏功能，影响内分泌调节，其破坏面很广，破坏力也大。

引起糖尿病的病因很多。先天因素主要是遗传，后天因素主要是饮食起居、情志和脑外伤，但不能简单对应古代的消渴。对治之法，首先要节制饮食，可服用蛋白质含量较丰富的食品，如芝麻、花生、鸡蛋等；此外，海带和绿豆很好，可用它们炖猪排骨或瘦肉常服，以代替主食。平时应多吃蔬菜，少吃淀粉类食品。同时，坚持导引、散步等有氧锻炼。

临床对治，关键是抓住脾经运化功能的改善，并补益肺气和肾功能。关键药物可选人参、枸杞子、淫羊藿、绞股蓝、黄精，以补益体能、改善症候。若有脸肿、脚肿的情况，临床可选生晒参、红参、黄芪、怀山药、附片、粉葛、玉竹参为主药，另加枸杞子、枣皮、地黄、玄参、香附。肿胀可选薏苡仁、怀山药炖海带作食疗常服。体质虚者，可选沙参、怀山药、当归、黄芪炖肉作食疗。目前中医药理研究证明，黄芪配怀山药可降血糖，玄参配香附可降尿糖。

同是糖尿病，由于病因不同，患者身体状况不同，临床可以补中益气汤、参麦饮、肾气丸为基本方，同时按摩隐白、公孙、然谷，灼灸足三里均能有效控制病情。

（七）帕金森综合征

帕金森综合征是现代医学的概念，中医归于内风，临床以运动迟缓为主，主要表现为震颤、肌僵直、运动迟缓和姿势不稳等。中医认为，该病多由情绪紧张，致脑部缺血，部分脑细胞丧失功能所致。帕金森综合征多因七情中的惊恐、忧虑、暴怒以及工作过劳而引发，尤其是大恐之下易患此症。因为"恐则气下"，气下血亦随之而下，使脑部缺血导致脑细胞死亡（现代医学证明，病变部位为中脑，其黑质神经元变性死亡至80%，即出现帕金森综合征）。中医论治，临床以补肾养肝、息风固本为上。因为恐伤肾，而肾伤则肝失养，肝虚风动，故现颤震。

临床治疗，气虚用四君子汤，血虚用四物汤，或直接用八珍汤或十全大补汤主之。情绪不稳者，可选归脾汤、逍遥散为基础方。最简单的办法是以乌附星香汤加人参（60～90g）为主方。这类病，针灸、杵针有效，临床杵针选天谷八阵、河车路等；灸法选大艾灸，以百会、关元、气海、命门、肝俞、脾俞、肾俞为主；针刺太冲、合谷、三阴交、曲池、承山、足三里、通里、外关、内关、照海、申脉、列缺、内庭等。因是慢性病，故必须坚持治疗。

此病最好的办法还是治心，培养精气神中神的觉知，通过改变神志功能而改变病情；锻炼之法，首选净明动功或八段锦。

（八）自主神经紊乱

自主神经紊乱表现多种，最典型的一是烧热，二是所谓"怪病"。

一是临床表现为高热不退，白天夜间都发烧的，应分辨是气分为重还是血分为重。既然病情是错综的，对应《周易》之理，用药也应是错综的。比如选人参、黄芪以补气，选天门冬、麦门冬以滋阴，选秦艽可解肌肤之热，选地骨皮可解筋骨之热，选牡蛎以藏阳，选石膏解头痛、肌热，选银柴胡清血分之热，选桑白皮以解皮毛之热，选知母和肉桂以引火归原等。此时，石膏既不凉，肉桂亦不燥。

二是临床上有表现在地上乱爬，或五心烦热要躺在地上，或站立不稳或咬人等，均属自主神经紊乱，这类怪病，均宜从痰治。临床上可选温胆汤为基础方，加龙骨、牡蛎等重坠，加栀子、黄芩清热，加川贝、半夏、天竺黄、天南星类涤痰。因肺贮痰，而脾胃生痰，故也可用六君子汤为基础方加涤痰药治之。遇实证要用泻下之法，甚至直接用吐法。

（九）植物人

所谓植物人，按现代医学的观点，是脑细胞不起作用。从中医的观点而言，是神识不起作用，即神、魂、魄、意、志五种精神功能不能统一协调。

这类疾病，目前有增多的趋势，或因麻醉失误，或因脑炎、脑外伤后遗症，或因手术后遗症，或因大悲大恐等，都有可能成为植物人。但不论中医或现代医学治疗，植物人痊愈的都很少。植物人多死于护理不当，或食物入气管，或褥疮感染并发脓毒症等。

中医治疗，总以扶正、活血、化瘀、芳香开窍为主，同时配以针灸、杵针或指针。

凡因脑瘫、脑炎、脑膜炎、脑血管意外而致的植物人等，可用乌附星香汤与三七贝母汤两个基础方，每服5~7天即轮换。凡体虚可加参芪；固脾选加怀山药、莲子、薏苡仁等；活血通窍选加血通、木通、通草、桃仁、红花。凡脑压高，可选加茺蔚子、青葙子、草决明等；凡脑部积水，则加车前子、木通等。不论何种植物人，都可选天谷八阵、神阙、命门等穴行针或灸。

若因脑部血液循环不好而致的植物人，则应以升降散（僵蚕12g、蝉蜕12g、姜黄12g、酒大黄3g）为基础方，酒大黄用到3g，可以泻下，但若只用1g，则可活血化瘀。其他随症加减，待肝、脾、肾健全，人体自身的功能即得以活跃，从而达到自我修复的目的。最关键的是唤醒患者的生命意识，则需医家依于中医人文关爱的理法，辨证设法与施治了。

（十）疥螨虫感染

疥螨虫感染所致皮肤病，可引起患者指缝、肘、腕、股内、乳下、小腹、臀部、二阴等处发丘疹、水疱、脓包及局部烧热等。外用药是特效，具体以苦参30g、地肤子30g、花椒9g、薄荷9g（后下）、紫草15g、白矾15g、川楝根皮30g、百部30g，煎开之后，趁热洗10～15分钟，每日2次。若有脓疱者，待上药熏洗后，再以青黛10g、黄柏30g、枯矾20g、硫黄10g、熟石膏50g、冰片3g，共研细末，将药粉撒在脓包上，每日2次，3天1个疗程。一般1～2个疗程，也就痊愈了。

第五卷　证象二：人体内脏疾病

一、肺

肺开窍于鼻，肺又主皮毛，很容易受到传染。传染最基本的3条路，即皮肤、鼻子与上呼吸道、口腔和消化道。肺脏就占了两条，即皮肤、鼻孔和与鼻孔相连的上呼吸道。清代著名医家叶天士发现人体肺部感染出现发热的情况与其他外感不同，从而提出了"温邪上受，首先犯肺，逆传心包"的立论，说明温邪感染人体是由卫分传气分再传营分最后到血分的。以皮肤感染为例，致病因子首先进入皮肤、毛孔（卫分）——再进入肌体组织（气分）——再进入组织液体，如淋巴液（营分）——最后进入血液（血分）。

这是一个全过程，掌握这个过程，便于我们认识人体病症轻重缓急的不同。如从鼻孔传染，传到鼻黏膜时就会出现鼻塞、鼻充血、头晕、头痛的情况。而在传染病的潜伏期，也可能就没有症状。一般说来，人体肺部感染，在前期，比如感染到皮毛时，患者恶寒（即怕冷）的情况多，每每表现出与伤寒相同的症状。这时，即可用《伤寒论》的理法治疗。如身痛、恶寒为表证，属太阳病。表实无汗、脉紧有力，以麻黄汤主之。表虚有汗、恶寒、发烧、头身痛、脉浮缓，即以桂枝汤主之。

临床上，需要特别辨析患者的烧热。凡发热而不恶寒，即属热证，归于温病。治疗的方法也就不同。如具备伤寒太阳病的一切症状，但有发烧的情况，就要以银翘散或桑菊饮主之，再重一些，可用麻杏石甘汤主之。若具备头痛、发烧、身痛，同时又心烦、恶心想呕吐（心烦是里热的症状，想呕吐是胃中寒热不调的情况），有了阳明症状，临床上，用麻杏石甘汤加生姜、大枣主之，效果就非常好。临床上，若有身痛、恶寒、烦躁的情况，以大青龙汤主之，其方以桂枝、麻黄、杏仁、甘草、石膏、生姜、大枣为主药，即麻杏石甘汤合桂枝汤去白芍，治疗寒热夹杂的症状。这里有一个问题，就是桂枝的使用问题。桂枝用于太阳有寒和阳明有热，都是好药。但桂枝味辛甘而温，能助阳化气，故凡遇温病与热病，必慎用桂枝！若患者有发热（不恶寒）、头痛、身痛的症状，则桂枝、生姜、大枣都不宜用，而应以六合汤、藿香正气散主之并随症加减。

温病初期，患者热不甚，不宜重用、先用凉药。凉药多用早用，会使热邪内伏，逆传心包，严重的引起脑炎、脑膜炎。临床上，太阴肺传厥阴肝，这种传变就是逆传，逆传很容易危及人的生命。如传心包会使患者很快神志昏迷；传厥阴肝经会使患者发生抽风、身体僵硬，甚至神志不清、角弓反张的情况。此时，宜用清热解毒之药，如金银花、连翘、蒲公英、紫花地丁等。若患者现白虎汤证，有大汗、高烧、口大渴、脉洪大，以《伤寒》之白虎汤主之，疗效很是显著。有大热、呼吸粗短、大便不通、心中烦躁、心慌、小便短黄等，可用凉膈散（大黄、芒硝、栀子、连翘、黄芩、薄荷、甘草）为主药，是很好的一组配方，名贵之药自然减免了。

一般而言，肺虚者右寸必细弱，常见有自汗、气促、肺痿、咯血、虚劳骨蒸等；肺实者右寸脉均滑而实，常见风、火、痰、水、郁气、暑湿所闭，胸膈胸痛、喘促、窒塞等症。肺寒者右寸必迟，或紧，常见咳嗽喘急、鼻流清涕、恶寒、颜面萎白等；肺热者右寸脉必数，常见目赤喉痛、鼻衄、咯血、咳嗽痰稠、鼻红鼻疮等。

（一）猩红热与麻疹

猩红热与麻疹，现代医学归为呼吸道传染。治疗猩红热，首先要注意与麻疹的区别。其共同之处，都是发热发疹，但猩红热发疹是成片，麻疹发疹则是分散的；猩红热周身发疹，而口鼻近旁的三角区不发疹，反而口唇现苍白色，麻疹不一定；猩红热往往并发喉痛，古有"烂喉痧"之说，麻疹往往没有喉痛。

麻疹与猩红热都属温疹。施治之要，在于透疹。中医的许多古方包括《金匮要略》方，在临床运用效果都不甚明显，究其原因，一是透疹不够，二是透疹的时机不当。临床上，最初透疹，应以辛凉解表与活血化瘀为上，可选温病代表方银翘散与伤寒代表方麻杏石甘汤合用，另加紫草、丹皮、桃仁、红花等凉血活血之药。但注意不要用滋腻之药使热毒内伏（如玄参、麦门冬、生地黄等）。否则，热邪一旦隐伏，即可影响营分和血分，并发肺炎，严重者很快死亡。并发肺炎时，仍需辛凉发表，选用荆芥、薄荷等。解毒加金银花、连翘、蒲公英、紫花地丁、菊花；引经加桔梗、大青叶、板蓝根；凉血活血用紫草、丹皮、赤芍、桃仁、红花等；清利小便加车前子、木通、车前草等；而苦寒与滋腻之药一定要慎用。

猩红热与麻疹一般要发热2～3天才开始发疹，疹子若能透出3天，之后会逐渐脱皮（猩红热脱皮成片状，麻疹脱皮如糠面），也要3天的时间，就基本痊愈了。

呼吸道传染有痞、满、燥、实、坚的症状，即腑证，也即大承气汤证。临床变通以升降散（僵蚕、蝉蜕、酒大黄、姜黄）主之。升是上升，指能发散，选僵蚕、蝉蜕发丹、发疹、发疖子；降是可下，因姜黄活血、大黄通便解毒。此方有疏风、散结、和血、清热、解毒的作用。所以不仅可治疗肌表肿痛、淋巴结肿大，又治大便结燥。升降散可与三黄汤、白虎汤、五味解毒饮、银翘散或桑菊饮合用，如治疗全身热毒症状明显者，合三黄解毒汤；治疗病毒感染者合五味解毒饮。这里顺便说明一下，现代药理实验证明，夏枯草、大青叶、板蓝根、马勃等对各种病毒感染作用好；蒲公英、紫花地丁、金银花等对革兰阳性菌有抑制作用；连翘、三黄解毒汤对治革兰阳性菌、阴性菌及病毒作用都好；而生石膏虽不抗菌，但解热作用明显，口大渴者，石膏一用即迅速止渴。

凉膈散是好方，能升能散，其中大黄、芒硝、栀子，可通利三焦热邪，并使热从小便排出；黄芩可清肝肺之热；薄荷发散；而甘草生津补脾、解毒清热、润肺止咳。此方用在呼吸道感染，竹叶可用淡竹叶，烧热重时竹叶可改为青蒿。大热者，如太阴、阳明都有热，可将凉膈散与白虎汤合用。凡因烧热患者有口干舌干，可选天门冬、麦门冬、生地、玄参、天花粉之类养阴。

所以，治疗一切热性传染病，不外三大法则，一是透表发汗，二是清利小便，三是清泻大便。坚持这三大法则，即不犯错误。这是《周易》"位"的法则与"时"的法则的具体应用，简言之，是因时因势利导。

（二）齁、咳、哮、喘、短气

齁、咳、哮、喘、短气是人体肺脏病变，老年人多有，青年人少有。

齁则气紧，呼吸如拉锯；咳是想把肺内脏东西咳出来的机体反应；哮是指喉中肺中的痰鸣；喘是气短、气促；短气是气不够用，气不能沉到丹田。这是人体肺部功能性病变的五大症状，仍分虚实寒热。

肺主皮毛，故虚证都有自汗、精神困倦、感觉气不够用的情况。一般用桂枝汤加厚朴、杏仁主之，汗出止，精神也就旺盛了。

凡实证，一般以大青龙汤主之（也即麻杏石甘汤加桂枝、生姜、大枣）。此方中，麻黄、杏仁、石膏、甘草能散郁热，可对治肺循环不好、肺内充血而有郁热的情况；麻黄解表，杏仁降气，石膏清热，甘草和中，桂枝强心使呼吸均匀；生姜、大枣和中。若外有表寒内有痰饮，即寒热夹杂之证，则以小青龙汤主之。热重加石膏，痰多加茯苓利水，口渴加天花粉生津，自汗则去麻黄，临床疗效均好。

有齁、咳、哮、喘完全属于热证的，以麻杏石甘汤主之。热证又有大便秘结者，可用凉膈散主之。有三焦热甚、心烦、口渴、小便黄等热证，脉数而有力，以三黄汤合麻杏石甘汤主之。因外感热证引发哮喘等（青少年多而老年少），以银翘散合麻杏石甘汤主之。无表证时，可用泻白散合麻杏石甘汤主之。

齁、咳、哮、喘，由脾虚寒引发的，可以异功散加姜、辛、味主之；脾虚而痰多，用六君子汤加姜、辛、味主之；有中气不足、中气下陷者，用补中益气汤加姜、辛、味主之；肾阳不足之心悸、头晕、小腹满甚至肌肉跳动，用真武汤（茯苓、白术、白芍、附片、生姜）主之；有肾阴肾阳都虚的，用济生肾气丸主之（其方：熟地、枣皮、丹皮、泽泻、茯苓、怀山药、肉桂、附片、车前子、牛膝），临床改汤剂，对皮肤肿、痰如涌者，效果都很好；有心阳不足而肺胃有积热，又有水饮上犯并发者，选桂枝、黄芪、人参、石膏、茯苓、芒硝为主药治疗。

针灸治疗，可选身柱、肺俞、膏肓、膈俞为主穴。对心衰者，选神道、心俞、督俞；有肝脾大，可选肝俞、脾俞、肾俞、三焦俞、膀胱俞。此外太溪补肾利水，足三里宽中利膈，丰隆涤痰，内关强心，临床上都可选用。杵针有更好的效果，以身柱、至阳、命门3个八阵为主，将三焦水道都开通了；同时可选内关、公孙、照海、列缺4个阴穴配合使用。

另外，有不恶寒、不发烧，或㿏，或咳，或哮，或喘，或短气，即无表证的情况下，是夹杂有"饮"的表现。所谓"饮"，指比水稠、比痰稀的液体，应以苓甘五味姜辛汤主之（茯苓、甘草、五味子、干姜、细辛）。凡有咳、有清痰加半夏，喘重加杏仁，大便秘结加大黄，口渴严重加天花粉，心烦严重加石膏，心悸心累加桂枝。临床上有这些症状，即成肺心病。假如再出现短气、胸满或脚肿的情况，就是肺病明显影响心脏的情况了。临床上，用已椒苈黄丸（丸改汤），以椒目、葶苈、防己、大黄为主药，治疗这种虚中夹实、标实本虚而现水肿的症状。

再严重的情况，可以成饮，也可以成水。由于肺功能不健全，引起心衰，导致肝瘀血、脾肿大，最后使心脏体积增加，这是病在肺而影响到其他脏腑的情况。因肺属金，金克木（肝），使肝脏大；肺金盛，因金生水，又使肾水盛；水克火（心），致水气凌心，水肿即形成了。从水肿的征象看，心脏病下肢先肿，肾病先从脸肿，肝病先从腹肿。凡水肿，往往都是水和饮一齐来。《金匮要略》有悬饮（即肺水肿）、支饮（在两胁，如支撑）、溢饮（因满而溢，肿于肌表）等说法，均可以痰饮水气来概括。其中肺脏形成的水肿，一般以温肺、宣心阳及利水、利痰之法治疗，选苓甘五味姜辛汤加半夏、泽泻主之，这样水肿会逐渐消除。有肺和心都肿，可以五苓散合姜、辛、味主之。有脾寒现象，以理中汤加姜、辛、味主之。有肺胃停水，以苓桂术甘汤主之。到标病即水很盛时，要用泻下之法，如陷胸汤，用大黄、芒硝、甘遂，泻水涤痰都很好。本来水在胸，肺与大肠相表里，故大便泻下时，小便也会增多。另外，十枣汤（大戟、芫花、甘遂、大枣）可治上、中、下三焦之水。但大戟、芫花、甘遂三种药的总量，成人每天不得超过3g，独用一种则不能超过1g，不然药性过猛，会伤人正气。体虚之人，可加参附汤、芪附汤或术附汤配合使用，并嘱饭后再服。至虚之人，可加参芪术附汤，它包含了参附、芪附、术附3个汤头，兼顾心、脾、肾三阳使不脱，比现代医学大输液作用更大亦更快。

临床上，另有顽固咳嗽。若辨证稍有失误，咳嗽就止不住。临床上，若吐绿痰，应在基础方之上，重用百部、紫菀、款冬花、前胡根等解表、宣肺、止咳与抗结核之药。若前胡根与紫菀配对，则既镇咳又解表。实证可用泻白散；表实用麻黄汤；若久咳有喘加姜、辛、味；但有烦渴可加石膏、黄芩、知母等。治痰的标药也应分辨，如清痰加法夏，干痰加天花粉，黄痰、绿痰加天竺黄，丝痰则加川贝。若太阳有寒、阳明有热，以大青龙汤为宜；太阳有寒，而膈上有热，又以小青龙汤为宜；若肺虚咳嗽，可直接补气，也可补肾水与泻心火等。总以辨证施治为核心。

（三）肺痈

肺痈即肺内化脓，现代医学认为是由多种病原菌引起的肺部化脓性感染。其临床特征是肺内化脓者呼气均有恶臭，如烂鱼、腐脏、大便等的混合臭味，患者若咳嗽，每咳出脓液或脓血。治疗肺痈，古方有千金苇茎汤，临床有一定效果，但效果不显著。我们在临床，取苇茎、薏苡仁合五味解毒饮加鱼腥草为主药，另加紫花地丁、金银花、连翘，随症加减，大大提高了疗效。如加赤小豆使吸收脓液、加强小便排脓能力，另以大量鱼腥草作食疗辅助解毒等。临床还可用漏芦、矮桐叶、蒲公英、白矾捣烂外敷，对控制炎症、杀菌、化腐生肌很好。若条件不备，以新鲜菊花叶或矮桐叶捣烂外敷患者背部也好。

（四）肺痨

肺痨，即我们现在说的肺结核，是由结核杆菌引起的慢性传染病。人体感染结核杆菌不一定发病，而要到免疫功能低下时方才发病。因患者临床有盗汗、午后潮热、发烧等症状，过去一般医生都注重滋阴，反而有伤患者脾胃，使患者的抵抗力降低，肺痨不仅不能得到有效控制，反而向相反方向发展。究其原因，是没有按照"急则治标"的原则，首先治标病。

肺痨临证，要当外科的疮治。具体以解毒、养阴、止血、润肺、清热为治。解毒，选连翘、金银花、菊花、蒲公英、漏芦、夏枯草等；在吐血或咯血阶段，要加止血的鱼腥草、仙鹤草、白茅根、藕节、茜草等；脾土为后天之本，又为肺金之母，故宜选大剂量怀山药，作扶脾养阴之用；有骨蒸潮热加青蒿、桑白皮、地骨皮等；固气用人参、黄芪等；另选桑葚、楮实子养阴；若患者咳嗽，说明有炎症，甚至有空洞的情况，肺有空洞的情况要加三七、白及；出血严重要用上好松烟墨或百草霜（锅烟灰）止血。另在食疗方面，可用五豆汤加糯米煮粥，也可用薏苡仁、白及、百合加糯米煮粥，再可以白及、紫皮大蒜加糯米、沙参煮粥常服。

针灸选关元、足三里、气海、膏肓、肺俞、膈俞、脾俞、肾俞为主穴，有潮热者用针，无潮热者用灸。

二、心

心为君主之官，更生息万化，故绝不生癌症。心又主血脉，故心虚者左寸必弱，常见怔忡、惊悸、不寐、健忘、心虚痛喜按等；心实者左寸脉必弦实而大，常见胸闷气滞，血凝而痛，痛有定处，如锥如刺等。心寒者左寸脉必迟或细微，或心暴痛，或疲惫欲寐；心热者左寸脉必数，常见烦躁不寐、疯狂、谵语、重舌木舌、舌疮等症。

（一）心神经官能症

中医心神经官能症的范围很广，临床表现如胸闷、心累、心跳、早搏、阵发性心动过速、心肌缺血等，只要没有器质性病变，都属于心神经官能症的范围，有由他病引发的，但多由七情内伤及一段时间的过劳所致。

由七情内伤引起的阵发性心动过速、心脏早搏等，可用参麦饮加当归、黄芪、枸杞子、枣仁、柏子仁等为主药，另加炙甘草强心，加合欢皮、夜交藤安神。若单纯早搏，一般为心气虚损所致，可用温胆汤加参麦饮为基本方，有热加连翘、黄芩等，并注意休息和情志调养。临床上，有阵发性心动过速，仍属心神经官能症，多由七情引起。如思虑伤脾，暴怒伤肝，木克土，导致肝胃不和，而胃之大络为虚里穴，因此也可影响心脏。仍以温胆汤主之，泄热加黄连、黄芩，补气加人参等。

若仅仅是单纯的胸闷、心痛，可用枳实薤白桂枝汤主之，其他药随症加减。若胸闷严重而胸痛不严重，则应以瓜蒌薤白半夏汤主之。

（二）真心痛

冠状动脉粥样性硬化心脏病，简称冠心病，古称真心痛，是心脏疾病中很常见的病症。人体心脏在主动脉根部，分出两条动脉，负责心脏本身的血液循环，称冠状动脉，因硬化致冠状动脉供血不均，就会出现心肌缺血的现象。这类疾病，严重时会导致心脏血液梗阻。临床上，最初表现为心前区及胸区闷或闷痛，严重时，甚至出现心绞痛、濒死感，因全身缺血缺氧，还有手脚发冷的情况，若治疗不及时，就会"旦发夕死，夕发旦死"。

中医治疗真心痛，以分辨虚、实、寒、热为要务。

临床上，凡暴痛，则99%都属寒证。而慢性疼痛，即隐隐作痛的情况，就是虚中夹实。如心肌梗死，梗死是实证，但均由虚引起（或虚胜实，或实作虚），所以，临床上有胸闷严重而仅隐隐作痛的情况。

临床治疗，以仲景枳实薤白桂枝汤或瓜蒌半夏汤（加薤白）有效，失笑散（蒲黄10g，五灵脂10～15g）加生姜、红糖亦效。本病轻症可治，但若"旦发夕死"的"真心痛"，中医仍然没有痊愈的把握。这类病，正气都虚，故临床上，首选回阳救急汤为基础方，另选镇痛、温阳、和血之药，如桂枝、砂仁、白豆蔻、草蔻、干姜、肉桂等，选破气之药如木香、沉香等；选破血药如山棱、莪术等；扶正加人参等；温补心阳加胡椒、豆蔻仁、吴茱萸等。冠心病有梗死，必有大量挤压，此时会有四肢厥冷、脉细沉的症状，此时必以姜黄、香附、桃仁、红花为主药，重用桂枝、干姜、白豆蔻并加血通、木通等；此外，三七有镇痛的作用，贝母有消血管壁水肿的作用，均可加入。若背心冷，还应加附片。但凡心脏病，大便不通都宜温下，用干姜、肉桂、附子，加人参、大黄。而冠心病有心痛胸闷而腹胀水肿者，则应以桂枝、茯苓、丹皮、桃仁为主药，再加温化之药。或以独圣散（山楂30g），一日一剂，常服。此外，治疗胸腹部胀闷不适者，古方三子养亲汤（苏子、莱菔子、白芥子）加葶苈子有效，其中白芥子祛痰而能温阳，苏子降气，莱菔子宽肠和胃、消食消水，葶苈子强心并降胸中水气，配伍是很好的。临床救急，需重灸（3～5根灸条成束点燃）虚里穴及心俞穴。另可指针膻中、中府、虚里、天池、巨阙，悬灸食窦、关元以止痛解痉。内服汤药以回阳救急之法统之。

（三）心痹

心痹大约相当于现代医学称谓的心肌炎。临床以发热、心累、脉快为根本指征。

临床可选生地15～30g，麦门冬15～30g，木通15～30g，车前子10～15g，连翘15～30g，金银花15～30g为基本方。遇高热不退者，再以白虎汤加青蒿主之；凡肢体疼痛者，加防风、萆薢；咽喉痛者，加大青叶、板蓝根等。

指针或毫针，选内关、间使、大椎、曲池、陶道、合谷、内庭为佳。

倘若遇暴厥、尸厥、时行瘟疫、不省人事、神昏、抽搐、水土不服，则应以诸葛行军散主之了。

诸葛行军散（礞石10g，雄黄10g，朱砂10g，火硝10g，白矾10g，冰片3g，麝香1.5g，硼砂10g）解痉醒脑、开窍解毒。成人每服0.3g（吹鼻、吹喉均可）。

三、横膈

横膈在人体中间，不上不下，其主要病变，即是呃逆。导致呃逆的原因很多，如胃寒、胃热、中风和情绪变化等都可以引起呃逆。因吹冷风、饮冷水等亦可引起胃寒性呃逆。过去治疗呃逆，一般用丁香柿蒂散，此方对轻微胃寒引起的呃逆，效果较好，但对胃寒严重的，效果就不太理想。故我们在临床，选香砂理中汤加柿蒂对治胃寒严重的呃逆，大大提高了疗效。该方若再加老姜、灶心土，功效更强（灶心土若缺，则可取新红砖洗净，烧红后淬水煎药）。

有情志如悲伤、恐怖引起的呃逆，称神经性呃逆，针灸是特效。取膈俞、至阳、巨阙、上脘均可，取公孙配内关亦可，往往下针即可止呃。

胃热也会引起呃逆，如急性肠胃炎吐泻之后会引发呃逆。临床上，以温胆汤加柿蒂、黄芩为主药。杵针可用至阳八阵配足三里及内庭穴，用泻法降胃热治疗，效果也很好。

有因中风而导致的顽固呃逆，属于肝胃不和或神经系统障碍，应取活血逐瘀之法，用香砂理中汤加桃仁、赤芍、川芎、当归尾、柿蒂为主药。针灸可取膻中、巨阙、内关，也可取肝俞、膈俞、胃俞。

有脑外伤引起的呃逆，可用三七、蒲黄、五灵脂、乳香、没药、桃仁、红花为主药，加柿蒂及行气之药。若失血较多，正气虚弱，则可用三七贝母汤加参、附、柿蒂主之。

还有"中恶"（中秽气）引起的呃逆。过去，有看人启坟而致呃逆者；有经过森林，遇自己极不喜欢的气味而致呃逆者。用芳香化浊之药或醋熏法治疗，均有良好的效果。

久病之人，突然发生呃逆，脉弱而快；或温病后期，神昏谵语之后突然发生呃逆，就基本是死证了。

四、肝、胆与胰腺

肝胆两经相表里，所以有"肝胆相照"的成语。值得说明的是，肝病与精神因素又关系密切。凡肝虚者左关脉必弱或散大，常见头目眩晕、胁痛、目干、易怒、多梦、烦躁、眉棱痛、额顶痛等；肝实者左关脉弦实，常见头痛、腹痛、胁痛、小腹痛、疝瘕、积聚、泄泻、呕吐、哕逆、躁烦、嗔怒等。肝寒者左关脉必沉迟，常见小腹痛、阴缩、囊缩等；肝热者左关脉必弦数，常见头痛、胁痛、眩晕、目痛、口苦、瘰疬、筋痿、拘挛、偏坠、阴肿、囊肿等，或肝风抽搐。人因情志忧郁、愤怒，都会影响到肝胆出现不健康的症状，七情均可以使肝脏的疏泄功能紊乱，出现代谢障碍，使肝胆发生病变。

（一）胆胀

所谓胆胀，即胆管、胆囊发炎的情况。其临床表现，有眼珠甚至全身发黄的情况，也有不发黄的情况，均以茵陈蒿汤为基础方。

有发黄症状的热证，患者左关脉必弦数，简称阳黄，有口苦口渴、小便短黄、舌质深红、指甲红亮等表现，以茵陈蒿汤加栀子、黄柏为主药。大便秘结加大黄、芒硝；有腹胀胁满者，以桂枝汤去姜、枣合小承气汤加茵陈为基础方。若是阴黄，患者左关脉必沉细，眼目皮肤黄中带暗，嘴唇或白或青而不红，舌质白润或青润，鼻孔润而手脚冷，应以茵陈蒿加附子、干姜为主药。有黄中带黑或全身皮肤发痒，可加麻黄透表。

（二）胆道蛔虫

蛔虫在人的肠中很活跃，但误入胆道，即会引起剧烈疼痛。患者凡口干舌燥、心烦气短等，属于热证；寒证则有手脚冷、舌苔薄白、嘴唇或青或白的现象。此时绝不可贸然杀虫，否则会使蛔虫蛰伏于人体胆囊中，从而加重病情，增加患者痛苦。治疗之法，以镇痛安虫为上，临床用乌梅丸主之。大便秘结的，可用承气汤加花椒（花椒对蛔虫而言，相当于麻醉药）。表现为寒证的，要加花椒和干姜、肉桂。在寒热夹杂的情况下，和解方乌梅丸（改汤。方歌：乌梅丸用细辛桂，黄连黄柏与当归，人参椒姜加附子，清上温下又安蛔）是很好的方剂。待病人不再疼痛，遂用下虫之药，选川楝子、槟榔、雷丸、榧子等，汤剂空腹服用，肠蠕动将蛔虫排出体外，就很自然了。

临床还有寒热往来，右肋及心胃剧疼者，患者往往既有黄苔，舌质又现青紫，脉多弦迟，乃胃寒虫积、肝脾气滞而至，法以温脾散寒、调肝理气、导滞驱虫为治。临床以干姜15g，薤白15g，肉桂15g，木香15g，枳壳15g，厚朴15g，草蔻15g，陈艾15g为主药。选加使君子30g，延胡索10g，花椒40粒，安蛔驱虫，选加芒硝或酒大黄泻下，夹寒患者加附片，都能收到良效。若求简便，驱虫药方可以贯仲、槟榔、榧子、鹤虱、赤芍、附片、肉桂、干姜、酒大黄、芒硝、薤白为基本方。方中以桂附干姜温中散寒；薤白宣心阳而止痛；加延胡索、川楝子则可调肝；槟榔、榧子、鹤虱、贯仲杀虫；芒硝、酒大黄导便，临床疗效都可靠。

这里，需要说明的是，苦楝果对杀虫是很好的药，但成人量每天不得超过15g，应炒过再煎水服下。另外，生南瓜子可下人体肠中一切虫，但成人量应不少于100g（剥净量），而且是早晨空腹服用，农历月初服更佳。

（三）肝热

肝热属于现代医学的肝炎，在临床上是常见病。现代医学有甲、乙、丙、丁各种分类，中医则不然。中医讲横的联系，如说到肝，就有肝热、肝寒、肝疼、肝脓肿。又往往倒果为因，如说到痰，就有风痰、湿痰、寒痰、热痰的不同，其实就说到了病因，再加上八纲十六目的推究，中医辨证，就非常精细而确切。

中医治疗肝热，关键是判明虚实。不论是哪种肝热，只要肠胃不好，胃脘不适，精神疲乏，大小便通利而脉虚，即是虚证。反之，则是实证。

因肝藏血，故见肝之病，必先补血。又因木克土，故见肝之病，又必先实脾。临床简便之法，是以干净黄土煎水，澄清后再煎药，这叫以土补土，实脾的效果很好。临床对治，可选四君子汤、异功散、香砂六君子汤为基础方。再因肝与胆互为表里，故不论胆是否有病变，都应利胆。利胆首选茵陈蒿，再选土茯苓走阳路清热解毒，疗效就很明显。有慢性肝炎急性发作，应先解毒，临床上，可选五味解毒饮为基础方，随症加减。

凡肝热病久了，已影响到胆的功能，则应活血，首选姜黄、郁金、丹皮、血通；另选佛手、陈皮、木香、紫苏行气；气血并调选延胡索、川楝子，另可加薤白、瓜蒌。

针灸、杵针治疗肝炎有很好的效果。消黄疸用至阳穴，加胆点、胆俞，不仅退黄，还可治胆绞痛；足部可针阳陵泉、足三里、胆囊点等。杵针选至阳八阵、筋缩八阵加河车路，对慢性肝炎、胆囊炎等有很好的疗效。

对治肝热简便的办法，是以逍遥散加味。有黄疸加茵陈蒿30～50g，有出血加栀子、黄柏，有寒证重用姜炭，消炎杀菌用仙鹤草、败酱草，体虚加人参，补血活血加桃仁、丹皮，通利小便加血通、木通等。食疗方：黄芪、谷芽（可布包）、麦芽、枸杞子、怀山药、参（沙参、潞党参、人参均可）、芡实、大枣煲汤或加糯米煮粥。草药酌加水皂角、尿珠根、叶下珠、芭蕉头、鸭跖草、矮桐子叶等。

另有肝炎、肝包虫，导致门静脉血管堵塞而致肠胃出血的情况。因门静脉堵塞，胃部会发生血管扩张的情况，一旦出血，则有吐血、便血的症状，就不容易治愈了。凡已出血，必大补元气，可选红参、白参各30g，另选仙鹤草（止血强肝）30～60g、姜炭50g、白及30g，以增加凝血功能。另外，白术、甘草、艾叶、蒲黄炭均可加入，先止血成功，治愈才有希望。

收尾之药，阳虚用参芪术附汤加枸杞子主之，阴虚选我们自拟的"三才汤"①加当归、白芍主之，其他药随症加减。

（四）肝脓肿（肝痈）

肝脓肿（肝痈）即人体肝内化脓、产生脓点甚至脓液的情况。有虚证、实证和虚中夹实3种情况。最初或实或虚，但久病必虚。肝痈每每现疼痛之状，即右肋下疼痛或剧烈疼痛，甚至痛连胸背。中医的检查方法很简单，即用皮纸一张，浸湿贴在患处，有脓的地方会先干，而其他地方仍湿。先干的地方就是脓点所在，干的面积大，说明脓点大（中医治疗疮症也可用此法检验化脓情况）。治疗以化腐生肌为总纲，一是控制化脓，使不溃烂；二是使新细胞代替旧细胞迅速增长。

肝痈阳证，往往有烧热、口渴、口苦、小便短黄、大便干燥的情况，选白芷、防风、当归、陈皮、贝母、乳香、没药为主药，解毒加忍冬藤、连翘、蒲公英、矮桐叶等，疼痛剧烈则加活血化瘀之药如桃仁、红花、赤芍、当归尾等。在肝肿大有炎症而未化脓期间，要用化包块的药；若已化脓则应加薏苡仁、冬瓜子、赤小豆等药排脓；一段时间烧热重时，可选青蒿、知母、黄芩加入小柴胡汤而去柴胡。正气虚者可以人参、黄芪、白术、白芍、当归、茯苓为主药，镇痛加白芷，消炎排脓加矮桐叶、薏苡仁、紫花地丁、连翘等。

凡阴性肝痈，患者有手脚冷、脉缓或迟、口不渴、小便清长的症状，说明患者阳虚邪从阴化，当用温药。临床以"仙方活命饮"（又称真人活命汤，主药皂刺、当归、金银花、防风、白芷、酒大黄、陈皮、甘草、贝母、天花粉、乳香、没药、山甲）主之，加干姜、肉桂、附子，使加快托毒生肌的速度。也可用阳和汤（白芥子、麻黄、熟地、当归、鹿角胶、干姜、肉桂），加连翘、

---

① 三才汤，其方为人参、天门冬、生地各15～30g。

蒲公英主之。

（五）肝积聚

肝积聚相当于脂肪肝。肝脏本身积聚又代谢脂肪，故脂肪堆积，问题的关键在脾。治疗脂肪肝，无论肝区痛与不痛，都应以舒肝理脾为上，而不以炎症治。由于肝与胆互为表里，舒肝的同时还要利胆。临床上，可以四君子汤为基础方，加山楂、草果仁、茵陈蒿等增强代谢功能；若反饱作胀，可选加陈皮、厚朴、砂仁；有胃痛选干姜、薤白、枳实；其他药随症加减。散剂可选我们自拟的"脱脂散"[①]主之，共研细末，和匀，每天冲服，每次6g，每天2次，一般坚持服用3个月，就大见功效了。

（六）胰心痛

因胰腺在中医归于脾经，故胰心痛在脚上脾经可找到明显的压痛点，现代医学称为胰腺炎。急性期一般有唇红、舌红、心烦、口渴、小便短少、大便秘结等热性症状，伴恶心呕吐、上腹剧痛等，临床上以四逆散（柴胡、枳壳、芍药、甘草）为基础方，效果很好。为防止胰腺坏死，应加活血之桃仁、红花、赤芍、当归尾、丹皮等；解毒选五味解毒饮。

凡虚证，特别是气虚的，用红参、白术、黄芪、薏苡仁为主药，镇痛加姜黄、香附，活血消炎选焦楂、蒲黄、五灵脂等。

阳证有大便秘结的，可加大黄泻下；小便不利的，可加车前子、通草等；如有恶寒、发烧症状，说明血液还不干净，也即血液中还有细菌活跃，要用麻黄、荆芥、防风透表。

阴证者，表现为剧烈的疼痛（阳证疼痛的状况要和缓一些），说明有血瘀滞，寒凝严重。此时，可用香砂理中汤配姜黄、香附，或以枳实薤白桂枝汤配香砂理中汤主之。

针灸治疗，可选内关、章门、期门、中脘、梁门等穴，加上脚上脾经的压痛点。总以清热解毒、活血行气、镇痛逐瘀为治。

五、肠胃

肠胃最常见的病症是现代医学归纳的肠炎与胃炎。以胃炎为例，又有浅表

---

① 脱脂散，其方为川贝、三七、山楂各100g，广木香60g，共研细末，和匀，每天2次冲服，每次6g。

性胃炎、增质性胃炎、急慢性胃炎等多种称呼，应理解其原理，中医治疗需分清虚实寒热。

（一）呕吐

呕吐之症，可由胃寒、胃热、气虚、痰饮等引发。凡胃寒，临床有胃中冷、胃内停水、吐物清冷的症状；胃热则吐时有力，甚至呈喷射状而吐物酸臭；胃虚则因浊气不降，胃不受纳而吐，症见消瘦、神疲、面色萎白、脉弱等；痰饮是胃中水响而水气冲心，并心慌心跳等；妊娠呕吐是受孕而吐。另有胃癌、食道癌及胃神经官能症等，均可引发呕吐。

临床可选温胆汤为基础方，气虚者加党参、白术、生姜、藿香；热证加黄芩、黄连；寒证加干姜、砂仁、豆蔻仁；妊娠呕吐重者，加灶心土（伏龙肝）。肝寒（偏头痛）的呕吐，则以吴茱萸汤主之。

指针、杵针或毫针，可选膻中调气降逆止呕；选中脘调六腑之气；另可酌选巨阙、不容、承满、梁门、膈点、胃俞、心俞、内关、足三里、合谷等行针或灸。

（二）胃痛

胃痛在急性发作期，有很剧烈的疼痛，患者的面目嘴唇往往现青色，脉弦或弦中带迟，属胃寒所致，可选理中汤主之。若有胃胀、痞满等情况应加理气药，如陈皮、木香、枳壳、厚朴、苍术等；有呕吐，加半夏、竹茹、生姜；有胃中冒酸，这是木克土的表现，因酸属肝，肝胜脾，这种情况要用吴茱萸汤主之，吴茱萸对温肝治酸效果很好，但气味不好，故可先洗净再用布包煎。

也有胃热引起胃痛，即胃中有烧热而痛的感觉，口苦口干，其唇色老红而燥，舌苔多干黄或灰黑，甚至口气恶臭，这种情况可用温胆汤加黄芩、黄连主之，也即芩连温胆汤主之。若有大便干燥的情况，可用黄连泻心汤主之。

有冒酸甚至吐酸的情况，现代医学称为增质性胃炎。可用理中汤主之。是因胃黏膜肥大、胃壁有水肿，多由胃阳不足，不能化胃中之水所致。乌贼骨是中和胃酸的好药，可以随症加入；但如果胃中有水响，是胃肠停水的情况，还应加茯苓等健脾利水之品。

实证胃痛，则右关洪实；有胃部胀满的情况，每每手按即痛。这时，应以平胃散（厚朴、陈皮、苍术、藿香）为基础方，有寒加干姜、砂仁或豆蔻；有热加黄芩、黄连；大便不通加大黄、芒硝。

虚证胃痛，则右关脉濡弱，没有呕吐的现象；每痛，喜用手按，手按下去，疼痛即会减轻；精神疲乏，少食懒言。这时要用补法，六君子汤、异功散、补中益气汤都可选用。凡气、阴都虚的可用归脾汤、小建中汤、黄芪建中汤或建中汤加参芪术。值得注意的是糖多也会生酸，故有冒酸者，可将建中汤内饴糖改为红糖；若仍冒酸，则完全不用糖。

（三）肠胃炎

肠胃炎多因饮食不洁而致，暑天多发。临床分急性胃炎、急性肠炎和急性肠胃炎3种。胃炎有严重呕吐，肠炎只是泻，肠胃炎则上吐下泻。急性的上吐下泻，几乎都是实证，有胃痛、肚腹痛等情况，对治之法，以通利小便实大便，这便是中国五行"镇土分水"之理（如四川成都的都江堰水利工程）。此时，以胃苓汤（平胃散合五苓汤）为基础方，其方以厚朴、陈皮、苍术、藿香、肉桂、白术、猪苓、泽泻为主药，若有小便短黄、口渴的情况，则不用肉桂而改用滑石、木通，另加扁豆、木瓜（扁豆补脾止泻，木瓜消饱胀、止大便利小便），这样使肠中积水从小便排出来。这便是"病人渴欲饮水，水入则吐，名曰水逆，五苓散主之"的道理。

肠胃虚寒或阴寒，右关脉多沉迟，亦可引起上吐下泻，同时伴有手脚厥冷、脉伏而面目苍白等症，此时，用理中汤或附子理中汤主之。四肢厥逆，以四逆汤或四逆加人参汤主之。凡这类阴证，要尽快回阳。此外，伤寒少阴、太阴均有下痢，厥阴下痢更严重，都应特别抓紧时间，以防患者虚脱。

胃炎还有寒热夹杂的情况。如胃中有热、肠中有寒，因病是寒热夹杂，药因之需寒热并用。若有呕吐、上腹痛、胃痛，黄连汤（干姜、黄连、半夏、人参、甘草、桂枝、大枣）是和解方，治疗胃中有热、肠中有寒是很好的。若寒热夹杂而又有痞满的，则以半夏泻心汤（半夏、黄连、黄芩、干姜、甘草、人参、大枣）主之，或以生姜泻心汤主之。

单纯肠炎，则只泻不吐，仍属于细菌感染，有并发烧热或里急后重的情况。此时用葛根芩连汤为基础方，里急后重加桔梗、杏仁，高烧加知母、石膏、青蒿等。病情严重的病人，则需加诃子、石榴皮等。

临床上，还有一种非肠炎性疾病，患者每于清晨腹泻，俗称"五更泻""鸡鸣泻"。中医称肠澼，为腹中有包块并有腹痛的病症，应以四神汤主之（破故纸10～15g，吴茱萸10～15g，肉豆蔻10～15g，五味子5～10g）。五更泻拖久了，就要产生滑泻的情况，此时，应加灶心土止泻。临床以破故纸、吴茱萸、肉豆蔻、五味子、人参、白术、茯苓、泽泻、甘草、生姜、大枣为主药。

另外，还有阑尾炎和肠粘连（中医称肠痈）。治疗急、慢性阑尾炎与肠炎同理，在临床上可选败酱草、薏苡仁、附片、丹皮、桃仁、冬瓜子为主药，选加红藤、石菖蒲、蒲公英、紫花地丁、金银花等；大便干燥加酒大黄。若肠粘连，可用活血行气之药，选木香、枳壳、枳实、陈皮、桃仁、红花、丹皮、枣皮等；为护正气，又宜重用人参。这类病证，最好加针刺阑尾点和痛点，临床效果都非常好。

（四）腹部痞满

腹部痞满，多由脾胃功能不健全、运化不力所致，可以理中汤或资生丸主之。经穴疗法，可选指针、杵针及灸法。寒证用灸，热证用针。指针与杵针可重点选至阳穴上下夹脊穴两旁的穴位，施行推拿的手法。夹脊穴之推拿对整个消化系统的疾病均有良效。

（五）霍乱

霍乱是很严重的一种肠胃传染病，现在已少见，但应掌握其原理。霍乱表现有严重的吐泻，病人因迅速大量失水而致酸中毒死亡。治疗霍乱，仍用"镇土分水"的办法。前面病机十九条有专述，此处从略。

（六）痢疾与腹泻

痢疾发病以秋天居多，大致分为赤痢、白痢和阿米巴痢3种。赤痢和白痢属菌痢，均因细菌感染而致。赤痢的特征是泻下之物带脓、带血；白痢的特征是泻下之物带白色黏液；阿米巴痢属原虫感染，大便有如"溏鸡屎"。过去痢疾死人，根本原因在于失水与中毒，现在输液可以有效减少死亡，这是值得学习与借鉴的。中医治疗痢疾，古方白头翁汤对菌痢特别是赤痢效果很好，对阿米巴痢也有较好疗效。民间草药马齿苋，对治菌痢有特效，如白痢用其煎水加白糖服，赤痢用其煎水加红糖服。黑木耳不仅能治菌痢，也能治阿米巴痢，用30～50g久煮加糖服。而鱼腥草煮水加白糖及淡盐服，则既可补液，又可解毒杀菌。

杵针、针灸对肠胃疾病有很好的效果。凡用杵针，对胃的疾病，取至阳八阵；对肠的疾病，取命门或阳关八阵，再加河车路。毫针可配内关、公孙、足三里、照海、三阴交等；凡有吐，取巨阙；有痛，取中脘、梁门，或三阴交配内关；有两胁痛，取期门、章门、日月穴；有泻水的情况，取水分、水道、关元、肝俞、脾俞、肾俞、三焦俞、膀胱俞等。凡久泻至气虚的滑泻，可针关元补气，灸百会提清阳之气。若有上吐下泻的情况，则悬灸神阙、关元、气海、命门等，都有很好的效果。

另外，因肠胃虚实寒热夹杂，也会导致慢性腹泻，临床就要以仲景方乌梅丸为基础方了。

（七）痔疮出血

大肠肛门病中，痔疮出血很常见，具体可分为远血和近血两类。所谓远血，是指在便后方才见血，说明出血点在肠中高位；更高位在胃部等，则见不到鲜血，仅见排出黑色大便（因血液混合在大便中）。解黑大便的高位出血，基本都是阴证。近血是在大便之前，即刚蹲下就滴漏血液，说明出血点在肛门周围，在肠中的低位。

凡解黑大便这类远血，凉药止血都不生效，而要用温性药，如姜炭、蒲黄炭、百草霜、石榴皮炒炭等。凡肛门附近出血，根本原因，都是大肠经湿热，也即血分之热，寒证仅占极少数，可用槐花、槐角、茜草、葛根、旱莲草等。热证明显的，可加三黄解毒汤。大便结燥者，选玄参、麦门冬、天门冬、女贞子、当归、生地、熟地、火麻仁、肉苁蓉、郁李仁、杏仁等，另加麻油、蜂蜜内服亦可。又因肺与大肠相表里，加桔梗开泄肺气也很好。

针灸可取归来、气冲（气街）、长强、大肠俞、小肠俞、命门、肾俞等，对痔疮下血很好。凡寒证用温针或灸，热证则只用针。此外，若要改善肛门处直肠松弛的状况，可用瓦松煎水加醋外洗，或用马齿苋煮水内服。

六、肾与膀胱

肾为水脏，所以人体的内分泌系统均由肾管。《素问·六节藏象论》曰："肾者，主蛰，封藏之本，精之处也。其华在发，其充在骨。为阴中之少阴，通于冬气。"故周身骨骼、牙齿亦由肾管，不仅如此，它开窍于耳，同时瞳孔也属肾，所以，肾在中医有很广泛的意义，绝不是解剖学意义上的"肾脏"。又因"作强之官，伎巧出焉"，所以，身体的强弱与精神的好坏，甚至人的聪明与否，都与肾脏功能有很大关联。

肾虚者，两尺脉虚细，常见有耳鸣、耳聋、头目眩晕、脑鸣、健忘、失眠、盗汗、骨蒸、腰痛腿软、弱视、痿软等；肾多虚少实，若两尺脉细数，多为凝痰积血，水火交煎湿浊为沙石等实证。肾寒者两尺沉迟，常见便溏、泄泻、腰冷脊痛、畏寒蜷卧、小便频数及肠疝奔豚等。肾热者两尺沉数，常见口燥咽干、咽喉痛、目瞀、小便不利、淋浊溺血、大便秘结、齿痛烦渴等。

（一）五迟

所谓"五迟"，是指小孩脑发育迟、走路迟、说话迟、牙齿长得迟、头顶囟门闭合得迟，是典型肾虚的表现。这类小孩每每喜欢与比自己年龄更小的孩子一起玩耍，甚至成年后仍然喜欢与小孩子一道玩。"肾为先天之本，脾为后天之本"，故治疗要用补法，既补先天之肾（靠后天脾胃的滋养），又补后天的脾胃。因属慢性病，故需坚持长期治疗。再因对象多是小孩，故治疗方法又以食疗为佳。可选用甘温健脾与开胃之药，如选明沙参、黄芪、白术、怀山药、薏苡仁、芡实、莲子、谷芽、麦芽、山楂以培补脾胃；另选枸杞子、菟丝子、楮实子、覆盆子、枣皮、淫羊藿、鹿角、鹿茸、人参等培补先天之肾（需要说明的是，如海狗肾等不论死活动物类药，浊阴之气较重，虽也有一定疗效，但影响人的大脑发育和智力开发，故最好不用）。以上诸药或加黄豆、黑豆、糯米、黑芝麻等，共研细末，炒成三合泥或煮糊吃。这不仅对"五迟"有很好疗效，更对痿证与小脑萎缩有良好的改善作用。"五迟"或有"鸡胸龟背"者，杵针、指针选身柱八阵、至阳八阵、阳关八阵，再加河车路，临床效果都较好。

（二）尿频、遗尿、小便失禁

尿频、遗尿与小便失禁，都属虚证，主要是肾气虚，故治疗都要围绕固肾气与固脾胃之气。如尿频、尿崩等，可用人参、白术、黄芪、鹿角、鹿茸、肉桂（补命门真火又温脾）、乌药（行气、纳肾气又温膀胱）、益智仁、石菖蒲等，也可用补中益气汤为基础方随症加减。小孩遗尿，往往在睡梦中完成。这种情况，又说明心肾之交不够，中医以补命门火为上，临床以参茸芪附汤为基础方，另加五味子、乌梅、枣皮以补肝；若身体虚，水分不能蒸发，病人感觉口干，可加胡卢巴、肉桂以温肾，效果也很好。要简便，选黄芪60g、益智仁30g、炖猪小肚1个，吃肉喝汤，连服3～5剂，也就痊愈了。

杵针、指针治疗，选天谷八阵加河车路，并选配风池、风府、大椎、身柱、命门等。

（三）疝气

腹中肠子落入阴囊，即所谓"疝气"。

1. 狐疝。喻形如狐狸，或出或没。这种情况，多为中气不足，因清气不能上升，肠才从腹股沟口漏入阴囊，若卡住，会发生小腹绞痛的情况，久之引起坏死，故临床用补中益气汤为基础方。针灸多用灸法，选灸百会、关元等。狐疝还有睾丸或收入腹中或落回阴囊的情况；中医要通过药物等发动人体自身调节功能，使功能恢复正常。腹股沟本具收缩功能，一旦功能恢复，睾丸自然不能乱跑了。食疗辅助，可选当归生姜羊肉汤。

2. 气疝。因肠和气体在阴囊中混杂在一起，表现为阴囊胀气而痛。临床以五苓散加全蝎、蜈蚣、核桃（两个打破）为基础方，效果很好。

3. 血疝。即肠落入阴囊后，导致瘀血积聚，外边有青紫、发红的现象。这时，可用五苓散加桃仁、红花、川芎、赤芍、当归尾主之。

4. 水疝。因阴囊积水而致，从外面看，整个阴囊是肿而亮的。这种情况，要迅速利水，用五苓散为基础方。若睾丸肿大，可加橘核、荔枝核、小茴香等。

5. 睾丸炎。单个睾丸发炎为偏坠，两个睾丸同时发炎即称为双坠，以龙胆泻肝汤为基础方，另可根据病情加解毒的土茯苓和散结的橘核、荔枝核。

6. 疝。即落入腹股沟的肠子被卡住而发生坏死的情况，现代医学手术治疗是其长处。中医用热敷法，使之愈合消化。外用洗药选解毒活血之姜黄、大黄、紫苏叶、木香为主药；有红肿，加黄柏；有湿，加白矾。煎水连续外敷，可防止溃烂，迅速恢复健康。

7. 缩阴。缩阴在临床不多见。其症状是患者感觉有一股气，往小腹收缩，同时伴有绞痛。在女子，是子宫因收缩而绞痛；在男子，是前阴往小腹收缩而导致绞痛。此时，要用大辛大热之药，行大温大补之法，选附子干姜肉桂汤或参芪术附汤为基础方，其他随症加减，如镇痛选川楝子、延胡索等。值得注意的是，缩阴症状消除后，还应检查有无生殖系统的其他疾病。

针灸治疝，可选三阴交、足三里、太冲、中极、水道、关元、气海等，针、灸或温针均可。

（四）肾病

肾病古称肾虚劳等，现代医学一般分为肾盂肾炎和肾小球肾炎两种。不论

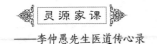

哪种肾炎，化学检验，都很方便。其临床最明显的特征是肾盂肾炎有血尿；肾小球肾炎无血尿，而有蛋白尿；肾小球肾炎多腰酸，肾盂肾炎多腰痛。从临床症状看，肾炎多有水肿，并从脸部先肿，然后伴有腰酸、腰痛、小便频数等现象。若至脸肿、腹肿与腿肿形成，则是所谓的肾病综合征了。

肾病在急性期间，最先有脸部水肿，治疗取汗法。临床上，可用麻黄连翘赤小豆汤为基础方，此方从仲景方化裁而来，以麻黄、连翘、赤小豆、桑白皮、茵陈蒿为主药，消炎利尿效果很好。凡有脓菌者，加土茯苓消炎杀菌，加薏苡仁消炎排脓。另可选加金银花、连翘、蒲公英、紫花地丁、知母、黄柏、黄芩、栀子等解毒。

凡治肾病，都应固正气。可选人参、白术、茯苓、黄芪、枸杞子、菟丝子、楮实子、覆盆子等。而凡腰酸腿软严重者，说明肾气不足，宜选用巴戟天、续断、杜仲、桑寄生、桑螵蛸、乌贼骨等药。这类药对全体肾病的恢复都有好处。

肾病阳证，往往有便血、口渴、小便短黄等，基础方可用知柏地黄汤，也称"阴八味"。若精神疲乏、困倦、皮肤清冷、唇舌不干，为阴证，基础方则用桂附地黄汤，称"阳八味"。若水肿严重，肾功能已很差，排尿力量弱，就要用阳八味加牛膝、车前子等，同时重用人参、附片、炙甘草并干姜。但若因多囊肾等原因引起血尿不止者，则用盘石汤加上好的松烟墨汁内服，止血效果很好。

另有膀胱和尿道疾病。现代医学证明膀胱炎属细菌感染，有小腹疼痛等，而在排尿时尤其明显；尿道炎则有小便困难、小便刺痛或烧痛的情况。临床治疗，以利尿、清热、解毒为上，都可用龙胆泻肝汤为基础方。龙胆泻肝汤不仅能治男子之病、对女子带下等，亦有良好的疗效；若扩大范围，则可灵活运用于现代一切性病。

第六卷　证象三：神经与精神疾病

中医学按证型分类，遂有精神类疾病的谵妄、惊悸、神昏、昏厥、躁烦、癫、狂、痴、呆等类。其病因仍为内因、外因和不内外因；病位可涉及卫、气、营、血、三焦、六经、五脏、六腑，尤以阳明胃，少阳胆，少阴心肾，厥阴肝与心包络的症状为多见。病邪之枢机，可用气、血、痰、火四者概括之，然而病性的寒热、病势之虚实仍必须在临床上详细辨析，方可施治无误。

一、谵妄

谵妄昏厥常见于症状性精神病，多因某些热性传染病，如伤寒、温病、脑炎等，常伴有高热、蒸蒸自汗或手足濈然汗出，神昏谵语，循衣摸床或昏睡等。病情常为昼轻夜重，或中夜至上午较轻，午后至午夜较重。

临床一是痞、满、燥、实、坚等胃家实证，以承气汤下之；重者合白虎汤。二是仅具阳明经热证，无胃家实者，以白虎汤合五味解毒饮主之，重者以白虎汤合栀子金花汤为主治之。三是无汗呻吟，头身痛者，说明表未解而邪传于里，以致意识障碍者，以三黄石膏汤主之。四是温证者，柴胡白虎加常山汤主之。五是无阳明胃热，而神昏谵妄或兼狂叫惊厥或胸满口噤，手足挛急，躁动不安，乃为厥阴肝与心包之痰火所致，至宝丹或安宫牛黄丸主之。肝性脑病前期或甲亢所致者以清宫汤冲服紫雪丹，或当归芦荟丸主之。

二、癫疾

癫者，语无伦次，对周围环境不辨险夷，秽洁，时如醉人，嬉笑无常，恚怒不思，或悲哭歌笑，或常作叹息，甚至恍惚，无中生有，心中跳动不安或惊惕善恐者。其病因多由所愿不遂，或惊恐，或忧悲。心血不足，又兼痰火，故至悲喜失常，而颠倒错乱。癫疾多虚，癫之倒之，无伦无序，颠三倒四。气之郁也，血之瘀也，痰之积滞，肾水之虚也，肺金之不清也，肝木之动摇也，脾土之痰湿也，心火之炽也，气机之不调也，皆阴经之疾。

临床多见于抑郁症，心因性反应症，神经官能症，精神分裂症等。法以养血安神兼降痰火为治，宜选养心汤、加味逍遥散、天王补心丹、安神八珍汤、加味地黄汤、宁志膏、安神定志丸、柏子解郁汤等为基础方，随症加减。

三、狂证

狂证发狂，必有谵语，多以热邪传入阳明，致胃家病实；临床见潮热而不大便，或手足濈然汗出，承气汤主之。若见转入阳明而陷入少阴，谵语潮热，用芒硝大黄屡下不通者，此阳为阴蔽，阳郁于内，阴抑于外，非热下不能解也。审其气在血，陷入血分者，硝黄与肉桂同用。陷入气分者，硝黄与附子同用（这是《内经》阳中求阴与阴中求阳的精义）。通利之后，以甘寒之品养之。

无论何故，凡有言鬼言神，语无伦次，登高弃衣，伤人毁物者，皆火邪实证，以大承气汤下之。若人语言颠倒，重复不休，正气为邪气所夺，则属虚证。均宜补益，切忌攻下，宜用养心汤或生脉地黄汤主之，甚至选大剂量独参汤。若现戴阳证，头汗如珠而手脚凉者，以大剂参附汤主之。四肢厥逆者，以四逆加人参汤主之。脉不出者，通脉四逆汤主之。

总之，狂证必须保持大便通畅，使痰浊火郁借此下降。膈上如焚，则选凉膈散下之；胃家实者，承气汤下之；内外俱热者，防风通圣散解之；液枯肠燥者，增液承气汤或甘露硝黄饮主之；阴积于肠，少腹冷痛坚筑不通者，大黄附子汤主之。若因狂犬咬伤而致，使患者胸中慌乱狂躁，表现有口噤、恐水而惊叫者，先以桃仁承气汤或血府逐瘀汤下之，再继以人参败毒散加黑竹根调理。总宜随症加减化裁。

值得说明的是，狂证十之八九，都属于心包肠胃痰热内实之症，宜吐尽胸中之痰热，下尽肠中之积垢，泻去心包之邪火，则其病易愈。若拖延时日，则可能变生其他因素，增加治疗的难度。

四、痴证

痴证又名精神幼稚病症，由大脑发育障碍所致。成人患此病称"痴"，小儿患此病曰"迟"。

临症表现：如梦如醉，不识不知，无思无虑，喜怒哀乐不入于心胸，不形于颜面，行为无目的，举止无定向。宜大补心肾、调理肝脾为治，可选十全大补汤、养心汤、地黄汤、归脾汤等为基础方；亦可以枸杞子、菟丝子、杭巴戟、潞参、白术、茯苓、薏苡仁、莲子、芡实、怀山药、山楂、核桃仁、谷芽、麦芽为食疗方主药，必要时还可以加黄芪、鹿茸、人参共研细末，加6倍米粉，煮糊蒸饼或煎如三合泥服用，每天一餐。

此病为慢性疾病，经年累月才能见效。可助以导引、按摩或灸疗。

五、呆症

呆者，呆板不动，不吃不喝，不言不应，甚至大小便也不知排解，这种情况称为木僵。临床有相反的两种表现，一是病患的肢体可任意受人摆布，如捏蜡人，称为蜡样屈曲；另种则不任人摆布，并采取违拗反抗。均由七情动于中，五志伤于内，郁火生痰，蒙蔽清窍所致。临床救治，轻者以涤痰汤主之，重者以礞石滚痰汤主之。而继以清心、滋肾、平肝、理脾之剂，如逍遥丸、养心汤、归脾汤、知柏地黄汤等方剂随症化裁，加对症专药治之。该病亦慢性疾病，经年累月才能见效。

针灸治疗：不论以上何种精神病症，均可选以下腧穴。

主穴：百会、四神聪、风池、神庭、八荒穴、八阵穴、北辰穴、内关、神门、足三里、丰隆。辅穴：头维、印堂、间使、合谷、太冲、太溪、隐白、大敦、三阴交。每治可选主穴2～3个，辅穴2～3个，分组交替使用。

六、神经官能症

神经官能症属轻度精神病。常见症状有失眠、头昏、头痛、耳鸣、心悸、心慌、恐怖、胸闷气短、呕吐腹泻、肠鸣腹痛、肋痛腹满，男子性功能低下，女子月经不调等。

临床以逍遥散为基本方，其他随症加减。此类病以指针、针灸治疗，临床疗效更为明显。失眠选印堂、上星、翳风、风池、涌泉、太溪、太冲、合谷、神门、心点、肝点、胆点；体虚者，灸关元（元气之关，肾间动气处）、膻中、中庭均好；心悸者，针厥阴点、心点、内关，灸膻中；耳鸣者，针中渚、听宫、外关、翳风，灸足三里、三阴交；头昏痛者，针上星、百会、头维、风池；月经不调者，针肝俞、脾俞、肾俞、中极、关元、三阴交、合谷等。

七、脏燥

脏燥症，现代医学称癔症（歇斯底里），多见于女性，病根源于七情不遂。古称尸厥（如尸体般僵硬）、飞尸、邪祟等，临床表现，或突然昏倒似死人，或心烦意乱，或狂躁骂人，有时抑或类似癫痫发作，症如鬼祟而多变。

此类病患，往往多愁善感，奇思怪想，痴疑傲慢，气量狭隘。这种心性，若遇精神创伤，使七情五志之火郁而不散，煎熬津液成痰，扰乱神明，阻滞清窍，导致癔症的总暴发。一是怒气与不服气伤肝，表现有肢体震颤、抽搐或现癫痫样发作，而意识并不消失，瞳孔反应基本正常，临床既不咬舌，亦无二便失禁。二是狂喜与恨人伤心神，出现遗忘症、双重人格等。三是思虑抱怨多疑伤脾，出现食欲不振或食欲异常增加，或呕吐、呃逆、咽部阻塞等。四是忧悲气恼伤肺，表现为呼吸困难，自汗，潮热感或寒冷感。五是恐惧、烦人伤肾，表现有迟缓性麻痹、失聪、失明、失语或尿频等。

临床以涤痰汤（即温胆汤加胆南星）加大枣、浮小麦主之。针灸亦效，最好选鬼眼穴（手鬼眼为少商穴旁，脚鬼眼为隐白穴附近）将二指（趾）靠拢，用麦粒大艾炷安穴位上，四面着火，灸3壮。

指针、毫针主穴：百会、上星、头维、神庭、风池、风府、四神聪、天庭、印堂、山根等。辅穴：合谷、太冲、丰隆、间使、神门等。失语者，选加天突、廉泉、哑门、天柱等。失聪者，选加听宫、听会、翳风、天容、耳门等；失明者，选加头临泣、阳白、睛明、太阳等；瘫痪者，上肢选加大椎、肩髃、肩髎、臂臑、臑会、曲池、手三里、外关等；下肢选加环跳、伏兔、风市、三阴交等；震颤选加孔最、少海、内关、外关、合谷、后溪等。

八、老年痴呆

老年痴呆，古有呆病、健忘之称。表现为老年人对外界事物反应迟钝，现代医学证实是小脑萎缩，属于脑细胞退变消亡速度大于新生速度，中医定位于脑海空虚，或气滞血瘀、痰阻清窍，或肝肾不足、心脾两虚，目前此症有增多的趋势，临床治疗较为困难。

肾主骨，其华在发，其充在髓，故临床应以补肾、养肝、宁心安神为治。中医认为五脏分藏五志，即肝藏魂、心藏神、脾藏意、肺藏魄、肾藏志；怒伤肝、喜伤心、思伤脾、忧悲伤肺、惊恐伤肾；中医哲学讲求身心统一，故人体五脏疾病均受精神因素之影响，故要引导患者明白自律养生的道理，注意以恻隐之心养肝，谦下之心养心，无妄之心养脾，羞恶之心养肺，是非之心养智，逐渐使心志强健，进而气定神闲。

药物治疗过程较长，一般以地黄汤为基础方，有条件的用参麦地黄汤（人参、麦门冬、五味子、熟地、丹皮、枣皮、泽泻、怀山药、茯苓）还可加龟胶、鹿胶，制成糖浆或丸剂长期服用；有条件的患者可坚持服用龟鹿二仙胶（人参、枸杞子、龟胶、鹿胶）。亦可嘱患者坚持养生锻炼（自我按摩，净明动功等）以使身体强壮。

指针多用补法，头部多用运转法，并配合河车路、河车穴。针灸选穴：肾俞、命门、精宫、肝俞、心俞、神道等，均用补法。

九、气功偏差

气功偏差，简单说即是"走火着魔"。何谓"着魔"？着指黏着，魔指邪幻。是人在修学内养功夫时，忽视了性功的修养，追求奇异与神异，心脑中盘聚着牢固的邪心或幻想，脑海中形成了一个不切实际的鬼鬼祟祟的概念，出现精神上的错乱现象，是邪心和私利造成的。临床有疑心重者，对功法不够了解，既想由此得到好处，又半信半疑，身上有一点变化，就大惊小怪，以为精气走乱，心惊胆战，既怀疑又恐怖，形成邪思邪幻；还有求成心切者，松紧失度，昼夜不休的练功，不吃饭，不睡觉，精神疲乏，伤阴耗液，造成虚火上炎，煎熬津液成痰，痰蒙清窍，神志昏迷，胡言乱语，木呆癫狂。

何谓"走火"呢？心属火，这里火就是心，文火武火都离不开心。走火就是意念不正，使心火污染了邪思魔念，使心的功能偏离光明之途（比较道教，是偏离中和之道；对应儒家，即背离中庸之道；对应佛家，或执有或执空，为偏离中道）。所以"着魔"是由于"走火"，"走火"必要"着魔"。

常见偏差的临床症候，从上到下，从外到内主要有：头晕眼花，头痛失眠，头鸣耳鸣，幻听幻视，头项摆动，身体动摇，胸闷气短，心慌心跳，腹胀腰痛，背痛肋胀，厌食厌饮，抽搐不语，哭笑无常，大吵大闹，胡言乱语，乱动乱跳，多疑多怒，多忧多恐，不知羞愧，丑态百出。

探其根源，均为失心走火。是由于喜、怒、忧、思、悲、恐、惊等七情和贪、嗔、痴、慢、疑等五毒酿成心肾不交，肝肺相乘，脾气不运，七情五毒的无名之火煎熬津液，液枯阴损，阴涸为痰，阻滞气机，身体中新陈代谢的产物难以排出，秽浊之物聚于五脏六腑，十二正经及奇经八脉，全身上下都弥漫了乌烟瘴气，蒙蔽五官清窍，障碍三焦，污染卫气营血，出现诸般怪症。然而其症虽多，总不外风火痰浊，阴亏气乱而已。

临床以泻火息风、涤痰祛浊，养阴理气为治，具体选清火涤痰汤作基础方加减治之。组方：胆南星10g，法半夏10g，天花粉15g，枳壳10g，陈皮10g，杏仁10g，瓜蒌15g，茯苓10g，黄芩10g，甘草3g。水煎服，每日1剂。

临床一是口渴者，去法半夏、茯苓，加玄参20g、麦门冬20g、天门冬20g、生地20g，还可加蔗汁50mL、梨浆50mL、石斛20g、玉竹20g。二是心中烦热，坐卧不安者，加栀子10g。黄连3～6g。三是胃中烦渴，唇干舌质老红起黄苔者，加生石膏30～60g、知母10～15g。四是失眠难寝者，加酸枣仁10～20g、柏子仁20g、草决明20g、合欢皮30g。五是心悸、惊恐不宁者，加生龙骨30g，生牡蛎30g、生赭石30g、生磁石20g、珍珠母20g，均应打细入煎，随证加入1~2味即可。六是大便秘结者，加大黄5～10g、芒硝10g。七是小便短赤者，加车前子10g、木通10g、白茅根30g。八是身体震颤、抽搐，痉挛或木呆者，加钩藤20g、蝉蜕10g、僵蚕10g、嫩桑枝30g、威灵仙10g。

遇癔症性格练功者，七情五毒太盛，心性修炼不够，出现偏差，使癔症大发作。表现为牙关紧急，不食不饮，胡言乱语，不睡不卧，肢体僵硬，木呆不动，抽搐震颤，肢体歪斜，或肢体扭转，或做十分难看的怪动作。对此症病患，要强制服药，必要时上鼻饲管，每日3餐，全用流质，亦强制灌入。若失水严重者，可配合输液补充体液。癔症质患者家属，亦不必惊慌失措，以免给患者不良暗示。值得说明的是，癔症体质者，最好不要练静功，而以动功的净明动功为首选。

总之，中医对治精神性疾病，对于体实、火盛，表现为兴奋躁动、脉实、唇舌红，舌质粗老或舌苔黄、黑者，概以清热泻火之法治之，可选黄连、黄芩、黄柏、栀子、生石膏、龙胆草、车前子、芦荟、知母、犀角、大黄、芒硝等。若阳虚体弱，脉虚细、细濡、虚弱，表现面色苍白、舌质淡嫩、症见懒散、被动、迟钝、嗜睡、倦怠等，可扶正温阳，选用党参、黄芪、炙甘草、肉桂、巴戟天、淫羊藿、干姜、砂仁、豆蔻仁、仙茅、附子、紫河车、鹿茸、枸杞子、菟丝子、肉苁蓉等。

若病患主要表现为情绪不稳定，症状变化多端，时而躁狂，时而忧郁，或精神症状有周期性加重者，则源于血瘀气滞，法以活血调气为治。选药如桃仁、红花、丹皮、赤芍、香附、丹参、青皮、陈皮、酒制大黄、当归、川芎、柠檬、佛手等；涤痰之品，选天花粉、贝母、半夏、竹沥、胆南星、天竺黄、礞石等；镇静安眠之品，选龙骨、牡蛎、龙齿、珍珠母、琥珀、石决明、紫石英、金晶、银晶、磁石、生铁落等；养心安神之品，选草决明、百合、夜交藤、含羞草、酸枣仁、柏子仁、远志等；养阴生津之品，选天门冬、麦门冬、天花粉、玄参等。

其他如脑外伤出现的肢体瘫痪、精神障碍等，以通窍活血汤主之；颅内肿瘤出现的精神症状者，以通窍活血汤合乌附星香汤加夏枯草、连翘、苦荞头主之；亦可选通窍活血汤合升降散加青黛、夏枯草、龙胆草、蒲公英、金银花主之。

第七卷　证象四：癌症与结石

一、癌症

癌症是中医名词，它既是症状，也是病名，形容如山岩一样，凹凸不平，高高矮矮。最早的乳癌，写为乳岩，形容硬块有如岩石。在中国古代医学著作中，凡在人体内部的肿块，就称为癥或积；表现于人体外部的肿块，就称为瘤或核。

（一）癌症概况

用现在通行的说法，癌症是肿瘤的一种，不过是恶性的、有毒的肿瘤。肿瘤也有良性无毒的，这种肿瘤对人体的危害不大。良性的肿瘤因七情内伤的刺激和六淫外感的侵袭，会转化成恶性有毒的肿瘤。反过来说，凡恶性有毒的肿瘤，就人类目前的认识水平而言，就绝难再转化成良性无毒的肿瘤，故治疗癌症，也即治疗恶性有毒的肿瘤，根本方法是不断保任并且壮大自身的生命力！让肿瘤细胞枯萎以致消亡。

临床但凡良性的包块、肿瘤或核块，表面一定是平滑的，没有凸凹不平的现象，而且它们的根部与机体的界限是很分明的，单凭手的触摸和感觉，就能清楚地分辨出来。这种包块、肿瘤或核块不会转移，而且生长速度也比较慢。如临床常见的淋巴结肿大，其手感平滑，根部清楚，无论大小，生长都较慢。

但恶性的肿瘤却不同。一是肿块表面凸凹不平，既不平滑，更显粗糙；二是摸不到根，即根部与边缘部分无法分辨而与人的机体连成一体；三是恶性肿瘤会转移，生长也快，并且容易引发急性炎症和溃烂。恶性肿瘤可以向全身转移，也即可以转移到全身不同的脏腑和器官（除却心脏）。它转移到肺脏，就形成肺癌；转移到胃肠，就形成胃肠道的癌症。它也可以转移到鼻腔、咽喉、手指、足趾以及人体生殖系统的睾丸和卵巢等，而引起相应的肿瘤。

癌症的癌细胞有很强的破坏力。它可以刺激人体各系统，破坏人体的免疫能力，打破人体正常的平衡，进而使人体各系统相继中毒；它可以随淋巴和血液，使癌细胞扩散到人的全身，同时它又可以在人体任何地方寄生，并安营扎寨，繁殖后代；癌细胞的分化形式不同于病毒等，方式很奇怪，所以，人体癌变的部位和外形等，都是奇奇怪怪的，不容易找到它们生长、发展和转移的共同规律。

（二）癌症病因

从病因分析，产生癌症的病因很复杂。主要有精神因素、职业因素和环境因素。

1. 精神因素：人的精神因素是很复杂的，对人体的损伤也最多、最大。现代社会，物质生活无疑比过去更丰富，不仅生活的条件更舒适，而且运动的方式和专业运动场馆也更多，这就为提高人们的生理卫生提供了条件。但是，现代社会的物质文明并没有为提高人们的心理卫生提供更好的条件。工作节律的加快，使人们的生活更加紧张；自动化程度的提高反而使人特别是居住在城市中的人更加懒散；网络文化的冲击使得更多的民众难以恒定内心的清净。导致人们承受喜、怒、惊、恐、忧、思、悲的心理能力降低。加上受到比七情隐藏更深的、比七情更毒的贪、嗔、痴、慢、疑的影响，现代社会人的精神因素就更加趋于复杂。

2. 职业因素：致癌的职业因素有很多种。如长期的强光照射，使人体皮肤运化功能不正常，很容易使皮肤出现癌症；另外，长期的冷热空气的刺激，不仅使皮肤长癌，也容易使人的咽喉、鼻腔生癌；手、脚、身体的相关部位长期接触化学药品，也会成为癌症的易发处。其他如水源、饮食的污染也是重要的致癌因素。

3. 环境因素：致癌的环境因素也很复杂，以自然界中气候而言，就有风、火、暑、湿、燥、寒六淫之气的变化与侵袭。《内经》说："邪之所凑，其气必虚。"这就说明癌症的产生是七情内因和自然界六淫外因结合的结果。如因风的侵袭，容易使人患上肝脏、神经系统和脑部癌症；寒邪的侵袭，容易使人患上肾脏及生殖系统的癌症；湿的侵袭，易使人患上消化道的癌症；燥气的侵袭，易使人患上肺部的癌症等。以环境而言，则还有空气污染、水污染与食品污染等。

（三）中医对癌症的预防

中医对癌症的预防，可参本书第一门第六卷中医人文关爱的基本理法，这里重点谈避免七情的损伤。

1. 避免七情对人体的损伤：人生在世，离不开"喜、怒、惊、恐、忧、思、悲"七情，但太过或不及，又会损伤人体情志与身体功能，从而导致疾病的产生。

根据《黄帝内经》记载，怒气损伤人体肝功能；狂喜损伤人体心功能；久思（怀疑心）损伤人体脾功能；忧悲损伤人体肺功能；惊恐损伤人体肾功能。另据《道藏》记载，不唯暴怒伤肝，阴怒（不服人）亦伤肝；狂喜伤心，恨人亦伤心；久思伤脾，常常抱怨亦伤脾；忧悲伤肺，气恼亦伤肺；惊恐伤肾，烦恼亦伤肾。孔子提倡"仁、义、礼、智、信"五德，即深契此理。为避免这种损伤，当以仁（恻隐之心）养肝；以礼（辞让之心）养心；以信（无妄之心）养脾；以义（羞恶之心）养肺；以智（是非之心）养肾。这与医家之理是一贯的。

故避免七情对人体的伤害，应自觉克服不正常的七情五志。所谓"德高寿高"，诚非虚言。

2. 掌握避免七情损害的验证方法

（1）看当下反应：即从每一事当下，看自己遇事时，是否有暴怒心、不服人的心意与行为？是否有狂喜、恨人的心意与行为？是否有久思（怀疑）及抱怨人的念头与言语？是否有忧悲、气恼之心意？是否有惊恐、烦人之心念与言语？

（2）观私下念头：对已发生的事情，看是否还在脑海中浮现而放不下？凡放不下，说明思想没有通畅，应积极设法调整自己的心态，进而以满腔太和，对待世间的一切人与事。

（3）察梦境清浊：较为深入之法，是凌晨睁眼，即稽查自己的梦境，若梦境已相对清净，就基本具备掌控七情的能力了。

3. 保持愉悦与感恩的心态：我们应各自观想：我们此生有如老子、孔子留德于世间吗？我们此生有如药王孙思邈、唐将郭子仪有功于世吗？我们此生有不惜生命救万民于水火吗？我们此生有不问未来贫富，回赠万金于社会吗？我们此生有传播学问于万千民众吗？

故我们应该感恩：我们的祖国、我们的父母、我们的师友与世间一切兄弟姐妹，能让我们以人身生活在地球世界，既有机会服务社会民众，亦有机缘追求相对自由如意的人生道路。

这样，就不仅具备了养生的生理心理基础，亦具备了立生与达生的心理基础。临终之际，反观自身，因此可以相对无憾矣。

值得说明的是：癌症病患，在需要补充营养时，也应以药物（包括人参、鹿茸等）和素食为佳。我们在多年临床观察中发现，越是以鸡、鸭、鱼、虾等小动物尸体补充营养的，一因腥气太重（《易经》有"同声相应，同气相求"的说法），与癌细胞更接近，反而使癌细胞增长更快；二因直接打破生命本身的激素平衡，导致病情变化、恶化更快，并发胸闷、腹胀、病区剧烈疼痛、失眠、多梦、血脂血糖及胆固醇增高以及精神衰败等。贫苦人家，饮食有节，无贪厚味，唯按医嘱服药，反而使癌症症状减轻，有的甚至完全根治。

现在大医院治疗癌症的"法宝"，一是手术，二是放疗，三是化疗。这三大法宝，对于早期且比较局限的癌症，有一定的效果，有的确也从此根治，但比例不大，多数苟延几年性命，或因此而转移和扩散，一年至两年，也就相继死亡。因为杀死癌细胞同时，患者的身体也从此衰竭，又是现存"法宝"的不足。

（四）中医治疗癌症的原则

癌症的临床症状多样，它依据人体内外部环境不同，因此表现有疼痛、溃烂、中毒的情况。又因癌细胞依附人体不同部位而有不同名称，所以，治疗癌症，以重塑道德、改造心理素质和情绪为要务；其次是药物治疗，就要以易道的理、气、象、数贯通中医的理、法、方、药。具体说来，明辨太极一气运转之理，就要因此而分辨表里、阴阳、虚实、寒热，判明是外因、内因还是不内外因；掌握法则，即要依据中医人文关爱的理法，综合选择针、灸、汤液、薄贴、导引并按摩诸法，补偏救急，活人性命。

癌症是重症，也是顽症。故治疗癌症，必然面对这样的现实：癌症发展就要消灭人，而人类唯有在不被癌症消灭的前提下，人类生命才可能延续，故按《孙子兵法·计篇》"故极之以计，而索其情，曰主孰有道"的原则，就要分清主次，以时刻保持患者身体系统的整体平衡与生机为要务，使生命舒展，生化不绝。同时，针对何脏虚，对何脏行补；哪脏实，对哪脏行泻。如消化不良，即行宽中健脾胃之法；遇呼吸不畅，即行清肺宽胸利膈之法；若胆道不利，即行利胆之法；二便不通，即行通利大小便之法；再如血热较盛，则行清利之法；若有表证则相应发表。走过窄径，路就宽了。

（五）常见癌症的治疗

1. 脑癌：脑癌指长在人体脑部的癌症。中医称"脑为元神之府"，说明人的思维、知觉、感觉、判断、运动都必须通过人的大脑。人头又为诸阳之会，有类似于天的性质。天聚轻清之气，但若有秽浊之气，人的神志也就不清醒了。又心主血脉，脑得血方能明。另外，脑后属太阳经，与督脉相通；侧面是少阳经，胆经、三焦经与此相合；前面属阳明经，联系胃与大肠；厥阴肝经上于巅顶，又与肝脏相连。不仅如此，太阳经包含了泌尿系统，少阳经又包括了淋巴系统，所以，人脑联系了人身最重要的心、肝、肾等脏腑，绝不可掉以轻心。

脑相对人身而言，既是元神之府，对全身各系统脏腑就起主导作用，又对人体全身神经起维系的作用；不仅如此，更通过人身体液，包括内分泌系统，对全身进行合理调节。如道家讲炼精化气，精是有形的物质，可以转化为气，气即能量；气能统精，而神又驭气，可见人脑作为元神之府是非常重要的。

《易经》说："乾为天，为首。"说明人头象征天，具健运之德。它又为北神，代表北斗星，斗柄所指，即生炁所在。所以，治脑癌首先要使脑部经络通畅，并使血行旺盛，这样，正气随血液循环，自然就对癌症起到限制和约束作用。广而言之，对一切癌，均要通经活络，活血行气，以保持血行旺盛，这是中医治癌的首要条件。

至于消坚化结，围攻癌症包块，则作为辅助手段。因为我们不仅要消灭癌肿，更要彻底消灭产生癌细胞的根源。所以，单纯消包块不是治本之法，也治不了本。这就在方法论上要求我们，在临床上，不能一味攻包块，更不宜单靠偏性大的毒药攻包块。不然，包块攻下来，人也死亡了。

通经活络是打通道路，比较好理解。活血行气包含的内容稍多一些。心主血脉，不仅要求血行机制正常，还要使血细胞活跃。行气呢？就包括了元气、卫气与呼吸之气都通畅无阻。元气在肾，为命门的真阳之气；呼吸之气又称宗气，人体以此得到氧气的润养；卫气是保卫我们身体的气，包括白细胞和血液免疫力等；水谷之气又称中气。气是能量，肾间元气为内分泌的动力所在，宗气为气体交换产生能量，水谷之气产生暖气和热能，卫气保卫我们的身体。

其次是调神。这就要求医家调动心理学及其他全部学问的积累，做好患者思想工作，比如阐明五德养五脏的原理等，明白中医自律养生与立生之道，控制癌症的发展，进而为战胜癌症奠定基础。以上方略，相当于《孙子兵法》的"先为不败"。落实到临床上，攻克癌症就要本着壮大自己、最后消灭敌人的辨证思想立方。

我们在临床上借鉴李东垣保元汤，拟订了三元汤[①]作为癌症防御和治疗的基本方，长期临床实践证明，效果很好。人参可用红参，也可用晒参，条件不许可，也可用潞党参；甘草在有心累心跳的情况，用炙甘草，一般情况下则用生甘草。方义：黄芪可补益人体卫气，补肾并增强白细胞功能；人参大补元气，调节平衡人体各脏腑功能；甘草和中（炙甘草强心，更有类激素作用而无激素副作用），补益细胞而健脾解毒。3种药物都是控制和治疗癌症的基本药物，故称三元汤。

三元汤是固本之药，同时还要具备克敌制胜，敢于勇往直前、白刃相搏的标药。我们在长期的临床中证实，贝母、白及、三七、陈皮、香附、桃仁、丹皮、红花、仙鹤草、土茯苓、海藻等都具抗癌功效。临床治癌，即以三元汤加标药。这里有个问题需要说明：古人认为，海藻的药性与甘草是相反的，但临床实践证明，在治疗癌症时，它们二者相反而相成，效果反而更好。以《周易》"否、泰，反其类也"的原理说明，事物之间相反，必须以一定的时间空间和环境条件为基础，一旦时间空间、环境条件改变，也就不再相反，甚至相成了。

临床上，用升降散（僵蚕10g、蝉蜕10g、姜黄10g、酒制大黄1～3g），合乌附星香汤，对解痉镇痛、行气活血、软坚化结有很好的作用。为减轻脑部压力，还应加上利小便的车前子、木通等。大便溏泻时，酒制大黄应减至0.5g。

2. 肝癌：肝脏是人体重要脏器。其功能是藏血和疏泄。肝在体主筋，在志为怒，在液为泪，其华在爪，开窍于目。肝与胆互为表里，不仅足厥阴肝经与足少阳胆经相互络属于肝胆之间而互为表里，而且肝与胆本身就直接相连。肝在五行中属木，在阴阳中为阳中之阳。五行中木克土，所以，治疗肝病，就要考虑到与脾胃和胆的关系。故凡治疗肝癌，在"三元汤"的基础上，就要特别

---

① 三元汤，其方以人参30g，黄芪30～50g，甘草3～10g三味药组成。

注意加上除湿利胆之药，如茵陈、木通、血通、姜黄等；又因"见肝之病，必先实脾"，故须加上固脾的标药。再因肝经营绕阴器，故选活血、解毒、除湿之药煎水外洗阴器，则对重症肝癌，有极大助缘。

3. 肺癌：肺位于人体胸腔，在人体脏腑中位置最高，所以，《灵枢·九针论》说："肺者，五脏六腑之盖也。"肺主气，司呼吸；通调水道，宣散卫气；在体合皮，其华在毛，开窍于鼻，在志为悲，在液为涕。肺与大肠相表里，在五行中属金，在阴阳中属阳中之阴。凡肺癌，往往有心肺虚损的情况，宜参麦饮合三元汤主之。肺与大肠相表里，故宜加酒大黄。酒大黄不仅可以通便，更可使血液清洁，增加抵抗力。因肺部容易出现空洞的情况，故还宜选用白及以补损。要使肺气顺畅不逆，又宜加杏仁、川贝。其他药物则随症加减。

4. 消化道癌症：消化道包括食管、胃肠、十二指肠、胰腺等。治疗消化道癌症，应坚持补中益气、健脾行气、降逆通便的基本原则，具体可选苏子、瓜蒌、莱菔子、半夏平喘降逆；用酒大黄、姜黄通便；选山楂健胃化瘀，帮助消化。

李氏祖辈在长期临床实践中，有自拟之方，名"巴豆霜"[1]，对一切消化道癌症均有控制发展、减轻痛苦的功效。应坚持每天服用一次，直至症状完全消除。

癌症拖久了会耗损患者正气而出现虚证。表现为阴虚的，选方甘露饮；脾虚的选方异功散；心肺虚损选方参麦饮；气虚下陷选方补中益气汤；血不营心选方归脾汤；全身功能性虚损的，选方养营汤、八珍汤、十全大补汤等为基础方。

5. 淋巴结肿大和淋巴癌：淋巴结是在人体颈项一圈，而甲状腺则在人的喉头两边，临床应分辨清楚。

引起淋巴结肿大的原因很多，表现也多样。口腔病引起淋巴结肿大，临床上就有口腔病的症状，如牙痛、舌肿等；咽喉发炎也可引起淋巴肿大，临床上就有口腔炎症表现；肺部结核可引起淋巴结肿大，就有潮热、盗汗、精神疲乏等症；鼻癌可引起淋巴结肿大，就有鼻塞及鼻出血等；若气阴两虚引起的甲状腺肿大，除位置不同而外，还有烦躁、心累、心跳等症状；而缺碘也可引起淋

---

[1] 巴豆霜，即以巴豆数粒，完全去油，每天以1粒巴豆的量，一次服下（注意应以等量人参粉或等量人参煎汤冲服）。

巴结肿大（俗称大脖子病）。

临床上，治疗淋巴结肿瘤可选玄参、牡蛎、夏枯草、连翘、土茯苓、浙贝等；在颈之两侧，可选柴胡引经，并选香附、青皮、木香、山楂、橘核、荔枝核化结。食疗可用苦荞头、矮桐叶炖猪槽头肉内服，以增加疗效。

若转成癌症，可以用阳和汤主之，另加大青叶、夏枯草、板蓝根等。但到晚期，仍然痊愈者少。

6. 白血病：白血病有气阴均虚的特征，故先宜固本，以留人治病。临床上，养阴可选天门冬、麦门冬、女贞子、旱莲草、生地、熟地、玄参、石斛、玉竹等；益气选人参、黄芪、潞党参、枸杞子、枣皮等，这类药，可使人体细胞的生长能力旺盛。另外选白术、茯苓、芡实、白扁豆、莲子、薏苡仁、怀山药等健脾除湿；选桑白皮、地骨皮、银柴胡、秦艽、青蒿、丹皮、知母、黄芩、生石膏等退烧；治疗淋巴肿大，可重用夏枯草、连翘、仙鹤草、败酱草等；大便干燥可用酒大黄清泻；大便秘结则可加肉苁蓉、锁阳、蜂蜜等。此外，临床实践证明，炮甲珠、夏枯草、羚羊角、大青叶、连翘、贝母、薏苡仁、土茯苓、草薢等，对白血病有效，可随症选用。常用方剂可选当归六黄汤或当归芦荟汤。

另外，临床上有一种血小板减少症，表现为血液凝固很缓，出血易而止血难，不同于白血病，应注意区别。临床可选茅根、藕节、三七、白及为主药，加当归、黄芪以补气血；加人参补虚；选怀山药、芡实、薏苡仁补脾；选花生衣补血；选大枣和中等。

（六）一些在临床中发现能抗癌的药

1. 鱼腥草：鱼腥草别名侧耳根、猪鼻孔，它有除湿解毒、止咳、散瘀、收敛之功，又有预防病毒感冒及控制癌细胞扩散的作用。对肺、大肠、肝、胆的癌变均有效。

2. 仙鹤草：仙鹤草别称脱力草、老牛筋，是止血、活血以及养阴解毒的好药。全草为强壮性收敛止血药，有强心、升压、凝血、凉血、止血并抗菌的作用，一切癌症都可用它。同时，它对肠、胃、脑血管出血及白血病出血都有很好的疗效。现代药理研究，尚未发现其特殊的毒副作用。

3. 败酱草：败酱草俗称苦益菜，也是解毒和消炎排脓的好药。过去，仲景和孙真人曾用它治疗胃炎和肠痈。内服对治疗疮症、癌症均好。

4. 薏苡仁：薏苡仁又称薏米。具健脾渗湿、除痹止痛之功。用于疮症可以排脓，用于女子可治带症，并且补脾胃除水肿。用在治疗癌症方面，可以排出癌细胞分泌的毒液和其他不干净的组织液。因有收缩子宫作用，故孕妇不宜。

5. 土茯苓：土茯苓善治湿热疮毒，对消炎杀菌、软坚化结都好，故各系统癌症均可用它。亦治男女生殖系统疾病要药。

6. 海藻：海藻软坚散结、消积利水，古人多用它治疗瘿瘤。它对软化包块、控制癌细胞扩散效果均好，亦治睾丸肿痛，而且不损伤正气，不损伤白细胞。

7. 橘核、荔枝核：橘核、荔枝核往往以对药形式出现，古人多用其治疝气。两者对于消化一切包块、控制肿瘤及癌细胞生长都有效。

8. 山楂：山楂活血化瘀、降压降脂，对消结、散肿作用很好，尤其是对消散中下焦、肝脏、盆腔的包块和癌肿有明显作用。炒制则对脾胃有良效。

9. 蜂房：蜂房祛风、攻毒、杀虫、止痛，对吸收毒素，托毒生肌均好，而对癌肿溃烂者有特效。此外，还有天青地白草、蓖麻叶等治疗癌症效果均好。

10. 矮桐子：矮桐子又名矮童子、臭牡丹，为马鞭草科大青属的植物，有解毒消肿、祛风除湿、平肝潜阳的功能，能对治一切疮证、癌肿。具体以矮桐子叶100～200g煎水作茶饮或炖肉汤，体虚者还可加黄芪30g。

11. 外治癌症的敷药：凡癌组织已露于肌表，能够摸得着看得见的，当选外用药配合治疗。我们在临床上，为提高疗效，自拟了"六合散"[①]，外用是特效。外敷一直到癌组织的黑根脱落，方才算根治。

（七）总结

以上，说到癌症的形成和治疗的方法，相当于兵法上的战略思想和局部战争的方略。在具体的战术上，治疗癌症，重点还要把癌与其他内脏病区别开来，要把它当作恶性的痈疽疮疡治疗。癌的扩散，应当作外科的"走黄"看待。

（八）癌症的康复

中医认为，当癌症得到有效的控制并接近根除时，是个很关键的康复阶段。现代医学的放疗、化疗或手术后，也有1～3年康复期。可采取以下方法进

---

① 六合散，即选牛耳大黄、蒲公英、紫花地丁草、矮桐叶、白矾、雄黄共捣烂，加蜂蜜调成软膏。

行康复。

1. 气功锻炼：气功锻炼的方法很多，但就癌症康复来说，练数息法最为稳妥而方便。即静坐（若不能久坐时，或卧或站也可），只数入息，每入息数一数，出息时全身放松，从1数到100，再从100数到1。在数息的同时，若能意守病灶更好。因"心之所至，气即随之"。意念到达哪里，人体气血即会往哪里汇聚，不仅温度升高，氧分子也会增多，而癌细胞恰恰是厌氧又怕热的。

2. 食物疗法：食疗治癌不仅在康复期好，而且在整个治疗期间，作为药物的辅助方法也是很好的。选药：百合、芡实、薏苡仁、糯米、怀山药、莲子等量，煮粥或煲汤。另外，五豆汤（绿、红、黄、白、黑五豆各15g，陈皮10g）作为食疗方也是很好的。两个食疗方，无论病人还是健康人，均可服用。

3. 中药控制：即坚持汤药或散剂1～3年，补益、活血与解毒并行，以防癌症扩散与传变。

二、结石

结石症在临床很常见，诸如胆结石、肾结石、输尿管结石等。导致结石症的原因很多，但最主要的原因一是不健康的情志，二是不良的饮食习惯和饮食结构。

不健康的情志也即七情内伤，对人体影响很大，又往往为现代人所忽视。如有至亲至爱的人离世，人的眼泪就止不住会流下来；大怒之时，脑血管扩张，眼睛会外凸，脸色发红并目现凶光，之后，人的肝脏会增大；大的惊恐，会使人大小便失禁。所以，七情内伤都会使人体卫气营血的循环发生瘀滞，致使流行不畅。这类瘀滞，称为浊气，浊气可理解为阴邪。古人说："流水不腐，户枢不蠹。"又因阳为阴气的奋发，阴为阳气的凝敛。阴邪一多，就会变为有形的物质沉淀下来，成为结石。这些结石的原材料不是天上掉下来的，而是从人的饮食五味中得来的。也即人饮食五味中的材料，与人的七情的聚合，产生了人体内部的结石。比如道家很早就指明，阴怒（不服人、抗人、顶人、生闷气）会直接伤肝与胆，这是胆结石形成在情志上的根本原因。

结石，可生在肾脏、膀胱、尿道、胆道、胰腺等处。凡结石，都是因人体湿浊之气长期结聚，而疏泄不好，如形成牙垢一般形成结石。故但凡结石，均为阴邪所致。

《周易》八卦中属土的有两卦，一是艮卦，一是坤卦。艮卦是刚土，代表金石一类；坤卦是柔土，代表泥土、泥沙一类。人体的结石也有两类，一类是刚性结石，一类是柔性的泥沙类结石。

中医治疗结石，注重内外结合，综合治疗。一是注重内在精神锻炼，克服不正的七情对人体的伤害；二是戒口，即凡阴浊、辛膻的饮食都宜戒掉；三是培补人体正气；四是直接排石及化石，即治标病。

治疗结石，治本之法是使结石不再生长，化石和排石是将已成之结石化小，并逐渐排出体外。我们在临床上发现一些对化石排石效果很好的药。如：滑石，既能化石又能排石；海浮石，能化顽痰，化阴浊之气；金钱草，能化石，也能消炎杀菌。此外，鱼腥草、仙鹤草、车前子、车前草都有化石、消炎、清热等作用。另有化石作用较强的两样药，即火硝和芒硝，火硝温肝化石，芒硝清肝化石，而习练"净明动功"之雀跃震神州式，则能控制各类结石增长。

（一）肝胆结石

治疗结石，仍与治疗其他疾病一样，要分虚实寒热。凡治疗肝气不疏、精神抑郁等产生的结石，一般以逍遥散为基础方，加茵陈蒿、郁金、香附。如有热象，如口苦、咽干、胸胁满、大便秘结、小便短赤等临床症状，则用丹栀逍遥散加茵陈、姜黄、酒大黄。若有胸胁剧痛，又右胁为主，痛连中脘，放射腰背的情况，应以大柴胡汤为基础方，另加香附、郁金、茵陈蒿。

肝胆在五行中属木，五行中木克土，所以，肝胆的疾病每每对消化道、肠胃等产生不良影响。因此，见肝之病，当先实脾。故凡肝胆结石引发肝胆及胃脘慢性疼痛等，都要注重调理脾胃，一般以理中汤合平胃散加茵陈主之。

治疗肝胆结石，一是选用温化之品，如桂枝、干姜、肉豆蔻、砂仁、高良姜、山奈等温胆并解痉镇痛；二是利胆，如选姜黄、郁金、茵陈蒿等，既利胆又消黄疸（若黄疸留在人体血液中，会导致人体全身发黄发痒，精神萎靡不振）。

治疗结石，必用化石之药。临床选金钱草、焦山楂、香附、芒硝，效果都好。辅助化石可选行气镇痛之药，如枳壳、陈皮、厚朴、木香、佛手、香橼片和延胡索。在无疼痛时，要重点化石；若肝大，除行气利胆外，正气虚还应补正气，人参、黄芪、白术都可用。这里要说明的是，肝主藏血，要达到"流水不腐"的效果，需用活血之药，如桃仁、红花、当归尾、赤芍、川芎等。

胆结石，凡直径小于1cm的，比较易治，凡结石直径大于1cm（因人体胆管直径刚好为1cm）者，治起来时间都比较长，一般以3个月为1个疗程。治疗胆结石，最好能配合气功的锻炼，它可以使结石停止发展，并使结石逐渐缩小而排出体外。净明动功锻炼，"雀跃震神州"是特效。

（二）肾、尿路和膀胱结石

膀胱、尿路均由肾脏司管，所以，肾、尿路和膀胱结石，均需调理肾功能。一般情况下，可用六味地黄汤为基础方，加滑石、浮海石、木通、车前子，以固肾气并使结石融化、变小并从尿路排出。若有并发炎症，有口渴心烦、腰酸、腿软、腰痛等情况，则宜用知柏地黄汤加滑石、浮海石主之。若阳虚结石，又并发慢性炎症的情况，则宜用桂（肉桂）附地黄汤加化石之品主之，另可加味海金沙、木通、车前子、瞿麦、萹蓄等，这类药，对利尿排石有较好的辅助作用。

这里，需要说明的是，临床证明海金沙配伍入药，能增强排石功能。如果尿路有感染，有脓细胞出现，则应加薏苡仁、冬瓜仁以除湿、排毒、排脓；若有尿血的情况，则应加仙鹤草、艾叶、旱莲草以止血消炎；其他如人参、黄芪、杜仲、巴戟天、续断这类益气固肾的药也可随方加入，从而提高综合疗效。若出现沙淋、石淋，并引起腰痛、小腹痛、尿道刺痛等情况，滑石可用15～30g，海浮石可用20～30g，而金钱草也有化石、消炎等作用，可用30～60g。

这里，有一个问题，即治疗肾脏、尿路和膀胱结石，千万不能一味排石化石，而必须以补益肾气为根本。肾气旺，气血方才通畅，方才不致瘀结。否则，即使手术方法取出结石，也会因肾气不通畅，再生结石。同时，治疗肾脏、尿路和膀胱结石，利胆利尿，都宜用润利的办法并选润利的药，而不用燥利的药物，因燥利的药物会伤阴，如猪苓、泽泻、茯苓、白术等，都不宜用，而宜用车前子、木通、萹蓄、茵陈、茅根等，使润下而不伤阴。这对临床治疗肾脏、膀胱和尿路结石是很重要的。

急性期的结石症，都可用仙鹤草、败酱草、连翘、鱼腥草、栀子、黄芩、龙胆草等。而慢性结石症，则必须与扶正结合，效果才好。相对而言，临床治疗单个结石相对容易，泥沙型结石反而更缠绵。

（三）针灸对结石的治疗

传统的针灸，对排石、化石和消石的作用很好。如肝胆结石，可取肝俞、胆俞、阳纲、阳陵泉等；另有胆囊点在阳陵泉附近，凡肝胆结石，此处即有压痛或酸麻胀痛点，对化石、排石作用均好。治胰腺结石与治肝胆结石之理大致相同，针灸可取膈俞、胰俞等。凡肾脏、膀胱、尿路结石等，可选三焦俞、肾俞、膀胱俞、阳陵泉、三阴交等穴位。急性期用针，慢性期用温针或灸法。要简便可用平补平泻法。凡实证先泻后补，凡虚证先补后泻。针灸对镇痛、消炎、排石、化石都有良好的效果。而经常选用肝俞、脾俞、肾俞进行针灸，不仅可调节肝胆、肠胃、肾脏、膀胱、尿道的功能，且对这几处结石的控制也有很好的效果。

刺激这些经穴，可使结石不再生长；对已生的结石，又可以使溶解分化后排出。但凡结石病，均非一朝一夕得来，往往都有较长的病程，故不宜凭空想象几次针灸或几剂中药即完全根治。以针灸或药物来说，一般都要以1～3个月为1个疗程。而中医但凡根治，即基本不再复发。

（四）李氏大艾灸

李氏大艾灸，是恩师李先生祖辈经过长期临床实践总结出来的灸法，不仅对结石，同时对癌症及其他疑难杂症也有很好的疗效。

肝胆结石，选期门、日月；肾结石，选肾俞、三焦俞；输尿管结石，选气海俞；膀胱结石，即选膀胱俞等。用草纸折成浅浅的纸盒，用水浸湿，放于浸过药酒的棉纱上，内盛浅浅一层药用艾绒，点燃灸治。此法不仅对结石的溶解和排出，同时对消炎、镇痛、解毒和抗菌都有很好的作用，所以，在临床上，不仅可用于一切结石诸症，对疮疡、癌肿、结核型冷脓包、附骨疽、风湿痛、骨结核以及结核性、风湿性关节炎等都有非常好的效果。

灸治的方法，一般每天或隔天灸一次，以49次为一个疗程。一疗程未痊愈，再接第二疗程，使其真正根除。

此外，可选公孙、内关、照海、足三里、三阴交、阴陵泉等穴行针。凡实证，有剧痛，先泻后补；凡虚证，无剧痛表现，或仅有隐隐作痛或胀闷感觉，先补后泻。

第八卷　证象五：女子疾病

女子病，泛指男子没有的病。具体说来，临床以经、带、胎、产为大宗。

一、经

经有经常之意，又指女性每一月都经过。《内经》云："女子二七而天癸至。"是说正常女子来月经，时间应在14岁。现代人生活节奏加快，加之受饮食影响，少女来月经的时间，有提前的趋势。

（一）月经不调

月经是女子每月一次的经历，与月球的运行规律相对应，一年共计12次。也有28天为一周期的，亦属正常。凡一月2次，或两月3次，年内超过12次，则属超前；还有1~3月1次，年不足12次，便是延后。均属月经不调。另有月经淋漓，即经常来，三天两头来，当然说不上周期；还有经期延长到10~20天的，稍停，下次月经又来了。这些症候统称月经不调。

治女子月经病，无论超前与滞后，必掌握其虚实寒热。所谓"超前为热，滞后为寒"的说法是不正确的。超前有寒证、虚证，滞后亦有实证、热证。临床上，以肋胁胀满、易怒、多梦、视物不清、兼见消化不良，印证肝经病变；以食欲不振、腹满、腹泻、肢体倦怠、消瘦、面色萎黄，印证脾经病变；以腰腿酸软、神疲、耳鸣、善恐，印证肾经病变。

凡虚寒之月经超前证，多因肝不统血，脾不摄血，肾不纳血，即人身太极疏泄太过、承载无力、收敛不及、闭藏不足，加之中气不足，致使月经期提前或淋漓不止，此时宜用温补（肝、脾、肾）的方药主之，具体以异功散或八珍汤主之，相当于补中气、调脏气。同时，加巴戟天、续断、杜仲、桑寄生、枸杞子、菟丝子、覆盆子、楮实子等固肾，用当归、白芍、枣皮等养肝柔肝。针灸可选肝俞、脾俞、肾俞、命门、膈俞、隐白、中封、太溪、三阴交，针灸互用；指针则重用补法。

凡中寒而致的月经超前，患者必神倦，胃寒，少腹冷痛，食欲不振，唇淡红或青，面色苍白或面色黑暗，手脚均冷，脉沉细缓，则应以逍遥散为基础方，加干姜（最好是炮姜或姜炭）、肉桂、吴茱萸。若脉浮（似有似无）而精神疲乏、背心畏寒、手脚也冷，则应加附片。临床选灸中极、关元、血海、三阴交、命门、八髎。

七情所致的月经先期，亦可以逍遥散主之。耳鸣、善恐者，酌加菟丝子、龙骨、牡蛎、枸杞子；心悸易惊者，加枣仁、柏子仁；肝阳亢而血压高者，酌加青葙子、桑叶、菊花、草决明、夏枯草；多忧、多悲者，加沙参、百合、食疗萱草（黄花）汤。针刺选心俞、肺俞、脾俞为基本穴，另可加五脏原穴，以宁神益智。

中气下陷所致的月经先期，每见患者少腹作胀、面色虚白、便溏、脱肛或肛门坠胀。临床以补中益气汤、十全大补汤主之。另灸百会、命门、膈俞、肾俞、气海、关元均好，每次选2~3穴。

血热所致的月经先期，则以清理血热为要。临床上，心热者，有舌质老红、烦渴、失眠、心悸怔忡；肝热见胁痛、胁满、目昏、易怒；脾热则消谷善饥、口渴、口甜；肺热见鼻干、咽燥、烦渴、咳嗽、痰黄黏稠；肾热者小便短赤、口燥咽干、尿痛、赤淋、膏淋。一般以丹栀逍遥散主之。脾热加黄连、生石膏；肺热加黄芩、桑白皮；心热加黄连。针刺清血热，宜取四肢原穴、络穴、募穴。

临床上，月经后期而至者，一般都因气血亏损、五脏虚损及血寒、血虚、血热等因而至。临床仍可以逍遥散主之。

凡月经淋漓不尽，多见于三阴虚损、中气下陷，临床以逍遥散加减主之。取穴可选命门、膈俞、关元、气海。寒证用灸，热证用针。而热证引起月经提前或淋漓不断，则患者必有五心烦热、口渴、小便短赤、大便秘结及血热旺盛的现象，应以生地四物汤（生地、当归、赤芍、川芎）主之，加栀子、三黄（黄芩、黄连、黄柏）、知母等药。另外，四生丸亦宜（主药为侧柏叶、艾叶、荷叶、生地），但较生地四物汤功效为轻。四生丸治一切血热引起的出血，可随症加减，如舌出血加黄芩、黄连，耳出血加柴胡、黄芩，鼻出血加黄芩、黄连、黄柏、栀子等。

若有腹痛，手摸有硬块，说明是血滞的情况，宜用生地四物汤主之。热重加三黄、知母、白茅根、藕节。此时既有血块，说明肝、脾、肾必有亏损，应加潞党参、白术养脾，加巴戟天、续断养肝、脾、肾，加桑寄生固督脉，加杜仲补肾。硬块消散，肿瘤则无法形成。这也证明，女子经期忌冷水（包括经期忌洗头），调情志的重要性。

凡寒而虚损者，体温多偏低，脉无力而虚，甚至寸、关、尺三部脉均虚，则应重点扶正。若肝脾肾均虚而偏于脾虚严重，食欲不好，腹胀腹满者，当用补中益气汤、理中汤主之。若心脾都虚则用归脾汤或柏子养心汤主之；或人参养营汤选加姜炭、艾叶、侧柏叶、小蓟、蒲黄、血余炭等亦可，加花生衣（捣碎冲服）养血也是好的。寒重则加附片。

（二）腹中包块

凡淋漓崩漏，又虚中夹实，痛且大痛，手触有包块，检验亦确诊有包块者，用王清任少腹逐瘀汤破癥化积，并合逍遥散加味。有肌瘤，可用桂枝茯苓丸主之。而凡腹（盆）腔内有囊肿、肌瘤，均可用大艾灸。

临床上，凡实证有形的东西（如石瘕、炎性包块、子宫肌瘤等）不宜大攻，否则容易引起其他并发症。而应谋定后动，以补脾固肾为根本治则，明辨病因和病情，划分阶段目标，逐一解决。

此类病均可用逍遥散加味主之，必要时用十全大补汤、人参养营汤、归脾丸等。加味选山楂、三棱、莪术、昆布、海藻、荔枝核、香附、姜黄、草薢、土茯苓等。对治包块，可选加蒲公英、败酱草、仙鹤草、丹皮、桃仁、姜黄、草果仁、花椒等。另选加丹皮、桃仁、紫草（凉血散结）、桂圆核（化包块）、核桃（同壳捣烂煮水、化包块）、山慈姑（对乳房包块、胁下包块、脑瘤等均有效）、重楼（又称七叶一枝花，对毒症、毒性包块极好）可选择加入。另可用牛耳大黄加蒲公英，加臭杜丹、葱、蜂蜜捣烂外敷。大艾灸不仅可治一般包块，对治疗乳腺癌及坏死性肝炎等亦有效。

（三）血崩

血崩即大量出血，甚者如河堤崩毁，患者因失血会很快昏迷，因脱血更引起脱气，而后致人死亡。临床仍分虚实。

凡实证，有小腹中包块引发的，凡手能摸，位置固定的，为血分病，多在盆腔和输卵管内；凡位置移动，时有时无者，则属气分病，有在输卵管内的，但以盆腔和结肠居多。腹内包块计有息肉、囊肿、肌瘤和癌肿（如宫颈癌），其位置都固定，都属血分病。

凡良性肌瘤、息肉、囊肿（囊肿为囊，中为胶质液体；瘤有肌肉血管；癌如花菜之形，其形最为怪异，亦最为痛苦，并要转移），以仲景方桂枝茯苓丸

（桂枝、茯苓、丹皮、桃仁为主药），加橘核、荔枝核、山楂、昆布、海藻、川楝子、延胡索等软坚化结、活血化瘀（这类药攻击性较强，若久用，病人的抵抗力会降低，故每用5~7天，应改扶正药，选用独参汤、保元汤主之；气阴两虚用参附、芪附或参芪术附汤等，再服3~5天），黄土汤以党参、黄芪、续断、阿胶、茜草、赤石脂为主药，对固崩止漏很好，可随症加减；伴痔疮出血者，可重用槐花、槐角。其他药随症加减，如选木香、乌药、小茴香行气止痛，选延胡索、香附行气行血等。

这类病，不像一般外感病，不是一两剂药即能生效的，故医家应明确告诉患者，必以六节（3个月）为一个疗程。

凡虚证，均由肝、脾、肾三阴亏损所致，因失血过多过久，有面黄、精神疲乏、自汗、脉微弱、舌白等临床症状。这时，首先要采取留人治病的办法，即用大剂量人参、黄芪、白术（胃口好者可加地黄），加枸杞子、覆盆子、楮实子，再加姜炭（姜炭可综合地黄的药性而不伤胃），对脾胃好者可直接用三才汤（人参、天门冬、地黄均30~50g），加归首（止血）、归身（补血），而去当归尾（破血）。另用矮桐子叶炖猪排骨、猪蹄等作食疗。

临床选药，可选人参、黄芪、白术、地黄、黄精、玉竹、枣皮、大枣、怀山药、薏苡仁、芡实、莲子这类甘温之药，以固正气；选巴戟天、杜仲、血余膏补肾补血；选小蓟、大蓟凉血、止血；选棕树果、侧柏叶、艾叶、茜草止血；选炒蒲黄镇痛止血；选干姜、附子治疗阳气衰、手足凉；或选黄土止血；万不得已，选阿胶、黄明胶止血扶正（因胶类药物易伤人脾胃，均不宜久用）。

二、带

带分五色，即白、黄、赤、黑、青五色。白带如米汤，属肺病；黄带色黄而稠，属脾病；赤带赤白，属心病；黑带色黑且臭，属肾病；青带青黑而偏蓝，属肝病。

凡带证，均有细菌感染。一是平日卫生（用水、旅途等）不洁，二是经期卫生（用水和用物等）不洁，三是性传染。现代细胞病理学证明，导致感染的细菌主要有淋球菌、化脓球菌、葡萄球菌等。

治带证，凡新病以五味解毒饮（消炎排脓）加薏苡仁（除湿止带）、土茯苓（解毒止带）、车前子为主药；凡患病时间久者，以异功散为基础方，加大剂量薏苡仁（30～50g），另加蒲公英、金银花、紫花地丁、知母、黄柏、龙胆草以解毒；加巴戟天、杜仲、续断、桑寄生以补肾；加车前子、通草、白茅根、萆薢（萆薢另有杀菌、利尿、除湿作用）以通利小便（因膀胱尿道与子宫阴道位置近，容易交叉感染）。对证而言，黄带加黄连、茵陈蒿；赤带加黄连、栀子；青带加夏枯草、龙胆草；白带加桑白皮、地骨皮、苍术或知母；黑带加黄柏或知母；心烦渴加麦门冬或天门冬。

带证必用洗药。我们自拟了"黄柏苦子白花汤"①为主药，煎水外洗阴道，临床效果很好。有滴虫感染者，选加槟榔、贯众、荆芥、薄荷。

临床有带下合并腹痛症，现代医学称为慢性子宫内膜炎。临床证见小腹时有胀痛，时有刺痛或腰骶痛，伴有白带异常及不规则血液并血块。多由气滞血瘀、湿热下注，渐成慢性病证，以血瘀为显。法以活血化瘀、清热除湿、消肿止痛、温经解毒为治。临床以少腹逐瘀汤合四妙散为基本方。

处方：薏苡仁30g、炮姜20g、山楂20g、小茴香、延胡索、五灵脂（炒）、没药、蒲黄（生，布包煎）、肉桂、赤芍、苍术、黄柏、丹皮、川芎各10g。

临床上，治疗小腹疼痛、积块，小腹胀满压痛，或经期小腹疼痛、刺痛，月经暗黑有血块，或崩漏兼小腹刺痛类，属瘀血阻滞者，均可以王清任少腹逐瘀汤主之。该方由《金匮要略》的温经汤合失笑散化裁而成，方中蒲黄、五灵脂为失笑散，蒲黄生用以活血祛瘀，五灵脂炒用，使不损胃气而止痛，共奏活血祛瘀、散结止痛之曲。方中小茴香、炮姜、肉桂能温经散寒；延胡索、乳香、没药以理气散瘀，消肿定痛；当归、赤芍、丹皮、川芎活血行气，散瘀调经；苍术、薏苡仁、黄柏以清热燥湿解毒以治带下。方药对症，疗效显著。

治带证要联系淋证（淋证以男子为多，有五淋白浊之说）。女子亦有淋证，多表现为尿道、阴道瘙痒等，治法基本一样。临床上，治男子淋证还应联系前列腺病症。

三、胎

胎分胎前、胎后。凡胎前病，以调经为上；胎后病，以安胎为上。

---

① 黄柏苦子白花汤，以苦参、黄柏、白矾、蛇床子、地肤子、白鲜皮、陈艾各30g，花椒5～10g为主药。

（一）不孕

凡不孕，多属气血亏损造成（女子血虚，男子气虚），或男子精虫活力不够或数量不够所致。治疗之法，总以温补肝肾为上（女子幼儿性子宫除外），临床上，凡湿重者要先除湿，有瘀血要化瘀，并排除性病。之后，可选十全大补汤、人参养营汤、右归饮、桂附地黄汤、归脾汤为基础方，男女同等对待，另加人参、鹿茸、鹿胶、肉桂等。临床上，可用当归、黄芪、人参、肉桂、附片温补；选桃仁、红花、丹皮、当归尾、赤芍活血。使少腹回温，手脚不冷，经期稳定。

（二）受孕及受孕的确诊

女子怀孕，会有月经停止、尺部脉呈滑象、心绪不宁、欲呕吐，而无病脉的症状。从脉象诊断，有的要到60天后方现滑脉，而脉象都是很典型的"身有病而无邪脉"。临床上，滑脉是逐步显现的，尺脉现滑，一般左尺孕男，右尺孕女；或寸口滑孕男，两尺滑孕女。另有孕两男、两女或一男一女的所谓龙凤胎及多胎，又属异常脉了。现在用B超检查，很是准确。

（三）妊娠反应

女子受孕，两个月左右往往有喜吃酸味食品且有呕吐的现象，这是正常的。但呕吐严重就不正常了。临床上，有每日呕吐，而且一直呕吐到生产的，给人添很多麻烦，故但凡呕吐严重，都可用内服药物调理。临床上，一般症状较轻的，以温胆汤主之。而症状较重的，则宜以四君子汤加温胆汤主之。凡呕吐很严重的，就要以五行相克之理，取灶心土煎水，待澄清后再取水煎药。凡女子年近四十妊娠反应严重，而体质又虚，则宜以香砂理中汤加半夏、灶心土治之。

（四）流产与预防

已孕，有习惯性流产者，临床上很常见。有1个月流产的，也有2个月、3个月、4个月流产的，其根本原因是冲、任、带脉空虚，而首虚在脾胃，终成习惯性流产。具体说来，有虚、实、寒、热4种现象。虚，指冲、任、督、带四脉空虚；实，指盆腔中有炎症、肿块、包块等；寒，指肝肾阳气不足；热，指有炎症、有感染。

习惯性流产一般虚证较多，除此之外，也有劳累和跌打损伤而致的，另有因肠胃急病、急烈腹泻、大悲大怒致情绪骤然改变等，临床上，可用磐石汤

（四君子汤加杜仲、巴戟天、续断、桑寄生、破故纸）主之。患者体质差可加人参、枸杞子、覆盆子温补冲、任、督三脉。有习惯性流产病史，已怀孕而下体现血，都可用以上方法治疗。但若有血出，则应加姜炭、艾叶、侧柏叶、人参等。对虚寒、虚损性出血，均可用大艾灸。其法是将2~3根艾条同时点燃，于经穴上悬灸，重灸可持续15分钟以上，至经穴皮肤潮红、略微粘手为度。保胎可选神阙、关元、气海、命门、肾俞等穴，注意不选三阴交。

预防流产，可在怀孕之初，即服磐石汤，直到临产。另外，灸命门、肝俞、脾俞、肾俞，对保胎是特效。最初怀孕，即可行灸法，1周3次；1个月之后，1周2次；2个月以后，1周1次；3月以后，半个月1次，到临产为止。凡用此灸，则小孩不仅体壮而且聪明。特别需要说明的是，孕妇行灸，绝不可错用麝香。腹泻而致先兆流产者，则应先止泻，后安胎。

有热证表现为五心烦热的，应加黄芩、知母。有寒热夹杂的，只要有五心烦热，则可加黄芩、黄柏。有肚痛、腹痛者加姜炭，并以姜、枣调和肠胃更好。凡胎位不正，可灸至阴穴（着肤灸，每次1~3壮）转胞胎，不仅简便、无副作用，临床更有特效。若已临产方发现胎位不正，而孕妇体质较差，则在灸至阴穴的同时，应加服独参汤。同时，若催产，可灸至阴、合谷、三阴交，并加服人参、黄芪等。

因为女科关系母子安危，故需特别审慎，并要死记保产无忧散、佛手散（当归100g、川芎50g、人参50g）、泰山磐石饮和归脾汤等。

附：保产无忧散歌曰：

保产无忧芎芍归，荆羌芪补菟丝依，

枳甘贝母姜蕲艾，功效称奇莫浪讥。

泰山磐石饮歌曰：

泰山磐石八珍全，去茯加芪芩断联，

再益砂仁及糯米，妇人胎动可安痊。

归脾汤歌曰：

归脾汤用术参芪，归草茯神远志随；

酸枣木香龙眼肉，煎加姜枣益心脾；

怔忡健忘俱可却，肠风崩漏总能医。

（五）保胎

凡保胎，只要没有乱吃药，以上方法都能奏效。保胎之法，重肝、脾、肾（即先天的肾、后天的脾以及主生化的肝）。肾主受胎与系胎，肝主胎气与胎儿成长，脾为总后勤。这几脏的阳气系于督脉与带脉。保胎过程中，凡小腹有下坠、坠胀感，以补中益气汤主之；若孕妇有腰酸、腿软而腰酸严重者，应从脾肾入手（带脉束腰），以异功散主之，加大量巴戟天、续断、杜仲以固肾，加枣皮、当归以养肝。另不管何时，人参、黄芪固胎，都可选用。

（六）孕期带证

凡怀孕而不摄身，仍然与男子同房，郁而为热，形成盆腔湿热（炎症反应），对胎儿影响极大。表现为妇人有五心烦热，小腹、阴道有灼热感，出现白带或者黄带、赤带、青带、黑带，严重者有臭气，此时在固肝、脾、肾的同时应加龙胆草、栀子、知母、黄柏、黄芩、黄连等。而有阴痛阴痒，仍需外用洗药，不然胎儿会因炎症致子宫收缩时坠下，更有成为死婴的可能（临床以胎心为准）。

万一死胎形成，用佛手散即可迅速坠下死胎。这里，顺便说明一下，佛手散是个很神奇的方剂，慈爱如佛手，它既能下死胎、下胎衣，又能安胎与保胎；至临产时胎儿不下，则又有很好的催产作用。

有因外伤而损胎气者，以当归、川芎为主药。若有出血，可加续断（补肾养肝而止血）、姜炭（止血而不使血凝固）、艾叶、侧柏叶，或加花生衣捣碎冲服。同时用磐石汤（异功散加续断等）也是很好的。

四、产

（一）产后出血与子宫作痛

产后出血与子宫作痛，根本原因在子宫收缩迟缓或剩余的胎盘未全部剥离。多由下焦虚寒所致，用独圣汤，即山楂60g以上煎水加红糖服，效果很好。同时，该方对于胎盘残留、卵巢囊肿、产后瘀血作痛以及肌瘤引起的月经过多等，效果都较好。但若小腹冷，应加姜炭30～50g；体虚加人参、黄芪、杜仲等。另加益母草30～50g，以帮助子宫功能恢复。

（二）初生婴儿破伤风

初生婴儿破伤风，临床表现为患儿抽搐、角弓反张、眼球上翻、身体抽动等，一般发生在初生1周左右，多由接生不当造成。宜灸神阙，成方、古方均难见功，我们在临床上，以自拟的乌附星香汤主之，随症加减，如体虚加人参等，效果很好。因对象是初生婴儿，每味药的剂量都不宜超过3g，可按此方吃至病愈。

（三）乳痈

产后乳痈、乳腺炎，多因产妇乳头感染而致，俗称乳痈。

急性期，一般现阳证，有红肿痛烧等现象。内服用白芷、蒲公英、瓜蒌、柴胡、金银花、连翘、荆芥、防风、麻黄、穿山甲、通草（各10～15g）为主药，急服，每日1剂；外用麻黄、羌活、独活、荆芥、薄荷、川芎、细辛、白芷、僵蚕、蝉蜕、姜黄、大黄煎水热敷。

凡阴证，无红肿痛烧，但有人体消瘦、骨蒸潮热及盗汗等。若属冷脓疱一类，称疽（疽一旦破水，则流清水，人很快消瘦），包括乳房慢性感染、乳房小叶增生、纤维瘤、乳癌等。凡治疽证，不能用下药，当以阳和汤主之（当归、熟地、白芥子、麻黄、炮姜或干姜、肉桂），严重者加附片、鹿茸或鹿角片。

（四）乳核

乳核又称乳癖，现代医学称纤维增生性乳房疾病。中医认为乳头属肝经，乳房属胃经，本病多由忧愁思虑或烦闷郁怒，使肝气郁结，肝不运脾，水湿停聚，痰湿阻滞，致气血凝聚，以致乳房内积聚成块，故称乳核。法以疏肝理气，活络散结为治。临床以加味逍遥散为基础方主之：

柴胡根10g，当归30g，白芍30g，白术10g，茯苓10g，薄荷10g，全瓜蒌15g，青皮10g，天花粉15g，玄参15g，贝母15g，丝瓜络15g，甘草6g，生姜10g，大枣30g，隔山撬30g，矮桐子30g，苦荞头15g。

此方以逍遥散疏肝理气，配全瓜蒌、贝母、天花粉、丝瓜络等通络、化痰、散结，临床疗效均好。临证痛甚者可加香附10～15g，散结加橘核、荔枝核各15～30g。

（五）乳癌

成方中犀黄丸有效，小金丹有效。临床上，可用犀黄丸与阳和汤轮换服用，同时以矮桐叶加蜂房加附片炖排骨作辅助食疗。其他参癌症治法随症加减。

附：阳和汤（王洪绪）歌曰：

阳和汤法解寒凝，上症虚寒色属阴；

熟地鹿胶姜炭桂，麻黄白芥草相承。

小金丹（王洪绪）歌曰：

小金专主治阴疽，鳖麝乌龙灵乳储；

墨炭胶香归没药，阴疮经过乳癌除。

（六）下乳

下乳之法，重在强肝健脾，具体以扶脾培肝之法治疗。临床上，我们用当归、黄芪、人参、通草、穿山甲、王不留行炖猪蹄内服，效果很好。有胸闷或不愿沾荤腥之气的，可重用通草，另加天丁（皂刺）、紫花地丁（滑头草）等。

（七）产后血崩

产后血崩具体表现为下体流血不止，产妇因此迅速进入深度昏迷。治疗之法，是灸药并用。具体重灸关元、神阙、百会，使督脉阳气上升，改善人体脑部、神经和血管的功能，从而达到以神驭气、以气统血的目的。

阴证血崩以姜炭50g、人参30g、炙甘草30g为第一剂，以四逆汤（姜、附、草）加人参为第二剂。两剂药都可加蒲黄炭、艾叶、侧柏叶、巴戟天、续断、杜仲，待症状改善，再根据病情的变化重新投药。

凡阳证血崩，因伴血热，必口干舌干，多为现代医学细菌类感染，此时患者有精神旺盛、五心烦热、易发怒等临床症状，可断定为血热血崩。法用止血、健脾、解毒清热之法治之。临床，热证亦易迅速转为阴证，有朝用芩连、暮用桂附之说，故必须非常谨慎。

五、女子痹证

女子病中，痹证很多，每因产时、产后失血，而后感风寒湿（如贪凉、吹风等）所致，血虚生风，致成痹证。

女子痹证，首先应考虑养血，宜用四物汤主之；气血两虚者用八珍汤主之。偏于虚寒者，加姜、桂、附；偏于瘀血者，选血通、木通、桃仁、红花、丹皮、赤芍、当归尾、川芎等；偏于热者，加知母、黄柏、黄芩、连翘等。

有心痹（脉痹不治传心）引起风湿性心肌炎者，标药用连翘、栀子（对心肌炎特效）。此外，金银花、黄芩、黄连、黄柏、知母亦有效。临床应酌加补气强心之品。

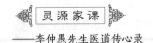
对风湿较重或拖延日久者，可选薏苡仁、萆薢、土茯苓以除湿；选人参、黄芪以扶正、强心。心前区痛胀，可加瓜蒌、薤白、半夏，以通络镇痛。

凡周身痛，分不出轻重者，以我们自拟的三痹饮（即萆薢30～50g，防风15～30g，防己15～30g）为主药，随症加减。同时注意不伤正气以固本。这里，需要说明的是，个别患者因不适萆薢药味的刺激，服后有呕吐，则宜减量或改狗脊代替。

凡风湿性关节炎，不论中央型或周围型，均应特别重视养血，以四物汤或八珍汤合三痹桂枝汤，或桂枝加桂汤合三痹饮均可，亦可相互轮换。

凡手脚不暖而冷的风湿病，均可用当归四逆汤或桂枝汤加当归、木通、细辛加三痹饮。凡属寒痹，疼痛甚剧者，应加入附片、川乌（均应先煎2小时）。

六、产褥热

产褥热是产后病温。若表未解、头身疼痛、热未入里、神清，说明邪尚在表，以银翘散、桑菊饮主之，重症以麻杏石甘汤加青蒿、连翘、金银花、菊花、黄芩、荆芥、薄荷主之。表虚有汗者，以桂枝汤加玉屏风散主之；重症则以参苏饮主之。

七、产后头风

产后头风，一因风寒，一因失血后阳气暴脱而致。风寒所致者，严重怕冷，身痛，或发烧或不发烧。因为产后血虚，故宜用佛手散加味，即以当归、川芎加祛邪发表之药。若后脑痛加羌活；前额痛加白芷、升麻、藁本、苍耳、荆芥等；若夹杂热证，有口干口渴等表现，则可加生石膏。失血致阳气暴脱者，有头顶剧痛、呕吐而吐白沫者，用吴茱萸汤主之。若四肢冷、阴寒重、阳气暴脱、手脚发青，要用大剂量干姜、肉桂、附子加吴茱萸、公丁香、花椒、人参（心绞痛、心肌梗死等亦适于上方），并加灸关元、气海、神阙、虚里、百会等，但千万不能针，针易使患者脱气。

八、产后荨麻疹

中医认为，无论何种荨麻疹，都属过敏的反应，都应以治血为主。具体说来，产后荨麻疹首要清血热；若表现为慢性，还要补元气。

临床上，可用三黄解毒汤为基础方，另加夜交藤、合欢皮、土茯苓（后三味药对各类过敏均有效）。若气虚，应补气，加人参、枸杞子、枣皮、黄芪、白术等；若气阴均虚，则宜再加三才汤。

九、阴部出汗

凡因运动等，阴部有少量汗出，应属正常，但时常出汗且多，就不正常了。这类病，一般都因肝肾虚损而致。

凡阳虚，一般有畏寒、四肢发冷等症；凡阴虚，一般有五心烦热、午后发烧等症。阴虚宜补阴，阳虚应补阳。阴虚者，可选六味地黄汤为基础方；阳虚者，可选桂附地黄汤为基础方。不论阴虚还是阳虚，都应加止汗的标药，如麻黄根、浮小麦等，其他随症加减。

如有心累、心跳等临床症状，可加桂枝、龙骨、牡蛎、白芍、炙甘草、生姜、大枣等；若单纯的命门、膀胱阳气不足，则可用真武汤为基础方加麻黄根、浮小麦、牡蛎。若半夜阴虚盗汗，则应以保元汤、十全大补汤、八珍汤等为基础方，加麻黄根、浮小麦等。若阳虚自汗，则可选六味地黄汤加黄芪、当归、熟地、浮小麦、麻黄根等。临床有与阴汗相近的阴癣，则应以清血热为上，以四物汤配三黄汤加土茯苓主之，止痒可加合欢皮、夜交藤、地肤子、花椒、蝉蜕等。同时，配外用洗药。

第九卷　证象六：小儿疾病

孙真人说："生民之道，莫不以养小为大"，可见小儿科之重要。小儿保健与证治，要把握"纯阳"与"稚阴稚阳"的关键。儿科疾病，与成人不同，以痘、麻、惊、疳为大宗。

一、小儿诊断

因小儿不会说话或语言表述不清（故有"哑科"之称），这就给临床诊断加大了难度，故医家更需精专。世间"大方脉"看不起"小儿科"是不对的。

（一）望诊

一是望神色以辨虚实，二是望形态以定盛衰，三是审苗窍以定病位、病

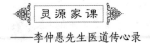

性。其中，审苗窍是重点。

1. 舌：凡弄舌，多有肝风；若吐舌，则多心热；舌下红肿突起，状如小舌，又称重舌，则一定心脾热重。观小儿舌苔，一定要分辨小儿所吃食物、糖果的颜色还是舌质舌苔本身的颜色。

2. 眼睛：健康表现，眼睛神采奕奕（肝肾气血充沛）；病态表现，就有闭目不视或无精打采。

3. 口唇：重点判明润与燥的情况。口唇干燥为伤阴；唇干而红为积热；唇润而唇色浅白表明脾虚；唇润而唇色青冷多有寒证。

4. 鼻：鼻孔干燥，则为热证；鼻孔清润，则属寒证；鼻流清涕，为风寒感冒；鼻流黄涕，多为风热感冒等。

5. 二阴：女婴前阴红赤而湿，必定下焦湿热；男婴阴囊松弛，常为体虚或发热；而阴囊在啼哭时肿得很大，就要考虑是否是疝气；小儿肛门发痒，则多因蛲虫作怪。

（二）脉诊

1. 看指纹：将小儿虎口往二指尖一段距离分成三段，分别代表风关、气关和命关。儿科看指纹，古人总结为：浮沉分表里，红紫辨寒热，淡滞定虚实，三关判轻重。凡疾病在表，则指纹外浮而显露；疾病在里，则指纹隐而不显。小儿指纹，红主寒，紫主热。凡淡红不显为虚寒，鲜红则为感风寒；紫为邪热郁结，紫中带黑则属热邪深重了；淡主虚，滞主实；又有"青是惊风白是疳，黑是邪毒黄脾胃"的说法；而指纹现于风关，说明是病邪初入，但到命关就很重了。一般说来，男婴宜选左手，女婴宜选右手。

2. 切脉：小儿周岁当切脉。小儿手臂较小，故小儿脉，以一指定三关，医家只以中指或食指移动，以代替三指切脉。小儿诊脉仍以八纲脉为总纲。这里需要说明的是，小儿脉一呼一吸之内，以6次之内为缓，过6为数。年纪越大越缓，至成人则以4次为缓。

二、小儿证治

（一）痘

痘疹（俗称"天花"）发疹的过程：发烧3天，现小红疹3天（逐步长大，形若黄豆），灌浆3天（成脓疱），结痂（干疤）3天，脱疤3天。共15天。幸存之后，即留下瘢痕（一个个小坑）。使人脸成麻皮，身现麻痕。

痘疹四季均有，以冬春为多。过去，每年因痘疹而致死的儿童数以万计，俗称痘麻关。多死在结痂期，即全身抵抗力减弱之际。其时，人处于昏迷状态，伴有谵语等，最后因毒气攻心而死。

自古以来，围绕治痘有许多种说法，有认为痘疹不能外托是人正气不足，故应温补，所以，辛温之药一上，就使人血液中毒而死。这种死于温热者占95%。亦有种"人痘"者，通过鼻腔灌入。感染"人痘"后，痘疹即得得稀疏。传统医学中还有用针种人痘的方法，但都不如"牛痘"成功，更没有"牛痘"的普遍意义。

古人温补之法的关键错误，是没有认识到痘即是疮，他们看痘不能外托，认为是气不够；而胀不满，则是血不足（因中医有"气以统血"的说法）。认为"痘"的周围白色要包围红色才正确，若全部根部都现红色，则认为是气不统血，从而导致温补的错误。中医临床实践证明，凡现红色，是毒气不能外散，排毒要靠正气，但也不能用人参、黄芪、白术等一味补气。因凡痘疹，性命也只在短短的15天之内。所以，根据中医的理法，结合临床，可以这样定性：所谓痘疹亦即疮毒，从胎中带来，从大处而言，小儿发痘疹的过程，也即小儿适应后天六淫六气的机体调节过程，应作温疫一类热毒对待，仍给3条路，并以清解之法去毒。凡发烧期，统用辛凉解表之法。具体说来，可选银翘散、桑菊饮为基础方，加紫花地丁、蒲公英、大青叶、金银花、菊花，使热毒从皮肤毛孔发散；为利小便而不伤精髓，宜加车前子、木通、白茅根、芦根，使从小便排毒；为利大便，选玄参、生地、蜂蜜、芒硝加酒军合用。大黄有通燥二性，即先通而后必燥，故用也宜用酒军。

凡烧热很重时，选天门冬、麦门冬、生地、熟地等养阴，补充水分用水果汁。因痘疹全过程贯通发烧，故选菊花、大青叶、蒲公英、夏枯草（此类药表里上下全身通治），即以五味、六味解毒饮加薄荷、荆芥、牛蒡子、苇茎、冬瓜子等润利药，而不加猪苓、泽泻等燥利药。

古代有"麻疹宜凉，痘疹宜热"之说，真正邪说害人，因为此说，杀人无数。我们在临床总结的给出路（三条）的理法，并忌用大温大寒之药，治疗痘疹，痊愈率极高。

（二）麻疹

痘疹发痘，麻疹不发痘。麻疹最初临床表现为患儿发烧、流眼泪、流鼻涕等，约3天时间。凡麻疹，耳后必有红晕（如花朵一片一片的），继而扩散周身，但片与片之间可以分辨，同时伴有咳嗽，最易并发肺炎。此时，可统用辛凉解表之药，使毒气外透。选荆芥、薄荷、牛蒡子（牛蒡既清泻又解表）、蝉蜕等清轻之品，与痘疹治法基本一致，仍用解毒药并加桔梗引经开窍。凡高烧用麻杏石甘汤合银翘散，另加青蒿。青蒿很妙，不仅能使病邪外透，而且，有邪解邪，并有代替柴胡（柴胡枢转升阳，患者凡有烧热，则不宜用）的作用。

麻疹的红晕若有现土红、紫红、深红之色的情况，则应加凉血解毒之丹皮、紫草、桃仁、红花并重用蒲公英（凡血热必至瘀血，故用桃仁、红花）。肺热重时，用泻白散（桑白皮、地骨皮、知母）。因痘麻均脱皮，故应选蝉蜕以皮治皮。鉴于温病死于失水（脱阴）者多，可喂糖盐水（以代替输液），尤其对昏迷的患儿要多喂水。饮水有困难，则可鼻饲，总以其尽快清醒为要。

麻疹有一个问题，就是要调节肠胃，即在表证已透发之后，一定使肠胃通利，可选用山楂、谷芽、麦芽等以加强承载运化之力。若大便不通，要用润下之法，即加酒军（酒制大黄），非万不得已，不用生军（生大黄），因生军在肠内作用较猛，容易使患者腹痛。

（三）猩红热

猩红热有发烧等症状，有的才发烧即伴有明显的咽喉痛，俗称烂喉痧，所以容易误诊为麻疹。猩红热发烧仍要3天，以透疹透痧为治。

猩红热发疹，是大片大片的，边缘分不清楚，属温毒，最明显的特征是面部下巴部分呈苍白的三角形。麻疹是脱"糠皮"，"猩红热"则大片脱皮。

临床仍采用给三条出路（发表、利大小便和清热解毒）的办法对治。具体说来，一是辛凉解表，选桔梗等引经发汗；二是治疗咽喉疼痛和身痛，应加大青叶、牛蒡子、板蓝根等；三是用金银花、连翘、紫花地丁、蒲公英、土茯苓解毒；四是选川贝、天竺黄清咽；选天花粉润利生津；五是选紫草、红花、丹皮、桃仁等清血热；六是选车前子、木通、车前草、冬瓜子通利小便；七是凡发烧，必用养阴之药，因血液浓稠时毒性很大，加之失水，会危及生命。故医家必慎之，再慎之！

（四）小儿惊风

因高烧时痰浊之气积于血液，闭于体内而不能外散，于是发生惊风。

1. 急惊风：惊风（抽风）每有谵语、发狂、手震颤等表现。若一惊之后，即双眼圆睁，身体抽动弯曲，牙关紧闭，出现角弓反张的现象，这种情况称为惊厥，即急惊风。治疗之法以辛凉解表、清热解毒和润利大小便为主。同时注意，凡有表证，宜先解表，后治里；凡病重，先留人，后治病。

脑膜炎、脑炎常引起惊厥。表现为突然叫一声，接下来出现抽搐症状。此病初起，有发烧、头痛、耳朵痛等症状。每移动头部，则有颈项痛。此时，患者脑内已有炎症，脑内血管也形成了肿胀，因周围水分渗透，又形成脑内水肿，此时脑部血液循环必定不好。

治疗此病，最初仍用解表之法。临床上，用银翘散加葛根、防风很管用。或选荆芥、薄荷、葛根、僵蚕、蝉蜕、夏枯草、蒲公英、大青叶、金银花、连翘为主药也能收到良好的效果。

此病每每并发肺炎（呼吸道感染），出现咳嗽、气喘等。此时，宜以泻白散为基础方，另加桔梗、天花粉、川贝、天竺黄、胆南星、萝卜水（白萝卜去皮榨水，其水化痰的作用不下于胆南星）、竹沥等。治惊风首重痰，因肺内聚结痰液，会蒙迷清窍。

2. 慢脾风：慢脾风表现为长期消化不良、拉肚子、失水，并因血液中毒而引起抽搐，即所谓慢脾风。此病宜温，故临床上可用理中汤为基础方加乌梅治疗。若有四肢厥冷的情况，则加附片。慢脾风有呕吐症状的用回阳救急汤（临床可以藿香代替麝香）。呕吐重者，再加法半夏、陈皮，成回阳陈皮饮。

3. 慢惊风：慢惊风有剧烈的呕吐，伴有抽搐、腹泻等症状。

该病多由结核性脑膜炎引起，治疗需重中气与中焦。临床可用乌附星香汤加大剂量人参，另加连翘、生姜、大枣，呕吐严重者加吴茱萸，另外可根据病情投附片、肉桂等。对于病重的患者，人参剂量可用到各药剂量的总和，以达到留人治病的目的。

慢惊风死亡率很高。即使生还，亦多痴呆后遗症。所以应当特别留意辨证，并抓紧时间。

（五）小儿麻痹

小儿麻痹以脾、肾功能失调为关键，内服汤药可选补中益气汤、真武汤为基础方，但疗效较迟，故当以指针、针灸救治，临床选督脉夹脊穴为上。

高位者取风府两旁之夹脊穴，分经理气，悬灸或指针均可。中段取胸椎夹脊，从大椎至命门，分经理气，以皮肤潮红为度。腰下瘫者，取命门至长强夹脊穴。上肢配肩髃、曲池、尺泽、合谷、内关、后溪；下肢配环跳、风市、阳陵泉、足三里；足部重，取解溪、下廉。足内翻，取昆仑、绝骨、阳辅、申脉、飞扬；足外翻，取照海、三阴交、复溜、筑宾。以上穴位，均可加弹筋拨络法刺激关节与筋腱间细筋，以帮助机体康复。

（六）截瘫

内服汤药可以桂附地黄汤为基础方，加味巴戟天、续断、桑寄生、狗脊、肉苁蓉、萆薢等强腰固肾之品。

经穴疗法以指针、杵针为主，重点取夹脊穴，选配五脏的俞穴。

（七）小儿疳积

疳指营养不良。一是肥甘太过致疳，损伤小儿脾胃，使营养不能吸收而致疳；二是营养配搭不当，小孩不能正常吸收养分，逐渐消瘦而致疳；三是因寄生虫病而致疳。

第一、二两种情况，都因脾虚所致，治疗之法总以健脾补中为上。一般以四君子汤为基础方，加宽中理气之药，如陈皮、厚朴、苍术、藿香、佛手、香橼等活动肠胃，并直接增强消化力。凡有积食加山楂、草果仁帮助肉食消化，另可加谷芽、麦芽改善对五谷的消化能力。

第三因虫积（肠寄生虫）致疳，临床亦多见。一是绦虫。绦虫身体如带，很长，在人体肠中盘踞可至数丈长，该虫之头部很不容易打下来，其虫头叮于人体肠壁或胃壁上，口中分泌唾液，使人麻痹而不感觉疼痛，靠吸人血而生。该虫肠内寄生，肠内产卵。二是蛲虫。蛲虫细如棉线，长不过0.6～0.9cm。该虫寄生于肠而到肛门处产卵，致使小孩肛门发痒。三是钩虫。钩虫长3～5cm，形如豆芽。四是蛔虫（最为普遍）。蛔虫卵在人体孵化后，顺人体血液流动，在人周身走一圈，到肺时因体积增加，不能再随血液循环，遂经气管、会厌、食道落入胃肠，而后寄生于人体肠中。

驱虫之药：川楝子对蛔虫有特效。槟榔（50～60g）对钩虫、绦虫都有效。

使君子杀虫很好，但本身易霉变，应慎用。另外，榧子、雷丸、鹤虱、贯仲、花椒都可杀虫。生南瓜子，剥净量100g，早晨空腹服食，对一切虫类均有效。

治疗蛲虫，除内服药外，还应外洗肛门，以苦参、苦楝为主药，止痒可加陈艾、花椒。另外，用白矾水外洗亦可。

蛔虫对人体危害很大，有蛔虫入胆囊的情况，就是所谓蛔虫钻胆。蛔虫钻胆，其实是蛔虫误入胆囊，东碰西碰想钻出胆囊；另一方面，胆道遇异物，会自然产生收缩，以便排出异物，人因此感觉疼痛。遇胆道蛔虫，绝不能轻易杀虫，而应先安蛔。凡安蛔，以花椒、甘草为主药，即以甘草之甜味诱引蛔虫，而以花椒麻醉蛔虫。加干姜、桂枝、豆蔻仁、砂仁等，以缓解胆囊收缩而止痛。至胆道已不再痛，则说明蛔虫已入肠内，此时方可用杀虫之药。

（八）小儿地瓜疮

"地瓜疮"属于毛囊感染，为暑天小儿多发病。多见于发根生疮，另见肢体毛孔生疮。现代医学称为化脓性球菌感染。中医称暑毒或热毒。

内服可选五味、三味解毒饮，亦可选荆防败毒散或人参败毒散为基础方。有表证用三黄解毒饮与银翘散合用。疮的表面可不敷药，但要清洗，以保证局部卫生。以苦参、大黄、白芍、荆芥、薄荷为主药。

荆防败毒散也适用于大的疮、痈。人参败毒散即以人参换荆防，以此为主药，需发汗则加麻黄，清热解毒加三黄汤或五味解毒饮，有包块加夏枯草。这类药组合起来，相当于中医的广谱抗生素，临床运用非常广泛。人参败毒散相对荆防败毒散而言，主要用于体虚的患者，若再加入黑竹根则可治狂犬病。临床对治痈疽，仙方活命饮亦效。

（九）小儿流涎

小儿流涎，即小儿流口水。病因一是脾寒，一是心热。

凡脾寒流涎，临床表现为所流之涎色清而无味；若因心热而致的流涎，则表现为所流之涎带丝、黏稠而有辛味。凡寒热分辨清楚了，治疗也就很简单了。

凡脾寒流涎，以温中散寒为治，临床可选理中汤为基础方。凡心热流涎，总以清利为治，临床以三黄解毒汤为基础方。若表现为寒热夹杂，则用芩连理中汤主之。

（十）小儿犬吠症

小儿犬吠症，多见于小儿学狗叫，又称陶里亚综合征。内服汤药可以温胆汤加涤痰药主之。针刺或指针大椎、陶道甚效。

（十一）消化不良的吐奶与腹泻

因消化不良吐奶，要兼顾降胃气与加强脾脏的运化功能，临床可用焦山楂、干姜、法半夏、陈皮为主药，其他随症加减。

若消化不良导致腹泻，要帮助消化，并用镇土分水之法涩大便利小便。临床上，可选焦山楂、谷芽、麦芽、石榴皮、车前子为主药，其他随症加减。

（十二）预防婴幼儿猝死

婴幼儿所谓稚阴稚阳，脏腑娇嫩，形气未充，表现为体温调节不正常，免疫及消化功能差，呼吸浅而心跳快，肌张力低而甲状腺功能不足，故养护与治疗都应十分精心。

1. 脐带长度应留够：新生儿脐带，7天干燥脱落，故剪脐带，应是同身寸的7寸（约3.5cm），不然脐带长度不够，极易感受风寒，以致夜哭等症发生；或感染病源（每有脐窝湿润），造成脐眼收口不利等预后不良。应对之法，是新生儿同身寸7寸处，明火点燃灸条烧断脐带最佳；不然，长度至少要留够，以减少婴儿患病率。

2. 慎用针药：维护小儿健康，只在培育正常的发育机制，故以养护为上，这是《道德经》"治大国若烹小鲜"之理。因新生儿肝内酶不足，现代医学证明，若氯霉素剂量过大，可导致灰婴综合征（即循环衰竭）；而用化学药品非拉西丁、阿司匹林后容易发生高铁血红蛋白血症而发生青紫。故对新生儿打针、输液都应特别审慎。

3. 儿童免疫应相对推迟时间：按我国卫生部现有规定，婴儿出生，即需皮内注射卡介苗；2个月，需口服脊髓灰质3型混合疫苗；3个月，注射百、白、破2次；5个月，注射百、白、破3次；8个月，注射麻疹减毒活疫苗……除此之外，还有乙脑疫苗、流行性脑脊髓膜炎疫苗、乙肝病毒疫苗、风疹疫苗等，按中医学观点，婴儿初生，阴阳之气均不全，面临如此密集的注射，有损婴儿正气，倘若恰好新生儿素体较差，则不仅成为变化他病之源，甚至成为早死之因。这是应该特别留意的。

4. 注意维生素C排空的危险：罗正武先生还指出："新生婴儿猝死，多为突发性维生素C排空，许多早产中心和育婴中心不了解其中原因（未能及时补给维生素）而害死了小婴儿"《医师不愿公开的疗法》（电子工业出版社，

2009年6月版，P124）。

5. 小儿烧热宜用疏解之法：小儿发烧，是小儿对应外感六淫之气，自身产生免疫功能的重要方法。中医之法，是因势利导，解表散热（或辛温解表，或辛凉解表），决不宜冰敷及大输液等盲目退烧，不然，小儿正气会大受损伤（大输液形象地说，是在常温血液中加冷水，不过度还好，一旦过量，如何不伤人正气呢？）《医钥》P96载："川崎症的病患是如何发生的呢？川崎症乃是出痘疹之毒，却被错误地退烧而抑扼毒素无法排出，今日医学以为发烧是内部有发炎，而用抗生素强力消炎，心脏因消炎而衰弱；痘疹毒素，因消炎退烧而无力排出，痘疹毒素回流进入因消炎而衰弱的心脏，心脏病因之而成，并非川崎症造成心脏病。"

三、小儿推拿

小儿推拿，法虽简约，而疗效宏丰，宜切实掌握。

（一）推法

凡推动向前者，必期如线，毋得斜曲，免伤别经。古人有进三回一之法，即推前3次，带回1次。但惊风用推则不拘成数，只推中略带几回便是。

其手法以手内四指握，以大指侧着力直推，推向前3次即带回1次。春夏用热水，秋冬用姜葱水，以手指蘸水再推。过干则伤皮肤，过湿则难于着实，故以干湿得宜为妙。古法以姜葱汁再加麝香蘸以推之，临床疗效更佳。推能增盛经气，故手法须疾而轻，过徐则不能起摩擦作用生湿，过重则不能发表而祛寒。疾徐之度，婴儿每分钟100次左右，随年龄而递减，至10岁左右，每分钟约90次；成年人每分钟70次左右，因病情而手法稍异。病热脉数者，推则宜徐；病寒脉迟者，推宜加疾。至于手法之轻重，宜以医者指面放在推部皮肤，轻松推擦，病在表或属虚者，须疾而轻；病在里或属实者，可徐而重，得宜为要。

1. 推三阴三阳：自上肢外侧腕处，推至肘端；另从下肢内踝骨上推至内辅骨下，每推50～300次，左右均推。此法推上则不能退下，使上循之经气增盛，故能加热祛寒；手法须轻而疾，故能解表发汗。

2. 推头部：先从眉心向额上推24次，次从眉心用两手指分推至太阳穴9次，再掐额之中心及承浆穴，以指代针。再揉太阳穴，重揉可发汗，轻柔可止汗。再于两耳垂下，捻9次。手法轻而疾，则能祛头部风寒之邪；手法若重而徐，则可祛风热。

3. 推攒竹：法由攒竹穴上推至发际眉冲穴处，须蘸姜葱汁。重能祛太阳之寒邪而发汗，轻则能止汗。

4. 分阴阳、合阴阳：由医者两大指从小天心（近掌根处）分推至内威宁、精宁二穴，是为分阴阳，能调和营卫，凡一切膨胀、泄泻或二便不通或惊风痰喘等症宜先用之；反之，从威、精二穴推至小天心，则为合阴阳，能治风痰壅盛、惊悸不宁。

5. 推脊骨：由项至大椎至龟尾，须蘸葱姜汤，推之治伤寒骨节痛。

6. 推胃脘：由喉往下推止吐；由中脘往上推则催吐。须蘸水。

7. 推肚脐：由小腹往下推则泻，由小腹往肚脐上推则补，须蘸葱姜水。

8. 推前次第：右大指蘸葱姜水，由眉心推至囟门36次，随以两大指蘸汤分推两额（亦可从眉心分推）并太阴太阳各36次，又以大指掐印堂5次，取梅花形；囟门36下，随用大指面左右揉转各36次，掐百会、山根、鼻准、人中、承浆各36下，随于各穴亦各揉36次，再于主治之穴配合按摩，自能除风痰、祛寒热、行气血、通经络。

按掐可代针，掐之生痛，使气血一止；揉以继之，气血行而经络舒也。推须着力，故蘸葱姜汤免伤肌肤。掐从按出，搓捏揉运，是推法而从轻者，亦无不从摩而出，按少而摩多者，均以宣通为得法。

（二）拿法

拿取退下之义，法于患病小儿两手下臂内面，由肘中纹约处，退下至掌后横纹；另于两脚腨外，由阳陵泉处退下至外踝之上。此为拿退主要之法，因效应达于全身，故称为拿全部。法宜徐而重，故能退热生凉，小儿实邪各症均适用。

另有捏法。即以拇食二指夹起皮肤连续捏捻，归于小儿捏脊疗法。其对治小儿腹泻，尤其是慢性腹泻，是特效。其法为自长强向上，连续捏至命门穴。视虚实而定捏之次数。虚者用九数，实者用六数，亦可加至一九、二九，一六、二六等。若有过急过重，则加命门向下捏至长强，所谓迎而夺之。若捏命门至阳段，则能增强小儿免疫功能。

综上所述，推为退凉加热，拿为退热加凉，两法宜兼而行之，使无偏补偏泻之弊。故推三必拿一，拿三必含推一。此与针法之一补三泻，一泻三补，其理相同。如《内经》法于阴阳，和于术数之理。

第十卷 证象七：外科与伤痛

一、外科

中医外科，以痈、疽、疔、疖、瘰疬、疥、癣为大宗。古人以部位象形定名，是中医外科的特色。

（一）痈

凡痈大多突出，有红肿痛烧等临床表现。在古代，发生于肺，称肺痈；在中脘，称胃痈；发生于背，则称背痈。

痈属阳性。最初以托毒（指败毒）解表为治，选荆防败毒散合五味解毒饮主之。解毒饮每味，成人量均可用30g。凡已成脓者，加薏苡仁、赤小豆（各30～60g）以排脓。

此外，我们在临床中发现，紫花地丁（即滑头草，开紫花或蓝花）、矮桐子（俗称臭杜丹），对痈疽都很有效。如矮桐叶阴干，研成细末，以1/10～1/5的比例配拔毒散（雄黄、白矾），用蜂蜜、青油或麻油调成软膏，可直接敷在疮痈上。此方适用于一切痈肿。

（二）疽

表现为不红不肿，甚至有顶子内陷的现象，故有阴疽之说。

凡治疗，为方便，可以治痈敷药为基本方治疽，但需加花椒、胡椒。矮桐子可内服，白芥子祛痰祛脓很好，麻黄发表亦对症，但若遇阳毒则应加银翘、桔梗、三黄解毒汤等。

我们在临床中选蜂房、矮桐子、附片、当归、黄芪，煎水或炖肉吃，另加花椒、胡椒，治疗骨髓炎、骨结核、骨质坏死类冷脓包（疽），都很有效。

疽有脱骨疽，现代医学称为"血栓闭塞性脉管炎"，临床表现为双下肢足趾痛，严重者会出现下肢、足趾溃烂、脱落的情况，故称脱骨疽。目前，现代医学除截肢外，尚无特效办法。中医认为，此病多由寒湿凝滞，郁而化热，血瘀阻痹，致经络不通所致。故法以温补脾肾，祛寒通络，清热解毒，活血化瘀为治。临床可用阳和汤合四妙勇安汤主之。

处方：麻黄、当归、白芍、细辛、肉桂、牛膝、红花、桃仁、甘草各10g，鹿角胶、连翘各20g，蒲公英、制附片（另包，先煎2小时）各30g。

此外，还用蜜丸巩固：潞党参、金银花、连翘、制附片各60g，白术、萆薢、茯苓、鹿角胶各30g，麻黄、当归、白芍、白芥子、肉桂、牛膝、秦艽、防风、桃仁、红花、甘草各20g，炼蜜为丸，每丸重10g，日服3次，每次1丸。一般以两料为1疗程，选1～3个疗程均可。

为提高疗效，可配合外洗与针灸治疗。

外洗处方：花椒、甘草各10g，陈艾、血通、木通、当归、川芎、松节、独活、桃仁、红花、秦艽、防风、萆薢、防己各30g，煎水浸泡下肢，每日1～2次。

针灸处方：针刺选足三里、太溪、三阴交、太冲、八风，可轻刺留针再加艾条悬灸，两日一次；悬灸选穴：足三里、三阴交、太溪、昆仑、八风及足趾痛处，或与针刺交替，两日1次。

（三）疔

疔很小，一发出来就是红的，俗称疔疮。有的根红而深，俗称红丝疔，很恶；另有多脚疔等，都属淋巴中毒，需注意不要破损皮肤。

内服用五味解毒饮加解表药，外用拔毒散贴（留顶），另矮桐子加蜂蜜调敷亦可。此法适用于一切痈、疔。

凡久不生肌者要补中益气，临床可选用四君子汤、八珍汤、十全大补汤、补中益气汤主之，其中应重用黄芪；严重者用阳和汤（以干姜、肉桂、麻黄、熟地、鹿茸或鹿角片、白芥子为主药）主之，此方很好（麻黄配熟地通经而不发汗，熟地加麻黄即不滋腻）。此方王洪绪一生用得最多，它对疔疮、对浅部癌症有效；若与小金丹、犀黄丸合用，对恶核、恶疮效果也很好。

（四）疖

疖，即地瓜疮类，治法同于治痈。

（五）瘰疬（淋巴结肿大）

参第三门第四卷"瘰疬"。

（六）疥

疥疮因接触而传染，民间称为"干疮子"，现代医学证明，是疥虫寄生于皮肤的传染病。内服以黄芩、黄连、黄柏、栀子、夜交藤、白术、蝉蜕、土茯苓、川贝、甘草为主药，外洗用苦参、川楝子、白矾、生大黄、硫黄、雄黄、陈艾、花椒为主药，一般在旬日之间，也就痊愈了。

（七）癣

长皮、脱皮的称牛皮癣，又有称甲癣、肤癣之类的神经性皮炎。但凡一切皮肤病，均不外风火毒邪。如神经性皮炎，即因肝阴不足，使肝阳生风所致。

神经性皮炎，用针和火烧的办法，是特效。即将患处先以酒精消毒，再以梅花针在患处叩打3遍，然后用药棉铺极薄一层在患处，由外到内，由边缘到中心，直接燃烧药棉。这样，隔天一次，烧过两三次也就痊愈了。

1. 手癣：手癣为真菌感染，民间俗称"鹅掌风"。临床表现为手指缝间有许多细小的水疱，患者奇痒难忍。

凡手癣，内服可选解毒除湿之药，但以外用药为主。我们在临床上，自拟有外洗方，效果很好，即以苦参50g，川楝子50g，苍术30g，黄柏30g，地肤子30g，白鲜皮30g，荆芥30g，乌梅30g，陈艾30g，花椒10g，煎水加醋洗。另外，选轻粉、砒霜、雄黄、硫黄共研细末（调制）外搽也可。

2. 脚气：凡脚气都属真菌感染，故治疗之法，均以除湿热为上。临床上，凡内服，以二妙散（苍术、黄柏）为主药，另加萆薢、土茯苓、薏苡仁等，都能收到良好的疗效。

凡脚气必须重视外治，即直接消炎、除湿、杀菌。祛湿宜燥，故在临床，可选川楝子、苦参、雄黄、硫黄为主药外用，对恶疮、各类癣都有较好的效果。若是手脚甲癣，加食用醋浸泡，效果都较好。

牛皮癣较顽固，凡内服，一般以三黄汤加荆芥、牛蒡子、蝉蜕、茵陈为主药酌加丹皮、紫草清血热，白藓皮走皮，刺蒺藜透表等，并以清热解表之法贯通。

外洗（搽）以苦参、地肤子、白鲜皮、蛇床子、大枫子、白矾、硫黄、雄黄主之，其中白矾、硫黄研成粉，其他药煎成水，荆芥、薄荷、花椒均可止痒，亦可加入。加醋煎至与醋等量，调粉搽。严重的"牛皮癣"外用药中还可加轻粉。

（八）漆疮及过敏

1. 漆疮：漆疮俗称漆痱子，多由人体腠理不密感土漆辛热之毒而生。初如暑天痱子，红肿而痒，爪甲抓之，即不断扩大而似瘾疹，甚至遍传肢体皮肤。有急性漆疮，全身发痒，或心慌气喘，或厥热往来，损伤人体肾脏功能，使肾衰而致尿毒症昏迷，严重者致人死亡。

漆疮最忌热水，每用热水一洗，患处即更红更肿更痒，并向周边扩散。内服可用醋兑蜂蜜或以三黄解毒汤兑蜂蜜，严重者加土茯苓、合欢皮。同时戒观杀生以避血腥之气。

外搽以韭菜白头取汁兑生盐，或以外科常用的三白散（铅粉、轻粉、煅石膏）共研细末兑韭菜汁外搽，都有立竿见影的功效。

2. 皮肤过敏：皮肤过敏的原因很多，有因不同地区的气候和空气，有因花粉、粉尘，有因食物如牛奶、土豆等。其临床表现，有的如麻疹，有的现水肿，另有哮喘、全身奇痒、皮下出血、心慌等，若不及时治愈，甚者可导致肾衰。

治疗过敏，中药的土茯苓、地肤子、萆薢、夜交藤、合欢皮、丹皮等有效（一切过敏，均可选作标药）。体肿严重者，以麻黄连翘赤小豆汤为基础方；气喘、心慌严重者，以苓甘五味姜辛汤主之；痒甚者，以三黄土茯苓汤主之。此外，针刺与拔火罐效果亦好，可选肺俞、身柱、中府、厥阴俞等。值得注意的是，拔火罐不宜超过半小时，以免灼伤皮肤。若遇肌肤奇痒，可用白矾、芒硝煎水外洗，以缓解症状。

二、伤科及其他

中医讲三因致病，即内因、外因和不内外因。内因指精神因素，外因指自然环境因素，不内外因，指天灾（如地震、水灾、火灾、风灾）及车祸损伤等。伤科特重不内外因，但仍要兼顾内因和外因。

（一）外伤

如车祸伤人，要看是伤在脑部、四肢还是躯干。若擦伤类表皮受伤，说明在表。若伤到脑髓、肝胆、脾胃，则伤在里。若在皮，不出汗，是实证；若出汗，是虚证。

外伤表证，或有感染（即有恶寒、身痛、头痛等），在表要解表，有汗用桂枝汤；无汗用麻黄汤。凡表虚，必调和营卫。

病属热性而恶寒轻、发热重，是表热证，用辛凉发表之法治之，如麻杏石甘汤、荆防败毒散、桑菊饮、银翘散等；病重而体虚，即应改用人参败毒散。

凡里寒，有呕吐、腹泻等，治疗以温里为上，以理中汤主之；呕吐重者，加半夏、砂仁；手脚厥冷则加附片。

凡患者里热，即创口已感染，并发高烧，全身失水、口大渴、神昏、谵语、大便不通，甚至痞满燥实坚（痞为不通，燥为干，实为硬）俱备，则用承气汤或桃红承气汤。若无痞满燥实坚，仅脉洪大，表现自汗、恶热等，用白虎汤主之。

临床救治的基本原则是，里实用下，里热用清，里寒用温，里虚用补。如胸腹痞满、大便溏泻、精神疲乏宜补。若呕吐者，用四君子加温胆汤。呃逆重者，用理中汤加柿蒂、砂仁、豆蔻仁、公丁香、吴茱萸。仅头痛耳鸣者，用十全大补汤、八珍汤或补中益气汤。凡虚证夹杂热证，表现为口苦、心烦、小便黄少、大便秘结，加三黄解毒。虚证而寒，则应加温热药，如干姜、肉桂、附子。凡胸部有瘀血，用大柴胡汤加温热药，如干姜、肉桂、砂仁、豆蔻仁、公丁香、吴茱萸、桃仁、红花、丹皮等。治血必调气，故可选加陈皮、木香、佛手。

（二）骨伤

凡骨伤，在四肢好办，在胸胁则难办。如锁骨、胸骨、肋骨，要看是否对称，不对称处是否有上翘或内陷的情况。现代医学对外突并上翘类骨伤处理较好，但对内陷者乏策。中医之法，舍弃手术而以固中气之法，用参芪术附汤随症加减，能使内陷之骨举起来。中医对骨伤的调理是非常有效的，如伤在胸胁处加柴胡，伤在背部加葛根，伤在腰部加独活、狗脊；伤在下肢加独活、牛膝；伤在上肢、项背处加羌活、防风等。

凡无汗用麻黄、桂枝；有汗用桂枝、白芍（以固营卫）。恶寒不发烧，用附片。补骨用自然铜、松节、三七、脆蛇、海马。镇痛用乳香、没药，另麝香并血竭均可用，共研细末内服。也可加三七，三七能镇痛、止血又化瘀血，临床用10g或加量。内服汤药，均以温阳发表、通里活血为上，这时可加酒大黄。酒大黄不仅可通利大便，另配麻黄、桂枝更对消瘀血较好。内脏之肠胃肝胆，用延胡索配香附，有很好的止痛效果。

若外伤、骨伤不及时根治，会遗留伤处风湿疼痛（节气时节尤为明显）。故对伤筋动骨的损伤，应加附片、桂枝并贯通治疗的始终。临床上，可用芪附汤、补血汤为基础方，加松节紧固骨髓，加补骨脂帮助骨茄形成，效果都很好。

姜葱镇痛，可用于外敷（血肿亦宜），凡年轻患者可用硫黄加入姜葱内。若医疗条件不好，对一般外伤用姜葱盐酒调面粉敷用，效果也很好。伤科有关的理疗，可用指针和杵针一以贯之。

（三）骨结核

骨与关节结核是一种继发性病变，绝大多数继发于肺部，也有继发于消化道结核和淋巴结核的。结核杆菌绝大多数是通过血液到达骨与关节的，也有通过淋巴结蔓延的，在人体正气充沛时，除病灶以外的结核杆菌会受到抑制甚至被消灭；而在人体正气不充沛时，即有杆菌的迅速繁殖，直至形成骨结核。临床上，以脊柱最多，其次是膝关节、肘关节等。过去，中医对骨结核有冷脓包、附骨疽等称呼，均属于很顽固的疾病。

临床治疗，一是扶正气；二是选用对骨结核有特效的药；三是因骨结核都属虚寒之证，应忌用寒凉解毒之药。故临床上，都宜选用温阳补气、培补气血或补中益气的方剂，对虚寒严重的，加附片；对气血虚而有贫血者，加人参、黄芪；其他药物随证加减。

我们在临床中发现蜂房和矮桐子叶治疗骨结核是特效药。另外棉花根作为辅助用药也很好，它相当于黄芪加党参的效用，若加大剂量，可以代替人参。所以，笔者自拟了"子房根汤"[①]，即矮桐子60g，蜂房6～10g，棉花根60g，作为一天的量，加水炖猪排骨内服。若是脊柱骨结核，可用以上三味药炖猪或羊的脊骨内服。坚持长期服用，不仅能抗结核杆菌，同时会使细胞新生，骨质恢复。

临床上，根据患者病情差异，内服之药也可加麻黄通经镇痛、生肌敛脓；因骨与关节均属肾，故还可加温补肾阳的药。因肾为寒水之府，故必须杜绝用寒凉之药。简便之法，可在"子房根"汤中加生姜、胡椒等。

（四）破伤风

现代医学证明，破伤风是由破伤风杆菌侵入人体伤口，生长繁殖、产生毒素，从而引起的一种急性特异性感染。破伤风杆菌只在伤口部位生长繁殖，它产生的外毒素才是造成破伤风的原因。临床上，患者先有乏力、头晕、头痛、咬肌紧张等，12～24小时后，出现咬肌强烈收缩，再后来便张口困难、牙关紧

---

① 子房根汤，即矮桐子60g，蜂房6～10g，棉花根60g。

闭、面部肌群阵发性痉挛，使患者呈一种奇特的"苦笑"表情，出现角弓反张和全身肌肉群阵发痉挛和抽搐，是一种血液中毒的病证。

治疗之法，以解痉息风、发表排毒为先。临床上，我们自拟了"解痉消毒饮"[①]。这类急症，当1日1剂，3剂服完可用四君子汤、八珍汤为基础方作收尾之用。此方以朱砂、雄黄、连翘保护心脏并解血液之毒，以麻黄、防风、羌活、白芷解表通络，以蝉蜕、蛇蜕、天南星、白附子息风镇痉、调节神经，效果很好。

治疗破伤风，可配合针刺。临床上，可选大椎、足三里、身柱、阳陵泉、至阳、血海、命门等穴通经活络、息风镇痉并培补正气；另选合谷、颊车等穴舒展咬肌，以便饲药。

三、疼痛治疗

疼痛的范围很广，临床表现更是复杂多样，以致出现专门研究人体疼痛的组织和专科门诊。人体疼痛不仅因受到伤害刺激会产生，内伤外感并许多疾病都伴有疼痛的症状。如头痛即有偏头痛、紧张性头痛、外伤性头痛；颈肩腰腿痛即有颈椎的各种疼痛、肩周炎疼痛、腰肌劳损疼痛、坐骨神经痛；归类于神经痛的又有三叉神经痛、肋间神经痛、带状疱疹后遗神经痛等，其诊治较为复杂。

中医治疗各类疼痛，并不单纯、孤立看待疼痛，故取综合治疗之法，亦绝不单用止痛之药。以治标而言，延胡索配香附等就有麻醉药品一类的止痛效果；中药的许多毒性药物，若合理配搭，都有非常神奇的镇痛效果。另因"诸痛痒疮，皆属于心"，对证疼痛，还应特别重视对患者的心理调适。

中医讲究辨证施治，故治疗痛症，仍需进行八纲辨证，通过治疗消减疼痛的病源，疼痛自然随之消失。如风寒感冒的头身痛，麻黄汤证即以麻黄汤主之，桂枝汤证即用桂枝汤主之。痹证的疼痛，就要用治痹证的办法。而骨质增生一类的疼痛则用固肾的办法缓解疼痛等。

---

① 解痉消毒饮，其方选朱砂、雄黄各3g，另包冲服。另选蝉蜕6g，蛇蜕6g，羌活6g，防风10g，白芷10g，麻黄10g，连翘30g，制白附子6g，制南星6g。先将制白附子、制南星煎至不麻口，然后将蛇蜕、蝉蜕用白酒浸泡后，同其他植物药一道加入，煎开15分钟即可，朱砂、雄黄以药液冲服，不能饮药者改为鼻饲。

中医针灸镇痛的效果很好。如五脏六腑的疼痛，可取受病脏腑的俞穴（背俞）和募穴、郄穴或原穴、络穴，或具有生克关系的他经、他穴进行针灸。肢体、头面、五官的疼痛，可在病位和邻近取穴，亦可循经诱导。寒证用灸，实证用针，效果都很好。

（一）头痛

头痛分外感、内伤和不内外伤三大类。六淫所致为外感头痛，七情所致为内伤头痛，车祸及自然灾害所致为不内外因头痛。

1. 外感头痛：临床上，外感风邪头痛，症见眩晕，遇风疼痛更剧；寒邪头痛，则痛处发冷，畏寒恶风；暑邪头痛则头痛发涨，烦渴引饮；湿邪头痛则头重如裹，沉重不适；燥邪头痛则口鼻干燥，咽干口渴，肌肤干燥，大便秘结；火邪头痛多见于急性炎症，面赤咽喉疼痛而口干目赤。

以病位分证，前额头痛，病在阳明经；巅顶头痛，病在厥阴经；两颞疼痛，病在少阳经；后脑疼痛，病在太阳经。

临床治疗，内服汤药以伤寒六经辨证为纲，经穴治疗则以经络辨证为纲。

（1）阳明头痛：针灸选穴神庭、印堂、合谷、内庭、足三里。热证或化热者用针法，寒证及化寒者用灸法。指针用开合、升降、运转手法。

（2）少阳头痛：选穴风池、外关、中渚、头维、足临泣、丘墟。针灸选择同前。指针用开合、升降、运转法。

（3）太阳头痛：选穴大椎、后溪、申脉或局部取天柱、风池、风府。指针用开合、升降、运转法。热证用针法，寒证用灸法。

（4）厥阴头痛：选穴百会、四神聪、太冲、合谷。指针开合、升降、运转法。因厥阴多寒证，故灸法为宜，热证仍用针。

2. 内伤头痛：以上为外感头痛，往往痛无止息。而内伤头痛往往疼痛缠绵、时痛时止。主要分为气虚与血虚两类。还应注意区别脑膜炎头痛。

（1）气虚头痛：临床表现为昼重夜轻，或上午重于下午，下午重于夜间，内服汤药为上，具体选补中益气汤、十全大补汤、四君子汤为基础方。

（2）血虚头痛：临床表现为昼轻夜重，仍以内服汤药为上，可选四物汤或逍遥散为基础方。

3. 外伤头痛：外伤头痛往往有外伤史，有剧烈疼痛或放射性疼痛，临床以通窍逐瘀汤（赤芍、川芎、桃仁、红花、老葱、麝香、生姜、当归尾为主药）

主之。另可依经络远端与近端配穴针灸治疗。

（二）项痛

项痛主要表现为项强（通"僵"）痛、转侧不利，或临床表现为"落枕"者，均因风寒侵袭颈部经络而致。

临床治疗，以葛根汤主之。亦可刮痧，亦可于阿是穴拔罐。毫针以温针为上，选穴大椎、风池、天柱、秉风、天宗、后溪、申脉等。指针用掌法，行升降开合。另可用温针并刮痧（铜钱刮痧亦方便），或于阿是穴拔罐，疗效均好。

（三）颈椎痛

颈椎病有椎管狭窄或骨质增生。临床选葛根、羌活、防风、萆薢、红花为主药；有强痛可加麻黄等。取穴与项痛相同，指针可用开合、升降、运转手法；亦可加捏揉。

特效方法是李氏大艾灸。此法除治骨质增生外，亦可用于痛疽及包块。

（四）血风面痛（三叉神经痛）

血风面痛，现代医学称为三叉神经痛，为三阴虚损（正气不固）时三叉神经感风寒所致。内服汤药可选我们自拟的乌附星香汤加蒲公英、夏枯草为基本方；指针用开合、升降、运转法；针刺（此证多为热证，故多用针，很少用灸）选远端诸穴，如合谷、内庭、太冲、列缺、曲池、外关、中渚、侠溪、足临泣等。

临床为增强疗效，我们自拟了外用敷贴药方，疗效很好。组方：薄荷10g，荆芥10g、白芷10g、升麻10g、细辛6g、生石膏50g、寒水石50g、芒硝15g、菊花15g。每用煎水，用纱布浸透，贴敷患处，每日3～5次。

（五）舌咽神经痛

舌咽神经痛为现代医学的称谓，特指舌咽神经分布区如侧舌根、软腭、扁桃体及咽部短暂剧痛。中医认为病因同于血风面痛。治法亦同。

（六）咽、喉、口腔痛

除对证内服汤药外，可选枯硼砂、人中白、青黛、薄荷（或冰片）各10g，朱砂3g，共研细末，撒患处。

（七）齿痛

齿痛而牙龈不痛不肿，归于肾病，辨证确定内服药外，宜选穴照海、女膝①（足跟处），慢性用灸，急性用针。

（八）目痛

目为五官之一，与脏腑关系密切，故《内经》云："五脏六腑之精气皆上注于目而为之精。"而目又为肝窍，故目痛之重点在肝，兼及太阳、阳明、少阳诸经。

选穴鱼腰、丝竹空、四白、风池、上星、头维、太冲、行间、合谷、足临泣、外关。

由于肝肾不调引起的目痛目疾，则应选肝俞、胆俞、肾俞、命门、魂门、志室、太溪、三阴交主之。

（九）耳痛

耳不仅为肾窍，手足三阳经俱会于耳中，故耳病与肾、胆、三焦的关系很是密切。耳痛或因耳蚀（即外耳溃疡）、溃耳（中耳炎、脓耳、乳突炎等）引起，多由风热上壅或津液凝结成垢，壅塞胀痛，或因浴水灌耳诱发。

汤药治耳痛效缓，故应以外用药主之：苍术、黄柏各10g，轻粉、冰片各3g，共研细末，撒于创面（此方亦可用于湿疹，若黄水多，可加蛤粉、牡蛎粉、龙骨粉或陈石灰）。近穴取听会、听宫、耳门、完骨、天容，邻取风池、天窗，远取中渚、外关、支沟、足临泣、丘墟。指针、针灸均可。

（十）背痛

背为胸中之府，背痛多因肺心之疾反射性疼痛，法以宣肺强心解痛为治。

指针以第5椎（神道）为中心，由内至外或环形叩击，或用开合、升降、运转法均可。

若因风寒湿痹引起之背痛，现代医学称"风湿性肌纤维炎"，所谓"风寒湿三气杂至合而为痹，风重者为行痹，湿重者为着痹，寒重者为痛痹"，均可用乌附星香汤主之。选穴以病变部位相应穴位及压痛点为主，如委中、昆仑、申脉、后溪、阳谷、束谷等，指针叩击或温针。

（十一）腰痛

腰为肾之外候，人体经络自上而下或自下而上，均要通过腰部。凡因房劳过度，妇女崩漏带下，以及老年精气虚弱，均可导致疼痛，此种疼痛多属肾虚

---

① 女膝为经外奇穴，见《癸年杂识》，又名女须。位于足后跟部跟骨中央，跟腱附着处下缘。主治吐泻转筋、牙槽风、精神痛等，直刺0.2～0.8寸，灸3～7壮或15分钟。

疼痛，故治疗重在肾，多取足少阴经之穴治之。循经选然谷、太溪、大钟、照海、水泉，近取命门、肾俞、三焦俞、气海俞、腰眼、志室。虚寒之证宜灸宜补，故宜选指针、温针或灸治。肾炎及尿路结石引起之腰痛，亦可用上穴、上法为治。

内服汤药以知柏地黄汤或桂附地黄汤加狗脊、巴戟天、杜仲、续断、桑寄生、萆薢（萆薢有近似肾上腺素作用，但无肾上腺素之副作用）主之。外伤而致的腰痛不在此列。

（十二）胸痛

膈以上为胸，胸为心肺所居，亦气血水火交通之要道，胸痛多为胸膈心肺之病及胁间神经痛引起。

无论何种胸痛，均可以内关、间使为主穴，加背部阿是穴。而心血管系统引起的胸痛、胸闷，还可加取中府、膻中、食窦、虚里（浅刺3~5分或指叩），或以梅花针，选胸前虚里为中心、后背第5胸椎为中心，呈环状由内往外叩击。而凡胸痹疼痛，则必急灸、重灸，以留人治病。

（十三）胁痛

胁肋为肝之分野，恼怒气逆或忧郁气结，均可引起胀满疼痛，故临床对治以肝胆为重点。内服汤药可选柴胡、白芍、黄芩、知母各15g，蒲公英、金银花、连翘、夏枯草各30g，枳实、龙胆草各10g，甘草3g主之。疼痛重者选加木香、乌药、香附、佛手、青皮、香橼片以疏解肝疾；结石选加芒硝15~30g，酒大黄3~10g；利胆祛湿选茵陈30g、栀子10g、黄柏10g；肝脾大者，则以理气活血之四君四逆散（党参、茯苓、白术、甘草、黄芪、柴胡、枳实、白芍、山楂、香附、当归、川芎、红花、桃仁、赤芍）主之。

选穴胆俞、脾俞、胃俞、意舍、胃仓、阳陵泉、绝骨、丘墟、足临泣。黄疸加至阳、中脘、腕骨。若胆囊炎引起中脘疼痛者，可选胆囊穴，阳陵泉配内关或足三里。

（十四）胃脘痛

胃脘痛即整个上腹痛，古称"心胃气痛"。临床有寒痛、热痛、虚痛、实痛、气痛、食痛等。针灸治疗是特效。

选穴中脘、上脘、下脘、梁门、期门、日月、章门为主穴，呕吐者加不容，饱闷者加承满。实证、热证用针，虚证、寒证用灸或温针。

（十五）小腹痛

包括脐下痛、肠疝痛、小腹阴寒冷痛、缩阴症等。近位选关元、中极、归来；循经选三阴交、公孙、照海、太白、中封、曲泉。用温针或艾灸，临床极验。

（十六）痛经

临床以盆腔炎、带下、痞块与子宫后位为多。

近位选中极、曲骨、子宫、八髎、白带点（八髎穴附近之压痛点）；循经选三阴交、大都、太白、公孙、大敦、行间、太冲、然谷、太溪、照海，针灸并用。

（十七）肠痛（阑尾炎）

小腹痛偏右侧，按之剧痛，患者有蜷足而卧，间有寒热、恶心、大便欲解不利。此为湿热瘀滞壅遏于肠所致。

内服汤液以红藤败酱薏苡汤加减主之；红藤、红花、金银花、蒲公英、薏苡仁、冬瓜仁各30g，丹皮15g，石菖蒲、桃仁各10g。疼痛难忍者加木香、延胡索、檀香、焦楂；发热加知母、黄芩、青蒿；便秘加酒大黄、芒硝。

取穴阑尾点（足三里下1～2寸压痛点）及右腹压痛点（阿是穴）针刺，但需留针1～2小时，紧急时可一穴同时扎3针甚至5针。

（十八）疝痛（脐疝、阴囊积液）

内服以我们自拟的疝痛汤[1]主之，每日1剂。发热炎变者加黄柏、知母；寒变剧痛者加吴茱萸、黑胡椒；肿胀者加橘核、荔枝核、柚子核等。

经穴选中极、曲骨、三角穴[2]、公孙、曲泉、阴谷、照海、太冲穴主之，以温针或灸疗为主。

（十九）坐骨神经痛

坐骨神经痛的病因很多，有因风寒湿痹引起，有因椎间盘突出引起，有因骨质增生、外伤及坐骨神经炎等引起。若是坐骨神经发炎而痛，则腰部不痛，其他病因则往往痛连腰背。这种痛证，所患时间不长可根治。

---

[1] 疝痛汤，其方为泽漆、白术、茯苓、猪苓、肉桂各10g，蜈蚣、全蝎各2条，胡桃2个（连壳捣烂煎）。

[2] 三角穴取患者口宽长度的3倍，以脐眼为三角形顶，画出等边三角形，底边的两个角点，即三角穴。

临床上，可用我们自拟的乌附星香汤为基础方，加附片、细辛、牛膝、白芍、甘草等；若腰痛明显，就必须固脾固肾，并加巴戟天、续断、杜仲、桑寄生等；下肢有冷痛还应加淫羊藿。病久了要补元气并活血通经，补元气可加人参、枸杞子，活血通经加桃仁、红花、通草、血通等；骨质疏松还应加骨碎补、狗脊或鹿茸等。针灸可取环跳、阳陵泉、足三里并阿是穴。

（二十）椎间盘突出痛

椎间盘突出症，是因椎间盘变性，纤维环破裂，髓核突出刺激或压迫神经根而表现出的一种综合征。最初多因外伤而致，但久不治，或愈后又复发，则又导致患者肾阳虚损。运用牵引是很必要的，这也是中医很早就运用的方法，但同时应以老姜、白葱头捣烂加白酒调白及粉外敷，帮助收敛和正骨。

内服可用四君子汤为基础方，随证加巴戟天、陈皮、桑寄生、萆薢等强筋壮骨、补肾行气；也可选《金匮要略》肾气丸为基础方，必要时加附片、鹿茸。若疼痛严重，可用乌附星香汤加补中补肾药与前方轮换。

此外，带状疱疹后遗痛，宜以桃红四物汤加延胡索、香附主之；胁间神经痛，可以小柴胡汤加活血、行气、镇痛之品主之。两者均可以针刺（指针、杵针）夹脊穴辅之。

第四门　对待者数

——格致医道的规矩

第一卷　易学之"数"，贯通了中医的理、法、方、药

前面说到，所谓"主宰者理，流行者气，现诸形色者象，对待者数"，其实，易学中的理、气、象、数在易学中是一个有机的整体，只是各自的侧重点不同罢了。说明唯有融会贯通了理、气、象、数，易学才能由形而上的道，推广敷演到形而下的器，而致"周流六虚"。

值得说明的是，所谓"周流六虚"，是指易道的理、气、象、数，能横竖贯通四方上下。同时又"不可为典要，唯变所适"，是说理、气、象、数既与宇宙相统一，又通过变化展示自身的存在。"生生之谓易"，说的就是这个道理。

正因为"数"能上下贯通宇宙，又能在变化的万事万物中展示出准确的规定性，加之理、气、象的相互作用，它就为中医学的发展，奠定了数理的根基，并贯通了理、法、方、药。

一、易学之"数"，规定了中医学的根本理念

所谓理，是指真理，它既有事物内在固有的规定性，又有事物发展的必然性，也是因果规律的客观反映。中医学植根于易学，中医之道，即太极阴阳之道；中医之理即无极太极阴阳消息之理。

邵雍说："图虽无文，吾终日言，未尝离是，盖天地万物之理尽在其中矣。"例如河图，其东南西北中五方之数皆阴阳平衡。河图十数，表示数至于十。而把奇数偶数列于一图中，又表现了阴阳的对立统一；又以五方之数生成

对待，表示阴阳相对应的概念。洛书九数排列，纵横斜皆十五，亦表现出数的对称、平衡。这种对称和平衡，即所谓"阴平阳秘"，恰恰是中医学的根本理念与终极目标。

从《素问·阴阳应象大论》中"东方生风，风生木，木生酸……"的论述，我们可以将其归纳成一个简易的表格（见下表），而其中之数，恰恰对应河图之数。

五行等功能对应表

五气	五臭	五性	五味	五色	五化	五方	五行	五形	五物	五实	五畜	五虫	五果	五谷
柔	臊	温	酸	青	生	东	木	枝叶	坚	核	鸡	毛	李	麦
息	焦	热	苦	赤	长	南	火	花	脉	络	羊	羽	杏	黍
充	香	平	甘	黄	化	中	土	茎	肤	肉	牛	倮	枣	稷
成	腥	凉	辛	白	收	西	金	果	外坚	壳	马	介	桃	稻
坚	腐	寒	咸	黑	藏	北	水	根仁	濡	濡	彘	鳞	粟	菽

五畏	五轮	五变	五华	五液	五声	五窍	五行	五脏	五腑	五藏	五志	五体	五音	五数	五养
畏清	风轮	握	爪	泪	呼	目	木	肝	胆	魂	怒	筋	角	八	生而勿杀
畏寒	血轮	忧	面	汗	笑	舌	火	心	小肠	神	喜	脉	徵	七	长而勿伐
畏风	肉轮	哕	唇	涎	歌	口	土	脾	胃	意	思	肉	宫	五	化而勿制
畏热	气轮	咳	毛	涕	哭	鼻	金	肺	大肠	魄	忧	皮	商	九	收而勿宫
畏湿	水轮	栗	发	唾	呻	耳	水	肾	膀胱	志	恐	骨	羽	六	藏而勿抑

这组由河图之数对应的物象，反映出易学阴阳五行功能生克制化之理的一般规律，这也是中医学的基本规律。

二、易学之"数"，规定了中医学的治疗法则

"数"的对称与平衡，既展现中医学的根本理念；易学的数，也构成中医治疗法则中的对待法则。中医之法，法于阴阳。就人身而言，内有阴阳，外亦有阴阳。在内者，五脏为阴，六腑为阳；在外者，筋骨为阴，皮肉为阳。就人身的病理变化来说，阴盛则阳病，阳盛则阴病；阳盛则热，阴盛则寒。而诊断上，则察色按脉，先别阴阳。在治疗上，则阳病治阴，阴病治阳。实则泻之，虚则补之。

这些阴阳变化，都是从八卦的原理抽象出来的。如八纲辨证，就完全本于八卦之理。八卦以乾坤二卦为父母，而生出震巽坎离兑六子；八纲则以阴阳为总纲，而生出表里虚实寒热六目。可见阴阳两纲生出表里虚实寒热六变，仍不外"两仪生四象，四象生八卦"的道理，阴阳的衍变法也就是八卦的生成法。

近代唐宗海，依于生成对待之数，发明《血证论》，阐明"瘀血不化，新血不生"之理，活人无算，更直接肇起张锡纯"衷中参西学"学说的传播，影响深远。再有郑钦安依刘沅（止塘）的教授，以坎离二卦象心肾，统一在水火的关系上来阐明心肾的生理、病理，从而丰富了不少独特的治法。他认为，人禀天地之正气而生，此坎离所以为人生立命之根也。固肾中真阳，肇自坤元，乾坤彼此互为其根。心火下交于肾，肾水上济于心，一升一降，往来不穷，性命于是乎立。从而把河、洛之数，通过简易的法则，表现为医道的理法，丰富了张仲景回阳救急的理法，是令人敬仰的。

不仅如此，医学家张景岳更以洛书和先天八卦的数理，在张仲景汗、吐、下、和、温、清、消、补八法的基础上，提出了"攻、和、补、散、寒、热、固、因"八法，弥补了仲景八法的不足，并影响到中医临床治疗的方方面面。

三、易学之"数"，规定了中医之"方"

所谓"方"，是指药方，即依法而选的方。那么，应该如何理解依法选方与易学"数"的关系呢？

晚年的张景岳，感悟易道，于是在《新方八阵》中说："药不执方，合宜而用，此方之不必有也，方以立法，法以制宜，此方之不可无也。夫方之善者，得其宜也；得其宜者，可为法也。方之不善者，失其宜也；失其宜者，可

为鉴也。第法有善不善，人有知不知，必善于知方者，斯可以执方，亦可以不执方。能执方能不执方者，非随时之人不能也。此方之所不可废者，正欲以启发其人耳。"张氏在这里所说的"随时之人"，即掌握时代发展脉络，能顺应时空变化的人，其时空变化的定量表达，在天地人三才之间，是河图之数；在日月运行之列，是洛书之数。它们都说明了"数"的"普周"、"周流"和"变动不居"的本质，以临床为例，比如小青龙汤，特别是其中的姜、辛、味，既可与异功散合，又可与补中益气汤合。其与地黄丸合则治肾气，与真武汤合则治胃阳不足，与知柏地黄汤合则治肾阴不足等。

不仅如此，金元时期的刘完素，从五运六气入手，把握不同季节天地间不同阴阳比例关系，立所谓"四时增损法"，将易道之"数"，更合宜地运用于临床立方之中，为后人树立了榜样。另有葛洪，更是干脆，就直接取法河图1、6之数，通过《抱朴子》，公开了由甘草3g、滑石18g组成的"六一散"，至今仍是消暑利尿的良方。再有张仲景《伤寒论》，伊尹《汤液经法》密传心法，以大小青龙汤应肝，黄连阿胶汤应心，理中汤应脾胃，白虎汤应肺，真武汤应肾，都表现出五行运转中数的严密对待关系。

四、易学之"数"，规定了中医的药与穴

这里的药，指选配符合理法与方意之药；对针灸家而言，是选配精当的穴位以行针。

（一）中医选药与周易之数

《伤寒论》不过113方，全部用药，不过90余味，其药物搭配及剂量之间，都展现出高妙的数理对待。如"一剂知，二剂解"对疗效的规定；"太阳一日不解，二日传少阳，三日少阳不解传阳明……"等对六经传变的规范；"太阳病，欲解时，从巳至未上"等对治愈时间的数理推断，都是很精到的（参《医易图谱》）。

明代医药学家李时珍，在《本草纲目》中，依《内经》和易学数理，提出用药应"顺时岁而养天和"的原则，创制了《四时用药例》，所谓"岁有四时，病有四时""春月宜加辛温之药，薄荷、荆芥之类，以顺春升之气；夏月宜加辛热之药，香薷、生姜之类，以顺夏浮之气；长夏宜加甘苦辛温之药，人参、白术、苍术、黄柏之类，以顺化成之气；秋月宜加酸温之药，芍药、乌

梅之类，以顺秋降之气；冬月宜加苦寒之药，茯苓、知母之类，以顺冬沉之气"。不仅如此，李氏更对每种药物规定了采集时间，如在曼陀罗花条下就有"八月采花，九月采实"。这都是易数之理在药学上的发挥。明代医家缪希雍，在其《神农本草经疏》中，更提出"审明用药论"，所谓"春温夏热……药宜养阴；秋凉冬寒……药宜养阳，此药之因时制用，补不足以和其气者也"。将时间结合得更紧密，使其数的规定性也更严密。

不仅如此，后世的医家，还进一步总结出了大凡外透的药物，宜午前服用；大凡温阳补气的药物，宜于清晨至午前服用；而滋养阴血的药物，宜入夜服用；大凡祛除阳分气分之邪的药物，宜于清晨服用；而清泻阴分伏火的药物，宜于入夜服用等一般性的规律，把易学数理，敷演至用药的各个方面。

（二）针灸选穴与周易之数

针灸选穴与周易之数的关系更为密切。由于阴阳消长的变化，可以显示出三阴三阳。天干地支天气，六十日为一周，每年六周，共十二个月，和人体手足十二经脉相应（参《医易图谱》之十二时气血流注十二经图、奇经八脉流注图和五行与天干配合图）。

《素问·灵枢·经别篇第十一》云："余闻人之合于天道也，内有五脏，以应五音五色五时五味五位也；外有六腑，以应六律，六律建阴阳诸经而合之十二月、十二辰、十二节、十二经水、十二时、十二经脉者，此五脏六腑之所以应天道。夫十二经脉者，人之所以生，病之所以成，人之所以治，病之所以起，学之所始，工之所止也，粗之所易，上之所难也。"

这是人体经络展现的数的对待，绝不紊乱。

值得说明的是医家还以八纲、八会穴等配八卦。以八纲配八卦，则坤为阴，乾为阳，兑泽为虚，艮山为实，离火为热，坎水为寒，巽入为里，震动出表。以八会穴配八卦，坤为土为后天之本，六腑皆主转输水谷，故腑会中脘；乾为先天之本，五脏为人体精气所汇，以葆先天，故脏会章门；兑为水泽，肾主骨生髓，故髓会绝骨；艮为山脉，故脉会太渊；离火居南方，乃配心，心主血脉，故血会膈俞；坎水居北方，乃配肾，肾主骨，故骨会大杼；巽风之气居西方，配肺金，故气会膻中；震雷之动居东方，配肝木，故筋会阳陵泉。

飞腾八法、灵龟八法和子午流注取穴法三者均属辨证逢时循经开穴治疗的范畴，有着相辅相成的关系（唯前者重奇经八脉，后者更重十二正经）。这样，就把易学数理的精要，贯穿于针灸临床的各个方面与环节，自然气韵生动。

第二卷 略论经络俞穴的作用——从至阴穴转胞胎说起①

一、概说

至阴穴：是足太阳膀胱经的井穴。与少阴为表里。至阴者，阴之极也。阴极则阳生，为阳气生发之处，经至阴贯涌泉而入于肾及冲、任、督、带诸脉。

至阴穴：位于脚小趾外侧，距小趾甲根约一韭叶处；用来矫正胎位，以往用来治难产。

其用法：在至阴穴上安上如小麦大的艾炷，直接着肤灸三壮，其胎位即可转正。

例如：成都中医学院余某某怀孕7个月，经妇科检查为横位，经灸一次后即转正，后顺产。又如中医附院沈某某怀孕8月余，经妇科检查横位，灸第一次后转正。隔了几天又出现横位，补灸了一次，即又转正，后顺产。

至阴穴是人体下肢最末梢一个小小的穴位，灸治后为什么能把几斤重的胞胎转动，而且恰好转成正位呢？这是因为针灸激发了经络的气机而产生的能量。人体和其他生物身上，像至阴穴这样的小穴位能起大作用的，是非常多的，都能激发经络的气机，产生能量。

二、经络的形成

经络系统是生命力的表现。一切体象由无而有。无者，先天之气；有者，后天之形。气以造形，形以寓气。气依形，形附气。经络系统是由元精、元气、元神共同主宰和流行在生物体中而构成的这种最幽微、最高级的特殊系统。这个系统是极其神妙的，它即是生物的生命力。生命力旺盛时，经络系统就很灵耀；生命力衰减时，经络系统也就随之沉没；生命息减，经络系统也就随之消失了。

---

① 此第七卷全部文字，系由李仲愚先生亲笔撰著，仅个别字符作了校订。

三、人体是大自然的缩影，与大自然脉络相融

宇宙间一切生物，无论动物、植物，无不具有经络系统。不过以人的经络系统为最完备。

以人体来说，经络系统不仅内联脏腑，外通皮、肉、脉、筋、骨、四肢、百骸、五官、九窍，使人体各系统、各器官、各组织相互关联、相互依存、相互协调、相互制约，成为日应万端、井然不紊的有机整体，而且，它还与大自然直接关联，与大自然界共同组成一个整体，并且它还把人体组合成为整个大自然界的缩影，同大自然脉络相融，因此人身的全貌就是大自然的全貌。

人身有经络，一切生物有经络，大自然也有经络。不仅人体，一切生物，鳞、介、羽、毛、飞、潜、动、植，非经络不能完成自己的全貌，表现出自己的生命，哪怕是大自然无量无边的虚空，无量无数的银河系、太阳系，非各自和共同具有的经络，也不能完成各自和共有的全貌，更不可能涌现出各自和共有的生命力。

四、经络是大自然之道，是精、气、神融汇的整体

那么经络究竟是什么呢？经络是视之不见，听之不闻，抟之不得的元精、元气、元神共同融汇的整体，这个整体就是一个范围较小的自然之道。大的自然之道寓于整个太虚和一切万有之中，整个太虚和一切万有皆孕育于大的自然之道内。小的自然之道，即是一切万有，各自体内具有的小的经络系统、小的生命表现。自然之道，就是太虚中一切万有，如无数的银河系、太阳系、星球、星球上之一切生物。变动不居，周流六虚，上下无常，阴阳相易，共同循行，共同显现的大的经络系统和大的生命表现。

《阴符经》曰："自然之道静，故天地万物生。天地之寰，故阴阳胜，阴阳相推而变化顺矣。"这个"静"字，不是"静止"的静，也不是"安静"的静，而是无思、无为、寂然不动，感而遂通的真理。也就是中国古圣先贤，首先是"伏羲氏"所最先认识到的易理。我国现存的一部最古的哲学经典《易经》就是专门谈易道的。庄子说："易以通阴阳。"说的就是阴阳之理，亦即易道的表现。易曰："生生之谓易。"

五、经络的起源

易曰："易有太极，是生两仪，两仪生四象，四象生八卦，八卦定吉凶，吉凶生大业。"

太极者，至高无上之真理，无边无际、无始无终之真空，含无量无数、无穷无尽之妙有。故《太始天元册文》曰："太虚寥廓，肇基化元。大而无外，小而无内，大中含小，小中含大，一中含多，多中含一。自然之道，天地万物之生机也。"

大中含小者，如十围之木结起微粒种子；小中含大者，如微粒之种子，在条件适宜的环境下，发芽生长逐渐而成十围之木；一中含多者，如一棵树可结很多果子；多中含一者，如每一枚果子里面的种子都各自含有一棵大树的生机和形状。植物如此，动物亦然。两仪者，阴阳也。四象者，太阳、少阳、太阴、少阴为阴阳之老少也。八卦者：乾天、坤地、坎水、离火、艮山、兑泽、震雷、巽风也。吉凶者，循正轨、依理、得位则不发生灾害。如春温、夏热、秋燥、冬寒气候不乱而吉；不循正轨、违理、失位，如春、夏、秋、冬气候异常之类，而生灾害凶也。生大业者，吉与凶或吉凶交织均会产生各型各类的良好或恶劣之变化也。

太极者，无极也。其体积能量无限可分，无限可倍，然而视之不见，听之无闻，抟之不得。老子曰："有物浑成，先天地生，寂兮寥兮，独立而不改，周行而不殆，可以为天下母，吾不知其名，字之曰道。"又曰："谷神不死，是谓玄牝，玄牝之门是为天地根，绵绵若存，用之不勤。"又曰："道生一，一生二，二生三，三生万物，万物负阴而抱阳，冲气以为和。"

愚按：

1. "谷神"：谷者，虚也；神者，灵也。虚灵不昧者，太极之体也。

2. "冲气"者，浑成之物，大道之别名，自然之力，太极之用也。无量虚空，无边世界，茫茫大地亦只具此太极；一粒种子，一基本物质微粒亦具有整个太极。太极动静，而阴阳分。天地只此动静，动静便是阴阳，阴阳便是太极。阴气流行则为阳，阳气凝聚则为阴。消、长、进、退，千变万化。一切万有，一切物质，大之无限可倍，小之无限可分。皆具此阴阳二性，亦即皆具此太极。

河图天地交，一三五七九阳也，天之象也；二四六八十阴也，地之象也。阳上而阴下，阴左而阳右，生数在内，成数在外，阴阳皆自微而渐盛。

太极一元之气，动则生阳，静则生阴，阴气流动则为阳，阳气凝静则为阴，阴阳互为其根，任督运行不休，子午流注不息。洛书日月交，一三五七九阳也，日之象也；二四六八阴也，月之象也。

六、经络的范畴

经络的范畴究竟怎样呢？现在我们把眼光收小一点，只谈人体的经络系统吧！物物各具一太极，物物体内各有经络存在。不过有些生物比较低级，它体内的经络就比较简单；但是最简单也有两条经络，即督脉与任脉。督脉为阳，任脉为阴。一切生物体内都有阴气和阳气，所以一切生物体内也都有阴经和阳经。不仅生物如此，其他物质也如此。即使是极其微细的物质，用亿万倍显微镜才能看见的，或者根本看不见而只能用仪器测知的，其中也含有阴阳两种性质和功能。

人类就不同了。人类是最高级的灵物，全身各部结构都很完美，因此经络系统也极完美。它具备了十二正经和奇经八脉。十二正经统率十二经别、十五络脉（加上虚里为十六络），管辖十二经筋和十二皮部。它不仅使自身的精、气、神很有条理、很有节奏地在身体中循行和灌注，而且还和外界环境融成一片，向外界汲取营养，适应外界的变异，和外界联成一个整体。它和外界的关系，包括自然和社会动态。它通过自己所统辖的眼、耳、鼻、舌、皮、肉、脉、筋、骨、黏膜、腠理等与外界接触，酌情应付外界千变万化、参伍错综的复杂情况。

七、大气流转而有生命，以成经络

生命源出于自然。自然的主宰是太极，太极因气机流行而生阴阳。阴阳运行，而五运、六气、八卦存乎其中。因五运而生五脏，因六气而有六经，因八卦而有八脉。脏腑开九窍，统肢体，营百骸。经络贯其中，神气行乎内，生命告成。灵机应变，有思想、有知觉、有记忆、有信息交通、有新陈代谢、有适应性、有动作行为、有生殖遗传，这是指人类的生命。他类生物并不具备如此完美的生命。

邵子曰：天生于动，地生于静。动之始则阳生，动之极则阴生；静之始则柔生，静之极则刚生。阴阳之中又有阴阳，故有太阴、太阳、少阴、少阳；刚柔之中又有刚柔，故有太刚、太柔、少刚、少柔。太阳为日，太阴为月，少阳为星，少阴为辰，日月星辰交而天体尽；太柔为水，太刚为火，少柔为土，少刚为石，水火土石交而地体尽。又曰：物之大者，莫若天地。天之大，阴阳尽之；地之大，刚柔尽之。阴阳尽而四时成，刚柔尽而四维成。四象既分，五行以出，而为木、火、土、金、水。五行之中复有五行，阴根于阳，阳根于阴，阴阳合和，万象乃生。本乎阳者亲上，本乎阴者亲下。在天者为风、云、雷、雨，在地者为河、海、山、川，在方隅为东、南、西、北，在气候为春、夏、秋、冬。人禀三才之中气，为万物之最灵，目能收万物之色，耳能收万物之声，鼻能收万物之气，口能收万物之味。故二五之气无乎不具，万有之技无乎不能。

《素问·阴阳应象大论》说："东方生风，风生木，木生酸，酸生肝，肝生筋，筋生心。肝主目。其在天为玄，在人为道，在地为化，化生五味。道生智，玄生神。神在天为风，在地为木，在体为筋，在脏为肝，在色为苍，在音为角，在声为呼，在变动为握，在窍为目，在味为酸，在志为怒。怒伤肝，悲胜怒，风伤筋，燥胜风，酸伤筋，辛胜酸。

南方生热，热生火，火生苦，苦生心，心生血，血生脾。心主舌。其在天为热，在地为火，在体为脉，在脏为心，在色为赤，在音为征，在声为笑，在变动为忧，在窍为舌，在味为苦，在志为喜。喜伤心，怒胜喜，热伤气，寒胜热，苦伤气，咸胜苦。

中央生湿，湿生土，土生甘，甘生脾，脾生肉，肉生肺。脾主口。其在天为湿，在地为土，在体为肉，在脏为脾，在色为黄，在音为宫，在声为歌，在变动为哕，在窍为口，在味为甘，在志为思。思伤脾，怒胜思，湿伤肉，风胜湿，甘伤肉，酸胜甘。

西方生燥，燥生金，金生辛，辛生肺，肺生皮毛，皮毛生肾。肺主鼻。其在天为燥，在地为金，在体为皮毛，在脏为肺，在色为白，在音为商，在声为哭，在变动为咳，在窍为鼻，在味为辛，在志为忧。忧伤肺，喜胜忧，热伤皮毛，寒胜热，辛伤皮毛，苦胜辛。

北方生寒，寒生水，水生咸，咸生肾，肾生骨髓，髓生肝。肾主耳。其在天为寒，在地为水，在体为骨，在脏为肾，在色为黑，在音为羽，在声为呻，在变动为栗，在窍为耳，在味为咸，在志为恐。恐伤肾，思胜恐，寒伤血，燥胜寒，咸伤血，甘胜咸。"

愚按：宇宙间一切事物，彼此都有相应的关系，人体的生理、病理和宇宙的自然现象是息息相关的。宇宙间气候的变化、时序的转移，影响到大地上一切生物的衰旺生息。大自然的气机流转，在自然界形成大的子午流注，也形成了大的经络；各式各类的生物，无论飞、潜、动、植，在大自然的影响下，自身的气机流转形成了自身的子午流注，也形成了自身的经络。而且每个生物体在大自然、大气机、大子午、大经络的带动下，又各有自身的小宇宙，也各自具备自身的子午流注和经脉，自强不息地发动流转，而且各不相碍。不仅一个生物整体如此，而且生物整体的每个细胞、每粒血细胞的内部乃至宇宙时空也具备此种原理。

八、人和自然的关系

中国医学的古代哲理，据上文分析，是以五行为核心的，类似古印度哲学以地、水、火、风四大组成人体一样，联系到肝、心、脾、肺、肾和其他各组织器官，以及五声、五色、五音、五味、五臭、五气、五液、五神、五志等。五行即是五运，因五运而有六气。五（能量）运转，而五脏具；六气行，而六经全。人体五脏六腑、奇经八脉都和宇宙相依，虽然人体自身是个整体，但不过是宇宙间一粒小小的分子，如人体的一个细胞而已，丝毫不能同宇宙分割。由此也可见我国宋、元以来的医家在《内经》思想的启发下，倡导子午流注和飞腾八法的针灸疗法，并不是无意义的。

太极气机流转，自两仪（阴阳）而八卦（乾天、坤地、巽风、震雷、坎水、离火、兑泽、艮山），而世界告成。人体禀之而有八脉（冲、任、督、带、阳、阴、阳维、阴维），故能飞腾取之。

气机之运转以子午为经，卯酉为纬。岁有十二月，日有十二时，六十而甲子一周。人体精神、气血亦应之而注十二经。故行子午流注之针灸疗法者，亦效之（此亦易为医之体，医得易之用的典范）。

古人以正经十二喻于江河，奇经八脉喻于湖泽。湖泽位于江河之内，江河注于湖泽之中。虽曰正经一十有二，奇经有八，然皆一气之流注而不可分割也。

易有太极，是生两仪，两仪生四象，四象生八卦。邵子曰：一分为二，二分为四，四分为八，是为八卦。自八而十六，十六而三十二，三十二而六十四，尤是法象自然之妙也。

太极一元之气，动则生阳，静则生阴，阳主进，阴主退，阳生于北，阴生于南，阳长于东，阴长于西，阳极于南，阴极于北，阳极则阴生，阴极则阳生，最热的一天为最寒之开始，最寒的一天为最热之开始。昼长则夜短，昼短则夜长。阳者阴之所藏，阴者阳之所守。福兮祸之所倚，祸兮福之所伏。正复为奇，善役为妖。有无相生，长短相形，高下相倾，声音相和，前后相随。激湍之下必有深潭，高坡之下必有浚谷。有流行必有对待，有对待方显流行。故无阴则不显阳，无阳则不显阴；无恶则不显善，无善则不显恶，一切事物皆相对。故对待者，矛盾也；流行者，矛盾之统一也。来子曰：流行者气，对待者数，主宰者理。愚曰：理者自然之力，自然之能，无为而成者也。自然之气逆，则灾害生，疾病起；顺则疾病不起，灾害不生，年富人寿矣。

河图天地交，五行生成之数，伏羲氏王天下，龙马负图之河，其数为：一六共宗，二七同道，三八为朋，四九为友，五十相守。伏羲则之，以画八卦。

帝出乎震，齐乎巽，相见乎离，致役乎坤，说言乎兑，战乎乾，劳乎坎，成言乎艮。

天地定位，山泽通气，雷风相搏，水火不相射，八卦相错，数往者顺，知来者逆，是故易逆数也。

雷以动之，风以散之，雨以润之，日以煊之，艮以止之，兑以说之，乾以君之，坤以藏之。

洛书日月交，其数戴九履一，左三右七，二四为肩，六八为足，五居于中。大禹治水，神龟负图之洛，文刊于背，禹因以则之，以成九畴。

九、六经六气

茫茫大地，凡一岁之气，始于大寒日交风木之初气，次至春分日交君火之二气，次至小满日交相火之三气；到大暑日交湿土之四气，到秋分日交燥金之五气，到小雪日交寒水之终气。每气各主六十日八十七刻半，是为六步；每步中各有节序四气，是谓二十四气；以此二十四气，节分六步，总六步而得三百六十五日二十五刻以成一岁。

生物从蛋白质微粒发展为人，不知若干万年。在这六气之中熏陶孕育，禀六气之精英而有六经。六经即六气之精英，沛然充满而运行全身之征兆也。

十、大气流行推动营卫

以一日一夜而论，大气与人体相应者，如《灵枢·卫气》篇云："岁有十二月，日有十二辰，子午为经，卯酉为纬。天周廿八宿而一面七星，四七廿八星，房昴为纬，虚张为经。故房至毕为阳，昴至心为阴，阳主昼，阴主夜。故卫气之行，一日一夜五十周于身，昼日行于阳二十五周，夜行于阴二十五周，周于五脏（愚按：原文脏字作岁，误也。阳者为表为腑，阴者为里为脏，故夜则周于五脏）。

是故平旦阴尽，阳气出于目，目张则气上行于头，循项下足太阳，循背下至小趾之端。其散者，别于目锐眦，下手太阳，下至手小指之间外侧。其散者，别于目锐眦，下足少阳，注小趾、次趾之间。以上循手少阳之分侧（愚按：分侧应当作外侧），下至小指之间。别者以上至耳前，合于颌脉，注足阳明，以下行至跗上，入五指之间（愚按：五指当作中指，其端有穴名厉兑）。其散者，从耳下，下手阳明（大肠经）入大指之间，入掌中。其至于足也，入足心，出内踝下，行阴分，复合于目，故为一周。

是故日行一舍，人气行于身一周与十分身之八；日行二舍，人气行于身三周与十分身之六；日行三舍，人气行于身五周与十分身之四；日行四舍，人气行于身七周与十分身之二；日行五舍，人气行于身九周；日行六舍，人气行于身十周与十分身之八；日行七舍，人气行于身十二周与十分身之六；日行十四舍，人气行于身二十五周有奇分与十分身之二；阳尽于阴，阴受气矣。其始入于阴，常从足少阴（肾经）注于肾，肾注于心，心注于肺，肺注于肝，肝注于脾，脾复注于肾，为一周。是故夜行一舍，人气行于阴脏一周与十分脏之八，亦如阳行之二十五周而复合于目。阴阳一日一夜，合有奇分十分身之二，与十分脏之二，是故人之所以卧起之时有早晏者，奇分不尽故也。"

《灵枢·营卫生会篇》说："营在脉中，卫在脉外（张介宾注曰：营者，营运于中也；卫者，护卫于外也；脉者，非血非气，其犹气血之橐籥也）。营周不休，五十而复大会，阴阳相贯，如环无端。卫气行于阴廿五度，行于阳廿五度，分为昼夜，故气至阳而起，至阴而止。故曰日中而阳陇为重阳，夜半而阴陇为重阴。故太阴主内，太阳主外，各行廿五度，分为昼夜。夜半为阴陇，夜半后而为阴衰，平旦阴尽而阳受气矣。日中为阳陇，日西而阳衰，日入阳尽而阴受气矣。夜半而大会，万民皆卧，命曰合阴，平旦阴尽而阳受气，如是无已，与天地同纪（愚按：由此可见人与自然是不可分割的整体）。"

不仅十二经和奇经八脉与大自然是个整体，人的身形也和大自然是个整体。《灵枢·九针篇》说："黄帝曰：愿闻身形应九野奈何？岐伯曰：请言身形之应九野也，左足应立春，其日戊寅己丑。左胁应春分，其日乙卯。左手应立夏，其日戊辰己巳。膺喉首头应夏至，其日丙午。右手应立秋，其日戊申己未。右胁应秋分，其日辛酉。右足应立冬，其日戊戌己亥。腰尻下窍应冬至，其日壬子。六府，膈下三脏应中州，其大禁，大禁太一所在之日及诸戊己。凡此九者，善候八正所在之处，所主左右上下身体有痈肿者，欲治之，无以其所直之日溃治之，是谓天忌日也。"

此章教人在治疗中毋犯天忌，恐其走泄元气，预后不良，同时说明人气与宇宙之气是个整体。

十一、十二经脉和奇经八脉在太极一元中一脉贯行

十二正经和奇经八脉的形成，都是太极一气运转而产生的，太极一气中而寓元精、元气、元神三宝。分之而为三，合之而为一，非三非一，即三即一，不即不离，不亦不异。一气未分，一灵独耀则为元神；一气流转为阳，则为元气；一气凝敛为阴，则为元精。元精为阴，元气为阳，元神统御阴阳。阳静则变为阴，故元气可变为元精；阴动则为阳，故元精可化为元气。气为功能，精为物质。物质可产生能量，能量可化生物质，二者皆元神为之主宰。合之则运于全身，共一太极，分之则元神寓于脑，故脑为元神之府。元神统领神经系统最高级的中枢。元精、元气寓于肾，肾为水脏，主管内分泌之一切腺体，中有元气为全身之动力，故肾为作强之官，技巧出焉。元神运转则生神、魂、魄、意、志，分藏于五脏，心藏神，肝藏魂，肺藏魄，脾藏意，肾藏志。元神凝净，则一灵独朗，寂然不动，感而遂通。以四大（印度哲学以地、水、火、风为四大。人体有形有质之固物为地大，精血体液为水大，暖气为火大，动力为风大）、五行（中国以金、木、水、火、土为五行，中国言土金功能，即印度言地大）、六根（眼、耳、鼻、舌、身、意）、六尘（色、声、香、味、触、法）、五蕴（色、受、想、行、识）而显心性（即存在决定意识）。

以鄙意，从历代经典以及笔者40多年的观察，经络是由具有元神、元精、

元气的太极一元之气运转而产生的。具体说来，元神是精神领域和整个神经系统的活跃状况；元精统御全身体液，包括一切内分泌腺所产生的各种激素和从后天摄取来的一切滋养全身各部的物质，以及体液中各种酶原和酶的产生和化合等；元气是各系统、各脏腑、各器官、各组织、各细胞的正常功能，如呼吸、循环、消化、吸收，体温的调节，抗体、免疫力的产生，适应性，新陈代谢，生殖功能等。

精、气、神在太极一元的运转之中构成人的生命力（其他生物亦然）。太极一元流行必会产生对待。如：有阴必有阳，阴阳必有消、息、盈、虚，故有太阴、少阴、厥阴、太阳、少阳、阳明出现，以及冲、任、督、带、阴跷、阳跷、阴维、阳维出现。这些经脉完全是太极一元运行而产生的千丝万缕的轨道，这些轨道是大中含小，小中寓大，层层无尽，互不相碍。

以人体来印证，不管脏腑、躯体、五官、九窍、肌肤、百骸、肢节、毛孔，所有的经脉都在一气运行之中。但分为十二经脉、十二经别、十二经筋、十二皮部、十五别络（加上虚里为十六络），则又各自有内在的运行，直至它们内部的各个细胞，而各个细胞里面的物质运动还有阴阳。而人体之大，又是由千百亿万微粒物质组成细胞、组织、器官、系统，最后共同组成人体。彼此相互依存、相互联系、相互制约，形成脏腑五行的生、克、制、化。五行之中又各具五行，故每经都有井、荥、俞、经、合。

十二、乾坤阖辟

太极一元之气从大而论，包罗整个天体。此气上贯星斗，下运大地，一日绕地一周。每日过一度，历三百六十五又四分之一日，复还于初之起度，谓之一岁；历三百六十岁谓之一运；三百六十运谓之一元（十二万九千六百年）。一元十二会，六会开物，六会闭物。子会开天，为生长之渐。午会为收藏之渐。一元有十二会，一年有十二月，一日有十二时，一身有十二经。此类都是言其小者。以大言之，太极包括空间和时间。空间无边际，时间无终始。空间、时间、边际、终始皆不可得。然而虽不可得而其气机亦不过如一呼一吸、一阖一辟、一往一来而已矣。易曰："辟户谓之乾，阖户谓之坤，一阖一辟谓之变，往来不穷谓之通。"乾坤进退阴阳迭运，以成十二辟卦。统一元十二会，一年十二月，一日十二时，一身十二经，故十二经者亦阴阳阖辟之形象也。

辟户谓之乾，阖户谓之坤。辟者，如门户之开也；阖者，即门户之闭也。
阖辟之间必有枢转焉。枢转为其流行，阖辟即成对待。流行则自然形成十二经
和奇经八脉，运行十二经和奇经八脉，灌注十二经和奇经八脉，对待则阴、
阳、多、寡、老、少分而显现出十二经与奇经八脉之奇妙。

```
一 二 三  四 五 纯  一 二 三 四 五 纯
阳 阳 阳  阳 阳 阳  阴 阴 阴 阴 阴 阴
生 生 生  生 生 阳  生 生 生 生 生 阴
复 临 泰  大 夬 乾  姤 遁 否 观 剥 坤
            壮
```

阴极阳生则又复矣。

大之主一元（十二会），小之主一日（十二时）。大之为无量无边无数
日月星辰斡旋；小之主人身十二正经、奇经八脉之流转。一岁四时之气皆统
于十二辰，十二辰者以斗纲所指之地，即节气所在之处也。正月指寅，二月
指卯，三月指辰，四月指巳，五月指午，六月指未，七月指申，八月指酉，
九月指戌，十月指亥，十一月指子，十二月指丑，叫作月建。天之元气无形
可观，观斗建之辰，即可知矣。斗有七星，第一曰魁，第五曰衡，第七曰
杓，此三星谓之斗纲。例如：正月建寅，昏则杓指寅，夜半衡指寅，平旦魁
指寅，余仿此。

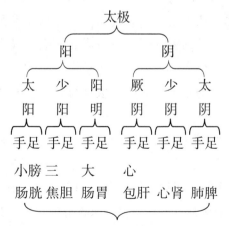

此十二经，皆由太极一元之气流行而显现者也。

来瞿塘说：流行者气，对待者数，主宰者理。

愚意：具此三者，则万象森罗皆由之而出，万象共有和各自具有之经路，皆由此而显，其来龙去脉丝毫不爽，是故易与天地准，故能弥纶天地之道。

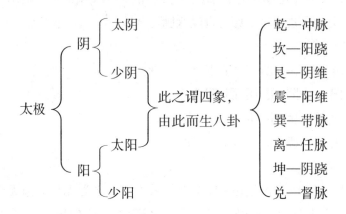

十三、小宇宙不可能离开大宇宙而生存，小经络不可能脱离大经络而运转

总的说来，大至无边无际的虚空，小至人身，乃至微小的生物，甚至最基本的物质微粒，都各具一太极，而又都在共具的太极中运动变化。

虽然一切生物体从小、大、长、短来说是无限可分，无限可倍，无限可伸，无限可缩，无限可高，无限可低，无限可左，无限可右，无限可内，无限可外，但都不能不各具一太极，也都不能离开共具的太极而生发、生长和变化，也都必依太极之运行，产生流行对待，而显其相貌。如大地无此太极之气运行，则春无百花争艳，夏无万物繁茂，秋无果实丰登，冬无万物闭藏，则不能成为生气蓬勃的宇宙了。人身无此太极一气之流行，则不能显现出经络的流注和功能，全身成一死物。乃至极微小的物质粒子，无论电子、质子、中子，乃至更小的粒子，无此太极运行之理，其物质亦不能运动变化而显现能量。

下面将人体经络和最常用、人们最熟悉的穴位，结合临床体会浅述之。

愚按：

1. 大小长短无限可分，无限可倍。是说把大的东西分成小的东西是永远分不尽的，把长的东西分成最短的东西也是永远分不尽的。反过来说，要把最小的东西加成为最大不可再加的，也永远不可能，永远都可再加。如一粒沙子，加倍到地球大，也还可再加，一寸线加长到万亿丈，也还可以再加长，因此是无限可倍。

2. 升降是无限可高，无限可低。如我们这个世界能把宇宙飞船飞进月亮可算高了，但将来还可从地球飞到更高的星球，乃至高出月球百千亿倍不可思量的天体中去。相反的下降也是如此。又如温度，0℃已经结冰了，但还可降为零下若干度，乃至不计其度；100℃已经是水的沸点了，但还可升高到沸点以上若干度，乃至不计其度；所以空间无边际，时间无终始，物体无绝对的大、小、高、低、长、短，能量也无绝对的至微和至大。世界乃至太虚一切能量都是无穷无尽的。只是在因缘和合的基础上而出现消、息、盈、虚、生、住、异、灭的现象。

人体有十二正经和奇经八脉，是众所周知的。这些经脉在人身是一个整体，都在太极一元之气的运转之中。但是每一脏、每一腑又都各具有一条千丝万缕的气运轨道。每脏每腑又互为其根，显现出夫妻子母、生克制化的相互关系。经脉也互相交织、互不相碍，直到最后正经、奇经汇为一体，贯通流行。但是这还不过是人身太极一元之气显现的精、气、神流注的一个小周天而已，还不能成为完善的生命力，还必须与大自然结为同体，得到大自然的吹、嘘、熏、育，故自古通天者，生之本，本于阴阳。老子曰："人法地，地法天，天法道，道法自然。"

整个无边无际的太虚是个大的经络系统，无数的星系在这个太虚经络系统中运行。同时每一星系又各自成为一个次一等的经络系统，每个星球又在这个次一等的经络系统中运行。又次一等每个星球又各具一个经络系统，山、川、河、海、湖、泽、陵、谷、动、植、飞、潜都生息运转在此经络系统之中，乃至每一生物中的每个细胞、每一微量物质粒子，都在生物体这一经络系统中运动变化。

人身正经十二经脉属后天，多主营、卫、气、血的运行；奇经八脉属先天，多主元精、元气、元神的运行，但二者相互依存不可截然分割。换言之，经络乃脏腑之功能，脏腑乃经络之物质。无经络则脏腑为死物，无脏腑则经络成顽空。

十二经的运转，从手太阴肺经开始，足厥阴肝经终结，复注于肺。奇经主要是调御正经的。凡人有此八脉皆属阴窍闭而不开，唯善养生者以阳气冲开，得天之道，可长生久视。

十四、十二经脉

"肺手太阴之脉，起于中焦，下络大肠，还循胃口，上膈属肺，从肺系横出腋下，下循臑内，行少阴心主之前，下肘中，循臂内，上骨下廉，入寸口，上鱼，循鱼际，出大指之端；其支者，从腕后直出次指内廉出其端。是动则病肺胀满，膨膨而喘咳，缺盆中痛，甚则交两手而瞀，此为臂厥。是主肺所生患者，咳，上气喘渴，烦心胸满，臑臂内前廉痛厥，掌中热。气盛有余则肩背痛，风寒汗出中风，小便数而欠。气虚则肩背寒痛，少气不足以息，溺色变。为此诸病，盛则泻之，虚则补之，热则疾之，寒则留之，陷下则灸之，不盛不虚，以经取之。盛者寸口大三倍于人迎，虚者则寸口反小于人迎也。"（见《灵枢·经脉篇》，下同）。

愚按：肺为相傅之官，治节出焉。主皮毛，开窍于鼻；肺恶寒，故外感风寒之气每从肺入（从肺开窍之鼻和所主之皮毛而袭入）。肺为清金，故恶火。手太阴肺经与手阳明大肠经相表里，故大肠病可从肺治，肺病可从大肠治。脾土为肺之母，虚则补其母，故肺虚可补脾土；肾水为肺金之子，实则泻其子，故肺实可泻肾经和膀胱。心火可克肺金，故肺热宜泻心火；肺盛则克肝，故见肺之病当先实肝。肺为华盖居心之上与心火相反相成主上焦之宗气。

手太阴
肺经要穴
$\left\{\begin{array}{l}\text{井—少商—肺经诸症，兼心下满者取之。}\\\text{荥—鱼际—肺经诸症，兼身热者取之。}\\\text{俞—太渊—肺经诸症，兼身重节痛者取之，诸症总备者亦取之。}\\\text{经—经渠—肺经诸症，兼喘嗽寒热者取之。}\\\text{合—尺泽—肺经诸症，兼逆气而泄者取之。}\end{array}\right.$

"大肠手阳明之脉，起于大指次指之端，循指上廉，出合谷两骨之间，上入两筋之中，循臂上廉，入肘外廉，上臑外前廉，上肩出髃骨之前廉，上出于柱骨之会上，下入缺盆络肺，下膈属大肠；其支者，从缺盆上颈贯颊，入下齿中，还出挟口交人中，左之右，右之左，上挟鼻孔。是动则病齿痛颈肿。是主津液所生患者，目黄口干，鼻衄喉痹，肩前臑痛，大指次指痛不用。气有余则当脉所过者热肿。虚则寒栗不复。为此诸病，盛则泻之，虚则补之，热则疾之，寒则留之，陷下则灸之，不盛不虚，以经取之。盛者人迎大三倍于寸口，虚者人迎反小于寸口也。"

手阳明
大肠经要穴

- 井—商阳—大肠经诸症，兼心下满者取之。
- 荥—二间—大肠经诸症，兼身热者取之。
- 俞—三间—大肠经诸症，兼体重节痛者取之。
- 原—合谷—大肠经诸症俱备者，总取之。
- 经—阳溪—大肠经诸症，兼咳嗽寒热者取之。
- 合—曲池—大肠经诸症，兼逆气而泄者取之。

愚按：大肠者传导之官，变化出焉。禀阳明燥金之气，吸肠中水分而入于血行，传糟粕于体外，与手太阴肺经相表里，与足阳明胃经相呼应。燥金之气化不足，则大便溏泄；燥金气化太过，则大便燥结。实则里急后重，虚则脱肛坠肠。和其他脏腑之关系，与手太阴肺经相同。

"胃足阳明之脉，起于鼻之交頞中，旁纳太阳之脉，下循鼻外，入上齿中，还出挟口环唇，下交承浆，却循颐后下廉，出大迎，循颊车，上耳前，过客主人，循发际，至额颅；其支者，从大迎前下人迎，循喉咙，入缺盆，下膈属胃络脾；其直者，从缺盆下乳内廉，下挟脐，入气街中；其支者，起于胃口，下循腹里，下至气街中而合，以下髀关，抵伏兔，下膝髌中，下循胫外廉，下足跗，入中指内间；其支者，下膝三寸而别；下入中指外间；其支者，别跗上，入大指间出其端。是动则病洒洒振寒，善呻数欠，颜黑，病至则恶人与火，闻木声则惕然而惊，心欲动，独闭户塞牖而处，甚则欲上高而歌，弃衣而走，贲响腹胀，是为骭厥。是主血所生患者，狂疟，温淫汗出，鼻衄，口喎唇胗、颈肿喉痹、大腹水肿，膝髌肿痛，循膺、乳、气街、股、伏兔、骭外廉、足跗上皆痛，中指不用。气盛则身以前皆热，其有余于胃，则消谷善饥溺色黄。气不足则身以前皆寒栗，胃中寒则胀满。为此诸病，盛则泻之，虚则补之，热则疾之，寒则留之，陷下则灸之，不盛不虚，以经取之。盛者人迎大三倍于寸口，虚者人迎反小于寸口也。"

足阳明
胃经要穴

- 井—厉兑—胃经诸症，兼心下满者取之。
- 荥—内庭—胃经诸症，兼身热者取之。
- 俞—陷谷—胃经诸症，兼体重节痛者取之。
- 原—冲阳—胃经诸症俱者，总可取之。
- 经—解溪—胃经诸症，兼咳嗽寒热者取之。
- 合—足三里—胃经诸症，兼逆气而泄者取之。

愚按：脾胃者仓廪之官，五味出焉。足阳明胃经与足太阴脾经相表里，为后天之本，通于地气，取地产之五味以养五脏，为中焦营气之祖。人身宗气出上焦，心肺司之；营气出中焦，脾胃司之；卫气出下焦，肾气司之。此三气皆系后天有形有质之气，皆在十二经与奇经八脉统御之内。约言之，亦皆在太极一元统御之内。

"脾足太阴之脉，起于大指之端，循指内侧白肉际，过核骨后，上内踝前廉，上踹内，循胫骨后，交出厥阴之前，上膝股内前廉，入腹属脾络胃，上膈挟咽，连舌本，散舌下；其支者，复从胃别上膈，注心中。是动则病舌本强，食则呕，胃脘痛腹胀善噫，得后与气则快然如衰，身体皆重。是主脾所生患者，舌本痛，体不能动摇，食不下，烦心，心下急痛，溏、瘕、泄、水闭、黄疸，不能卧，强立则股膝内肿厥，足大趾不用。为此诸病，盛则泻之，虚则补之，热则疾之，寒则留之，陷下则灸之，不盛不虚，以经取之。盛者寸口大三倍于人迎，虚者寸口反小于人迎也。"

足太阴
脾经要穴
{
井—隐白—脾经诸症，兼心下满者取之。
荥—大都—脾经诸症，兼身热者取之。
俞—太白—脾经诸症，兼体重节痛者取之，诸症俱备者总取之。
经—商丘—脾经诸症，兼咳嗽寒热者取之。
合—阴陵泉—脾经诸症，兼逆气而泄者取之。
}

愚按：脾为土脏，胃为土府，皆主肌肉，开窍于口，唇为之华，又主四肢，其精又上注于眼胞，大腹部为其分野，取水谷之精微而灌溉五脏，赖阳和之气布敷而充六腑，其气旺于四季。得谷者昌，失谷者亡，有脾胃之气则生，无脾胃之气则死。

"心手少阴之脉，起于心中，出属心系，下膈络小肠；其支者，从心系上挟咽，系目系；其直者，复从心系却上肺，下出腋下，下循臑内后廉，行太阴、心主之后，下肘内，循臂内后廉，抵掌后锐骨之端，入掌内后廉，循小指之内出其端。是动则病嗌干心痛，渴而欲饮，是为臂厥。是主心所生患者，目黄胁痛，臑臂内后廉痛厥，掌中热痛。为此诸病，盛则泻之，虚则补之，热则疾之，寒则留之，陷下则灸之，不盛不虚，以经取之。盛者寸口大再倍于人迎，虚者寸口反小于人迎也。"

手少阴
心经要穴
{
井—少冲—心经诸症，兼心下满者取之。
荥—少府—心经诸症，兼身热者取之。
俞—神门—心经诸症，兼体重节痛者取之，诸症俱备者总取之。
经—灵道—心经诸症，兼咳嗽寒热者取之。
合—少海—心经诸症，兼逆气而泄者取之。
}

愚按：心者君主之官，神明出焉。心为火脏，主血脉，输热能，布精英于全身者也。其华在面，开窍于耳，舌为心之苗，精气上注于目之血轮及其脉络，膻中为其分野，与小肠相为表里。

"小肠手太阳之脉，起于小指之端，循手外侧，上腕，出踝中，直上循臂骨下廉，出肘内侧两筋之间，上循臑外后廉，出肩解，绕肩胛，交肩上，入缺盆络心，循咽下膈，抵胃属小肠；其支者，从缺盆循颈上颊，至目锐眦，却入耳中；其支者，别颊上䪼抵鼻，至目内眦，斜络于颧。是动则病嗌痛颔肿，不可以顾，肩似拔，臑似折。是主液所生患者，耳聋目黄颊肿，颈颔肩臑肘臂外后廉痛。为此诸病，盛则泻之，虚则补之，热则疾之，寒则留之，陷下则灸之，不盛不虚，以经取之。盛者人迎大再倍于寸口，虚者人迎反小于寸口也。"

手太阳
小肠经
要穴
{
井—少泽—小肠经诸症，兼心下满者取之。
荥—前谷—小肠经诸症，兼身热者取之。
俞—后溪—小肠经诸症，兼体重节痛者取之。
原—腕骨—小肠经诸症，俱备者皆可取之。
经—阳谷—小肠经诸症，兼寒热咳嗽者取之。
合—小海—小肠经诸症，兼逆气而泄者取之。
}

愚按：小肠者受盛之官，化物出焉。心为火脏，小肠为火府，二者相为表里，遥相呼应，心主血脉，而小肠主消化食物吸收于脉中。经云：中焦受气取汁，变化而赤是为血。皆小肠受盛化物之作用也。

"膀胱足太阳之脉，起于目内眦，上额交巅；其支者，从巅至耳上角；其直者，从巅入络脑，还出别下项，循肩膊内，挟脊抵腰中，入循膂，络肾属膀胱；其支者，从腰中下挟脊贯臀，入腘中；其支者，从膊内左右，别下贯胛，挟脊内，过髀枢，循髀外，从后廉下合腘中，以下贯踹内，出外踝之后，循京骨，至小指外侧。是动则病冲头痛，目似脱，项如拔，脊痛腰似折，髀不可以曲，腘如结，腨如裂，是为踝厥。是主筋所生患者，痔疟狂癫疾，头囟项痛，目黄泪出鼻衄，项背腰尻腘腨脚皆痛，小指不用。为此诸病，盛则泻之，虚则补之，热则疾之，寒则留之，陷下则灸之，不盛不虚，以经取之。盛者人迎大再倍于寸口，虚者人迎反小于寸口也。"

足太阳膀胱经要穴
- 井—至阴—膀胱经诸症，兼心下满者取之。
- 荥—足通谷—膀胱经诸症，兼身热者取之。
- 俞—束骨—膀胱经诸症，兼体重节痛者取之。
- 原—京骨—膀胱经诸症，俱备皆可取之。
- 经—昆仑—膀胱经诸症，兼寒热咳嗽者取之。
- 合—委中—膀胱经诸症，兼逆气而泄者取之。

愚按：膀胱者州都之官，津液藏焉，气化则能出矣。肾为水脏，膀胱为水府。太阳为阳经之最大者，主人身之外卫。通皮毛，与肺气同张歙。故外邪中人也，先从太阳而入。本经从头至足循身之背，挟背而行，内通督脉，外系诸阳，五脏六腑之腧皆寄于本经之内，督脉之阳，输诸脏腑者，皆赖此经转之。

"肾足少阴之脉，起于小脂之下，邪走足心，出于然谷之下，循内踝之后，别入跟中，以上腨内，出腘内廉，上股内后廉，贯脊属肾络膀胱；其直者，从肾上贯肝膈，入肺中，循喉咙，挟舌本；其支者，从肺出络心，注胸中。是动则病饥不欲食，面如漆柴，咳唾则有血，喝喝而喘，坐而欲起，目如无所见，心如悬，若饥状，气不足则善恐，心惕惕如人将捕之，是为骨厥。是主肾所生患者，口热舌干咽肿，上气，嗌干及痛，烦心心痛，黄疸肠澼，脊股内后廉痛，痿厥嗜卧，足下热而痛。为此诸病，盛则泻之，虚则补之，热则疾之，寒则留之，陷下则灸之，不盛不虚，以经取之，灸则强食生肉，缓带披发，大杖重履而步。盛者寸口大再倍于人迎，虚者寸口反小于人迎也。"

愚按：强食生肉似可不必"生肉"，当作"牲肉"。周礼天官膳用六牲，六牲又称"六畜"，为人所豢养，其肉可补人气血。强食，谓可多食也。凡针灸皆候气血平静、温饱适宜时施之则可。

足少阴
肾经要穴
- 井—涌泉—肾经诸症，兼心下满者取之。
- 荥—然谷—肾经诸症，兼身热者取之。
- 俞—太溪—肾经诸症，兼体重节痛者取之，诸症俱备者总取之。
- 经—复溜—肾经诸症，兼咳嗽寒热者取之。
- 合—阴谷—肾经诸症，兼逆气而泄者取之。

愚按：肾者作强之官，伎巧出焉。肾为水脏，水者内明而外暗，内明者一阳寓于中也，外暗者二阴包于外也。一阳者督脉之气，命门之真火也；二阴者左右二肾之元精，生生不已之真水也。此真水、真火，统御全身腺体，产生激素、酶原及酶，抗体，免疫力，适应性，新陈代谢，生殖遗传；肾主骨，齿又为骨之余，其华在发，其充在髓，开窍于耳及前后二阴，其阴精阳气又上注于目之瞳子。愚治脑病、脊髓病、内分泌病、目瞳子病、二阴病、骨骼病、发病、耳病、齿病多从肾经着手，每获良效。肾经且关系着人之聪明、技巧，因肾其充在髓，脑为髓海，又为元神之府，肾强髓充则脑之功能完善，神情聪颖，智慧朗发，而作强与技巧，皆属不难。

"心主手厥阴心包络之脉，起于胸中，出属心包络，下膈，历络三焦；其支者，循胸出胁，下腋三寸，上抵腋下，循臑内，行太阴少阴之间，入肘中，下臂行两筋之间，入掌中，循中指出其端；其支者，别掌中，循小指次指出其端。是动则病手心热，臂肘挛急，腋肿，甚则胸胁支满，心中憺憺大动，面赤目黄，喜笑不休。是主脉所生患者，心烦心痛，掌中热。为此诸病，盛则泻之，虚则补之，热则疾之，寒则留之，陷下则灸之，不盛不虚，以经取之。盛者寸口大一倍于人迎，虚者寸口反小于人迎也。"

手厥阴
心包经
要穴
- 井—中冲—心包络经诸症，兼心下满者取之。
- 荥—劳宫—心包络经诸症，兼身热者取之。
- 俞—大陵—心包络经诸症，兼体重节痛者取之。诸症俱备者总取之。
- 经—间使—心包络经诸症，兼咳嗽寒热者取之。
- 合—曲泽—心包络经诸症，兼逆气而泄者取之。

愚按：包络者（膻中），臣使之官，喜乐出焉。心、脑血管病和神志病，从此经着手常获满意效果。

"三焦手少阳之脉，起于小指次指之端，上出两指之间，循手表腕，出臂外两骨之间，上贯肘，循臑外，上肩而交出足少阳之后，入缺盆，布膻中，散络心包，下膈，循属三焦；其支者，从膻中上出缺盆，上项，系耳后，直上出耳上角，以屈下颊至𬴊；其支者，从耳后入耳中，出走耳前，过客主人前交颊，至目锐眦。是动则病耳聋浑浑焞焞，嗌肿喉痹。是主气所生患者，汗出，目锐眦痛，颊痛，耳后肩臑肘臂外皆痛，小指次指不用。为此诸病，盛则泻之，虚则补之，热则疾之，寒则留之，陷下则灸之，不盛不虚，以经取之。盛者人迎大一倍于寸口，虚者人迎反小于寸口也。"

手少阳
三焦经要穴
{
井—关冲—三焦经诸症，兼心下满者取之。
荣—液门—三焦经诸症，兼身热者取之。
俞—中渚—三焦经诸症，兼体重节痛者取之。
原—阳池—三焦经诸症，皆见者总可取之。
经—支沟—三焦经诸症，兼咳嗽寒热者取之。
合—天井—三焦经诸症，兼逆气而泄者取之。
}

　　愚按：三焦者，决渎之官，水道出焉。凡人身淋巴系统及各脏腑、各器官、各组织甚至各细胞之间的间隙都为三焦所司，三焦为人身最大之腑。故经云："少阴属肾，肾上连肺，故将两脏。三焦者决渎之官，水道出焉，属膀胱，是孤之府也。是六府之所与合也。"以人身分段论，从头至胸为上焦，胸下至脐为中焦，脐以下为下焦；以脏腑论，上焦统心与肺，行吐纳司宗气，中焦统肝、胆、脾、胃、肠、胰，管消化吸收，司营气，下焦统肝、肾，且具命门之真阳，脐间之生气，内循脏腑，外达肌肤，通灌经络，行血气，营阴阳，濡筋骨，利关节，上达泥丸，下至涌泉，奉生而周性命，为道者珍而养之，则可使精神专直，魂魄不散，悔怒不起，寒温调适，营卫和畅，五脏皆不受邪，人之一身莫贵于此。一点真阳为生命所依，故曰："地下有雷声，春光弥宇宙。"旨哉斯言，其知机矣。三焦统三气：宗气者，大气也。胸膈、心肺主之，吸氧吐碳，吐故纳新，非宗气运转，则心不跳动，肺不开阖，胸膈不舒收，呼吸循环停矣。非死人乎？营气者，营养人身之气也，饮食百味皆借中焦消化，取其精英，流于血脉，奉于全身。无营气，则枯骨矣。其能生乎？卫气者，保卫人身之气也，寒温之调适，白细胞之生长，创伤、溃疡之修复，荷尔蒙之分泌，酶原及酶之合成，抗体及免疫力之形成，环境气候之适应，皆赖一点先天之真阳。故经曰："阳者卫外而为固也。"卫外者，保卫人身、抵御外侮也；为固者，即老子言："深根固蒂长生久视之道也。"医家及养生者，其能忽诸？

"胆足少阳之脉，起于目锐眦，上抵头角，下耳后，循颈行手少阳之前，至肩上，却交出手少阳之后，入缺盆；其支者，从耳后入耳中，出走耳前，至目锐眦后；其支者，别锐眦，下大迎，合于手少阳，抵于䪼，下加颊车，下颈合缺盆，以下胸中，贯膈络肝属胆，循胁里，出气街，绕毛际，横入髀厌中；其直者，从缺盆下腋，循胸过季胁，下合髀厌中，以下循髀阳，出膝外廉，下外辅骨之前，直下抵绝骨之端，下出外踝之前，循足跗上，入小指次指之间；其支者，别跗上，入大指之间，循大指歧骨内出其端，还贯爪甲，出三毛。是动则病口苦，善太息，心胁痛不能转侧，甚则面微有尘，体无膏泽，足外反热，是为阳厥。是主骨所生患者，头痛颔痛，目锐眦痛，缺盆中肿痛，腋下肿，马刀侠瘿，汗出振寒，疟，胸胁肋髀膝外至胫绝骨外踝前及诸节皆痛，小指次指不用。为此诸病，盛则泻之，虚则补之，热则疾之，寒则留之，陷下则灸之，不盛不虚，以经取之。盛者人迎大一倍于寸口，虚者人迎反小于寸口也。"

足少阳
胆经要穴
{
井—足窍阴—胆经诸症，兼心下满者取之。
荥—侠溪—胆经诸症，兼身热者取之。
俞—足临泣—胆经诸症，兼体重节痛者取之。
原—丘墟—胆经诸症，皆见总可取之。
经—阳辅—胆经诸症，兼咳嗽寒热者取之。
合—阳陵泉—胆经诸症，兼逆气而泄者取之。
}

愚按：胆者，中正之官，决断出焉。胆经不仅于胆府有直接关系，亦与手少阳三焦经共同统御人身之淋巴系统及全部腠理。《金匮要略》云："腠者，三焦会通元真之处，理者，皮肤脏腑之纹理也。"少阳为枢，居人身、躯体、脏腑器官、组织、细胞的半表半里之间，大至淋巴系统、胶原组织、网状内皮系统，小至细胞间质，皆少阳之所司也。

"肝足厥阴之脉，起于大指丛毛之际，上循足跗上廉，去内踝一寸，上踝八寸，交出太阴之后，上腘内廉，循阴股，入毛中，过阴器，抵小腹，挟胃属肝络胆，上贯膈，布胁肋，循喉咙之后，上入颃颡，连目系，上出额，与督脉会于巅；其支者，从目系下颊里，环唇内；其支者，复从肝别贯膈，上注肺。是动则病腰痛不可俯仰，丈夫疝，妇人少腹肿，甚则嗌干，面尘脱色。是主肝所生患者，胸满呕逆飧泄，狐疝遗溺闭癃。为此诸病，盛则泻之，虚则补之，热则疾之，寒则留之，陷下则灸之，不盛不虚，以经取之。盛者寸口大一倍于人迎，虚者寸口反小于人迎也。"

足厥阴
肝经要穴
{
井—大敦—肝经诸症，兼心下满者取之。
荥—行间—肝经诸症，兼身热者取之。
俞—太冲—肝经诸症，兼体重节痛及诸症皆见者总取之。
经—中封—肝经诸症，兼咳嗽寒热者取之。
合—曲泉—肝经诸症，兼逆气而泄者取之。
}

愚按：肝者，将军之官，谋虑出焉。开窍于目，两胁及乳头，少腹为其分野，司生化，男子之阴囊、茎、乳，女子之乳、子宫、卵巢、输卵管及阴道皆肝经所管辖。肝主筋，周身之筋膜、筋腱、神经、脑膜，皆属于肝；其华在爪，故爪甲之形色可作肝之征候。

十五、奇经八脉

督脉。《素问·骨空论》曰："督脉为病，脊强反折，督脉者，起于少腹以下骨中央。女子入系廷孔，其孔，溺孔之端也。其络，循阴器，合篡间，绕篡后，别绕臀，至少阴，与巨阳中络者，少阴上股内后廉，贯脊属肾，与太阳起于目内眦，上额交巅上，入络脑，还出别下项，循肩膊内，侠脊抵腰中，入循膂络肾。其男子循茎下至篡，与女子等。其少腹直上者，贯脐中央，上贯心，入喉上颐环唇，上系两目之下中央。此生病，从少腹上冲心而痛，不得前后，为冲疝。其女子，不孕癃痔遗溺嗌干。督脉生病治督脉，治在骨上，甚者在脐下营。"

愚按：丹家谓冲、任、督三脉一源而三歧，名虽异而体则一，皆入于阴穴，伏气结丹，转河车，运胎息，首赖此三经。滑伯仁曰："任、督二脉二源而二歧，一行于身之前，一行于身之后，人身之有任督，犹天地之有子午。可以分，可以合；分之以见阴阳之不离，合之以见浑沦之无间，一而二，二而一者也。"

督脉上通脑海，下达尾闾，总督人身阳气，人身各系统，各脏腑、器官、组织，及至各细胞之各种功能，均来自督脉。本经之穴位，在大椎之上者，如哑门、风府、百会、上星、神庭、印堂、人中等能醒脑、镇静、解痉、息风，并能解表、退热、调节血压；大椎以下，如大椎、陶道、柱上、身柱能解表发汗退热，并能控制精神症状；柱下、神道、灵台，能调节心率，镇静安眠；至阳能消黄利疸，筋缩能解痉息风，中枢、脊中能调理肠胃，悬枢、命门、腰阳关能增强体力，止血、疗崩、固胎等作用很强，腰俞在下部手术时常用以作麻醉穴，长强对精神症状及腹泻等疗效甚为可靠。

"任脉者，起于中极之下，以上毛际，循腹里，上关元，至咽喉，上颐循面，入目络舌。任脉为病，男子内结七疝，女子带下瘕聚。"（《素问·骨空论》）

愚按：任脉者总任诸阴者也，五脏六腑之阴精、营血皆任脉为之总任。任督为阴阳经之总纲，督脉主生，任脉主化，督脉主长，任脉主成，人类和一切生物的生、化、成、长皆任督主之，任督之流转，人身之子午。任脉一经，内寓心包、心经、胃经、小肠、大肠、三焦、膀胱之募穴。前有精神之阙——神阙穴，内联五脏；后达生命之门——命门穴，旁通六腑，人身阴精、阳气之升、降、消、息、盈、虚，皆任督司之。

本经天突穴之定喘，膻中、中庭、巨阙之降逆、疗悸，中脘之建胃，神阙之回阳救逆，气海、中极、关元之疗崩止泻，回阳固脱，皆效如桴鼓。

"冲脉者，起于气街，并少阴之经，挟脐上行，至胸中而散也。冲脉为病，逆气而里急。"

愚按：《灵枢·逆顺肥瘦篇》曰："夫冲脉者，五脏六腑之海也，五脏六腑皆禀焉。其上者，出于颃颡，渗诸阳，灌诸精；其下者，注少阴之大络，出于气街，循阴股内廉，入腘中，伏行骭骨内，下至内踝之后属而别。其下者，并于少阴之经，渗三阴；其前者，伏行出跗属，下循跗，入大指间，渗诸络而温肌肉。故别络结则跗上不动，不动则厥，厥则寒矣。"《灵枢·五音五味篇》曰："冲脉、任脉皆起于胞中，上循脊里，为经络之海。其浮而外者，循腹右上行，会于咽喉，别而络唇口。血气盛则充肤热肉，血独盛则澹渗皮肤生毫毛。今妇人之生，有余于气，不足于血，以其数脱血也。冲任之脉，不荣口唇，故须不生焉。宦者去其宗筋，伤其冲脉，血泻不复，皮肤内结，唇口不荣，故须不生。其有天宦者，未尝被伤不脱于血，然其须不生，此天之所不足也，其任冲不盛，宗筋不成，有气无血，故须不生。"

《素问·痿论》曰："阳明者五脏六腑之海，主润宗筋，宗筋主束骨而利机关也。冲脉者，经脉之海也，主渗灌溪水谷，与阳明合于宗筋，阴阳总宗筋之会，会于气街。而阳明为之长，皆属于带脉而络于督脉。故阳明虚则宗筋纵，带脉不引，故足痿不用也。"

冲脉与阳明脉在人身起着极其重要的作用，冲为经脉之海，阳明为五脏六腑之海，主润宗筋。宗筋者，前阴所聚之筋也。凡腰脊溪谷之筋皆属于此，故主束骨而利机关，足三阴、阳明、少阳及冲、任、督、九脉皆会于前阴，冲与阳明一阴一阳总领其间，故此九脉之病皆可从冲脉、阳明治之，尤其对精神、神经、消化、生殖等系统疾患为最相宜。

《难经》曰："带脉者，起于季肋回身一周。带之为病，腹满腰溶溶如坐水中。"

愚按：《灵枢·经别篇》云："足少阴之正，至腘中别走太阳而合，上至肾当十四椎，出属带脉。"《素问·痿论》言阳明、冲脉皆属于带脉，而络于督脉。"故阳明虚则宗筋纵，带脉不引，故足痿不用也。"于此可见带脉与肾经、督脉、冲脉、阳明经，关系非常密切，本经把先天肾及后天脾直接沟通，同时把冲、任、督及足三阴、三阳加以束约。因此如果带脉受邪，不仅在带脉出现症状，而且在冲、任、督脉及足三阴、三阳同时可以出现症状。如妇女之带下、瘕聚以及崩漏、淋漓、月经不调、胎产等病，男子之淋浊七疝可出现带脉经之腰痛。相反在带脉受邪时，除腹满腰溶溶若坐水中外，同时亦可出现如上类他经症状。本经病可取带脉穴及带脉交会之足临泣穴；他经病，累及带脉者，则取他经之穴。

《难经》云："阳跷脉者，起于跟中，循外踝，上行入风池。阳为病，阴缓而阳急。"

《灵枢·大惑论》曰："病而不得卧，何气使然？曰：卫气不得入于阴，常留于阳，留于阳则阳气满，阳气满则阳盛，不得入于阴，则阴气虚，故目不暝矣。"

《素问·缪刺论》曰："邪气客于足阳之脉，令人目痛从内眦始，刺外踝之下半寸所各二痏，左刺右，右刺左，如行十里顷而已。"

愚按：外踝之下半寸所，即阳跷之所生申脉穴也，本穴除主治以上阳所见诸症外，并治癫、狂、痫证，因阳起于跟中，循外踝上行入风池故也。

阴跷脉者亦起于跟中，循内踝上行至咽喉交贯冲脉。阴跷为病，阳缓而阴急。

《灵枢·大惑论》曰："病目不得视者，何气使然？曰：卫气留于阴，不得行于阳。留于阴则阴气盛，阴气盛则阴满，不得入于阳，则阳气虚，故目闭也。"

《灵枢·热病论》曰："目中赤痛从内眦始，取之阴。癃取之阴及三毛上。"

愚按：取之阴，即阴之所生，内踝下1寸之照海穴也；三毛上者，即肝经之井穴，大敦穴也。

阳维：阳维者，维络于身。蓄溢环流灌溉诸经者也。故阳维起于诸阳会也；阴维起于诸阴交也。阳维，维于阳；阴维，维于阴；阴阳不能自相维，则怅然失志，溶溶不能自收持。阳维为病苦寒热，阴维为病苦心痛。

愚按：诸阳皆会于头，诸阴皆交于胸。阳维受邪，病在表，故苦寒热；阴维受邪，病在里，故苦心痛。阴阳相维则营卫和谐。阴阳不能维持一身，则营卫不谐，神思不爽，怅然失志，身体懈怠，不能自收持矣。苦寒热者，取之外关；苦心痛者，取之内关。

十六、十二经离合

《灵枢·经别》中，黄帝问于岐伯曰："余闻人之合于天道也，内有五脏以应五音、五色、五时、五味、五位也；外有六腑以应六律，六律建阴阳诸经而合之十二月、十二辰、十二节、十二经水、十二时、十二经脉者，此五脏六腑之所以应天道。夫十二经者，人之所以生，病之所以成，人之所以治，病之所以起，学之所始，工之所止也，粗之所易，上之所难也。请问其离合出入奈何？"岐伯稽首再拜曰："明呼哉问也。此粗之所过，上之所息也。请卒言之。"

足太阳膀胱经之正，别入于腘中，其一道下尻五寸别入于肛，属于膀胱，散之肾，循脊当心入散，直者从膂上出于项，复属于太阳，此为一经也。足少阴肾经之正，至腘中别走太阳而合，上至肾，当十四出属带脉；直者系舌本，复出于项，合于太阳，此为一合，成以诸阴之别，皆为正也。

足少阳胆经之正，绕髀入毛际，合于厥阴；别者入季胁之间，循胸里入胆，散之上肝，贯心，以上挟咽，出颐中，散于面，系目系，合少阳于外眦也。足厥阴肝经之正，别跗上，上至毛际，合于少阳，与别具行，此为二合也。

足阳明胃经之正，上至髀，入于腹里，属胃，散之脾，上通于心，上循咽出于口，上颊，还系目系，合于阳明也。足太阴脾经之正，上至髀，合于阳明，与别具行，上结于咽，贯舌中，此为三合也。

手太阳小肠经之正，指地，别于肩解，入腋走心系小肠。手少阴心经之正，别入于渊腋两筋之间，属于心，上走喉咙，出于面，合目内眦，此为四合也。

手少阳三焦经之正，指天，别于巅，入缺盆，下走三焦，散于胸中也。手心主之正，别下渊腋3寸入胸中，别属三焦，出循喉咙，出耳后，合少阳完骨下，此为五合也。

手阳明大肠经之正，从手循膺乳，别于肩髃，入柱骨，下走太阳，属于肺，上循喉咙，出缺盆，合于阳明也。手太阴之正，别入渊腋少阴之前，入走肺，散之大肠，上出缺盆，循喉咙，复合阳明，此为六合也。

愚按：前十二经脉，是述全身经络的首尾循环，故上下起止，论之最详，但未论及上下离合与内外出入之道，故此章复明之。十二经在躯体内部，除属络脏腑之道路而外，尚有别行之分支，名之曰经别。阳经之经别从四体入于脏腑后，出于颈项，仍合于头部之阳经；阴经之经别，与相表里之阳经经别并行，从内达外，合于外行之阳经，与前十二经脉一贯组成脏腑、阴阳、表里之间的密切关系，各自成为一个在全身太极一元之气统御之下的一个独特的经络流注，但这个流注亦必须在太极一元之气的统帅之下，才能完成。

十七、十五别络

《灵枢·经脉》曰："手太阴肺经之别，名曰列缺，起于腕之分间，并太阴之经，直入掌中，散入于鱼际，其病实则手锐掌热，虚则欠，小便遗数，取之去腕半寸，别走阳明也。"

愚按：去腕半寸，应作寸半，乃列缺穴之正位。

"手少阴心经之别，名曰通里，去腕一寸半，别而上行，循经入于心中，系舌本，属目系，其实则支膈，虚则不能言，取之掌后一寸，别走太阳也。"

愚按：去腕1.5寸，应作1寸，适当通里穴，方与后文取之掌后1寸相符也。

"手厥阴心包络经之别，名曰内关，去腕二寸，出于两筋之间，循经以上，系于心包，络心系。实则心痛，虚则为心烦，取之两筋之间也。"

愚按：去腕2寸两筋之间乃内关穴，此穴又为阴维脉气所会，又治心胸、胃脘诸症。

"手太阳小肠经之别，名曰支正，上腕五寸，内注少阴；其别者，上走肘，络肩髃，实则节弛肘废；虚则生肬，小者如指痂疥，取之所别也。"

愚按：肬：音由。与疣同，为一种赘肉。取支正其效何如，尚待实践。

"手阳明大肠经之别，名曰偏历，去腕三寸，别入太阴，其别者上循臂，乘肩髃，上曲颊遍齿；其别者入耳，合于宗脉，实则龋聋；虚则齿寒痹膈，取之所别也。

手少阳三焦经之别，名曰外关，去腕二寸，外绕臂，注胸中，合心主，病实则肘挛；虚则不收，取之所别也。"

愚按：外关又为阳维脉气所会，亦主外邪寒热。

"足太阳膀胱经之别，名曰飞扬，去踝七寸，别走少阴。实则鼽窒，头背痛；虚则鼽衄，取之所别也。

足少阳胆经之别，名曰光明，去踝五寸，别去厥阴，下络足跗，实则厥，虚则痿躄，坐不能起，取之所别也。

足阳明胃经之别，名曰丰隆，去踝八寸，别走太阴；其别者，循胫骨外廉，上络头项，合诸经之气，下络喉嗌，其病气逆则喉痹，瘁瘖瘝，实则狂癫，虚则足不收，胫枯，取之所别也。

足太阴脾经之别，名曰公孙，去本节之后一寸，别走阳明；其别者，入络肠胃，厥气上逆则霍乱，实则肠中切痛，虚则鼓胀，取之所别也。

足少阴肾经之别，名曰大钟，当踝后绕跟，别走太阳；其别者，并经上走于心包下，外贯腰脊。其病气逆则烦闷，实则闭癃；虚则腰痛，取之所别也。

足厥阴肝经之别，名曰蠡沟，去踝五寸，别走少阳；其别者，经胫上睾，结于茎。其病气逆则睾肿卒疝，实则挺长，虚则暴痒，取之所别也。"

愚按：此条经文，仅论及男子生殖系统。而无论男女，生殖系统皆属于肝经，肝具生发之气，为肾之子。女子之阴道、卵巢、输卵管、子宫等，亦皆肝经所司。经文举男子，女子无可知矣。

"任脉之别，名曰尾翳，下鸠尾，散于腹。实则腹皮痛，虚则瘙痒。取之所别也。

督脉之别，名曰长强，挟膂上项，散头上，下当肩胛左右，别走太阳，入贯膂，实则脊强，虚则头重，高摇之，挟脊之有过者，取之所别也。

脾之大络，名曰大包，出渊腋下三寸，布胸胁。实则身尽痛，虚则百节皆纵。此脉若罗络之血者，皆取之，脾之大络脉也。"

十八、生物的经络系统随着大自然和生物的生活环境的发展而发展

人类的经络，经过历代医家及养生家们的觉察，到目前可说发现得比较完整了，但是可以肯定说还有遗漏。近来，一位青年同志黄忠实在我身上测量膈俞经和胰俞经，测量结果，与病情基本吻合。此外，我在40多年的临床中察觉到距督脉经两旁5分处左右各有一条经脉，从大椎穴左右旁开约5分处直达海底，界乎督脉与膀胱经之间，大约与腹部足少阴肾脉相对而行。可能这条经脉也就是足太阳膀胱经的另外一条别行的经脉。因为足太阳膀胱经与足少阴肾经相表里，经络的阴阳配偶、表里相合是自然的。足太阳膀胱经乃阳经，在督脉旁约5分形成一条经脉；足少阴肾经乃阴经，在任脉两旁约5分处形成一条经脉，两条经脉阴阳相向，前后相随。这也是一种自然规律，并且这条经脉在每一脊柱棘突下旁开约5分处都有一个腧穴，这些腧穴在临床上用起来既安全，效果又好。从华佗夹脊穴提出之后，历来都有人在这脊柱两旁发现奇穴，但他们都称所发现的穴位为"经外奇穴"。对于"经外奇穴"这种称法，我是极不赞成的。如果说，是"经典"以外的穴位，那是可以的。因为经典收集的穴位限于当时的发现，许多穴位未收入经典；如果说，"经外奇穴"是经络之外的穴位，那就太欠妥了，因为经络是生命力的表现，是精、气、神运转的轨道，穴位是经络回旋转折之处，离开经络哪里还有穴位呢？人身哪里有丝毫地方无经络呢？所以不管什么穴位都是在经络之中，不在经就在络，不在此经就在彼经，这是肯定的。

夹脊柱两旁距督脉约5分处左右两侧各有一条经脉，每条经脉上各有22个穴位（也可称为河车穴），其名称是我暂且给它定下的，其疗效是临床实践试验出来的。今列如下，供同道们共同研究：

1. 大椎点　部位——在第7颈椎棘突下，大椎穴旁开约5分处。

　　　　主治——解表退热，行补法可止汗，行泻法可发汗。并有镇

静、解痉、宁神等作用。

2. 陶道点　部位——在第1胸椎棘突下，陶道穴旁开约5分处。

　　　　主治——解表退热、镇咳、止呕、截疟。

3. 肺点　　部位——在第3胸椎棘突下旁开约5分处。

　　　　主治——风寒袭肺、咳嗽、喘息、胸痛、胸懑，一切肺疾患及心、肺疾患引起之胸部烦闷等。

4. 厥阴点　部位——在第4胸椎突下旁开约5分处。

　　　　主治——胸痹，心痛，心悸，结、促、代脉及心烦、失眠、躁狂不宁等症。

5. 心点　　部位——在第5胸椎棘突下旁开约5分处。

　　　　主治——心悸怔忡、胸痛、胸闷、心痛、心绞痛、烦躁、失眠、心衰。

6. 督点　　部位——在第6胸椎棘突下旁开约5分处。

　　　　主治——反胃、呕吐、胸痛、胸痹、心懑、惊悸不宁。

7. 膈点　　部位——在第7胸椎棘突下旁开约5分处。

　　　　主治——呃逆、反胃、胃痛、胀满、嗳腐吞酸。

8. 胰点　　部位——在第8胸椎棘突下旁开约5分处。

　　　　主治——消化不良、食欲不振及消谷善饥、胃脘痞满等症。

9. 肝点　　部位——在第9胸椎棘突下旁开约5分处。

　　　　主治——胁痛、胁胀满、肝病黄疸、急慢性肝炎、胃痛冒酸。

10. 胆点　部位——在第10胸椎棘突下旁开约5分处。

　　　　主治——胁痛、胃痛、胆绞痛、胆道疾患，可利膈消疸。

11. 脾点　部位——在第11胸椎棘突下旁开约5分处。

　　　　主治——痞满、胃痛、胆绞痛、疟疾、食欲不振、消化不良。

12. 胃点　部位——在第12胸椎棘突下旁开约5分处。

　　　　主治——呕恶、呕酸、胃脘疼痛、胃出血、烦满、食欲不振。

13. 三焦点　部位——在第1腰椎棘突下旁开约5分处。

　　　　主治——腹胀痞满、腰痛、小便短少淋沥、尿血、肾炎、生殖系统疾病、砂淋等。

14. 肾点　部位——在第2腰椎棘突下旁开约5分处。

主治——血淋、腰痛、砂淋、面肿、肾病、脊柱风湿、腰部扭伤等。

15. 气海点　部位——在第3腰椎棘突下旁开约5分处。

主治——遗精、白浊、阳痿、早泄、妇女带下、月经不调、习惯性流产。

16. 大肠点　部位——在第4腰椎棘突下旁开约5分处。

主治——腹泻、痢疾、大便下血、大便秘结、痔漏、脱肛等。

17. 关元点　部位——在第5腰椎棘突下旁开约5分处。

主治——疝瘕、遗尿、小便淋沥、少腹痛、腹泻、妇女带下、月经不调、闭经、崩漏等。

18. 小肠点　部位——在第1骶椎下旁开5分处。

主治——腹泻、痢疾、小便淋沥、遗尿、少腹疼痛。

19. 膀胱点　部位——在第2骶椎下旁开约5分处。

主治——小便淋闭、遗尿、膀胱炎症、小肠疝痛、腹泻。

20. 中脊点　部位——在第3骶椎下旁开约5分处。

主治——腹泻、淋闭、痔漏下血、脱肛；另对性腺不发达有效。

21. 白环点　部位——在第4骶椎下旁开约5分处。

主治——腹泻、便秘、便血、痔瘘下血、腰骶痛。

22. 会阳点　部位——在第5骶椎下旁开约5分处。

主治——带下、腹泻、疝瘕、脱肛。

夹脊两旁各一条经脉，距督脉经很近，大约相当于现在解剖的交感神经链的部位。据临床探索，这两条经脉上仍分出许多细微的孙络，有些孙络直达内脏，有些浮于肌表，上通天谷，下至海底，很可能是膀胱的另一条别行之经，其经中穴位，疗效范围很广，除具有如上效能外，用于瘫痪和痿软等病的效果也非常满意，如：周围神经炎、脊髓前角灰白质炎、增生性脊柱炎、脊柱风湿等。愚治此类病常把脊柱分作三段：第一段大椎到至阳穴两旁治上肢病及呼吸循环系统疾患和食道疾患；第二段至阳穴到命门穴两旁治腹肌瘫痪及肝、胆、胃、胰、肠等消化系统疾患；第三段从命门穴到长强两旁治下肢瘫痪、萎软、痹痛及泌尿生殖系统疾患和大小肠疾患。除针灸疗法外，对许多疾病施行刮痧、薄贴、推拿、皮针叩打等，其疗效很令人满意。

由此看来，人体经络的范畴到目前是否探索尽了，就不敢妄下断语。但可以肯定地说：十二经脉、十六络、十二经别、奇经八脉等都寄寓于太极一元之气的运转之中，互相交映，形成了人体千丝万缕的经络网，完成天赋的生命。因此，经络现象即是生命的表现，经络在疾病中出现的综合征就是生命力对疾病的反抗，是消灭致病因子的手段，是生命力的自然疗能。因此要作为一个比较全面的医生，对经络现象与循环及其正常功能和病变时的综合征等，不能不作深刻研究。只凭脏腑辨证是极其片面的。

至于人类目前的经络系统和远古比较有无变异和新的发展，以及今后人类的经络系统会不会新开一些途径，或许是可能的，因为宇宙在不断地发展，人类在不断地进步，自然界日新月异，人类和其他生物的经络系统也一定会有新的发展，对经络的研究是不会有止境的。从古至今的针灸学者们不断发现了许多有效的新穴位和新的感传，也可以说明我这种猜想是可商议的。无边无际的太虚中，在太极一元运转之内，许多螺旋式的星云要凝聚为许多新的星球，组成许多新的星座，发展成为许多新的世界。无量无边的太虚中的无量无数的星球、无量无数的世界，都在不断地向前发展。哪怕有些星球、有些世界，在形势上是趋向毁灭，或是已经毁灭，但实质上仍是在不断地发展，不断地前进。世界上的各种生物必须适应自己所在的各种复杂的环境，也就必须时刻有所进化，有所发展。人类是太阳系地球上最灵耀的生命，这种最灵耀的生命形成的经络，在太阳系这个太极运转中，乃至在地球这个太极运转中，人身上的太极一元之气运行所形成的经络系统，也同样要为适应太阳系和地球的发展而发展，同时还要为适应地球上各社会的生活状况的发展而发展。因此，经络系统也一定是会随着时代变迁，随着自然力和社会生活环境的转变而一刻不停地、念念流迁地、日新月异地、丰富多彩地向前发展。在发展中，新的、先进的会不断树立；陈腐的、落后的会不断消亡。因此，生生之谓易，成象之谓乾，效法之谓坤，富有之谓大业，日新之谓盛德，是大自然一切规律之规律。

十九、经络、俞穴在医疗上的作用

明代医学家张介宾说："经络是脏腑的枝叶，脏腑是经络的根本。"这种譬喻是非常中肯的。推而言之，枝叶无根本就会凋枯；根本无枝叶就会腐朽。根本吸取地气，滋养枝叶；枝叶吸取天气，培补根本；经络和脏腑的关系也是如此。经络寓于脏腑之内；脏腑含于经络之中。互为依存。故外而五官九窍，四体百骸，内而六脏六腑膏肓膜原，全身疾患均可从经穴取之。经穴大略有以下作用：

（一）发散解表

一切热性病的前驱期，都出现表证。表证就是躯体外面出现的症候。

如头痛、身痛、恶寒、发烧、发疹、面部发肿（如肾炎初期）、皮肤发痒等。每每取用大椎、陶道、风池、风府、曲池、足三里、后溪、外关、申脉、足临泣等，每次选二三穴。表热用针，表寒用灸，表虚用补，表实用泻，一般头、项穴位与四肢穴位同用，效果很好。如疟疾取大椎、外关、陶道、后溪；感冒、脑炎、脑膜炎取风池、风府、大椎；肾炎恶寒面肿取大椎、人中等，都能使表证消除。

（二）消炎抗菌

刺激经穴能消炎抗菌，这是很有现实意义的。经穴能调节机体，使人体达到阴平阳秘的正常生理，同时也就使致病因子（包括：细菌、病毒、原虫等）在人体中失去了生长活跃的条件而归于消灭，因此经穴的消炎抗菌是十分科学的。内脏的炎症，如肺炎、肾炎、肝炎、胆囊炎、胰腺炎、胃炎、肠炎、痢疾、膀胱和尿路的感染等，常可取受病的脏腑的俞穴、募穴、原穴、络穴、郄穴、五俞穴等而治疗。一切痈疽、疮毒在未溃脓时，刺激经穴可使之消散；已溃脓时，可使之加速愈合。余治冷脓包（如骨结核、骨髓炎之类），经常是刺激经穴而治愈。急性炎症，像腮腺炎这类病，常取颊车、翳风、外关、足临泣等穴位，很多病例是一两次就治愈，最多不出6次。其他内脏炎症，在急性期疗效较满意，慢性期疗效虽缓，但只要坚持治疗的病人，疗效仍然是可观的。

（三）抑制原虫

如疟疾、阿米巴痢、血吸虫病、血丝虫病等，取大椎、崇骨、陶道、内关、外关、百虫窝等穴，阿米巴痢取天枢、关元、肾俞、大肠俞、小肠俞等穴，可使原虫受到抑制，症状消失，尤其是疟原虫的转阴，更为明显。

（四）透疹止痒

最常见的过敏性荨麻疹，取大椎、曲池、足三里、血海、劳宫、涌泉等，每次二三穴，急性用针，慢性用灸或温针，常获良效。其他如麻疹、猩红热、脑膜炎等所出现的斑疹，针刺经穴，亦可清血和营、透疹解毒。

（五）疗瘫起痹

疗瘫起痹更是经穴治疗的特点，脑血管疾患、脊髓及周围神经疾患、面神经麻痹、风湿及类风湿关节炎，以及肌肉疾患等，用经穴治疗，效果是非常可观的。此类病，患于颜面者，以上关、下关、颧髎、大迎、颊车、头维、阳白、地仓、迎香、人中、承浆、睛明等穴效果为佳；患于四肢者，上肢以巨骨、肩髃、肩髎、臂臑，臑会、臑俞、曲池、肘髎、少海、外关、后溪、合谷、内关、尺泽等穴，下肢以环跳、阳陵泉、风市、足三里、髀关、伏兔、阴陵泉、绝骨、血海、梁丘、三阴交、曲泉、膝关、丘墟、解溪、中封、商丘、申脉、照海、丰隆、承山等穴效果颇为优良。病在四肢，同时可加用督脉经穴位和夹脊穴，如大椎、陶道、身柱、神道、灵台、至阳以及大椎穴到至阳这一段每一椎棘突下旁开5分的夹脊穴，对恢复上肢瘫痪很有帮助。至阳、筋缩、中枢、脊中、命门，以及至阳到命门这一段每一椎棘突下旁开5分的夹脊穴对腹肌和肠道及腰部的瘫痪多有帮助。命门、至阳、腰俞以及命门至腰俞每一椎棘突下旁开5分的夹脊穴，对下肢瘫痪、麻痹和疼痛都有良好效果。脑血管病变所致的肢体、颜面瘫痪或萎软可加头顶穴位，如百会、头维、上星、通天、前顶、后顶、风府、风池等。

（六）兴奋强心

大吐、大泻、大汗脱阳、心力衰竭，用经穴回阳反本效果常很迅速。新中国成立前，抗日战争刚胜利时，我国霍乱流行，很多四肢厥冷、面如尘蒙、肤如紫靛、腹凹脉伏、形如骷髅、奄奄一息的危重霍乱病人，余以上桂、胡椒、公丁香、吴茱萸、干姜、附子各等份为末，用少许填脐中，上盖以炒干的食盐，盐上再盖一层姜片，然后在姜片上放艾炷灸治，每7～49壮，常起死回生，吐泻停止。如心衰明显时，再加上食窦穴、中脘穴或虚里穴常使心力恢复（虚里穴是胃经的大络，在左乳下脉动处，如虚里无脉者多死，应急灸之），或用参附麝香注射液从第5胸椎棘穴下旁开5分的心点或内关穴，注射亦佳，以上普遍适用于阴寒证出现的心衰亡阳的症状。如果热性病出现心衰、肺循环及周围循环衰竭时，用内关、心点或膻中、虚里（浅针3分），行补法，较为适宜。

（七）镇静定惊

心悸、怔忡、失眠、烦躁、情绪易于激动、癫狂痫证发作，以及癔症哭笑詈闹、犬吠症（陶里亚综合征）、梦游症、强迫性神经症等，以经穴镇静，其效不亚于药物。

常用穴位：大椎、陶道、身柱、神道、灵台、大陵、神门、间使、厥阴点、心点、百会、神庭、印堂、手鬼眼（少商）、足鬼眼（隐白）。

每次选用一二穴，寒证用灸、热证用针，虚证用补，实证用泻，其中大椎、陶道、身柱，对陶里亚综合征特别有效；鬼眼穴对癔症和阴癫证有明显效果。无论取手、取足，必须艾炷放在爪甲和肌肤之间，燃时要四处着火方可生效。

（八）解痉缓急

许多疾病，如破伤风、脑炎、脑膜炎、痫证、癔症、癫痫发作和其他脑血管疾患都能引起抽搐、搐搦。此外受风寒刺激可引起指端及腓肠肌痉挛；精神过劳，再加感受风寒会引起面肌痉挛；饮食寒热不调，常会出现膈肌痉挛（呃逆）、胃肠痉挛（脘痛腹痛）。刺激经穴可以达到解痉的目的。

临床实践：大椎、身柱、陶道、筋缩、命门、长强、申脉、后溪等穴对全身痉挛有效，如破伤风、痫证、癔症等均可选用；脑炎和脑膜炎可针百会、风府、风池、头维、神庭等穴；高热不退而抽风频发者，百会、头维、太阳、攒竹、十宣、十二井穴及督脉经各穴皆可用砭血疗法；腓肠肌痉挛可取承山、飞扬、丰隆等穴；手指痉挛取后溪、中渚、合谷等；足趾痉挛取申脉、足临泣、然谷、太冲、公孙、涌泉等；面肌痉挛取风池、风府、睛明、太阳、上关、下关、颊车、大迎、颧髎等；手颤抖取孔最、郄门、少海等，下肢颤抖取风市、血海、阳陵泉、足三里、阴谷等。以上均有不同程度的效果。

（九）镇痛安神

疼痛的原因很多，在身体各部分都会出现，五脏六腑的疼痛，可取受病脏腑的俞穴（背俞）和募穴、郄穴或原穴、络穴；肢体、头面、五官的疼痛，可在病位和邻近取穴，亦可循经诱导。此外许多疾病的病位，并不出现痛证，但每每在输、募、郄、原、络、井、荥、俞、经、合或本经其他处出现压痛感，在这些压痛点上，施以针灸、按摩、薄贴或角、砭，每每疾病就随之好转，并且这些压痛点常有助于诊断。若配以心经相关穴位，则疗效更佳。

（十）止血化瘀

一部分疾病，常有出血症状，如肺痨、胃肠溃疡、痔疾、尿路感染、妇女崩漏、鼻衄、耳衄、齿衄、目衄、发衄（发衄，是血从发根流出。余业医40

多年，见到过此病两例）、皮下紫斑等，以经穴治疗，其效甚显。余治此类病，常以膈俞、肝俞、脾俞、肾俞为主穴，再从患部选用配穴。为什么以这些穴位为主？因为血会于膈俞，肝藏血，脾统血，肾纳血，因此这些穴位对出血症状具有疗效。局部配穴，如鼻衄配上星或印堂，耳衄配听宫或翳风，齿衄配大迎、颊车或承浆、地仓，发衄配头维、颔厌、悬颅、悬厘，痔出血配承山、郄门，尿血及崩漏配中极、关元，其他胃肠出血配命门，皮下紫斑配血海、三阴交，收效常良好。至于外伤出血，疗效如何，尚待临床实践。因为外伤出血者，一般都请外科急救，从来没有找针灸医生处理的，因此缺乏实践，希望同道们共同进一步发掘，丰富此类疗效。

（十一）清肠通便

清肠是清除肠道炎症，通便是使大、小便恢复正常。肠炎、痢疾，取天枢、关元、归来、三焦俞、肾俞、大肠俞、小肠俞、足三里、内庭、条口等，既能通便，又能止泻。肾、输尿管、膀胱、尿道等炎变引起小便淋沥，取肾俞、三焦俞、膀胱俞、中极、水道、太溪、阴陵泉、水泉等穴，多获显效。

（十二）温中止泻

肠胃疾病，疗养不当，转为慢性，出现经常腹泻，甚至滑泻不止者颇多，灸神阙、关元、气海、中极、天枢、石门、水道、脾俞、肾俞、命门、次髎、长强、大肠俞、小肠俞、三焦俞、膀胱俞等。经常遇到长期滑泻，营养障碍，形同骷髅的患者，在以上穴位中，每次随选三四穴轮换使用悬灸，不久即愈。小儿顽固腹泻，在命门到长强这段夹脊两旁进行推、揉、运的操作之后，再行灸治，不拘任何原因引起的腹泻均有良效。在我院患儿腹泻者，每每都喜欢找我作此治疗，据观察尚无一个不生效者。最严重者如四川省防疫站老技师朱素仙同志的孩子患滑泻，住某大医院数月不愈，进食则泻，仅靠输营养液维系生命，骨瘦如柴。朱君恳余施治，一次即效，数次即愈，至今健壮。

（十三）利尿通淋

膀胱、尿道的炎变等都常出现小便不畅，甚至癃闭、水肿。小便淋沥可针肾俞、三焦俞、膀胱俞、中极、关元、太溪、阴陵泉、曲泉等，较易医治。肝硬化、心衰、肾衰，以及肿块和淋巴疾患引起肝脏门静脉障碍小便不利者，必须用太乙熏脐法配合背俞及募穴长期耐心灸治，始能获效（太乙熏脐法见龚庭贤《寿世保元》及张介宾《类经图翼》等书，此处不赘）。

（十四）消癥散痞

肝、脾大和内脏或体外炎性肿块，及瘿、瘤、瘰、疬，经穴治疗有一定疗效，尤以炎性肿块疮疡痈肿和瘰疬（淋巴结核或其他炎变）、痰核（尤以体外囊肿）为最有效。一般以俞、募穴和循经取穴为主，再配合病位治疗。余常以神灯照、隔药大艾灸，配合针刺和薄贴治疗一些大大小小的包块，常获良效。如成都市西城区文教科曾仕林同志，左颈一包块如拳大，经某大医院活检诊断为颈腺癌，1960年施治肿块渐小，至今健在（此类病限于篇幅，从略）。

（十五）镇吐止呕

呕吐这一症状，经常见到，原因亦很多。经穴治疗有特效。除癌肿、肠梗阻外，不论哪种呕吐，取膻中、巨阙、上脘、中脘、不容、承满、梁门、膈俞、胃俞、内关、公孙等，每次随选一二穴斟酌病性或针或灸，效果都满意。

（十六）镇咳祛痰

痰是肺中炎性分泌物，咳嗽是肺部防御疾病的本能。一般镇咳药用得不当，便会使痰咳不出，病邪滞于肺部对病证更加不利。经穴镇咳祛痰却无这种副作用。痰与咳虽然在病因上分外感和内伤，在病性上分寒热和虚实，但选用经穴大体上是一致的，只是补与泻、针与灸等操作不同而已。一般取大椎、肺俞、身柱、中府、天突、璇玑、华盖、膻中、乳根，以及本经五俞穴中的"经穴"都有镇咳的作用；祛痰可取中脘、丰隆、脾俞、胃俞等。热证用针，寒证用灸，虚证用补，实证用泻。或用这类经穴拔火罐亦可。

（十七）健脾和胃

中医论脾胃，实际是指整个消化系统。胃主受纳，脾主消化，而且脾胃还必须赖命门真火的熏蒸和肝木的疏泄，才能完成其消化和吸收的任务。胃强则受纳旺盛，食欲就亢进，但如果脾弱和肝不疏泄，命门火不能熏蒸，也就不能消化食物和吸收营养，也就会造成腹泻。吃得愈多，泻得愈多，造成营养障碍；如果脾强，肝木疏泄过旺，但胃弱受纳不佳，又会出现饿得快，但食欲又差。选用经穴健胃和脾，其效果常比药物有效，很多消化系统的疾病，如肝炎、胃炎、胆囊炎、胰腺炎、肠炎等，尤其是当疾病转入慢性病时，经穴治疗的优点常比药物优越些。取穴：以中脘、章门、期门、日月、食窦、不容、承满、梁门、天枢、神阙、肝俞、胆俞、膈俞、肾俞、脾俞、胃俞、三焦俞、中枢、脊中、公孙、照海、内关、足三里、内庭、太白等穴为佳。随虚、实、寒、热，确定补、泻、针、灸。

（十八）调经和血

气血不和，月经不调，是妇科常见病。大概分如下几项：

1. 月经不至：月经不至也要分寒、热、虚、实。虚证：由于气血干枯，外见形容枯槁、面色苍白、精神疲乏、脉虚、唇舌淡白等；实证：精神健旺、唇舌老红、易怒，或胸胁胀满、少腹满、脉实；热证：颜色发赤、唇干舌红、心胸烦热、少腹热、脉数、掌中热；寒证：肢冷、畏寒、少腹冷或冷痛。

取穴：中极、关元、归来、气海、太冲、合谷、三阴交、血海等，每次取一二穴。寒证温针或灸，热证用针，虚证用补，实证用泻。临床常见有闭经数月针一次即愈者。有几例病人属于实证经闭，上午针后，下午月经即至，可见经穴之妙。

2. 月经先期而至：月经先期而至，有因血热妄行者，多见五心烦热、失眠、易怒而脉数；有因正虚，肝不藏血，脾不统血，肾不纳血者，多见食欲不振、胸胁痞满、心悸心累、腰酸腿软、脉虚、气息微弱。

取穴：命门、肝俞、脾俞、肾俞、膈俞、关元、中极等。热证用针，虚证用灸。

3. 月经后期而至：往往人们认为月经超前为热，延后为寒。实则不然。超前亦有因肝、脾、肾三阴虚寒不能摄血者，延后也有肝、脾、肾三阴热邪灼伤阴血以致血少阴亏而致者。因此月经后期而至，不能一概定为寒证。寒证固有，热证、虚证、实证亦不少，其辨证施治与月经不至基本相同，此从略。

4. 月经淋沥和崩漏：此症既有肝、脾、肾虚寒不能摄血而致者，亦有热伏阴分逼血妄行者，亦有癥、聚、石瘕（如子宫、卵巢、输卵管的炎症瘤肿等）所致者。

取穴：膈俞、命门、脾俞、肝俞、肾俞、八髎、中极、关元、气海、血海、阴陵泉、蠡沟、三阴交、包块处五温针等，随虚、实、寒、热运用针灸补泻常获显效。

5. 乱经：乱经是月经很无规律，或少或多，或早或迟，或时间长，或时间短，或淋沥，或崩漏。此类病常与七情有关，取其俞募、原络，益其精神，愉其心志，其疾可疗。

（十九）固胎保产

肝、脾、肾三阴不调与正气虚损，以及七情横逆，常有流产、滞产和难产。流产属于偶然者，无须治疗，如果无子女又有习惯性流产者，则应施治。余治习惯性流产，常取用百会、命门、肝俞、脾俞、肾俞、脊中、悬枢等穴，每次一二穴从怀孕后起，每周悬灸二三次，可以避免流产；至于滞产、难产胎位不正，则灸至阴穴甚为可靠，合谷、三阴交也有帮助。

（二十）强身保健

经络起强身保健的作用，内养家非常重视。炼胎息的人常能使任、督二脉实现河车运转、八脉周流。修藏密者常能运转三脉、五轮。此外有些人逢大的节气（如春分、秋分、冬至、夏至）在自身神阙、气海、关元、足三里等处施灸，确能使人目明耳聪、身体轻健、祛病延年。

（二十一）活血逐瘀

经穴的活血逐瘀运用是相当广泛的。脑血管病变，如脑出血、脑血栓形成、脑栓塞、蛛网膜下腔出血等，属实证者取百会、头维、攒竹、丝竹空等砭之，虚证取关元、气海、足三里、三阴交、涌泉灸之，常可使病情好转；在急性期度过后，取风池、风府、哑门、百维、太阳、神庭、上星、肩髃、曲池、肘髎、环跳、风市、阴陵泉、阳陵泉、足三里、血海、曲泉、三阴交、绝骨、阳辅、丘墟、解溪、昆仑、太溪等，常可使瘫痪得到明显的恢复；冠状动脉硬化性心脏病，取膻中、乳根、食窦、虚里、心点、神道、心俞、厥阴俞、内关、间使、郄门、阴郄、照海、公孙、足三里、丰隆等常可改善心悸、胸满、胸痛及脉搏结、代、促等症状；肝、脾瘀血肿大，取章门、期门、膈俞、肝俞、痞根、脾俞、三焦俞等常可使之消失或缩小；如因心衰而致肝、脾、肺脏瘀血者加灸虚里、食窦、膻中、气海、神阙、中脘、关元、水分；脉管炎按病位循经取穴；仆、跌、扭伤除循经取穴外，在瘀肿疼痛区取阿是穴或针或灸或砭，随虚、实、寒、热确定针、灸、补、泻，效果非常好。

（二十二）消肿利水

肝脏病、心脏病、肾脏病、营养不良等，常出现水肿，其中以肝病门脉障碍的腹水较为难治，心脏病水肿次之，肾病和营养不良的水肿比起前两者较为易治。肝病所致者，取肝俞、期门、章门、水分、痞根、三焦俞、神阙、曲泉、阴陵泉、水道等；心脏病所致者，取膻中、巨阙、虚里、食窦、水分、气海、关元、紫宫、神道、心点、心俞等；肾脏病所致者，取肾俞、三焦俞、膀胱俞、气海俞、关元俞、京门、水分、水道，中极、太溪、阴谷等。随虚、实、寒、热确定补、泻、针、灸，常可补药物之不逮。

第三卷　指针、杵针、针刺与灸疗

一、指针述要

指针疗法，源出湖北武当山，后来在李先生家族中秘密流传（李仲愚先生是第十四代传人，笔者为十五代传人），属无疼痛、无创伤的物理疗法。所谓指针，顾名思义，就是以指代针。指针之针字，在此作动词用。

指针分两大派，一派治病救人，一派克敌防身。这里，具体谈治病救人。

指可用一个指头，也可用2~5个指头；可用单手，也可用双手。在一般情况下，右手为刺手，左手为压手。

学指针必须练功，最好先练"百脉朝宗"功法，待有基础后再练嘘字功（参本书第二门第九卷）再不然，至少也要练习"净明动功"（先练桩功），而且要坚持每天练，从而使指力能深透患者脏腑，确保临床疗效。练功早晚均可，而以早晨为好。

（一）指针操作的基本手法

指针用指，亦可用掌。小穴用指，大穴用掌。基本手法有以下8种。

1. 点：即以指的桡侧或指峰接触穴位，多用于头部、面部及手掌、手指等部位，点、线、面均可。其补法，轻而快；其泻法，重而慢；其平补平泻，则不快不慢、不轻不重、节律一致。补泻之法多用于治病；平补平泻可治病，亦可强身。临床可代梅花针，但须点至皮肤发红。

2. 叩：即以指峰一指、三指或拇、食、中三指屈指关节叩（分点、线、面3种），仍分补、泻和平补平泻。

3. 分：左右手或拇指，或其他四指指端，或掌面，腕掌悬曲，运用腕部的横竖和来回摆动，带动指关节的屈伸运动。临床上，多选左右运动。此法与理法合用，则称为分筋理气法。

4. 理：即梳理，与分法同理，多往下。

5. 推：向上推动，用指或掌。上推为升，下拿为降（如督脉处、手臂处、

293

大腿处）。用掌推和指推均可，视推处面积而定。一般幼科则推三关。手三阳经的循行方向是由手到头，由下向上。故有外感者，顺经脉由下向上推，则皮肤发红、汗出而解。有腹泻者，推夹脊穴。自命门水平推至膈俞，由膈俞推至大椎或风府可以止泻，为通便则向下推，其他如四肢肌肉萎缩等亦可用推法。

6. 拿：往下为拿，与推相反。力的方向主要是向下。上肢拿法，从尺泽、曲泽往下拿可以清热。下肢拿法与上肢相反，阳经自上而下拿，阴经自下而上拿。

7. 运转：即以单指、双指，或拇指、食指，或食指、中指、无名指三指，使指面贴于皮肤，甚至用大小鱼标、掌根、全掌贴于患者皮肤，做顺时针或逆时针方向的环形运转。其中，单指或拇指运转，多用于头面、五官、胸腹、颈项及关节凹陷处等；双手指运转，则多用于头面、颈项两侧、脊柱、胸背、腰骶等；鱼际运转多用于头面、胸腹、腰背及急性外伤等；掌根多用于脊柱、臀部及四肢等；全掌则多用于腹部、腰背及大腿等部位。

8. 开阖：可用拇指、食指、中指端，单独或配合使用均可。凡向下按压或震颤，使气血向四周分散的，称为开法；凡慢慢将指端上提，使气血还原为阖法。通于烧山火、透天凉手法。

指针所用的每个穴位，都可用升降开阖运转之法。左右即开阖，上下即升降。

此外，指针手法亦有弹（弹筋）、拨（拨络）等。因指针很考究医家的指力与穴位选择，故不同于一般意义上的推拿与按摩。

运用指针治疗疾病，首先要辨明阴阳与虚实。凡患者脉象强，一般用泻法；而脉象弱，则一般用补法。善指针者，需善用气力，一是善用身体功能之气力；二是善用天地间气运的功能（可参《宗教与中医学发微》）。

（二）指针的应用

1. 天谷八阵：《道藏》说："人头有九官，其中为天谷。"天谷即百会穴，亦称天心。此穴可以运转北斗与二十八宿，主天之清新阳刚之气。此穴最为重要而常用，以此穴作中心布阵，即成天谷八阵。以耳眉一线为外圈，从耳眉到百会对应三分之一处为中圈，再三分之一处为内圈，每圈分布八点。

运此八阵，能使人体五脏六腑之气统一于神识，使人从容而健康。运转此阵，犹如天门开合，万里晴空，天之精见，天之情见。或由外至内，或由内至外，表里内外相互统一。一般用叩法。

此八阵统管整个头部包括眼、耳、鼻、口、舌并躯体四肢，主神志病并内伤、外伤、不内外伤。此外，对呕吐、晕车、车祸、摔伤、撞伤、头暴痛及感冒头痛等有立竿见影之效。

2. 河车路：督脉上升，任脉下降，形成河车。中线是任督二脉。旁线以膀胱经为主，所有的经脉由此两经统率。前面任脉，统运诸阴经；后面督脉，统运诸阳经。为临床运用方便，一般选督脉从风府起而至长强止。这是大致而言，可单独选穴，亦可用八阵配穴。少阴脉、冲脉等亦可归于河车路。

3. 天元八阵：即至阳穴以上风府以下，排列八阵，治咽、喉、头、项、心、肺、胸、膈、气管、食道之疾病。

4. 人元八阵：即至阳至命门段排列八阵，治肝、胆、肠、胃、胰、脾诸病。

5. 地元八阵：即命门至长强段排列八阵，治肾、膀胱、盆腔，前后阴之一切病症。

凡运用河车路、天元八阵、人元八阵、地元八阵等，均可随机配合，一般用理法。另外配穴也可，为临床方便，可重点选八会穴即膻中、膈俞、阳陵泉、太渊、大杼、绝骨、章门、中脘八穴。另外很重要的就是各脏腑的募穴和俞穴，此处同于杵针，临床上亦可指针与杵针配合使用。

（三）李仲愚先生指针十八奇穴

1. 内踝痛点：拇指、掌指关节桡侧，赤白肉际间。

2. 胸痛点：拇指指关节桡侧，赤白肉际间。

3. 眼痛点：拇指指关节尺侧，赤白肉际间。

4. 肩痛点：食指掌关节桡侧，赤白肉际间。

5. 前头痛点（含胃肠痛，眼眶、前额、胸喉痛，阑尾炎，膝关节痛，踝趾关节扭伤痛）：食指第1指关节桡侧，赤白肉际间。

6. 头顶痛点：中指尖并第1指关节桡侧，赤白肉际间。

7. 偏头痛点（含胸胁痛、肝痛、胆道绞痛、胁间神经痛）：无名指第1指关节尺侧，赤白肉际间。

8. 会阴、肛门间痛点：小指第1指关节桡侧，赤白肉际间。

9. 后头痛点（含扁桃体炎）：小指第1指关节尺侧，赤白肉际间。

10. 脊椎、尾骨痛点（对偏头痛、耳鸣亦效）：小指掌关节尺侧，赤白肉际间。

11. 坐骨神经痛点：第4、第5掌指关节间，靠近第4指关节处。

12. 咽喉牙痛点：第3、第4掌指关节间，靠近第3掌指关节处。

13. 颈项痛点：第2、第3掌指关节间，靠近第2掌指关节处。

14. 腰痛点：手臂腕横纹前1.5寸，第2伸指肌腱桡侧、第4伸指肌腱尺侧处。

15. 胃肠痛点（含心绞痛）：劳宫穴与大陵穴连线中点。

16. 哮喘咳嗽点：手食指掌指关节（掌面）尺侧处。

17. 夜尿点（亦治尿频）：掌面小指第2指关节横纹处。

以上诸穴，用指针、杵针最极方便。用毫针针刺，留针2～3分钟即可。

18. 急救点：中渚配合谷，成开关穴，特别利于危急（晕迷）病人的抢救。

二、杵针法要

（一）杵针的特点

杵针除工具特殊以外，还具有人文关爱、讲究布阵和选穴精简等特点。

1. 人文关爱为根本：到目前为止，不仅许多小孩，即使老人与成人，也都难以克服恐针感。杵针以不刺破皮肤的方式（以现代医学术语说，是无菌性物理疗法），既避免了畏针人群的恐惧感，又根绝了感染的可能。

2. 以布阵代替配穴：人体全身的相关部位都有经穴的点、线、面，于是都可以布阵，比如人的耳朵可以布阵，人的眼睛也可以布阵，人的鼻子、口腔、腹部和肢体均可以布阵。

阵与阵之间是否会相互妨碍呢？不会。人体的经络是立体的，有如华严世界。所以，杵针布阵，绝不怕此阵与彼阵联通，也不怕此阵与彼阵重复。恰如广厦与夜市，数十盏灯到千万盏灯的灯光并没有相互妨碍，而是光光相融，相互印证与发挥。《华严经》指出：整个虚空宇宙，犹如一张大网，叫作因陀罗网，是由宝珠织成。因宝珠是圆形的，因而具备无数多的面，每一颗宝珠里面都有整个宇宙网的形象。单颗宝珠，庄严全网时，即庄严了自身，所以珠与珠之间，是相互印证与融通的。这便是杵针与指针布阵的秘密。

3. 选穴精简、方便临床：道教祖师马丹阳，正是为了方便更多患者，总结发明了天星十二穴，即选手脚端十二正经诸穴，依"本经有病本经求，本经有病他经求"的理念，统治人体各种疾病。既给妇女不解衣裙的方便，又给患者冬天不脱棉衣的方便。杵针不仅具有取穴的方便，又有选一定的河车路与八阵穴统治一类证候的方便。则不论其细微的辨证辨病清不清楚，只要判明阴阳，即可选补、泻、平补平泻之法，将治病和强身统一起来，切实提高临床疗效。

杵针除八阵穴与河车路以外，其选穴都很精简，远没有毫针选用的穴位多。比较重要的有：

（1）奇经八脉交会的8个穴。

（2）十二经的原穴和络穴。人体十二正经，有井、荥、俞、（原）、经、合各穴。元代推广的子午流注针法，即专用此66穴。而杵针，则只选用十二正经的原穴和络穴，共24穴。肺原太渊，相表里者为大肠，故络偏历；余下是脾原太白，胃络丰隆；心原神门，小肠络支正；肾原太溪，膀胱络飞扬；肝原太冲，胆络光明；心包原大陵，三焦络外关；大肠原合谷，肺络列缺；胃原冲阳，脾络公孙；小肠原腕骨，心络通里；三焦原阳池，心包络内关；膀胱原京骨，肾络大钟；胆原丘墟，肝络蠡沟。这样，将阴阳表里沟通，治病很是方便。除此之外，即是"阿是穴"。

（3）八会穴。歌曰："气会膻中血膈俞，筋会阳陵脉太渊，骨会大杼髓绝骨，脏会章门腑中脘。"具体说来，即凡气病选膻中，血病选膈俞，筋病选阳陵，脉病取太渊，骨病取大杼，髓病取绝骨，脏病取章门，腑病取中脘，临床均有良效。

（4）胸部最重要的12个募穴：

中府（肺募）　　　膻中（心包募）

巨阙（心募）　　　期门（肝募）

日月（胆募）　　　中脘（胃募）

天枢（大肠募）　　关元（小肠募）

石门（三焦募）　　中极（膀胱募）

章门（脾募）　　　京门（肾募）

运杵针于12募，仅用奎星笔即可。

指针和杵针，看似分途，其实同宗。分开来说，指针和杵针可以相互补充；合起来看，指针涵盖了杵针的心法，杵针则丰富了指针的应用。

（二）杵针工具

杵针根源指针，所以杵针亦可说是指针的显像表达。在医家内力不具，指力不能透达脏腑的选择，亦救生护生之方便。由于这种选择，杵针治疗的工具就显得很重要了。

杵针工具在传承过程中，曾以牛角、檀木、玉石、银质等作为基本材料，到恩师李仲愚先生，充分参考道家"师刀""奎星笔"等法器及密宗金刚杵（独股、五股等），为传感相应与推广方便，遂以铜为基本材料，确定了一套四件杵针工具的标准，奠定了向社会推广的基础。

1. 七曜混元杵。长10.5cm，一头为圆弧平椭圆形，多作运转用；另一头为横排的7个钝爪，多作分理、运转用。

2. 五星三台杵。长11.5cm，一头为三脚（钝齿）并排，另一头（钝齿）为梅花五脚，多作分理用，对小肌肉群很好，常用于头面、四肢，于小儿最宜。

3. 金刚杵。长10.5cm，一头为圆弧平椭圆形，另一头为钝锥形，多做点叩、升降、开阖、运转。多用于穴位面积大者，如环跳、承山、委中、肩俞等，对肩背疼痛、腰腿痛及坐骨神经痛等效果很好。

4. 奎星笔。长8cm，一头为平椭圆形，另一头为钝锥形，多作点叩、升降、开阖用。多用于儿童和穴位面积小者，如听宫、太阳、睛明、颊车、下关等。

（三）杵针手法

依于经络运行之理，乘导引之气，融通针砭按摩之象，摄持九宫、河洛流行对待之数。气韵生动，简洁明了。

1. **杵针心要**：《易》云："以体天地之撰，以通神明之德。"杵针手法心要，即以运转升降等法，调节振奋人体经络，使人体五行恢复正常的升降开阖，既治疗疾病，更维护健康、养生长命。

2. **手法分述**：医家以右手持杵（或如执笔，或直握），称为刺手；左手帮助选择固定腧穴，辅助刺手，称为押手。

（1）升降。杵针尖刺在腧穴上（不离开腧穴），往上推为升，往下退为降。天宇时空，本具升降开阖；在地球世界，天气上升为阳升，天气下降为阳降，故升为补，降为泻。

（2）运转。以杵针针尖或杵柄，紧贴腧穴，从左至右顺时针旋转则为补阳，从右至左逆时针旋转则为补阴。地球世界，日升月落，与人类关系至为密切。太阳东升西落，是纯阳之性；月亮为纯阴之性，西升经晦（初一，不见月形）、朔（初三，一弯新月）、弦（如弓弦，月亮现半圆）、望（满月）而东落，故应之以养阴。

（3）点叩。即杵尖向施术部位反复点叩或叩击，轻快为补，重慢为泻。点、线、面均可。

（4）分理。即分筋理气。杵针柄或杵针尖紧贴腧穴的皮肤上，左右分推为分，上下推退为理。与道家按摩的分筋、拨筋手法有异曲同工之妙。

（5）开阖。开使气血调整，阖使气血还原。杵针针尖接触选定腧穴，医家贯力达于杵针尖，向内进杵，则为开；向外提杵，则为阖。快开慢阖为补，慢开快阖为泻。

总而言之，杵针手法以轻而快为补（人一呼一吸，脉来四至，为缓为中），重而慢为泻。若精细一点，也可表达烧山火、透天凉的效果。因进针力大，使正气内透，病患热感明显，即是"烧山火"；而退针力大，引邪外出，病患凉感明显，即是"透天凉"。临床上，一般选择人体背部河车穴行杵，至阳以上段（对应上焦），至阳至命门段（应中焦），命门至长强段（对应下焦）。

值得说明的是，杵针的补泻，必须在八纲辨证的基础上，合度运用补泻，疗效才显著。

（四）杵针的特殊穴位与临床应用

杵针的特殊穴位，是李仲愚先生依据自己归纳的"医道溯源，取效临床，证之实验，古今汇通"的理念，秉承家传，取法易道，结合中医经络脏腑理论，并经过内修实证使扩大范围，来定名定位的。这里的特殊穴位，主要指八阵穴、河车穴（见前文）与河车路。

1. 八阵穴：所谓八阵，是指"天地风云龙虎鸟蛇"八阵。讲奇门，是"境死惊开休生伤杜"八门，贯通先天八卦。天代表乾卦，地代表坤卦，风代表巽卦，云代表艮卦，龙代表震卦，虎代表兑卦，鸟代表离卦，蛇代表坎卦。而乾、兑、离、震、巽、坎、艮、坤则分别代表自然界天、泽、火、雷、风、水、山、地8种物质运动的形态功能。八阵为古代兵家排兵布阵所沿用，其中涵盖奇正、攻守之法，也是八卦原理的具体运用。

整个人身是一个太极，也是一个八卦，又具备了六十四卦。同时，无量无边的宇宙太虚，是太极，是八卦，也是六十四卦。这便是大中含小、小中寓大的道理。因为大是小的集合，大小难以分割。人身具备六十四卦，小到人体的每一个细胞，亦具备六十四卦，其中包含阴阳运行的盈虚消息之理（盈即满，虚即亏，消则减少，息为增加）。以月亮为喻，即有晦（看不见月亮）、朔（初三之夜，一弯新月）、弦（半月，如拉满之弓）、望（满月）。由此可知，在人体不同部位的八卦是相互联系、相互影响并相互依存的。

这里说的八阵穴，除了对应八卦的八点，还要加中央一点（亦是八阵中最重要的枢机点），故又称九宫八卦。再将其划分为三层，于是成阵。

八阵穴，则是以一个腧穴为中宫，把中宫到一定的距离作为半径，画一个圆圈，再把这个圆圈划分为8个等份，分别都在一条线上。又将中宫到边缘的距离分为3等份，画成3个圆圈，连通中宫与外圈八点，即形成内八阵、中八阵和外八阵，内中外八阵各点，其方向是一致的（都在一条线上）。这样，以督脉为例，我们在上焦（天部）、中焦（人部）、下焦（地部）选几个重要的穴位，分别布成八阵，就可统治很多疾病。

（1）天谷八阵：即以"百会"为中心在人头所布的八阵。所谓"百会"，就有百脉汇聚之意。百会穴，在道家又称为天谷，此点恰好又是九宫八卦的中心。不仅如此，人体头部百脉的气血都表现出九宫八卦的规律性。所以，天谷八阵，上面可以通心火，下边可以通肾水，左通肝木，右通肺金，东北通胃，东南通胆，西南通脾，西北通大肠，中通元神之府；又脑为髓海，主信慧。故发动此阵，实证用泻法，虚证用补法，从而调节人体功能，可使人体脏腑的卫气营血通利，从而建立起阴平阳秘的良好环境，使"正气内守，邪不可干"，具备健康的心态与脏腑环境。因为此阵统管任督二脉，故可治疗一切涉及任脉（人体阴经）和督脉（人体阳经）的疾病，对有关神志、精神类疾病，外边神经（包括四肢、躯体的疾病）及七窍之病均有效。该阵对治疗顽疾及各类疑难病尤佳，如瘫痪、中风后遗症、神经官能症、精神病狂躁、全身经脉不调、头痛失眠、心悸心累、脉搏不均、健忘、肢体萎软、气功偏差、癫、狂、痫等神经、精神系统疾病等。

（2）大椎八阵：即以大椎穴为中心（第7颈椎棘突下凹陷中），左右旁开3寸处为半径所布的八阵。大椎穴为阳经聚合之处，作用仅次于百会，阳在表，主动、主外，故凡传染病初期各种病症，都可用此阵。此阵既能解表发汗，也能营中止汗，等于准备了麻黄汤及桂枝汤。不过杵针的治疗要通过具体手法来实现。如当发汗的，用泻法；当止汗的，用补法。寒证用灸；热证用针。所以，它对于外感初期的病证如头痛、发烧、身痛、流鼻涕、气喘、痰鸣、发痒、斑疹等都有较好的疗效。

（3）身柱八阵：即以身柱穴为中心（第3胸椎棘突下凹陷中），到左右魄户穴的距离为半径所布的八阵。身柱穴在两个肺俞的中间，肺俞是通肺的，身柱本身通气管，即从喉头到气管进入肺分支的一段，身柱都能联通，所以，身柱八阵治疗肺部疾病特别有效，如哮喘、咳嗽、胸胀、胸满、痰多等，并对外感发热、疟疾、脊背痹痛、上肢萎弱麻痹具有特殊的疗效。

（4）神道八阵：即以神道穴为中心（第5胸椎棘突下凹陷中），到左右神堂穴的距离为半径所布的阵。相邻的厥阴通心包，而神道则通心脏，故神道八阵治疗心脏疾病是特效。如肺心病、冠心病，可随症选择补泻。如有心悸、心累、胸闷、心痛等症，又有口干舌燥、唇红，即心阴虚的情况，用杵针；假如是痰多又属清痰，唇白或淡红，舌白或淡红而润，脉迟而眼睛无神，则为心阳不足，应选灸法。

（5）至阳八阵：即以至阳穴为中心（第7胸椎棘突下凹陷中），到左右膈关的距离为半径所布的阵。此穴贯通了横膈，膈以上是心肺，膈以下是肠胃，半表半里是肝胆，所以，至阳八阵可治肝、胆、肠、胃、脾、胰腺相关的疾病，如肝炎、胆囊炎出现胁痛、黄疸，胰腺炎的胁痛以及胃的痞满、吞酸等。因此阵联系的脏腑较多，故要特别注意分清虚实寒热。

（6）筋缩八阵：即以筋缩穴为中心（在第9胸椎棘突下凹陷中），到左右魂门穴的距离为半径所布的八阵。它对应肝胆，治疗风证和筋腱的收缩，如四肢肌肉紧张痉挛、瘫痪中风、热性病抽风、小儿麻痹、肢体萎软等。另对嗳气、呃逆、黄疸等肝胆之病，均有较好的疗效。

（7）脊中八阵：即从脊中穴为中宫（第11胸椎棘突下凹陷中），到左右意舍穴的距离为半径所形成的八阵。因脊中位于命门上三椎，故对消化疾病，胃肠急病，腹部胀、痛、痞、满，二便不通均有特殊疗效。另对泄泻、黄疸、痢疾、小儿疳积、呕吐等脾胃急病有相当好的效果。

（8）命门八阵：即以命门为中心（第2腰椎棘突下凹陷中），到左右志室穴的距离为半径所布的八阵。命门意指生命之门，与前面神阙（精神之阙）对应，并通过带脉与此相连。先天之肾气与后天脾气交汇于命门与神阙之间。故历史上的修炼家，都非常重视这两个穴位的作用。命门是藏真火的地方，其形象犹如摆在人体上的一个坎卦，旁边两枚"腰子"，命门在两者之间，恰是二阴中的一阳。如肾阳不足，人就怕冷、全身无力、中气不足、精神疲乏。

现代医学证明，两枚肾脏分泌肾上腺素和皮质激素（中医称为肾阳）。若阳精阳气缺乏，骨头会变形，骨质会变得疏松，受外界六淫影响，就出现类风湿关节炎等。肾在五行中属水，故又称水脏，它统管人体全身的内分泌，一切分泌腺，均属肾管。人的大脑垂体，位置很高，它属肾管；人的子宫、睾丸位置较低，也属肾管。包括各种体液（在这一点上，中医与现代医学不谋而合，现代医学认为是神经体液把人构成一个有机整体），亦由肾统。所以，命门八阵，可以治疗患者下肢的萎软瘫痪、男子生殖系统的疾病、女子月经不调、不孕和小儿发育不全等。若配天谷八阵，则治脑海空虚。

（9）阳关八阵：即以阳关穴为中心（命门下2椎凹陷中），到左右大肠俞的距离为半径排布的八阵。所谓阳关，是阳气之关，对人体阳气和肾脏，都有很大的补益作用。临床上，但凡脱肛、痔疮、大便秘结、小便淋沥、小腹烧痛、小便刺痛、男女不孕不育、女子带下、月经不调等，运此八阵，都有良好的效果。

（10）腰俞八阵：即以腰俞穴为中宫（腰俞穴在骶管裂孔处），从腰俞穴到左右秩边穴的距离为半径所形成的八阵。主治腹痛、腹泻、便秘、脱肛、痛经、带下、遗精、阳痿、早泄等症。

值得说明的是，八阵穴的布阵是灵活多样的。不仅可以在头面、背部督脉、腹部任脉上布阵，还可以在俞募穴、原络穴、阿是穴上布阵。只要临床辨证准确，以此理法用于毫针和灸法，效果也很好。

2. 河车路：人体气血是通过经络的运行，周而复始，如环无端不停地升降运转的。河车路就真实地反映出这种规律。故调整人体河车路的功能，能促进人体气血运行，畅通经脉，从而达到治病的目的。

人体河车路既与人体三焦、六经相连，又沟通人体的卫气营血与脏腑经络。习练内养功夫，可以真实体会到河车运转的奥妙。具体说来，它又可分为头部河车路、腰背部河车路、胸腹部河车路。各部河车路根据所属脏腑和主治不同，又可分为若干段。

（1）头部河车路

①河车印脑段

定位：头部河车路印脑段共有7条；中间1条从印堂穴到脑户穴，为督脉经；目内眦至相应的脑户穴旁，为第2条线；瞳仁正中到相对应的脑户穴旁，为第3条线，目外眦至相应的脑户穴旁，为第4条线。其中，印堂至脑户穴督脉线为单线，其余2条、3条、4条为左右对称，共6条，加上正中1条，共7条。

主治：中风瘫痪、肢体萎软、痉挛、抽搐、头风、失眠、晕眩、癫痫、狂症、目疾、耳病、目病。

手法：指针、杵针点叩、升降、开阖、运转、分理。

②河车脑椎段

定位：从脑户穴到大椎穴和脑户穴到大椎穴两旁与两眼内眦、外眦及瞳仁之间的距离相等的左右3条线，为河车脑椎段，在此河车路上有7个穴位，即眼点、鼻点、耳点、口点、唇齿点、舌点、咽喉点。这7个穴位，分别在脑户穴至大椎穴的河车路线上的1/7处。

主治：眼、耳、口、鼻、舌、唇齿、咽喉诸证，以及晕眩、失眠、心悸等病症。

手法：指针、杵针点叩、升降、开阖、运转、分理。

（2）腰背部河车路

①河车椎至段

定位：从大椎穴到至阳穴的中线和从大椎穴到至阳穴的脊柱两旁的3条线，即脊柱（督脉线）旁开5分的第1条线，该线与夹脊穴连线相同；脊柱（督脉线）旁开的1.5寸的第2条线，该线与足太阳膀胱经在背部的第1条线相同；脊柱（督脉线）旁开3寸的第3条线，该线与足太阳膀胱经在背部的第2条线相同。在第1条路线上有大椎点、陶道点、风门点、肺点、心胞点、心点、督点、隔点，每穴与该段督脉经和足太阳膀胱经的同名俞穴相对应。

主治：大椎点、陶道点、风门点段河车路主治咳嗽、喘息、感冒、温邪初起、疟疾等病证。肺点、厥阴点、心点、督点、膈点段河车路主治胸闷、胸痛、心悸、怔忡、健忘、心痛等心肺疾病以及噎膈、呃逆、呕吐等肺胃疾病。

手法：指针、杵针点叩、升降、开阖、运转、分理。

②河车命阳段

定位：从至阳穴到命门穴的正中线和从至阳穴到命门穴的脊柱两旁的3条线，即督脉旁开5分的第1条线；脊柱（督脉线）旁开1.5寸的第2条线，该线与足太阳膀胱经在背部的第1条线相同；脊柱（督脉）旁开3寸的第3条线，该线与足太阳膀胱经在背部的第2条线相同，为河车命阳段。在第1条路线上有膈点、胰点、肝点、胆点、脾点、胃点、三焦点、肾点，每穴与该段督脉经与足太阳膀胱经的同名俞穴相对应。

主治：胃脘痛、胁肋痛、腹胀、腹泻、痢疾、呃逆、呕吐、嗳气、便秘、尿频、尿急、尿痛、血尿、遗尿、月经不调、痛经、经闭、崩漏、带下、遗精、阳痿以及下肢痿弱、瘫痪等疾病。

手法：指针、杵针点叩、升降、开阖、运转、分理。

③河车命强段

定位：从命门穴到长强穴的中线和从命门穴到长强穴的脊柱两旁的3条线，即脊柱（督脉）旁开5分的第1条线；脊柱（督脉）旁开1.5寸的第2条线；该线与足太阳膀胱经在背部的第1条线相同；脊柱（督脉）旁开3寸的第3条线，该线与足太阳膀胱线在背部的第2条线相同。

主治：脊强腰痛、遗尿、尿频、泄泻、遗精、腹痛、腹胀、月经不调、痛经、经闭、赤白带下、流产、头晕、耳鸣、耳聋、癫痫、惊恐、手足逆冷、下肢痿痹、中风下肢不遂、腰膝酸软无力、潮热盗汗、骨蒸痨热。

手法：指针、杵针点叩、升降、开阖、运转、分理。

（3）胸腹部河车路：胸腹部河车路为河车前线，该线从任脉经的天突穴直下，经过胸、上腹、下腹到会阴处，与督脉经相交。从任脉经两旁的左右3条线为河车左右线。

①河车天膻段

定位：从任脉经的天突穴到膻中穴的任脉经中线，以及任脉经旁开5分、1.5寸、3寸的3条线，为河车天膻段。

主治：食道、心、肺、膈等急、慢性疾病，如胸痹、心痛、咳嗽、喘息、呃逆、心悸等病症。

手法：指针、杵针点叩、升降、开阖、运转、分理。

②河车膻阙段

定位：从膻中穴到神阙穴的任脉经正中线和任脉经旁开5分、1.5寸、3寸的3条线，为河车膻阙段。

主治：脾、胃、肝、胆疾病，如胃脘胀痛、疼痛、呃逆、呕恶、胸痹、胁痛等病症。

手法：指针、杵针点叩、升降、开阖、运转、分理。

③河车阙极段

定位：从神阙穴到中极穴的任脉正中线，和任脉经旁开5分、1.5寸、3寸的3条线为河车阙极段。

主治：大肠、小肠、尿道、膀胱、盆腔、子宫等脏器的病变，如淋证、尿闭、尿血、腹泻、痢疾、小腹痛、月经不调、痛经、闭经、崩漏、带下、遗精、阳痿、不孕、疝气等病症。

手法：指针、杵针点叩、升降、开阖、运转、分理。

（五）杵针源流

杵针疗法，为我国道家养生、导引的不传之秘，系道家内丹、导引及河车修炼的有机组成部分。主要为帮助修炼者导引真气、培补元气、纠正偏差，预防并治疗修炼中各类疾病而设。最初由李仲愚先生的入川始祖李尔绯老太祖公，受此术于湖北武当山如幻真人，后得真人印可，此术始于李氏家族中秘密流传，到李仲愚先生是为第十四代传人。

20世纪七八十年代，李仲愚先生在受命为党和国家领导人彭真（其耳聋症即以此法治愈）、万里、李先念、邓小平、胡耀邦、赵紫阳及佛教界代表赵朴初治病期间，方公开此法。从李仲愚先生始祖李尔绯老太祖公开始，李氏成为蜀中医学世家，代代传承中医哲学并杵针（指针）。一方面，李氏代代在彭州市（原称彭县）行医；另一方面，其家族内部则代代择人修学佛、道教典籍及《周易》《内经》《本草》并导引诸法，传承杵针（指针）之学。至李仲愚先生祖父春庭公长成，时值18世纪末，鉴于民生多艰，遂将导引真气的杵针（指针）法术，秘密应用于对民众疑难杂症的治疗，并积累了丰富的经验，获得极高的声誉，直至百岁后仙逝。到李仲愚先生父亲文焕公，自幼依家传，学习医学、武功并导引杵针（指针），青年时感于民族灾难，慨然从军，先在熊克武部做军医官，以黑膏药、丹药、药酒与杵针为官兵治病，疗效显著，得官兵拥戴，累至团长之职。文焕公中年后退隐家乡行医，进一步研究杵针（指针）治疗疑难杂症，并精心培育李仲愚先生。

（六）杵针的心法

1. 临症须凝神静气，慈悲恻隐：医家必满含慈悲恻隐之心，誓愿普救一切含灵之苦。临症之时，还须凝神静气。凝神即精神专注，静气指除却杂念。如

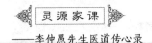

菩提达摩 "外屏诸缘，内心不喘，心如墙壁，可以入道"。从生理而言，使气机不乱，而得专注之功；以精神而言，是除却烦恼，减少杂念，调整心态，提高心识能力，而得松静之用。

2. 施治必以意领气，调节阴阳：对医家而言，应按杵针的施治要求，平时应坚持习练内养功夫和桩功。凡患者面色无论青、黄、黑、白、红而晦暗无光泽，多属虚寒证，医家可以意领气，观杵身放黄赤之光（或金光），透过指端或杵针针身进入患者脏腑与病灶。凡患者面色无论青、黄、黑、白、红而光亮者，多属实热证，医家则观杵身放天蓝色或白色（如清凉明月）之光，透过指端或杵身进入患者脏腑与病灶。但凡医家内功得力，观想成功，患者身心多有很直接的感应，收效自然就好。

3. 救人当医患感通，升华生命：医家一是须向患者讲明凝神静气的原理；二是须说明观想病灶的方法和以意领气包括 "心至气随" 的道理，让患者精神集中在医家施治的部位上。医家用哪个穴位或哪经、哪个脏腑的分野部位时，患者的意念都要随医家的施治部位而转动、专注，严禁摆龙门阵或开玩笑。六朝时期道教祖师陶弘景，在其《真诰》中指出，施行针灸时还须让病人或口念咒语，或存视内思。这实际是让患者精神专注和躯体放松，从而调动体内精气神的力量，以提高治疗效果。《素问·汤液醪醴论》说："形弊血尽而功不立者何？岐伯曰：'神不使也。'"说明针之效在治神，这与李仲愚先生的杵针心法是相互印证的。三是须说明改造生命的道理。严格而言，是 "上报四重恩，下济三途苦"。一般而言，是所谓 "将忠心献给国家，将孝心献给父母，将爱心献给社会，将信心留给自己"，以战胜疾病，并努力追求更加自由如意的人生道路。

综上所述，杵针不仅深含人类生理、心理基础，更有深刻的人文关爱特质。同样的杵针工具，选同样的穴位，或效或不效，或效果大不相同，除却医患配合的因素，在很大程度上依赖于医家心志与能量的开发，也即修证的程度。所谓戒、定、慧三学，由戒生定，由定发慧，美在其中而畅于四肢，发于事业。从这个意义上说，真正掌握与运用杵针心法的过程，既是术的积累与增长的过程，亦是医家相对自由如意人生道路的探索实践过程。

三、针刺精要

针刺之法，源自黄帝，我们看《灵枢·九针十二原》，不难感悟黄帝至极伟大的悲愿。其文曰："余哀其不给，而属有疾病。余欲勿使被毒药，无用砭石，欲以微针通其经脉，调其血气，荣其逆顺出入之会，令可传于后世。必明为之法令，终而不灭，久而不绝，易用难忘；为之经纪，异其章，别其表里；为之终始，令各有形，先立针经，愿闻其情。"这是针刺之所以出。接下来，是针刺运针之法，《灵枢·九针十二原本输篇第一》曰："持针之道，坚者为宝，正指直刺，无针左右，神在秋毫，属意患者，审视血者，刺之无殆。方刺之时，必在悬阳，及与两卫，神属勿去，知病存亡，血脉者在腧横居，视之独澄，切之独坚。"临床最关键点，在于掌握迎随补泻与缪刺法则。

（一）迎随补泻

1. 迎随补泻概要：迎随，广义而言，是世间万物对立统一的普遍真理，狭义而言，落实到针灸，即所谓"迎而夺之，随而济之"。顺经络针刺叫随，逆经络针刺叫迎，源自《难经》。迎随之义贯通针灸的补泻，对针灸临床具有很重要的指导意义，此处重点介绍迎随补泻穴位表。

迎随的目的就是要使阴阳失调的病体，转变为一个阴平阳秘的健康身体。有了一个阴平阳秘的健康身体，一切致病因子，如细菌、病毒、原虫、立克次小体、致癌因子等，就没有条件在人体生存、繁殖、活跃。因为这些致病因子所依赖的一切环境都被破坏了，健康的生命从此彰立，这就是中医学的"正气存内，邪不可干"的意义。

迎随补泻穴位表

脏腑		肺	大肠	胃	脾	心	小肠	膀胱	肾	心包	三焦	胆	肝
俞穴	本经	肺俞	大肠俞	胃俞	脾俞	心俞	小肠俞	膀胱俞	肾俞	厥阴俞	三焦俞	胆俞	肝俞
	虚	脾俞	胃俞	小肠俞	心俞	肝俞	胆俞	大肠俞	肺俞	肝俞	胆俞	膀胱俞	肾俞
	实	肾俞	膀胱俞	大肠俞	肺俞	脾俞	胃俞	胆俞	肝俞	脾俞	胃俞	小肠俞	心俞
募穴	本经	中府	天枢	中脘	章门	巨阙	关元	中极	郄门	膻中	石门	日月	期门
	虚	章门	中脘	关元	巨阙	期门	日月	天枢	中府	期门	日月	中极	郄门
	实	京门	中极	天枢	中府	章门	中脘	日月	期门	章门	中脘	关元	巨阙

脏腑		肺	大肠	胃	脾	心	小肠	膀胱	肾	心包	三焦	胆	肝
原络穴	本经	太渊	合谷	冲阳	太白	神门	中脘	京骨	太溪	大陵	阳池	丘墟	太冲
		偏历	列缺	公孙	丰隆	支正	通里	大钟	飞扬	外关	内关	蠡沟	光明
	虚	太白	冲阳	腕骨	神门	太冲	丘墟	合谷	太渊	太冲	丘墟	京骨	太溪
		丰隆	公孙	通里	支正	光明	蠡沟	列缺	偏历	光明	蠡沟	大钟	飞扬
	实	太溪	京骨	合谷	太渊	太白	冲阳	丘墟	太冲	太白	冲阳	腕骨	神门
		飞扬	大钟	列缺	偏历	丰隆	公孙	蠡沟	光明	丰隆	公孙	通里	支正
郄穴	本经	孔最	温溜	梁丘	地机	阴郄	养老	金门	水泉	郄门	会宗	外丘	中都
	虚	地机	梁丘	养老	阴郄	中都	外丘	温溜	孔最	中都	外丘	金门	水泉
	实	水泉	金门	温溜	孔最	地机	梁丘	外丘	中都	地机	梁丘	养老	阴郄

说明：以上针灸迎随取穴表，为李仲愚先生精微思辨，总结临床经验而得，施用多有奇效。

其他有五输穴，即十二经的每一经在肘、膝以下的井、荥、俞、经、合5个腧穴。为何每经都有5个腧穴？这是因为人体的卫、气、营、血都要经过各个脏腑经脉，各脏腑经脉中的精气是互相渗透的，因此每一经都具有全身五行的精气。

五俞穴是最具亲和力的孔穴，例如各个阴经之井木穴与肝胆之气有亲和力；荥火穴与心、小肠具有亲和力；俞土穴与脾、胃具有亲和力；经金穴与肺、大肠具有亲和力；合水穴与肾、膀胱具有亲和力。穴与穴之间一如驿站之间，互通有无、互相交替，所以整体严密，息息相通。

针灸治疗中，子午流注的取穴法，是按照阳日阳时开阳穴、阴日阴时开阴穴的规律，但要求得临床显效，还要掌握穴位开穴时间。若不能与时间结合，采用虚则补母、实则泻子的治法，也是可行的。

另有郄穴，郄者深也，最能治暴病急病。

2. 迎随补泻与提插捻转：依据迎随原理，实施补泻，其临床应用的关键，是精深掌握提插捻转。《灵枢·官能篇第七十三》云："是故上工之取气，乃救其萌芽；下工守其已成，因败其形。……是故工之用针也，知气之所在，而守其门户，明于调气，补泻所在，徐疾之意，所取之处。泻必用员，切而转之，其气乃行，疾而徐出，邪气乃出，伸而迎之，遥（通摇）大其穴，气出乃疾。补必用方，外引其皮，令当其门，左引其枢。右推其肤，微旋而徐推之，必端以正，安以静，坚心无解，欲微以留，气下而疾出之，推其皮，盖其外门，真气乃存。用针之要，无忘其神。"

迎而夺之，是为泻法。临床或轻插重提，或捻转中拇指向后的力量重（针反时针旋转），均是导邪外出的泻法。对应呼吸是逆呼吸，对应经络是逆经络。

随而济之，是为补法。临床或重插轻提，或捻转时拇指向前（针身顺时针旋转），是为补益人身正气的补法。对应呼吸是顺呼，对应经络是顺经络。行针的提插与捻转，虽有分别，但临床往往是综合应用的。故是一而二、二而一之法。真正掌握了提插捻转之法，就掌握临床运针的根本了。当其时，选单侧经络或双侧经穴行针，乃至鸡爪针（3针）、梅花针（5针）均自在如意矣。

倘若医家精神内守，神明洞达，每行针，凝神静气，观想自己心与天地间生物电磁场全体感通，则能运用天地功能，进退补泻，精准调整人体经络功能，这是古人正确应用"苍龟探穴"（入土之象，一退三进，钻剔四方）等法的关窍，达到更好的临床疗效。

（二）缪刺法

缪刺，是针灸取穴的重要方法，缪指交缪，其取穴原则是：病上取下，病下取上；病左取右，病右取左；病中旁取，病旁中取；病前取后，病后取前。是为"高者抑之，下者举之；有余者损之，不足者补之"之义。其目的就是抓住阴阳的交易、变易和不易，以达到阴平阳秘的目标。缪刺之法则自《内经》，我们在临床上做了进一步的总结归纳。

1. 病上取下：临床上，凡脑部的病变多与肝肾有关。如肝肾（下面）阴虚，上面必定阳亢；而肝肾阳虚，上面必定阴盛。

凡高血压、中暑、暴病等一系列实证等，用药即取下，用六一散（甘草、滑石），或选车前子、木通以利尿消暑；针灸则选合谷、太冲、足三里等。过去古人讲开闭法，即用井穴放血，掌握得法，临床效果很好。

凡高烧头痛，临床上，可选大椎、曲池、足三里，留针1小时，往往出针时就退烧了。

打摆子（疟疾）引起全身痛、头痛、烦渴、坐卧不宁等，取大椎、外关，在发作前1小时进针，当日即不再发。高烧选曲池、足三里，退烧很快；而凡寒重，选大椎、陶道用温针，能很快散寒。

2. 病下取上：如中风瘫痪病人，手足瘫痪，其病位在下，可取头部之百会、头维、风池、风府为主穴，另配大椎、陶道。其他穴位如阿是穴等，则随症加减。

有气虚而表现为脱肛、子宫下垂、小儿尿床等，均属气虚之证。在临床上，上可重灸百会，下可重灸关元及维包穴（腹股沟两点）。变通可选百会，用灸法；而下针维包、关元或子宫穴，收效也很快。命门在子宫肛门之上，亦可取之。而流产、大出血类病，则重灸或温针肝、脾、肾俞，命门、百会等。

有中风发作、昏迷不醒、瞳孔缩小者，因病在上，故选下填上开之法。下填重用枸杞子，上开是以降为开，用茺蔚子、青葙子、草决明与三七贝母汤合用，临床疗效很好。

所以，针灸与方药道理是一致的。有脸与颈最怕风吹、一吹即发呕的患者，因病上故取下，而取中脘（温胃）、关元（温肝肾），很快治愈。这也说明针灸较许多药物作用更直接。

3. 病中旁取：如胆囊炎、胰腺炎，反映到胃部，即取期门、日月穴，可针可灸。

4. 病旁中取：如胆囊炎、胰腺炎疼痛，相对来说，是病在旁，故宜中取。有取中脘一针即镇痛者。

5. 病左取右（病右取左）：如面瘫。《金匮要略》说："邪气反缓，正气即急，正气引邪，歪僻不遂。"说受邪的地方出现肌肉松弛，因另边正气拉动，正气引邪形成㖞僻，故病左取右，病右取左。

6. 病前取后：如胃痛在前，后取膈俞、胃俞、脾俞或膈点、脾点、胃点，往往下针即止痛。

7. 病后取前：如冠心病病在后，可前灸膻中、虚里。而背部冷痛者选灸中府、膻中、乳根等均效。

8.表证上取：如一切外感，取大椎均效，取风池、风府亦效。

9.里证下取：如胁痛、肝胆区痛，阳陵泉下针，能立即止痛。而阑尾炎，则在阑尾点下针。

以上，是针灸缪刺法的基本原理。掌握了这个原理，以针灸的手段，解人危难，更能得心应手，方便自在。

（三）几组重要的穴位

1.《千金方》十要穴

歌曰：

三里内庭穴，肚腹中妙诀；

曲池与合谷，头面病可辙；

腰背病相连，委中昆仑穴；

头项若有病，后溪并列缺；

环跳与阳陵，膝前兼腋胁；

三百六十穴，不外千金诀。

《千金方》十要穴，为孙真人总结，可针可灸。凡杵针，则用奎星笔点。三里、内庭，凡肚腹之病均可用，如呕、泻、胀等，八阵之外，配此两穴，效果更好。曲池、合谷，凡头面痛，口腔、眼、鼻、耳病均可统治。环跳、阳陵泉，治疗膝关节、腋下、胁下、身体两侧病及坐骨神经痛等。后溪、列缺，可治疗头项痛、颈项转动不灵等。委中、昆仑，治疗腰背之一切病。

2.八脉交会穴

歌曰：

公孙冲脉胃心胸，内关阴维下总同；

临泣胆经连带脉，阳维锐眦外关逢；

后溪督脉内眦颈，申脉阳跷络亦通；

列缺任脉行肺气，阴跷照海膈喉咙。

此为奇经八脉的会穴，也是八脉交会之穴，用于临床，单取亦可，多取亦可。一般而言，阳脉之穴能治头顶五官之病，阴脉之穴能治脏腑之病；手上穴治膈以上病疗效好，足上穴对膈以下病疗效好。若配对，则上下均治。运用针灸治疗疑难杂证，很重要的灵龟八法，就是选用以上八穴。

3. 马丹阳十二穴：这组穴位，为道家全真教派祖师王重阳的弟子马丹阳所归纳总结。他终身为人治病，主要就用此十二穴。歌曰：

三里内庭穴，曲池合谷接。

委中配承山，太冲昆仑穴。

环跳与阳陵，通里并列缺。

合担用法担，合截和法截。

三百六十穴，不出十二诀。

治病如神灵，浑如汤泼雪。

北斗降真机，金锁教开彻。

至人可传授，匪人莫浪说。

其一：三里膝眼下，三寸两筋间。能通心腹胀，善治胃中寒。肠鸣并泄泻，腿肿膝胻酸。伤寒羸瘦损，气蛊及诸般。年过三旬后，针灸眼便宽。取穴当审的，八分三壮安。

其二：内庭次趾外，本属足阳明。能治四肢厥，喜静恶闻声。瘾疹咽喉痛，数欠及牙痛。疟疾不能食，针着便惺惺。

其三：曲池拱手取，屈肘骨边求。善治肘中痛，偏风手不收。挽弓开不得，筋缓莫梳头。喉闭促欲死，发热更无休。遍身风癣癞，针着即时瘳。

其四：合谷在虎口，两指岐骨间。头痛并面肿，疟病热不寒。齿龋鼻衄血，口噤不开言。针入五分深，令人即便安。

其五：委中曲腘里，横纹脉中央。腰痛不能举，沉沉引脊梁。酸疼筋莫展，风痹复无常。膝头难伸屈，针入即安康。

其六：承山名鱼腹，腨肠分肉间。善治腰疼痛，痔疾大便难。脚气并膝肿，辗转战疼酸。霍乱及转筋，穴中刺便安。

其七：太冲足大趾，节后二寸中。动脉知生死，能医惊痫风。咽喉并心胀，两足不能行。七疝偏坠肿，眼目似云朦。亦能疗腰痛，针下有神功。

其八：昆仑足外踝，跟骨上边寻。转筋腰尻痛，暴喘满冲心。举步行不得，一动即呻吟。若欲求安乐，须于此穴针。

其九：环跳在髀枢，侧卧屈足取。折腰莫能顾，冷风并湿痹。腿胯连腨痛，转侧重欷歔。若人针灸后，顷刻病消除。

其十：阳陵居膝下，外廉一寸中。膝肿并麻木，冷痹及偏风。举足不能起，坐卧似衰翁。针入6分止，神功妙不同。

其十一：通里腕侧后，去腕一寸中。欲言声不出，懊恼及怔忡。实则四肢重，头腮平面红。虚则不能食，暴瘖面无容。毫地微微刺，方信有神功。

其十二：列缺腕侧上，次指手交叉。善疗偏头患，遍身风痹麻。痰涎频壅上，口噤不开牙。若能明补泻，应手即如拿。

4. 十鬼祟穴：十鬼祟穴为李仲愚先生继承家学并在长期临床实践中定名的一组特定穴位，常用于治疗精神、情志因素所致的疾病，如郁证、失眠、癔证、癫证等，即现代医学所谓的神经官能症、更年期综合征、癔症、抑郁性精神病以及气功偏差等病证。其病因多由七情、五志失常，导致脏腑经脉气机逆乱。《内经》所谓："百病皆生于气也。一有怫郁，百病生焉。治当疏达条畅，调和气机为大法。令气机通畅，出入有常，则气血调和，百病不生。"李氏十鬼祟穴不同于古籍记载的"十三鬼穴"等，但自古以来，针灸临床学家对奇穴鬼穴治疗七情所致的精神病及神经性病变都认为有特殊的作用。诸如治"百邪癫狂所为病"（《备急千金要方》）"治鬼魅狐惑、恍惚振噤等"（《医学入门》），均从不同的取穴、治疗和临床应用做了客观的评价。

十鬼祟穴的命名与定位：十鬼祟穴大都与手足经脉井穴所处的经络循行部位相关，为脏腑、经脉之气注输之处。其穴经名与定位列表如下：

十鬼祟穴名称与定位

鬼祟穴位	定位	相应经穴穴名
一、鬼眼	拇指桡侧爪甲角旁约0.1寸处	少商、手鬼眼
二、鬼鼻	食指桡侧爪甲角旁约0.1寸处	商阳
三、鬼心	中指桡侧指甲角旁约0.1寸处	中冲
四、鬼耳	第4指尺侧指甲角旁约0.1寸处	关冲
五、鬼听	小指尺侧指甲角旁约0.1寸处	少泽
六、鬼哭	足大趾内侧趾甲角旁约0.1寸处	隐白、足鬼眼
七、鬼口	第2趾外侧爪甲角旁约0.1寸处	厉兑
八、鬼意	脚中端外侧去爪甲角旁约0.1寸处	—
九、鬼胆	第4趾外侧趾甲角旁约0.1寸处	足窍阴
十、鬼头	足小趾外侧趾甲角旁约0.1寸处	至阴

在临床上，凡癫、狂、痫、郁、惊、厥、鬼痊（歇斯底里证），属实者脉

多数实，属虚者脉多细微。迟者为寒，数者为热。脉数而实者，针之砭之、夺之泻之；脉数而虚者，以针补之。脉迟而实者，以针泻之；脉迟而虚者，以灸补之。十鬼崇穴的针灸手法操作为炷灸法和针砭法。凡临床见症为虚寒者多用炷灸法，症属实热者多用针砭法。

炷灸法：取米粒大小艾炷，燃灸于鬼崇穴上，欲助其温补者，毋吹其火，待火燃至患者不能忍受灼痛时，按压艾炷，使火力内透，其气内聚，毋令灼伤肤腠。如是者为一壮，可连续灸3壮。欲引邪外出者，疾吹其火，待艾炷燃至近皮肤，扫去艾炷，使火力炽烈，热灼肤表，如是者一壮，亦可连灸3壮。针砭法：针者针刺也，砭者砭其血，二者皆取对症之穴。针有补阴泄热之效，砭有宣闭解毒之功，二者皆能开瘀阻，通经隧，伐毛洗髓而起沉疴。用砭法者，以三棱针刺于穴位上，放绿豆大小血滴为度；用针刺者，因十鬼崇穴之肌肤微薄，用5分毫针刺入穴位2～3分钟即可。欲补者，则以轻而快之法弹针柄；欲泻者，则以重而慢之手法弹针柄。每隔3～5分钟弹针1次，3遍后出针。临床上用十鬼崇穴一般每次取一对穴作一组穴，如取鬼眼则双鬼眼同取，余穴类推。

我们在临床中发现，应用鬼崇穴对疮疡和阴癫证有明显效果。凡取手足之鬼崇穴，均须将艾炷置放于爪甲和肌肤之中，艾灸时一定要四处着火，方能显效。

针灸配穴，应特别注意天应穴。患者每有异常处，此异常处则为天应穴。即凡奇痒、酸、麻、胀、痛、冷、热等，有部位、有区域的地方，对此处的刺激，能通往病灶所在。若面积大，即可选梅花针叩打或刮痧。

针刺应特别注意，若无老师守护指教，对风府、哑门及胸背部诸穴不可深刺。其胸、背下针，最好斜针沿皮，不要深针直针，万一临床确需，亦不宜超过同身5分。用长针，对贫苦人家，急难痛证，很是方便。如妇女八髎穴及八髎中之次髎穴（有压痛点），效果很是神奇；治疗月经痛、红崩、白带、子宫炎症、盆腔炎、痔疮、直肠癌剧痛等效果也很好，但必须严格把握。

针刺中的兼针（双针）、鸡足针（3针）、梅花针（5针）和丛针（多针），都可灵活运用。丛针对阿是穴有特别好的疗效。

另外，我们在临床中发现，帮助患者戒鸦片烟，直接悬灸膏肓穴效果较好，每天灸，以30天为1疗程，一般2个疗程都能见效。另配附分、谚譆两穴亦很好。戒香烟，针大椎很有效。此外，陶道、身柱、崇骨亦可配用。

（四）常用经穴奇穴

1. 头面与胸腹（共48穴）

（1）地仓（胃经）

取法：口角外旁开4分处。

主治：流涎，面神经麻痹等。

（2）人中（督脉）

取法：人中沟上1/3交界处。

主治：休克，中暑，昏迷，癔症，癫痫，急性腰扭伤。

（3）迎香（大肠经）

取法：鼻翼旁开5分，鼻唇沟中。

主治：鼻塞，鼻炎，副鼻窦炎，面瘫等。

（4）睛明（膀胱经）

取法：眼内眦外1分许。

主治：急慢性结膜炎，迎风流泪，近视，远视，散光，视神经炎，视网膜炎，视神经萎缩，白内障等。

（5）承泣（胃经）

取法：眼平视，瞳孔直下，下眼眶边缘上。

主治：同睛明穴。

（6）攒竹（膀胱经）

取法：眉头内侧凹陷处。

主治：头痛，流泪，目赤肿痛，视物不清，角膜白斑等。

（7）印堂（奇穴）

取法：两眉头连线中点。

主治：前头痛，眩晕，鼻病，眼病，小儿惊风，高血压等。

（8）头光明（奇穴）

取法：眼平视，瞳孔直上，当眉毛上缘处。即鱼腰穴稍上。

主治：近视，睑缘炎，眼肌麻痹，偏头痛。

（9）阳白（胆经）

取法：眼平视，眉毛中央上1寸，直对瞳孔。

主治：前额头痛，眼病，面神经麻痹等。

（10）上星（督脉）

取法：头正中线，入前发际1寸。

主治：头痛，眼痛，鼻炎，鼻塞，鼻衄等。

（11）百会（督脉）

取法：后发际上7寸，约当头顶正中线与两耳尖连线之交点。

主治：头面诸疾，全面调节任脉、督脉及足厥阴肝经。

（12）太阳（奇穴）

取法：眉梢与眼外眦之连线中点，向后1寸之凹陷处。

主治：头痛，眼病。

（13）球后（奇穴）

取法：眼平视，眼眶下缘外1/4寸与目内眦到目外眦间3/4交界处。

主治：同睛明穴。

（14）四白（胃经）

取法：眼平视，瞳孔直下1寸处，相当眼眶下孔部位。

主治：面神经麻痹，三叉神经痛，眼病等。

（15）丝竹空（三焦经）

取法：眉梢外侧端凹陷处。

主治：偏头痛，眼病，面神经麻痹等。

（16）率谷（胆经）

取法：耳尖直上入发际1.5寸，嘴嚼时有牵动处。

主治：偏头痛。

（17）下关（胃经）

取法：下颌小头前方，颧弓后下缘凹陷处，闭口取之。

主治：牙痛，耳聋，耳鸣，下颌关节炎，面神经麻痹等。

（18）颊车（胃经）

取法：下颌角前上方约1横指，嘴嚼时肌肉隆起处。

主治：牙痛，腮腺炎，面神经麻痹。

（19）耳门（三焦经）

取法：听宫穴上方与耳屏上切迹相平处。

主治：耳聋，耳鸣，中耳炎，牙痛等。

（20）听宫（小肠经）

取法：耳屏中点前缘与小颌关节之间凹陷处，张口取之。

主治：耳聋，耳鸣，中耳炎，外耳道炎等。

（21）听会（胆经）

取法：听宫穴下方与耳屏间切迹相平处，张口取之。

主治：耳聋，耳鸣，中耳炎，牙痛，面神经麻痹，下颌关节炎等。

（22）风池（胆经）

取法：颈后枕骨下，与乳突下缘相平，大筋外则凹陷处。

主治：头痛，眼病，鼻炎，感冒，中风，偏瘫，耳聋，耳鸣等。

（23）哑门（督脉）

取法：后脑正中线第1、2棘突间，相当于入后发际5分处。

主治：脑性瘫痪，头痛，聋哑，精神病等。

（24）天柱（膀胱经）

取法：哑门旁开1.3寸，入后发际5分凹陷处。

主治：后头痛，颈项强痛，咽喉炎，神经衰弱，癔症等。

（25）天突（任脉）

取法：胸骨柄上缘凹陷处。

主治：哮喘，气管炎，咽炎，甲状腺肿大，呕吐等。

（26）廉泉（任脉）

取法：喉结上方凹陷处。

主治：支气管炎，咽喉炎，舌炎，哮喘，流涎等。

（27）上廉泉（奇穴）

取法：仰头，前正中线，喉结上1寸，舌骨上方。

主治：流涎，急慢性咽炎，舌强，言语不清等。

（28）翳风（三焦经）

取法：耳垂后方，乳突前下方凹陷处，张口取之。

主治：耳聋，耳鸣，中耳炎，腮肿，面瘫等。

（29）翳明（奇穴）

取法：乳突下缘，翳风穴后1寸处。

主治：近视，远视，夜盲，白内障，失眠等。

（30）人迎（胃经）

取法：前正中线，喉结旁开1.5寸，胸锁乳突肌前缘，动脉搏动处。

主治：高血压，哮喘，咽喉肿痛，发音困难等。

（31）中府（肺经）

取法：锁骨下1寸，前正中线旁开6寸。

主治：支气管炎，肺炎，哮喘，肺结核等。

（32）乳根（胃经）

取法：乳头直下，乳房下沟凹陷处，相当于第5肋间。

主治：乳汁不足，乳腺炎等。

（33）膻中（任脉）

取法：两乳之间，胸骨中线上，平第4肋间。

主治：咳嗽，哮喘，胸闷，胸痛，乳腺炎，缺乳，肋间神经痛。

（34）巨阙（任脉）

取法：前正中线，剑突下1寸，相当于脐上6寸。

主治：心慌心跳，胃痛，呕吐。

（35）上脘（任脉）

取法：前正中线，脐上5寸。

主治：胃炎，胃溃疡，呕吐，腹胀，呃逆等。

（36）中脘（任脉）

取法：前正中线，脐上4寸。

主治：胃炎，胃溃疡，腹胀，呕吐，腹泻，便秘，消化不良，高血压，神经衰弱，神经病等。

（37）梁门（胃经）

取法：脐上4寸，中脘穴旁开2寸。

主治：急慢性胃炎，胃神经官能症等。

（38）期门（肝经）

取法：乳头下肋弓边线上，相当于第9软肋骨附着处的下缘。

主治：胸膜炎，肋间神经痛，肝炎，消化不良等。

（39）章门（肝经）

取法：侧卧，第11浮肋前端稍下方，正当肋间尽处。

主治：呕吐，腹胀，腹泻，肝炎，腰痛，腿痛，胁痛等。

（40）天枢（胃经）

取法：脐中旁开2寸。

主治：急慢性胃肠炎，痢疾，便秘，肠麻痹等。

（41）大横（脾经）

取法：脐中旁开4寸。

主治：腹胀，便秘，肠麻痹，腹泻，下腹痛，肠寄生虫等。

（42）气海（任脉）

取法：前正中线，脐下1.5寸。

主治：腹胀，腹泻，遗尿等。

（43）关元（任脉）

取法：前正中线，脐下3寸。

主治：腹痛，腹泻，痢疾，月经不调，痛经，白带过多，盆腔炎，阳痿，遗精，遗尿，尿闭，尿频，尿道痛，蛔虫症等。

注：凡下腹部穴位做深刺时，应尽可能让患者先解小便。

（44）中极（任脉）

取法：前正中线，脐下4寸。

主治：泌尿生殖系统疾病（同关元穴）。

（45）曲骨（任脉）

取法：前正中线，脐下5寸。

主治：遗尿，小便不利，阳痿，遗精，白带多，子宫收缩不全等。

（46）水道（胃经）

取法：脐下3寸，关元穴旁开2寸。

主治：肾炎，膀胱炎，尿潴留，睾丸炎等。

（47）子宫（奇穴）

取法：脐下4寸，中极穴旁开3寸。

主治：子宫脱垂，月经不调，痛经，妇人不孕等。

（48）维胞（奇穴）

取法：髂前上棘内方凹陷处，相当于关元穴旁开6寸。

主治：子宫脱垂。

2. 腰背部（共32穴）

（1）大椎（督脉）

取法：第7颈椎与第1胸椎棘突之间。

主治：热病，外感，疟疾，项强，背痛，支气管炎，哮喘，瘫痪，癫痫，精神病等。

（2）肩中俞（小肠经）

取法：大椎旁开2寸处。

主治：肩背病，落枕，支气管炎，哮喘等。

（3）肩井（胆经）

取法：大椎穴与肩峰连线之中点。

主治：肩背痛，落枕，举臂困难，乳腺炎，甲状腺功能亢进，功能性子宫出血等。

（4）陶道（督脉）

取法：第1、第2胸椎棘突之间。

主治：疟疾，头痛，项背强痛，癫痫，精神病等。

（5）大杼（膀胱经）

取法：第1与第2胸椎棘突间旁开1.5寸。

主治：支气管炎，肺炎，胸膜炎，落枕，肩臂痛，骨结核，关节炎，肢体麻木等。

（6）风门（膀胱经）

取法：第2与第3胸椎棘突间旁开1.5寸处。

主治：感冒，支气管炎，荨麻疹等。

（7）身柱（督脉）

取法：第3与第4胸椎棘突间。

主治：腰背痛，精神病，小儿癫痫，支气管炎等。

（8）肺俞（膀胱经）

取法：第3与第4胸椎棘突间旁开1.5寸。

主治：支气管炎，肺炎，肺结核，腰背痛，感冒咳嗽等。

（9）厥阴俞（膀胱经）

取法：第4与第5胸椎棘突间旁开1.5寸处。

主治：神经衰弱，胸闷胸痛，头顶痛，心包炎，呃逆等。

（10）膏肓（膀胱经）

取法：第4与第5胸椎棘突间旁开3寸处。

主治：肺结核，支气管炎，胸膜炎，神经衰弱，久病体弱等。

（11）心俞（膀胱经）

取法：第5与第6胸椎棘突间旁开1.5寸处。

主治：心律不齐，心慌心跳，神经衰弱，癔症等。

（12）灵台（督脉）

取法：第6与第7胸椎棘突间。

主治：哮喘，支气管炎，腰背痛，胃痛等。

（13）督俞（督脉）

取法：第6与第7胸椎棘突间旁开1.5寸处。

主治：心内膜炎，肠鸣，腹痛，呃逆，脱发，皮肤瘙痒等。

（14）至阳（督脉）

取法：第7与第8胸椎棘突间。

主治：肝炎，胆囊炎，胃痛，肋间神经痛，腰背痛等。

（15）膈俞（膀胱经）

取法：第7与第8胸椎棘突间旁开1.5寸。

主治：慢性出血性疾患，贫血，呃逆，神经性呕吐，荨麻疹等。

（16）肝俞（膀胱经）

取法：第9与第10胸椎棘突间旁开1.5寸。

主治：肝病，胃病，眼病，神经衰弱，肋间神经痛等。

（17）胆俞（膀胱经）

取法：第10与第11胸椎棘突间旁开1.5寸。

主治：胆囊炎，肝炎等。

（18）脾俞（膀胱经）

取法：第11与第12胸椎棘突间旁开1.5寸。

主治：胃炎，胃溃疡病，肝炎，肠炎，水肿，荨麻疹，慢性出血性疾病，肢体无力等。

（19）胃俞（膀胱经）

取法：第12胸椎和第1腰椎棘突间旁开1.5寸。

主治：胃炎，胃溃疡，肝炎，肠炎，消化不良，胃下垂，胃痉挛，胃扩张，呕吐，腹胀，肠鸣，视力减退，小儿夜盲等。

（20）三焦俞（膀胱经）

取法：第1与第2腰椎棘突间旁开1.5寸。

主治：胃痛，食欲不振，消化不良，肠炎，肾炎，神经衰弱，腰痛，遗尿，遗精，肠鸣，呕吐。

（21）命门（督脉）

取法：第2与第3腰椎棘突间。

主治：腰痛，遗尿，阳痿，遗精，女子带症，子宫内膜炎，附件炎，头痛，耳鸣等。

（22）肾俞（膀胱经）

取法：第2与第3腰椎棘突间旁开1.5寸。

主治：腰痛，遗精，遗尿，阳痿，月经不调，慢性盆腔炎，肾炎，神经衰弱等。

（23）气海俞（膀胱经）

取法：第3与第4腰椎棘突间旁开1.5寸。

主治：腰痛，痔疮。

（24）大肠俞（膀胱经）

取法：第4与第5腰椎棘突间旁开1.5寸。

主治：肠炎，痢疾，便秘，腰痛等。

（25）腰关下（奇穴）

取法：第5腰椎棘突下凹陷处。

主治：腰腿痛，痛经，下肢运动障碍等。

（26）关元俞（膀胱经）

取法：第5与第1骶椎棘突间旁开1.5寸。

主治：腰痛，肠炎，膀胱炎，附件炎，遗尿等。

（27）小肠俞（膀胱经）

取法：平第1骶骨孔，从后正中线旁开1.5寸处，相当于髂后上棘内缘与骶骨间凹陷处。

主治：坐骨神经痛，腰痛，遗精，遗尿，肠炎，便秘，盆腔炎等。

（28）膀胱俞（膀胱经）

取法：平第2骶骨孔，从后正中线旁开1.5寸处。

主治：膀胱炎，腰骶痛，坐骨神经痛，腹泻，便秘，糖尿病等。

（29）白环俞（膀胱经）

取法：平第4骶骨孔，从后正中线旁开1.5寸处。

主治：坐骨神经痛，骶神经痛，子宫内膜炎等。

（30）秩边（膀胱经）

取法：第4骶椎棘突下旁开3寸与下髎穴相平。

主治：膀胱炎，痔疮，下腰痛，坐骨神经痛，下肢瘫痪麻木等。

（31）长强（督脉）

取法：后正中线尾骨端下5分处。

主治：痔疮，脱肛，腰背痛等。

（32）八髎（膀胱经）

取法：上、次、中、下左右共8穴合称八髎，分别位于第1～第4骶后孔中。

主治：睾丸炎、附件炎、月经不调、小便不利等泌尿生殖疾病，下腰痛，坐骨神经痛，痔疮，神经衰弱等。

3. 上肢部（共28穴）

（1）十宣（奇穴）

取法：双手十指尖端，距指甲约1分许。

主治：用于急救，如昏迷、中暑、癔症、癫痫发作等。

（2）中冲（心包经）

取法：中指尖，距指甲约1分许。

主治：心绞痛，头痛，休克，耳鸣，小儿多哭夜惊等。

（3）劳宫（心包经）

取法：屈指握掌，中指与无名指关节之间所对的掌心中（在第3与第4掌骨之间）。

主治：胁痛，中风昏迷，中暑，小儿惊风，精神病，癔症等。

（4）鱼际（肺经）

取法：第1掌骨，掌侧中点赤白肉际处。

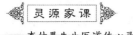
主治：咳嗽，哮喘，咯血，咽喉肿痛，发热等。

（5）少商（肺经）

取法：拇指桡侧，距指甲根约1分处。

主治：咳嗽，咽喉肿痛，中风等。

（6）少泽（小肠经）

取法：小指甲根尺侧角外1分许。

主治：头痛，眼病，乳腺炎，少乳。

（7）中渚（三焦经）

取法：俯掌，轻握拳，手背第4与第5掌骨间，掌骨小头后1寸处。

主治：聋哑，耳鸣，肩背痛等。

（8）合谷（大肠经）

取法：拇指食指张开，以另手拇指关节横纹放在虎口边上，拇指尖到达之处。相当于第1、第2掌骨结合部与虎口边缘连线中点，稍偏向食指侧。

主治：头痛，牙痛，鼻炎，咽喉肿痛，聋哑，眼病，面神经麻痹，外感发热，上肢关节痛，偏瘫，神经衰弱等。

（9）后溪（小肠经）

取法：轻握拳，第5掌骨小头后方掌横纹尖。

主治：肩背痛，头顶痛，聋哑，肋间神经痛，腰痛等。

（10）大陵（心包经）

取法：腕关节掌侧第1横纹正中，两筋之间。

主治：心肌炎，肋间神经痛，扁桃体炎，精神病等。

（11）神门（心经）

取法：仰掌，腕横纹尺侧端稍上方凹陷处。

主治：多梦，失眠，心慌心跳，癔症等。

（12）列缺（肺经）

取法：腕横纹桡侧端上1.5寸，即两手虎口交叉食指尖下所指筋骨凹陷处。

主治：头痛，颈项强痛，咳嗽，哮喘，面神经麻痹等。

（13）内关（心包经）

取法：仰臂仰掌，腕横纹上2寸，两筋之间。

主治：胸胁痛，胃痛，心慌心跳，呃逆，恶心呕吐，哮喘，咽喉肿痛，癔症，癫痫等。

（14）间使（心包经）

取法：内关穴上1寸，两筋之间。

主治：心慌心跳，胃痛，呕吐，热病，疟疾，癫痫等。

（15）郄门（心包经）

取法：仰臂仰掌，腕横纹上5寸，两筋之间。

主治：心动过速，心绞痛，胸膜炎，乳腺炎，神经衰弱等。

（16）孔最（肺经）

取法：前臂桡侧，腕横纹上7寸。

主治：咳嗽，哮喘，咯血，扁桃体炎，肘臂痛，不能伸屈等。

（17）厥中（奇穴）

取法：伸臂仰掌，肘横纹与腕横纹连线中点。

主治：上肢瘫痪，前臂痛，癔症等。

（18）养老（小肠经）

取法：屈肘掌心对胸，尺骨小头桡侧缘上2分骨缝中。

主治：上肢关节痛，肩背痛，后头痛，落枕，偏瘫等。

（19）外关（三焦经）

取法：腕背横纹上2寸，两骨之间。

主治：上肢关节痛，麻痹，偏瘫，腮腺炎，耳聋，耳鸣，落枕等。

（20）支沟（三焦经）

取法：外关穴上1寸。

主治：肩臂酸痛，便秘等。

（21）四渎（三焦经）

取法：前臂背侧，尺骨鹰嘴下5寸，尺、桡骨之间。

主治：上肢偏瘫，前臂痛，癔症等。

（22）曲池（大肠经）

取法：曲肘成90°，肘横纹桡侧头稍外处。

主治：上肢关节痛，麻痹，偏瘫，肩臂痛，咽喉肿痛，高热，高血压，甲状腺肿大，荨麻疹等。

（23）尺泽（肺经）

取法：屈肘成120°，肘横纹中央稍偏桡侧，大筋外侧。

主治：咳嗽，哮喘，咯血，咽喉肿痛，肘臂肿痛等。

（24）少海（心经）

取法：屈肘，肘横纹尺侧端与肱骨内上髁之间。

主治：肋间神经痛，尺神经炎等。

（25）臂臑（大肠经）

取法：上臂外侧，三角肌上点稍前处。

主治：臂痛，偏瘫，眼病等。

（26）肩髃（大肠经）

取法：臂外展平举，在肩关节上出现两个凹陷，本穴就在前面的凹陷中。或垂肩时锁骨肩峰端直下约2寸的骨缝中。

主治：肩臂痛，上肢关节痛，偏瘫，麻痹等。

（27）八邪（奇穴）

取法：手背之掌骨小头之间，左右各4穴。

主治：指掌关节炎，手背红肿，头痛，牙痛，蛇咬伤等。

（28）落枕（奇穴）

取法：手背第2与第3掌骨间掌指关节后5分处。

主治：落枕，肩臂痛，胃痛等。

4. 下肢部（共31穴）

（1）涌泉（肾经）

取法：足底（不包括足趾）前、中1/3交界处，当第2与第3趾骨关节后方，蜷足时呈现凹陷处。

主治：头顶痛，小儿抽搐，昏迷，中暑，脑出血，癔症，癫痫等。

（2）至阴（膀胱经）

取法：足小趾趾甲根外侧1分许。

主治：胎位不正，难产等。

（3）八风（奇穴）

取法：足背，每两个趾骨头之间，左右共8穴。

主治：足背红肿，蛇咬伤，头痛，牙痛，月经不调，疟疾等。

（4）内庭（胃经）

取法：脚背第2与第3脚趾缝间向后5分处。

主治：胃痛，头痛，牙痛，扁桃体炎，痢疾等。

（5）太冲（肝经）

取法：足背第1与第2趾缝上1.5寸处，即第1和第2趾骨结合部之前凹陷处。

主治：头痛，目眩，头顶痛，高血压，崩漏，闭经，乳腺炎等。

（6）公孙（脾经）

取法：足内侧，第1趾骨基底前下赤白肉际凹陷处。

主治：胃痛，消化不良，呕吐，腹泻，痛经等。

（7）然谷（肾经）

取法：足内踝前下方，舟骨前下凹陷处。

主治：膀胱炎，月经不调，糖尿病，咽喉肿痛等。

（8）中封（肝经）

取法：内踝前1寸肌腱内侧，踝关节背屈时有凹陷处。

主治：下腹痛，尿闭，腹股沟疝，遗精，肝炎，阴茎痛等。

（9）解溪（胃经）

取法：踝关节前横纹上两筋之间与外踝尖相平处。

主治：踝关节炎，足下重，头痛等。

（10）丘墟（胆经）

取法：外踝前下方凹陷处。

主治：腋窝淋巴结炎，胸肋痛，胆囊炎，坐骨神经痛等。

（11）申脉（膀胱经）

取法：外踝下5分凹陷处。

主治：踝关节炎，腰腿痛，下肢无力，头痛眩晕，癫痫等。

（12）昆仑（膀胱经）

取法：外踝尖与跟腱连线的中点。

主治：脚跟痛，下肢瘫痪，坐骨神经痛，腰背痛，项强头痛等。

（13）太溪（肾经）

取法：内踝尖与跟腱连线的中点。

主治：肾炎，膀胱炎，遗尿，月经不调，下肢瘫痪等。

（14）复溜（肾经）

取法：内踝尖上2寸，胫骨内缘后5分。

主治：肾炎，盗汗，腹泻，腰痛等。

（15）三阴交（脾经）

取法：内踝尖上3寸，胫骨后缘稍后。

主治：月经不调，痛经，白带多，崩漏，遗精，阳痿，早泄，盆腔炎，睾丸炎，遗尿，尿频，尿闭，腹痛，腹泻，消化不良，偏瘫，神经衰弱等。

（16）悬钟（又名绝骨）（胆经）

取法：外踝尖直上3寸，腓骨后缘。

主治：膝关节痛，踝关节痛，胁痛，落枕，半身不遂等。

（17）足光明（胆经）

取法：外踝尖上5寸，腓骨后缘。

主治：近视，夜盲，视神经萎缩，偏头痛，小腿外侧痛等。

（18）飞扬（膀胱经）

取法：外踝后昆仑穴上7寸。

主治：头痛，目眩，腰腿痛，肾炎，膀胱炎，小腿无力等。

（19）丰隆（胃经）

取法：外踝上8寸，位于外膝眼与外踝尖连线的中点，胫骨前缘外开2横指处，胫腓骨之间。

主治：下肢痿痹，痰多，哮喘，咳嗽，胸痛，头痛，眩晕，癫狂，痫证。

（20）上巨虚（胃经）

取法：足三里穴下3寸。

主治：腹泻，腹胀，偏瘫等。

（21）阑尾（奇穴）

取法：足三里穴下2寸。

主治：急慢性阑尾炎，偏瘫，腿软等。

（22）足三里（胃经）

取法：外膝眼下3寸，胫骨外侧约1横指处。

主治：胃炎，胃溃疡，腹泻，腹胀，便秘，消化不良，高血压，偏瘫，癫痫，神经衰弱等。

（23）阳陵泉（胆经）

取法：小腿外侧，腓骨小头前下凹陷处。

主治：膝关节痛，坐骨神经痛，偏瘫，胸肋痛，胆囊炎等。

（24）阴陵泉（脾经）

取法：屈膝，胫骨内髁下凹陷处，与胫骨粗隆平齐。

主治：腹痛，水肿，小便不利，遗尿，遗精，月经不调，痢疾等。

（25）承山（膀胱经）

取法：用力伸足，在小腿后面正中出现"人"字形的凹陷处。如"人"字形不明显，可以从委中穴到昆仑穴连线中点取之。

主治：腓肠肌痉挛，腰背痛，腿痛，瘫痪，脱肛，痔疮等。

（26）委中（膀胱经）

取法：腘窝横纹中央。

主治：腰背痛，腿痛，坐骨神经痛，半身不遂等。

（27）伏兔（胃经）

取法：髌骨外上缘直上6寸处。

主治：下肢瘫痪，下肢麻痹，膝关节炎，荨麻疹等。

（28）髀关（胃经）

取法：伏兔穴直上与会阴穴水平线的交点。

主治：下肢麻痹，下肢瘫痪，腹股沟淋巴腺炎，腰痛等。

（29）膝阳关（胆经）

取法：阳陵泉穴直上3寸，股骨外上髁之上方凹陷处。

主治：膝关节痛，下肢麻痹，下肢瘫痪等。

（30）梁丘（胃经）

取法：髌骨外上缘直上2寸凹陷处。

主治：胃痛，腹泻，乳腺炎，膝关节痛等。

（31）血海（脾经）

取法：正坐屈膝，股骨内上髁上2寸，相当于股内侧肌隆起处的中央。

主治：月经不调，功能性子宫出血，荨麻疹等。

5. 奇穴（共12穴）

（1）上耳根

取法：耳壳上根部中央。

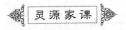
主治：半身不遂，脊髓侧索硬化症。

（2）血压点

取法：第6与第7颈椎棘突间旁开2寸。

主治：高血压，低血压。

（3）大椎点

取法：大椎穴旁开5分。

主治：哮喘，支气管炎，上肢瘫痪，急慢性扁桃体炎，喉炎等。

（4）郄上3寸

取法：郄上穴3寸点。

主治：乳腺炎，胸膜炎，心脏瓣膜病。

（5）足四里

取法：足三里穴下5分。

主治：各类眼病。

（6）胆囊点

取法：阳陵泉下2寸。

主治：耳聋，胆囊炎，胆道蛔虫等。

（7）足二里

取法：足三里上1寸。

主治：小儿麻痹后遗症，各类下肢血液循环不良。

（8）足里外

取法：足三里外开1寸。

主治：小儿麻痹后遗症，肢力受损等。

（9）胫下

取法：解溪穴上3寸，胫骨外缘旁开1寸。

主治：小儿麻痹后遗症，足下重，下肢瘫痪等。

（10）脑清

取法：解溪穴上两横指，胫骨外缘。

主治：嗜睡，头昏，健忘，小儿麻痹后遗症，足下垂等。

（11）肝炎点

取法：内踝尖上2寸。

主治：肝炎。

（12）旁承

取法：承山穴左右旁开1寸各1穴。

主治：足翻（内翻取外，外翻取内）。

（五）李仲愚先生针灸七十验方

1. 失眠方

（1）选神门、心俞、三阴交三穴；

（2）选三阴交、足三里、内关三穴（均可选配印堂、合谷，选足三里灼灸亦可）；

（3）取印堂、神门、合谷、大棱、内关、行间、三阴交主之，每选2～3穴即可。取宁心安神之效。

主治：失眠症。患者或不易入睡，或睡而易醒，醒后不能再睡；或时寐时醒，寐而不实，甚至彻夜不寐者。

凡心血亏损者加膈俞、脾俞、内关；心肾不交者加肾俞、太溪；心胆虚怯者加胆俞、太冲；脾胃不和者加胃俞、足三里；头痛配太阳、百会；头昏配头维、上星；心跳气喘配膻中；食欲不振配中脘；遗精阳痿配关元、三阴交等。

2. 漏肩风方：选肩髃、肩髎、肩贞三穴，此三穴可简称肩3针，取祛风散寒、除湿止痛之效。

主治：漏肩风。患者一侧或双侧肩部酸痛，患肢畏风寒，手指麻胀，甚则关节僵硬，手臂上举、外展或后伸有部分功能障碍；甚或病情迁延，常可因寒湿凝滞、筋脉痹阻，导致患肢肌肉萎缩者。

3. 面瘫、面痛、面风方：选阳白透（针）鱼腰、颊车透大迎、颧髎透迎香、颧髎透地仓。以取疏风通络、活血化瘀、平肝息风之效。

主治：面瘫、面痛或面风。面瘫俗称口眼㖞斜，现代医学所谓"周围神经性麻痹"；面痛指颜面抽掣疼痛；面风指面部上下眼睑抽掣跳动，但无口眼㖞斜与面痛。

4. 肠痈方：选阑尾、天枢、上巨虚三穴，取清热散结、行气活血之效。

主治：以腹痛为主症的肠痈。症见阵发加剧，拒按而痛处固定，局部可触及肿块，右下肢伸直则痛甚。痛在天枢穴附近的叫大肠痈；痛在关元穴附近的叫小肠痈；绕脐痛者为盘肠痈。

5. 胃痛方：选内关、中脘、足三里三穴，取和胃止痛之效。

主治：胃脘痛。临床表现以上腹部近心窝处经常发生疼痛为主症的痛症。现代医学称为常见的急慢性胃炎、胃或十二指肠溃疡、胃痉挛及胃神经官能症、胃下垂等病适用。而以该方为基础方，随症加减治疗呃逆、嗳气、呕吐等常见胃病，疗效亦非常显著。

6. 腰痛方：选肾俞、命门、志室三穴，取补肾强筋、活血化瘀、散寒除湿、通经活络、理气止痛之效。

主治：腰痛。或因风寒湿引起，症见腰痛冷重，转侧不利，遇阴而寒冷则疼痛加剧者；或因跌仆外伤，症见腰痛入刺、痛有定处，俯仰不便、不可转侧者；或因肾虚引发，症见腰痛酸软、腿膝无力，遇劳转甚、遇卧减轻，反复发作者。

7. 牙痛方：选合谷、颊车、内庭三穴，取清热止痛之效。

主治：牙痛。或因实热而致，症见牙龈红肿、牙痛剧烈，伴见口渴、口臭、便秘者；或由虚热而致，牙龈萎缩、牙齿浮动、隐隐作痛、时痛时止者。

临床应用：虚火牙痛者，加太溪穴。

8. 鼻渊方：选印堂、迎香、合谷三穴，取疏风清热、通利鼻窍之效。

主治：鼻渊。临床症见鼻塞、流浊黄涕、嗅觉障碍并伴见头痛为主要特征。

9. 中风后遗症方：选李先生奇穴北辰穴，取通经活络、活血化瘀，调和气血之效。

主治：中风后遗症。症见半身不遂，麻木不仁，或口角喝斜，或舌强语涩者。

临床有半身不遂者，上肢加肩髃、曲池、手三里、外关、合谷；下肢加环跳、阳陵泉、足三里、解溪、昆仑。口角喝斜者，则加地仓、颊车、合谷、内庭、太冲。舌强语涩者，加哑门、廉泉、通里。

10. 内脏下垂方：选百会、气海、足三里，取益气升提之功。

主治：内脏下垂。临床症见胃下垂、肾下垂、子宫下垂、脱肛等。

11. 消渴病方：选肺俞、太渊、足三里、太溪，取养阴清肺、清胃滋肾之功。

主治：消渴证。含上消、中消、下消。

临床对应上消患者，可加肺俞、鱼际，以助养肺阴、清肺热之功。对应中消患者，加胃俞、内庭，以清泄胃热、养阴生津。对应下焦患者，肾阴虚者加肾俞、然谷；肾阳虚者加肾俞、命门、关元以温补肾阳。

12. 胸痹方：选内关、心俞、丰隆三穴，取助阳散寒、豁痰开窍之功。

主治：胸痹证。症见胸痹彻背、胸闷气短、肢冷畏寒，心悸，苔白滑或腻，脉象沉迟者。多见于现代医学慢性心肺疾病，如冠心病心绞痛，心脏二尖瓣狭窄等。

临床若胸痹心痛剧烈、手足青冷者，应急用大艾灸重灸并取法仲景回阳返本救急。

13. 痹证方：选膈俞、肾俞、足三里主之，取养血祛风、温阳散寒、理气除湿之功。

主治：痹证。痹者痹阻不通者，对应风寒湿邪侵入经络、肌肉、关节，导致气血运行不畅引起的疼痛、肿大、酸胀或麻木等，症见行痹、痛痹、着痹。

临床对应行痹，可加风池、风府、大椎、血海；对应着痹，可加阴陵泉、三阴交、脾俞；对应痛痹，可加命门、关元。对应局部，凡肩部，可选肩髃、肩髎、肩贞；肘部，选加尺泽、曲池、手三里、天井；腕部，选加阳池、列缺、支沟、腕骨、大陵；手指，选加合谷、后溪、八邪；腰背部，选加身柱、肾俞、委中、昆仑；股部，选加环跳、秩边、承扶、居髎；膝部，选加内外膝眼、足三里、阳陵泉透阴陵泉；踝部，选加解溪、太溪、昆仑、丘墟；足部，选加申脉、公孙、太冲、八风等，均有较好疗效，但亦以综合治疗为主。

14. 痛经方：选中极、三阴交、足三里主之。取理气活血、温经化瘀、益气补血、调经止痛之功。

主治：女子痛经。症见女子行经前后或行经期间，出现小腹及腰部疼痛，甚则剧烈难忍者。

临床上，因气滞血瘀者，症见小腹胀痛，或阵痛拒按，经色紫黯有血块，可加地机理气健脾，加次髎止痛。因寒湿凝滞，症见小腹冷痛、肢冷畏寒、大便溏泻者，可加关元调冲任，加公孙温经散寒、化瘀止痛。因气血不足，症见小腹绵绵作痛喜按，小腹空坠、面白神倦者，可加关元、命门。因肝肾亏损，症见经后小腹绵绵作痛，腰脊酸痛，神倦舌淡，苔薄白、脉细沉者，可选加肝俞、肾俞、关元。针灸治疗痛经，最好在月经前3~5天开始治疗，至月经结束止。坚持3~5个疗程，大多就痊愈了。

15. 耳鸣耳聋方：选翳风、听会、外关、足临泣主之，取清泄肝胆、通经宣窍之用。

主治：耳鸣、耳聋诸症。

临床上，凡病起较急、耳底疼痛、耳流黄液，聤耳实证（急性中耳炎）者，可选加中渚、曲池、合谷、侠溪以疏散风热、清泄肝胆。若耳鸣、耳聋显现实热者，选加丘墟以清泄肝胆实热，加丰隆以清泄痰热。症见耳鸣耳聋已久，显现虚证者，选加太溪、肾俞、三阴交、足三里。

16. 头痛方：选风池、百会、太阳主之，以取祛风、通络、止痛之功。

主治：头痛。头为诸阳之会，故无论外感、内伤，均能使经络血脉闭阻不通而头痛。

临床因风寒湿引发者，可选加头维、合谷以祛风散寒，化湿通络止痛。抽搐、眩晕者，选加太冲、太溪。若见头额昏痛如裹，胸脘痞闷，呕吐痰涎，为痰浊上蒙清窍而致头痛者，加中脘、丰隆以健运脾胃，理气化痰。若见头昏而痛，痛势缠绵，神疲心悸，气血不足而致者，加足三里、三阴交。若见头痛如刺，经久不愈，舌紫黯之瘀血头痛，可加阿是穴、膈俞、三阴交、合谷。此外，临床除辨证选穴外，还应注意局部选穴，如前额痛加刺上星、阳白；头顶痛加刺百会、前顶、后顶；头后侧痛加刺天柱、后顶、风府、风池；侧头痛加刺率谷、头维、太阳等穴。

17. 发热：选大椎、曲池。配穴选合谷、复溜、风池。强刺不留针。每日1~2次。

或直接取十二井穴放血。

18. 鼻塞：针刺印堂、迎香、合谷；配上星、上迎香、风池。

19. 鼻衄：针风池、内庭、合谷。

20. 流涎：取人中、劳宫、地仓、廉泉、承浆，每次两穴，强刺不留针。

21. 休克：首选开关穴（双合谷、双中渚）；取人中，配足三里，或内关配足三里。甚者加涌泉。

22. 昏迷：取百会配人中。伴高热者配十宣或十二井穴放血。

23. 寒战

（1）针刺大椎、间使、后顶；

（2）斜刺前顶、后顶；皮肤针叩打大椎以及内关至间使沿线。

24. 多汗

（1）针刺合谷、复溜、后溪；

（2）皮肤针叩打复溜、肾俞、后溪、劳宫、气海。

25. 盗汗

（1）针刺大椎、合谷、后溪；

（2）艾灸百会、肝俞、肺俞、后溪。

26. 多梦

（1）针刺心俞配神门、太冲；

（2）叩刺心俞配肾俞、神门、太冲。

27. 嗜睡：针刺血海、照海、合谷、足三里、曲池。

28. 头晕

（1）取百会配风池、内关、印堂、太溪、太冲；

（2）取肝俞配至阳、翳风。

29. 声嘶：针刺廉泉、合谷、通里、扶突，每次取两穴即可。

30. 咳嗽：针刺天突、尺泽；配穴：膻中、列缺、肺俞。

31. 喉头痉挛：针刺天突、扶突、合谷、廉泉或上廉泉。

32. 咯血：针刺肺俞、太渊、郄门、孔最、太溪。

33. 吐血：针刺郄门、梁丘、阳陵泉。

34. 咳痰：针刺丰隆、天突为主穴；配肺俞、中脘或定喘。

35. 咬肌痉挛：针刺下关、颊车、合谷、太阳，每次取两穴即可。

36. 舌肌麻痹：选哑门、廉泉、合谷，配上廉泉、通里，强刺不留针。

37. 气短：针刺膻中、太渊；配内关、足三里。

38. 心悸：针、灸内关、心俞；配神门、膻中、少海。

39. 胸闷：针刺中脘、内关、膻中、行间，每次取两穴。

40. 胸胁痛

（1）取支沟、阳陵泉，配内关、阿是穴；或取期门、章门配肝胆俞；

（2）透针，选丘墟透照海。

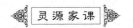
41. 膈肌痉挛

（1）取膈俞、天突、内关；

（2）取承山、行间、中脘。两组交替使用。

42. 恶心呕吐

（1）内关配足三里、天突；

（2）内关配公孙、中脘、神阙。

43. 胃酸过多

（1）水分上五分点，配至阳；

（2）内关配公孙、中脘、神阙。

44. 咽喉异物感（梅核气）或吞咽困难：针刺天突、照海、内关、列缺、廉泉。

45. 口中异味：口酸选足三里为主穴；口苦选阳辅为主穴；口臭选大陵为主穴。

46. 口腔炎与口腔溃疡：取地仓、合谷、配足三里、曲池。

47. 胃痉挛（幽门梗阻）：中脘、足三里主之；胀或欲呕加内关；痛者加公孙。

48. 胃神经官能症：取内关、足三里、气海为主穴；配天枢、公孙、中脘、胃俞、脾俞。

49. 消化不良：取足三里、中脘、气海。

50. 腹胀：针并灸足三里、中脘、天枢、气海、阴陵泉、神阙。

51. 胃及十二指肠溃疡：以脾俞、胃俞、足三里主之；嗳气呕酸配内关；痛甚加公孙；出血加孔最、太冲。

52. 腹痛

（1）取中脘配天枢，上腹痛加足三里，下腹痛加下巨虚，少腹痛加曲泉；

（2）针刺天枢、气海、中脘、公孙、足三里、神阙。

53. 腹泻：针刺气海、足三里、天枢。

54. 便秘：以支沟、照海、大肠俞、阳陵泉、天枢主之。

55. 尿潴留：取三阴交、中极为主穴；配阳陵泉、气海、命门。

56. 尿频：取太溪、中极、三阴交。

57. 尿失禁：取曲骨、三阴交配兑端、神门。

58. 尿道痛：取大赫、中极；配曲泉、三阴交。

59. 尿血：取神门、命门、梁丘、血海。

60. 水肿：取水分、足三里、肾俞主之；配阴陵泉、太溪。

61. 肛门痛：针长强、孔最。

62. 肛门瘙痒：针百会、长强、次髎。

63. 阴部瘙痒：针蠡沟穴，配血海、三阴交。

64. 皮肤瘙痒：取曲池、血海、三阴交。

65. 腓肠肌痉挛：以承山为主穴；配委中、太溪、昆仑。

66. 体虚：取关元、足三里、命门；配气海、肾俞；针灸均可。

67. 输液反应

（1）针刺曲池、内关、足三里；

（2）针刺大椎、合谷。

68. 神经衰弱：安眠取内关。头痛配太阳、百会；头晕配头维、上星；心跳、气喘配膻中；食欲不振配中脘；遗精早泄配关元、三阴交、中极、曲骨、志室、八髎；阳痿配中极、关元、命门；多梦配大椎、魂门、心俞、隐白；心悸配气海、膻中；便秘配天枢、支沟。

69. 癔症：取少商、人中、风府、神门、内关、合谷、太冲、涌泉主之。选加气海、三阴交、巨阙、神阙、大椎、身柱、心俞、肝俞。意识不清者加十二井或十宣。针对癔症，男为阳，多取背部穴位；女为阴，多取腹部穴位配之。

70. 痫证

（1）取少商、商阳、关冲、足三里；

（2）取人中、风池、百会、鸠尾；选配手足井穴、内关、太冲。

总之，不论指针、杵针与灸法，要取得显著的临床疗效，都必须有正确的辨证、取穴与操作。

四、灸疗精蕴

针灸是一家，均源于《灵枢》人体经络之理。但临床上，针是针，灸是灸，虽多合用，但各有各的特殊机制。

"灸"本"灸焫"（《说文》："灸，灼也，从火"；杨上善曰："焫，烧也"；王冰则说："火艾烧灼，谓之灸炳"），灸、炳都是灼烧之意。即燃烧某些燃材和药物，借其温热之性与药物有效成分的刺激，作用于人体经络，从而调节人体功能的传统中医外治方法。《孟子》"七年之病，求三年之艾"，说明我国古人最终选择了艾叶作为灸治的基本燃料。

上古时期，火（先有天然雷火，后有钻木取火）的发明为灸疗与敷熨创造了条件，《内经》之后，曹操之孙曹翕的《曹氏灸方》成为最早的灸疗专著，之后有《骨蒸病灸方》《扁鹊心书》《明堂灸经》《膏肓腧穴灸法》《备急灸法》等，宋元以降，灸法不行于大人先生之门，遂使灸疗精华散见民间与佛道教人士手中。

灸法的应用广泛，甚至各科都有其主治病症。一般而言，"实证用针，寒证用灸"，临床也不尽然。一般而言，是阴、里、虚、寒诸证多灸；阳、表、实、热少灸。但诸多实热证，如痈疽疮毒、厥逆等证，亦可用灸法。而慢性病，久病致虚，如风湿痹证、麻木痿软、疮疡瘰疬久不敛口，则非灸无以为功。而对"真心痛"及回阳救厥，则非急灸不能遏势。当代研究证明，施灸后不仅能迅速增加人体红细胞和白细胞，更能增强单核巨噬细胞系统的吞噬功能，提高人体抗癌能力，并对提高机体的代偿能力具有重大作用。概述精蕴如下：

以强壮身体，提高生命质量而言，其各类保健强壮类灸疗或救急灸疗，多选先天经络，如神阙穴、膻中穴；以临床治病防变，则先后天经络均用，如膏肓穴、关元、身柱、三阴交、足三里等，但脑后哑门禁灸。补益强壮类，选时多在每月初三至初八，或24个节气交节日（每灸1小时）；年高并喜每天灸者，则应避开每月（阴历）的十五。而少女则禁灸小腹。不论男女，用灸疗法时，都当避风，不然易引起咳嗽。临床或居家灸疗还应特别注意避免火烛。

（一）强壮类辨证灸疗

1. 李氏大艾灸：李氏大艾灸是灸法的一种。因李仲愚先生少年与青年时代在成都彭州市（原称彭县）行医，面对捞砂石、挖煤矿、卖柴火、烧木炭等诸多贫困人群，遂依家传师传之法，并参历代外治各法，以无限悲心，定名完善的一种更为方便的灸疗法，其临床运用非常广泛。

（1）李氏大艾灸的材料

一是艾绒。将干艾叶揉搓后去筋，再研为细绒备用（亦可以此为基料单用，亦可加入相关药物配用，很是方便）。

二是蒜泥。即将净大蒜捣成泥状，主要用于消炎解毒，临床对治一切化脓性炎症。

三是姜葱泥。以生姜、白葱头等量，木刀或竹刀切碎，捣成泥状。姜葱泥祛风、散寒、除湿，能对治风寒湿痹，闪跌扭伤，关节疼痛等症。

四是消癥散结药酒。选知母、浙贝、花粉、乳香、半夏、白及、吴茱萸、肉桂、海藻、穿山甲、皂刺、金银花、川乌、金刚藤、花椒、草乌、天南星、姜黄、大黄、栀子、土鳖虫、蜈蚣、蝉蜕、蜂房、羌活鱼、荔枝核、橘核各等份，以5倍于药量的白酒浸泡（夏3天，冬7天，春、秋各5天）后即可使用。因该药酒有毒，故仅限外用。

此药酒具有消炎、解毒、活血、散瘀、消癥化结之功。故广泛适用于痈疽、疮疡、癥瘕积聚、瘿瘤结核、风寒湿痹及跌仆扭伤诸症。

（2）李氏大艾灸的临床操作：悬灸和着肤灸。特殊情况，如对精神疾病患者，麦粒灸亦可。

①悬灸：选清艾绒做成艾条，或做成药物灸条（李先生药用艾条[①]），每次用3～5根点燃，或于患处先搽药酒（或纱布浸药酒敷于患处），或不用药酒，直接悬于患者患处灸治，每次以灸至皮肤潮红为度（15～30分钟）。一般的强壮灸法，可选足三里、关元、肾俞等穴。

②着肤灸：或选蒜泥，或选姜葱泥，或药酒浸纱布敷于患处，上以8层湿纸做成浅纸盒，铺艾绒点燃，让其慢慢灸治，一般燃烧3次艾绒即可。若久病康复或强壮，可捏灸药如麦粒大，坚持灼灸足三里。

③李氏大艾灸的部位选择：针灸离不开人体经络，故大艾灸治疗人体内脏疾病，多选胸腹部的十二募穴与阿是穴为主；背部则以背腧穴和阿是穴为主，并配以河车路、河车穴和膀胱经的腧穴。统而言之，心肺（上焦）病症，以河车路大椎至至阳为主；脾胃（中焦）疾病，以河车路至阳至命门为主；肝肾（下焦）疾病，以河车路命门至长强为主。而疮疡、痈疽、肿瘤则以病变部位为主。

另依针灸缪刺法，可病下取上，病左取右等。如胃下垂，灸中脘、胃俞；

---

① 李先生药用艾条方，其方为艾绒250g，生川乌10g，生草乌10g，生南星10g，荆芥穗10g，石菖蒲10g，茅苍术10g，薄荷叶10g，白芷6g，甘松12g，雄黄12g，樟脑30g。

肾下垂，灸京门、肾俞；子宫脱垂，灸百会、中极、关元、肾俞；脱肛，灸百会、肾俞、长强等。高血压，头昏晕眩、头痛头涨者，灸关元、涌泉；呕恶、嗳气、呃逆者，灸中脘、胃俞、脾俞、足三里等。又有中风左半身瘫痪，灸头部右侧诸穴；右半身瘫痪，灸头部左侧诸穴；口眼向左侧㖞斜者，灸右侧面部诸穴；口眼向右侧㖞斜者，灸左侧面部诸穴。而胃痛、反酸、呃逆则可灸期门、章门、内关、足三里；胆囊炎、胰腺炎，则可取中脘、至阳等穴。

明了以上理法，灵活运用李氏大艾灸，可治：

呼吸系统疾病，如慢性支气管炎、哮喘、肺源性心脏病、胸膜炎、肺结核等。

消化系统疾病，如肝脾肿大，急慢性胃炎、肠炎、胆囊炎、胰腺炎、胃肠痉挛性疼痛、胃下垂、胃及十二指肠溃疡、慢性腹泻、肠疝等。

泌尿系统疾病，如肾下垂、急慢性肾炎、膀胱炎、癃闭、遗尿等。

女科疾病，如月经不调、痛经、子宫脱垂、闭经、输卵管卵巢的急慢性炎症所引起的腰骶部及小腹疼痛、崩漏、带下、子宫肿瘤等。

神经系统疾病，如脑膜炎后遗症、脊髓前角灰白质炎后遗症、外伤性截瘫、脊髓疾病，如肌萎缩、肌肉硬化、脊柱结核、多发性神经炎等。

骨骼和肌肉疾病，如骨结核、骨髓炎、风寒湿痹、风湿性关节炎、类风湿关节炎等。

2. 神灯照："神灯照"亦为外用灸疗一种，过去为李仲愚先生家传之法，只是代代默记于心，而未允外传。

药料选用羌活、独活、麻黄、细辛、白芷、乳香、没药、朱砂、雄黄、川乌、草乌、天南星、甘松、桂枝各1份，麝香0.1份，再加与药总量相同之艾绒配成。制灸条时，以一般皮纸裹成，即成药用灸条；用红纸裹成，并以香油浸润，点燃用明火照，是为"红灯照"。

此灸法对强壮身体、解毒、扒毒具有特殊功效，能对治一切阴疮及未透之麻疹等。而对于阳气虚损者有回阳返本的功效，故用于当代急救具有十分重要的意义。

3. 太乙熏气法：此法源于道家，为在特定的一些时期，以帮助疏通人体经络而用。李仲愚先生得其法后，临床予以改进而最后定型。

其法核心，是以麝香0.1g填入脐眼（神阙穴），上盖炒盐或姜片或蒜片

（患者有炎症者宜选蒜片，体虚体寒者宜选姜片，需补肾强壮者则选炒盐），再以灸药搓成黄豆大小放在上面，点燃灸治，每次3～7壮，或以灸条悬灸。另外，可用太乙熏气灸药①，选灸相应穴位。

若以此灸药，选膏肓与鬼眼穴，用麦粒灸，经李仲愚先生反复验证，对戒烟（含鸦片烟）及戒除其他不良习气，都有较好的疗效。

4. 灸疗的补泻

（1）灼灸的补泻

补法：比如灼灸鱼际，临床遇肺虚寒、吐泻、胸闷、气喘、多痰或小便频数、小便不利，属肺家虚寒证，当行补法，故取麦粒大艾粒，或更小，待燃尽之际当即以压舌板或拇指压住，是为补法。

泻法：倘若肺实证，咳嗽、痰多、胸胀、胸闷、面部有神而脉搏有力，仍可烧鱼际，以艾粒点燃，待燃到近皮肤时，及时将其吹去。

（2）悬灸的补泻：先说补。即悬灸至皮肤潮红时，及时手按或压舌板压，是为补法。反之，悬灸至皮肤潮红，移开艾条后，向其灸处徐徐吹气3口，则为泻法。而选择雀啄灸（一上一下）呢？则是平补平泻法了。

（二）治疗类对症灸疗

1. 痈疽隔蒜灸法：凡患背痛恶毒，肉色不变、背如负石、漫肿无痛头者，势必深重。寻头之法，用湿纸敷在肿处，看有一点先干者，既是痈头集聚之处。用大独蒜切片成3分厚，贴痈顶以艾条在蒜片上悬灸之，每3壮一换其蒜。

又有背上初发赤肿，中间显现如黄小米一粒者，有数十粒一片者，尤宜隔蒜灸。

若疮头开展而大，则以紫皮大蒜10余头、淡豆豉10g、乳香6g，同捣成膏，照毒疮大小拍成薄饼，贴与毒疮之上铺艾绒灸之，务要痛者灸至不痛，不痛者灸至知痛。因痛者为良肉，不痛者为病肉，先不痛而后觉痛者，其毒轻浅；先痛而后反不痛者，其毒深重；故灸者必令火气直达毒处，不必拘定壮数。灸后服食补中、托里、助胃、壮气等药（临床可以补中益气汤、黄芪建中汤为基本方，解毒选五味子解毒饮，其他随症加减，效果就很好）。盖未溃而灸，则能拨散郁毒，不令溃散；已溃而灸，则能补接阳气，易于收敛。然唯早觉早灸，方为

---

① 太乙熏气灸药，组方为艾绒150g，硫黄6g，麝香、乳香、没药、松香、肉桂、杜仲、枳壳、皂角、细辛、川芎、独活、穿山甲、雄黄、白芷、全蝎各3g，共碾细末并合均匀。

上策，若内脓已成，虽灸难以消散，必须针刀，方得宽松。

2. 疔疮隔蒜灸法：疔疮一症，其形不一，其色不同，或如小疔，或如水疱，或痛不可当，或痒而难忍，或没肉麻木，或寒热头痛，或恶心呕吐，或肢体拘急，其候多端，难以尽状，皆需用前灸法，甚至以蒜膏遍涂四周，只露毒顶，以艾着肉灸之，以爆为度，如不爆者难愈，更宜多灸，百壮以上更好。

3. 痈疽疗法：凡乳痈、乳疽、乳岩、乳气、乳毒，选取肩髃、灵道、温溜、足三里、条口、下巨虚各穴，悬灸、灼灸或隔蒜灸。热毒甚者，加大陵灸。

另有肺痈吐脓，选肾俞、合谷、太渊穴，悬灸各3～7壮。胃痈，取曲池、内关。肾痈，取肾俞、会阳；附骨疽，取大棱、悬钟。均以悬灸和隔蒜灸为宜。

4. 瘰疬：选取肩髃、曲池、天池、天井、三间，隔蒜灸或悬灸。沿颈生者，选取肩髃、曲池、人迎、肩外俞、天井、骑竹马各穴；腋下生者，取渊腋、支沟、外关、足临泣诸穴。瘰疬生于颊下及颊车穴边者，当于手足阳明经取穴灸之，取合谷、足三里甚好；肩髃、曲池也妙，此两穴为治瘰秘法。

瘰疬隔蒜灸法：用独蒜片，先从瘰疬管核上灸起，至初发而浅处止。灸后兼服下方：牙皂7个、僵蚕7条、瓜蒌1个（连皮子切碎）、五味子（1岁1粒）、酒大黄3～10g（度人虚实用之），上五味煎水内服。

5. 瘿瘤：选穴天突、通天、风池、大椎、气舍、云门、臂臑、臑会、天府、曲池、中封、委阳、悬灸或隔蒜灸。

对治瘿瘤，唯肩髃一穴，男应左灸18壮，右灸17壮；而女性则右灸18壮，左灸17壮。

另，身面长疣，当疣上灸3壮即消。瘾疹则灸曲池，疥疥则选风门、间使、合谷、大陵。

6. 疮毒久不收口：凡患痈毒，溃后久不收口，脓水不臭，也无歹肉者，均因消散太过，以致血气虚寒不荣肌肉，治失其宜，可为终身之患，须内服十全大补汤或补中益气汤（可倍黄芪），外用大附子，以温水泡透，切作0.5cm厚片，置漏孔上，以艾灸之；或以附子末做饼，灸之亦可。隔两天再灸，3～5次，自然肌肉长满而宿患平矣。

又方：麦面、硫黄、大蒜三味等量捣烂，依患处大小，捻作3分厚饼，按患处，灸3～7壮，每3壮换一新饼，5日后再灸，无不愈者。

7. 隔葱灸治骨髓炎：白葱头切碎捣烂，贴患处，以大艾条或灸条悬灸，可对治骨髓炎。

8. 癫狂蛊症灸法

（1）癫痫：以两手中指相合，取中指桡侧爪甲角旁约0.1寸处，四面着火（半在内肉在甲）灸3壮。

（2）夜梦魇死：灸大敦穴7壮，或指针患者脚大趾甲侧即醒。或暗中（不可执灯照）呼其名即醒，之后再灸。

（3）蛊病及痞块：取中脘、水分、章门灸治，或灸命门、肾俞亦效。

（4）阴毒股痛脉欲绝者：取（男左女右）手足中指尽头处，各灸3壮，又灸气海、关元各7壮。

9. 内科杂症灸法

（1）落枕：取风门穴灸。

（2）暴哑不能言：灸中极穴及阴毛际骨陷中，并男左女右手足中指尽头处，各3壮。

（3）哮吼：取百会、膻中、中庭，每灸3壮。

（4）呃逆咳逆：取乳根、气海3～5壮，亦治远年咳嗽。

（5）骨蒸痨热：取膈俞、胆俞，对称取，古称四花穴，各灸3壮。

（6）泄泻：灸中脘、天枢、气海5～30壮。亦对症小儿吐泻垂死者。

（7）吐泻暴厥：以盐（净锅炒干）纳脐中，以艾灸，不计其数。

（8）反胃：选取脾俞、胃俞、膻中、乳根、上脘、中脘、下脘、水分、天枢，各1～3壮。

（9）反胃垂死：取肩井穴灸3～5壮。大陵、足三里各灸3~7壮。

（10）反胃噎膈：取膏肓、膻中、足三里，各灸3壮。

（11）吞酸呕食不化：取日月、中脘、胃俞、脾俞，各灸3～5壮。

（12）嗳气：灸中脘3～5壮。

（13）善太息：灸中封、商丘、公孙各灸3～5壮。

（14）厥逆头痛（头连牙齿疼痛，连年不愈，时发时止）：取曲鬓穴（在耳上，将耳卷前，正尖之上即是，对称取穴）灸5~7壮（左痛灸左，右痛灸右）。

（15）牙痛：灸耳当门尖上，3壮。

（16）黄疸：三焦点旁开5分，灸3壮。

（17）偏坠气痛：以蓖麻子（一岁一粒）捣烂贴头顶上悬灸；另请患者仰卧，将两脚掌相对，以软带绑住两中指，于两指合缝处，选麦粒灸法灸7壮。

（18）腹中有积及大便秘结、心腹诸痛或肠鸣泄泻：以巴豆肉捣烂为饼，填脐中，灸3壮至百壮，以效为度。

（19）霍乱：选灸巨阙、中脘、建里、水分、承筋、承山、三阴交、照海、大都、涌泉诸穴。凡转筋，十指拘挛不能屈伸者，急灸外踝尖上7壮；凡霍乱将死者，用盐填脐中，急灸7壮立愈（亦可依此法治缩阴症）；凡乾霍乱（俗称绞肠痧）者，急用盐汤催吐，并以食盐（炒干）填脐，以艾灸7壮，即可迅速让患者苏醒。

（20）习惯性流产：灸命门、足三里（注意灸条绝不能加麝香）。

第四卷　常用中药与方剂举例

一、中药概说

中药之理法，渊源于《黄帝内经》，特别是《神农本草经》。从药物的味道来说，辛甘为阳，酸苦为阴；淡味为阳，咸味为阴。所谓清阳发腠理，浊阴归五脏；清中清者，荣养于神；浊中浊者，坚强骨髓。以药物的具体作用来说，则辛甘发散为阳，酸苦涌散为阴；淡味渗利为阳，咸味涌泄为阴。以颜色与人体五脏对应而言，青色入肝，赤色入心，白色入肺，黄色入脾，黑色入肾。从五嗅与五脏的关系而言，则臊气通肝，焦气通心，香气通脾，腥气通肺，腐气通肾。

以药的升降沉浮来说（简单的实验方法，是将不同的药物放入池水中），药之清轻上浮者，则入人体上焦；半浮半沉者，走中焦；下降而沉者，走下焦。

单以气味来说，气味分厚薄，薄者为阳，厚者为阴；薄者走外走上，厚者走内走下。气为阳，气厚为阳中之阳，气薄为阳中之阴。薄则发泄，厚则发热。味为阴，味薄为阴中之阳，味厚为阴中之阴。

从象形来说，中空之药，如木通、丝瓜络、血通、银花藤、金刚藤、威灵仙藤等都具有通经活络、通利小便的作用。

概括而言：药有寒热温凉及平性不同的五种药性，表现为酸苦辛咸甘淡之五味、升降浮沉与承载之功能与厚薄轻重之用，或气同而味不同，或味同而气不同，所以，无论何种本草（或食或药），都有偏性，认知药物，即认知药的偏性；运用药物，就是合理运用药的偏性。故有的药走外，有的药走内，有的药入一经，有的药可入两经、三经甚至多经。虽然错综复杂，但绝不混乱。

而真正明白以上原理，并指导实际，则不论在地球上哪个国家和地区，凭我们眼见、口尝、鼻嗅，哪怕不能说出具体本草的名称，但仍然可以知道它们的归经、是否有毒，有什么特别的好处和副作用，以及与其他药物如何优势搭配等，正如李仲愚先生总结的"药有补偏救急之特长，方具升腾活命之妙用"，医家识此，自能从容用之临床，解人病苦，给人健康与快乐。故《素问·六节藏象论》云："天至广不可度，地至大不可量，大神灵问，请陈其方。草生五色，五色之变，不可胜视；草生五味，五味之美，不可胜极。嗜欲不同，各有所通。天食人以五气，地食人以五味。五气入鼻，藏于心肺，上使五色修明，音声能彰；五味入口，藏于肠胃，味有所藏，以养五气，气和而生，津液相成，神乃自生。"

值得说明的是，中药和草药还有区别：中药是官药的代称，也即全国医界通用的药物，以饮片为主（比如《伤寒论》经方就全用中药饮片），为医界普遍认识和使用；而某些地方性草药，往往也有很好的疗效，但因地域或文化因素的影响，只在一定的地域中流传和使用，而不为每一个医生所掌握。同时，如四川、两广通用药材较多的，流通就更广，各路中药商为说明药材来源正宗，就有诸如"川广道地生熟药材"等招牌。

中药治病，可以单味入药，也可以多味乃至几十味配伍入药，于是产生方剂，而一些配伍优秀的方剂，就成为我们现在说的"经方"（有经典之方的含义）。值得说明的是，精深辨析掌握《神农本草经》上、中、下三品中药药性，是掌握如《伤寒论》《金匮要略》等经方的基础，更是灵活应用经方（即经方的加减应用）的关键。

二、中药配伍的基本法则

中医治病，离不开理、法、方、药，故医家必须对药物的升降沉浮、四气

（实即五气）五味及归经具备精深的认识。如《素问·脏气法时论》云："毒药攻邪，五谷为养，五果为助，五畜为益，五菜为充，气味合而服之，以补精益气。此五者，有辛酸甘苦咸，各有所利，或散或收，或缓或急，或坚或软，四时五脏，病随五味所宜也。"这是根据食药性味配伍方剂与食物的总原则，学人宜深察之。中国的药物，有数千种之多，全部机械地掌握，难度是相当大的。根本途径，是掌握《内经》天人合一根本。因《胎胪药录》失传，须从背诵默识《神农本草经》序言及基本药性入手，用药以陶弘景《辅行诀脏腑用药法要》为纲，深入体察伊尹《汤液经法》心要，辨析《伤寒论》《金匮要略》经方范式，并确认品种、用量与炮制，认知立方法则与五脏功能平衡的关系，药以治偏而显方便，方以调达而致中和，最终达到理、法、方、药的准确与精妙，使医药合体，是《本草》无碍的精髓。

　　《素问·脏气法时论》云："肝主春，足厥阴少阳主治，其日甲乙，肝苦急，急食甘以缓之。心主夏，手少阴太阳主治，其日丙丁，心苦缓，急食酸以收之。脾主长夏，足太阴阳明主治，其日戊己，脾苦湿，急食苦以燥之。肺主秋，手太阴阳明主治，其日庚辛，肺苦气上逆，急食苦以泄之。肾主冬，足少阴太阳主治，其日壬癸，肾苦燥，急食辛以润之，开腠理，致津液，通气也。"接下来，还有"肝欲散，急食辛以散之，用辛补之，酸泻之……心欲软，急食咸以软之，用咸补之，甘泻之。"陶弘景忠实真诚地传承了《内经》五行五脏归经的法度，故《辅行诀脏腑用药法要》说："陶云：肝德在散（文按，即疏泄）。故经云：以辛补之，以酸泻之。肝苦急，急食甘以缓之，适其性而衰也。陶云：心德在耎（文按，即宣通）。故经云：以咸补之，苦泻之；心苦缓，急食酸以收之。陶云：脾德在缓（文按，即承载运化）。故经云：以甘补之，辛泻之；脾苦湿，急食苦以燥之。陶云：肺德在收（文按，即收敛）。故经云：以酸补之，咸泻之；肺苦气上逆，急食辛以散之，开腠理以通气也。陶云：肾德在坚（文按，即闭藏）。故经云：以苦补之，甘泻之；肾苦燥，急食咸以润之，至津液生也。"这段文字，几乎等同《素问·藏气法时论》，可不要小看了这段文字，陶弘景据《内经》法则，并依五行功能，指明肝木德散主疏泄，心火德耎（软）主宣通，脾土德缓主承载运化，肺金德收主收敛，肾水德坚主闭藏的功能特性，彰明伊尹《汤液经法》传承，指明了酸、苦、甘、辛、咸五味入五脏并体用与生克制化的辨证关系，使本草之偏达于方剂之圆，证明《伤寒论》等经方满含《汤液经法》遣药组方的根本理法。

《辅行诀脏腑用药法要》载："陶云：经方有救诸劳损病方，亦有五首，然综观其要义，盖不外虚候方加减而已，录出以备修真之辅，拯人之危也。然其方意深妙，非俗浅所识。缘诸损候，藏气互乘，虚实杂错，药味寒热并行，补泻相参，先圣遗奥，出人意表。汉晋以还，诸名医辈，张机、卫汜、华元化、吴普、皇甫玄晏、支法师、葛稚川、范将军等，皆当代名贤，咸师式此《汤液经法》，憋救疾苦，造福含灵。其间增减，虽各擅其异，或致新效，似乱旧经，而其旨趣，仍方圆之于规矩也。"这又说明《伤寒论》等，依于《汤液经法》理法，更通过伤寒六经辨证而有所发展，又是不离《汤液经法》规矩的。

《辅行诀脏腑用药法要》"经云：在天成象，在地成形，天有五气，化生五味，五味之变，不可胜数。今者约列25种，以明五行互含之迹，以明五味变化之用，如味辛皆属木，桂为之主，椒为火，姜为土，细辛为金，附子为水。味咸皆属火，旋覆（花）为之主，大黄为木，泽泻为土，厚朴为金，硝石为水。味甘皆属土，人参为之主，甘草为木，大枣为火，麦门冬为金，茯苓为水。味酸皆属金，五味（子）为之主，枳实为木，豉为火，芍药为土，薯蓣为水。味苦皆属水，地黄为之主，黄芩为木，黄连为火，白术为土，竹叶为金。此25味，为诸药之精，多疗诸五脏六腑内损诸病，学者当深契焉。"

再有陶弘景的总结："阳旦者，升阳之方，以黄芪为主；阴旦者，扶阴之方，以柴胡为主；青龙者，宣发之方，以麻黄为主；白虎者，收重之方，石膏为主；朱鸟者，清滋之方，以鸡子黄为主；玄武者，温渗之方，附子为主。此六方者，为六合之正精，升降阴阳，交互金木，既济水火，乃神明之剂也。"这是很精辟的。

经云："主于补泻者为君，数量同于君而非主故为臣，从于佐监者为佐使。陶隐居曰：此图乃《汤液经法》尽要之妙，学者能谙于此，医道毕矣。"依上文所述，相关内容可制成图表：

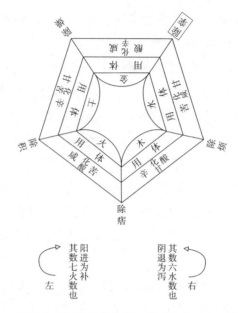

五脏用药法要君臣佐使补泻体用变化配合之图

如上图，阳进为补，其数七。具体而言，即脏用之虚证，需补各脏时，共7种用味的药，如肝之用虚，即可从本位辛（用）开始，顺时序取之心咸（用），脾之甘（用），肺之酸（用），肾之苦（用），再取本脏用味辛，复用心之咸（用），便组成了大补肝方。

阴退为泻，其数六。指脏体实须泻各脏时，即可以六味药组成本脏大泻方，如肝实，即取酸（肝体味），加逆次的甘（肾体味），加咸（肺体味），加辛（脾体味），加苦（心体味），再加酸（肝体味）而成大泻肝方。

其图中夹角处母脏之用味与子脏之体味，则可达到辛苦除痞（如半夏泻心汤），咸辛除积（如旋覆花汤），甘咸除燥（如大黄甘草汤），酸甘除挛（如芍药甘草汤），苦酸除烦（如栀子豉汤）。如此，不论寒热错综、虚实兼陈之疾，均有下手方便矣。这当是文字失传的《汤液经法》的精华所在。附五脏补泻用药表，愿学人识之。

五脏补法用药表

肝	心	脾	肺	肾	心包	
桂枝	丹皮	人参	麦门冬	地黄	薤白	君
干姜	旋覆	甘草	五味	竹叶	栝楼	臣
五味	苦竹叶	干姜	旋覆	甘草	桂心	佐
薯蓣	山萸肉	白术	细辛	泽泻	白酒	使

五脏泻法用药表

肝	心	脾	肺	肾	心包	
杭芍	黄连	附子	葶苈	茯苓	龙胆	君
枳实	黄芩	干姜	大黄	甘草	栀子	臣
干姜	大黄	甘草	枳实	黄芩	盐豉	佐使

三、常用中药例证

（一）麻黄与麻黄根

麻黄味苦辛，性温散寒，是辛温解表的药，但临床上，又绝不只是发汗的药。麻黄属辛味药，辛甘为阳，故属阳药，主动、主发散（阴主静、主凝练）、主通利（阴主填充），麻黄为补肝之药，故能开毛窍，能宣肺、止咳、定喘，能发汗解表和退烧热等。

1. 发汗解表：它与桂枝、杏仁、甘草配合，即成麻黄汤。用它发汗解表，治疗伤寒表实证，有特效。

2. 宣肺定喘：最有特色的是大小青龙汤，都用了麻黄，都是宣肺定喘的好方剂。

3. 消肿利水：麻黄何以能消肿利水呢？麻黄主肝经疏泄之用，达于肺，肺主气与皮毛，故对皮毛之水能起到宣泄的作用。麻黄通皮毛，皮毛通肺，而肺能通调水道，下利膀胱，故麻黄有利水消肿的作用。

4. 散疹透毒：尤其是表现在皮肤的过敏类疹子，经麻黄疏泄透表，这种过敏的反应会随之消失。比如麻黄连翘赤小豆汤，治疗过敏性荨麻疹、肾炎脸肿等，都有很好的效果。此外，皮肤的斑疹瘙痒、痈肿与疔疖等，外洗药加麻黄，即易于发散；内服麻黄汤合栀子金花汤，即有助疏泄，效果很好。再如麻黄与杏仁、石膏、甘草相配，即成麻杏石甘汤，对高热不出汗、气粗气喘等，作用很明显。

若麻杏石甘汤去石膏，则称三拗汤，专能止咳平喘，对无汗的咳嗽、喘哮，效果很好。若麻黄与葛根加入桂枝汤内，成为葛根汤，可治风寒湿引起的项背强痛，也可治发热性传染病引起的头痛项强、背痛、恶寒及发烧的症状，对现代医学所谓的颈椎风湿、胸锁乳突肌病等效果明显。此外，麻黄与当归、熟地、白芥子、肉桂、干姜、鹿角胶相配伍，即成阳和汤，对一切阴疽，如乳腺炎、乳癌、乳房小叶增生、骨结核、附骨疽、冷脓包及阴性癌肿等，都有良好的效果。这里顺便说明一下，鹿角胶和熟地，尤其是熟地，是一味滋腻与凝滞之药，得麻黄相配即不凝滞；若麻黄与熟地、当归、鹿胶相配，则不发汗；若麻黄与白芥子相配，则能除顽痰。麻黄与附子、细辛相配，又治热邪内伏不能外达之证，如麻疹隐伏等。若麻黄与防风通圣散配，则能解表散疮痈。麻黄配乌附星香汤，则又治瘫疗痹，发挥另外的作用了。若麻黄配在辛凉解表药中，对热性传染病，如麻疹、猩红热等，就具有解表托毒、发散透疹的作用，每每可使严重的病人转危为安。此外，麻黄对于骨伤初期患者，也能起到活血、排毒、祛表寒的作用。

与麻黄相反，麻黄根性味平、甘，归肺经，则有止汗的作用，为固表止汗之药，无论阴虚、阳虚的一切自汗，都可选麻黄根作为止汗的标药。

（二）桂枝与肉桂

桂枝味辛、甘，性温，有解表、祛风、散寒和助阳化气的作用，《辅行诀脏腑用药法要》将其列为补肝的君药，对于外感风寒，可使人体肌表的血液循环改善，达到祛风、散寒、解表的作用。桂枝对于心阳虚损者有强心之效（木生火故）。麻黄汤中用桂枝，综合了汗法、温法、补法与和法的作用，具体以麻黄发汗，杏仁降气（包括止咳、宽胸、利膈），桂枝强心、改善血循环、增强麻黄发汗的功能。甘草与桂枝配合，辛甘化阳而益脾、补中且不伤正气。

桂枝汤（即《辅行诀脏腑用药法要》中的小阳旦汤，标明治天行病发热，汗自出而恶风，鼻鸣干呕脉弱者）中用桂枝，桂枝与白芍配合，则起止汗的作用，对表虚、脉浮缓、自汗者，通过强心、改善血液循环使肌表毛细血管血流畅达而起止汗祛邪的作用；通过配合甘草、生姜、大枣而加强桂枝强心、补中、益脾的作用。人们都知道，麻黄汤发汗，其实桂枝汤又何尝不发汗，只是对外感者，微微发汗后即迅速止汗，就特别表现出桂枝汤温补与调和营卫的作用。这里，值得特别说明的是，《伤寒论》中用桂枝，是偏于上焦功能。而一旦"去粗皮"，则是特指肉桂，偏于下焦温阳的功能。

临床上，桂枝汤加饴糖，即成小建中汤，可治疗心脾虚损、中气不足、肚腹冷痛以及肠道虚寒贫血的病证。桂枝配合白术、茯苓、甘草即成苓桂术甘汤，增大剂量，则又是治疗胃内停水引起的腹满、按之有声者的良方（茯苓、白术一般用30g，桂枝15～30g，甘草3～5g）。若在苓桂术甘汤中加入干姜10～20g，则广泛适用于胃中停气停水的一切胀满。桂枝与白术、茯苓、猪苓、泽泻配合，即成五苓散，改作汤剂即成五苓汤，有强心利尿的作用，对于水液留在肠间引起的水泻有很好的疗效。桂枝配人参、黄芪、甘草，则能起到补中益气和强心的作用。桂枝配合茯苓、五味子、甘草，即成桂枝茯苓五味子甘草汤，能强心、除肠胃积水、治水气冲胸等，这类疾病多因脾胃虚损而致，又称胃肠神经官能症。

桂枝还有活血镇痛、除风寒湿的作用。临床上，我们治疗风湿性和类风湿关节炎，用桂枝汤全方配桃红四物汤以及我们自拟的"三痹饮"，临症化裁，效果都显著。

（三）羌活与独活

羌活性温、辛、苦，善能发散风寒、祛风止痛。也是一味辛温解表、通经活络的药物，其味较厚较烈，具有升散之功，通于太阳经。所以，羌活能治身痛、头痛、项背和肩臂疼痛，也能解毒托毒、通经络、活关节。

荆防败毒散用羌活，就加强了发散太阳经之邪的作用，故适宜于一切痛、疽、疔、疖的初期，凡未化脓者均能予以消散。羌活对上肢（特别是腰以上）、头部的一切外邪，均能驱散，同时，对于治疗肢体和关节疼痛，效果亦很好。

独活微温苦辛，与羌活药效相仿，但羌活善于走上，而独活善于走下。腰以下的疾病，特别是各种痹证、风寒湿疼痛及关节炎等，用独活效果都很好。若上、下肢均有痹证，则羌活与独活配对使用，相得益彰。

（四）荆芥与薄荷

荆芥味辛，微温；薄荷辛凉，若配对，成辛凉解表之品，能发汗、透表，能消疹散结、清利咽喉、疗急性外感引发的耳、目、口、鼻之病，如咽喉疼痛、目痛、目赤、喉痛、头痛发烧、耳痛（如中耳炎初期）、鼻塞、鼻黏膜炎、鼻窦炎等；同时，对全身发斑、发疮，有散结解毒的作用。荆芥与薄荷两味药，对于头身、五官、肺炎、肺结核等外感之证，都有很好的疗效。两味药

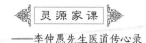
单用亦可，合用亦可。

（五）藁本

藁本辛温，归膀胱经，能入督脉和太阳经，能利耳目，对外感头痛、风寒湿引起的头痛等，效果良好。同时，对诸如角膜炎、结膜急性炎症引发的头痛、面痛、牙痛都有较好的疗效。

临床上，若与蔓荆子、川芎、细辛、白芷合用，对偏头痛、梅尼埃综合征都有很好的疗效。

为便于临床，我们自拟了六味聪明汤，即以藁本、羌活、川芎、细辛、麻黄、白芷为主药，用于耳目的暴病，如暴发性耳聋、耳鸣、目肿、角膜炎等，效果都很好。若加辛夷、苍耳、银花、连翘，则能治疗慢性鼻炎、鼻窦炎；若有眼压增高、眼珠胀痛、目眶疼痛等，则以聪明汤加菊花、夏枯草，便秘者加大黄，效果都非常好。

（六）川芎

川芎是一味辛温的药，归肝、胆、心包，能上行头目，下行血海，中通三焦，既善行善窜，又能通能散，有通经活络、调经逐瘀和镇痛的作用，能散瘀血又不伤新血。对于头痛、目痛及妇女月经痛、月经不调和跌打损伤、瘀血作痛、癥肿以及肝炎疼痛都有较好的疗效。

临床上，与当归、白芍、熟地配合则成四物汤，补血养血并治血分的疾病；此外，川芎在荆防败毒散和人参败毒散中，都是重要的药物（取其能走能守、散血托毒的作用）。若川芎用30g，另加当归60g，即成佛手散，既能转胞胎，又能保胎；既能下残余的胞胎，亦能下死胎；并能止血止痛，几乎可对治妇女产前产后的一切病。此外，川芎对于肝区痛、心绞痛也都有很好的效果。如心痛可配桂枝，虚者可配人参，全身阳虚则配附片等。

临床上，川芎善与其他药物相配，关键在于其能走能守，故在许多方剂中，都一再展现出它的散邪、通经和镇痛的特殊作用。

（七）白芷

白芷亦属辛温之药，归肺、胃经，它既活血、止痛、排脓，又散痈疽疔疖之毒，尤其对于目痛、额痛、牙齿痛、疮、疔和外伤肿痛等有良好的疗效。临床上，配入清胃散中，能治牙周炎、牙龈炎引起的剧烈疼痛；与走头面之药相配，则治目痛、眼眶痛、眼珠痛等。因具有活血排脓的作用且镇痛力量强，故与五味解毒饮合用，对散疮散结、治疗痈肿痛痛都有满意的效果。此外，白芷还善于走头面，对面瘫、三叉神经痛、面肌痉挛等，也有良好的辅助作用。

（八）升麻

升麻辛、甘、微寒，归肺、脾、大肠、胃经，最突出的作用是解毒。因它解毒散邪，故对痈疮疔疖，其升散解毒的作用都很好。

升麻本身可升清气，降浊气，故临床上，对治疗脏腑气机不调、脏器下陷等，配合补中益气之人参、黄芪、白术、茯苓、当归等，效果很好。升麻与葛根相配极为相得，同时，合入升阳益胃汤、补中益气汤，效果都很好。而升麻葛根汤，则有升散外邪的作用。

（九）细辛

细辛辛温，入少阴与太阳两经，《辅行诀脏腑用药法要》将其列为补肺的使药，其本身又能和血行气、解痉镇痛。临床上，有通经络散风寒湿、利五官并通七窍的作用。

临床运用细辛，在小青龙汤中通过开肺气，起止咳平喘的作用；在苓甘五味姜辛汤中，起温肺、散寒、枢转肺气的作用；在麻辛附子汤中，则起温经散寒的作用。细辛在治疗肺脏疾病中，每配干姜、五味子，成"姜辛味"，干姜枢转肺气，细辛开肺气，五味子合肺气，临床使用，相得益彰。

细辛还适于一切经络气血瘀滞之病证，随症加减，效果都较好。

（十）防风

防风辛甘、微温，归膀胱、肝、脾经，顾名思义，有风能治风，无风能防风。防风配发汗药，则可发汗，而配止汗药，即可止汗。临床上，防风与黄芪、白术配合，成玉屏风散，止自汗的效果好。而在荆防败毒散中，则起发汗、疏风的作用。防风还疏风散寒除湿、解痉镇痛、通经活络、消肿排脓，故对于面瘫、面神经紊乱、肢体肿胀、关节肌肉疼痛也有疗效，如在防风通圣散、荆防败毒散中，即具有解表、疏风镇痛之功。

（十一）防己

防己味苦、辛，性寒，归膀胱、肾、脾经，有利水、除湿、止痛的作用。我们自拟的新方三痹饮即以萆薢20～30g，防风15～20g，防己15～20g配伍而成，专治风寒湿痹。防风善于走上，如肩背四肢等；防己善于走下，如腰股腿膝下肢等；萆薢走督脉善于强肾，能治关节筋骨的一切风寒湿气。临床上，我们用"三痹饮"治疗风湿性关节炎和类风湿关节炎，效果很好。为加强力量，一般与桃红四物汤配用，偏于虚寒者加桂附，偏于湿热者加苍术、黄柏、知母。凡偏热、偏湿而下肢更甚者，则加苍术、黄柏、薏苡仁；上肢更甚者则加桂枝、桑枝；而脊柱病重则加杜仲。

（十二）紫苏与藿香

紫苏辛温，归肺、胃、大肠经，有通经行气、散风寒、和肠胃的作用，其味辛温，入肺、脾两经，对于风寒的表证如头痛、身痛、呕逆、胸闷等都有疏解之效。而对孕妇，则有和肠胃与安胎气的作用。若单用紫苏叶，则有托毒杀菌的作用，对睾丸炎、阴囊水肿及阴部湿疹均有效。临床上，紫苏与藿香配用能增进食欲、疏肝气而和肠胃，著名的藿香（辛，微温，归脾、胃、肺经）正气散中，即取紫苏与藿香配合，显其芳香化浊、和肠胃、利胸膈并解表活血的作用。此外，紫苏子与白芥子、莱菔子相配，又成著名的"三子养亲汤"了。

（十三）苍术

苍术辛、苦、温，入太阴、阳明两经，能发汗、除湿并芳香化浊，对于胸闷腹胀、肠胃不和、消化不良以及风湿痹痛等都有较好的疗效。

著名的方剂二妙汤即由苍术配黄柏而成，具体以黄柏清热燥湿，苍术辛温化浊，对治下肢的风寒湿痹痛证很好。二妙散不仅可清热除湿，同时可治妇女带下。苍术还有对下肢消肿镇痛的作用，如因风寒湿引起的下肢肿痛，由二妙散加入牛膝（攻中兼补），其镇痛作用更强，对风湿、类风湿、痛风和下肢疼痛效果均好。苍术与厚朴、陈皮、炙甘草配伍，成平胃散，能消饱胀，对提高胃肠活动功能，治疗胃肠不适、消化不良、食欲不振等，效果很好。若平胃散加入砂仁、藿香，即称神术散，对于胸腹满闷的疗效，就更加明显了。苍术本身能除湿明目，故对于眼睛多泪、眼泡水肿等，以聪明汤加苍术，疗效即明显提高。而对一切湿毒、疮疹、脓液及组织液增多者，用苍术与薏苡仁配合，渗透组织液和流脓液的情况即迅速改善。苍术加在藿香正气散中，对肠道、肠胃不和兼外感以及外治山岚瘴气伤人的效果都很明显。若苍术与金花汤配合，则能治周身发疹、瘙痒及疼痛等，尤其对于带状疱疹引起的疼痛及后遗疼痛有很好的疗效。若苍术研末，蒸鸡肝、羊肝或猪肝等内服，则对夜盲症有特效，同时对于治疗肝肾虚损引起的视力减弱效果也很好。

（十四）白术

白术味苦、甘，性温，归脾、胃经，最善健胃除湿，《辅行诀脏腑用药法要》将其列为补脾的使药。四君子汤可治四肢疲乏无力、食欲不振、消化不良等，其中的白术，就起补中健脾的作用。

白术与猪苓、茯苓、泽泻相配，则成四苓散，有利尿、消肿、止腹泻的作用。四苓散加入桂枝即成五苓散，有宽胃和中、利水止渴的作用，对治疗水液积聚肠中，口渴想饮水，而饮水即吐，即"外有恶寒，内有停水"之证有特效。白术与茯苓、桂枝、甘草相配，则成苓桂术甘汤，对慢性胃炎、胃内停水、腹中水响、腹胀等，都非常对症。临床上，一般桂枝宜用15～30g，白术宜用30～60g，茯苓宜用30～60g，甘草则用3～5g即可。此方对胃内停水、胃内冒酸，效果都非常好。若加干姜，对控制胃酸、胃痛、呕哕等，效果亦好。白术还能除湿镇痛，在躯体四肢风湿疼痛时，用桂枝加术汤，肢体的风湿疼痛即能迅速缓解。白术与白芍、茯苓、生姜、附片相配，则成真武汤，对肠中有水气、少阴经阴寒腹痛及由此而引起的心悸、目眩、脐下动、肌肉跳动等，疗效均好。白术为四君子方中主药，能培补后天脾胃之气。人体之脾在五行中属土，木、火、金、水都离不开土，而天道运行所展现的四季变化亦离不开土。人得脾胃之气者生，失之者死，故白术的用途很广泛，很多经方都用它，如理中汤、归脾汤、八珍汤、补中益气汤、人参养营汤等，是取其补中健脾、除湿利水的作用。

（十五）黄芪

黄芪味甘，微温，归脾、肺、肝、肾经，是一味补中益气的好药，它既能健脾补中，又能利尿除湿，而且治水托毒。其托毒的作用，对疮疡及毒气内陷效果尤佳。

临床上，黄芪与人参、甘草配合，叫作保元汤，有补中益气、培补心阳的作用，能治心累心悸、精神疲乏和面容苍白的贫血等。黄芪与附片相配，则是芪附汤，能治精神疲乏、阳虚自汗、四肢无力、恶寒而抗病能力衰减且易受外感等。黄芪配当归称补血汤，治气血虚弱（民间习俗，妇女生产后，往往用当归、黄芪炖猪蹄汤，即取补血之效）。黄芪配在当归六黄汤中，能治阴虚盗汗以及患者自觉的午后烧热证。黄芪鳖甲汤（可用牡蛎换鳖甲）善治骨蒸潮热与阴虚盗汗。

黄芪还有固气、止血的作用，对胃部出血、妇女月经过多、产后出血及气不摄血的疾病，都有良好的作用。黄芪本身降糖，配怀山药可直接降血糖。故对糖尿病患者很适用。黄芪配赤芍、防风称黄芪赤风汤，对气虚自汗效果好。若黄芪与白术、防风相合则成玉屏风散，也是治疗盗汗自汗的好方。黄芪有补气消除尿中蛋白的作用，故对肾病综合征有较好的疗效；另对肠胃溃疡有修复作用，能辅助治疗肝炎，有提高自身免疫力的作用，对各类癌肿有扶正并辅助驱邪的作用，对一切慢性病都有增加抵抗力和免疫力并帮助康复的作用。

临床上，我们自拟了黄芪九味汤[1]，能治疗临床上各种抗生素无效而又不明原因的烧热。

（十六）茯苓

茯苓味甘淡，性平，归心、脾、肾经，有健脾除湿、利尿除痰、镇静安眠的作用，《辅行诀脏腑用药法要》将其列为泻肾的君药，亦为名方四君子汤主药，有延年益寿之功，故为古代神仙家常服之品。它直接培补太阴和阳明两经，能配用一切健脾除湿、宁心安神的方剂。茯苓对于脾、肺、肠胃都有补益的作用，故能治疗一切肺胃的痰饮、慢性气管炎痰液清薄而多以及胃中停水且冒酸等症。

茯苓为四苓汤、五苓汤的主药。五苓汤与平胃散相配，能利水和脾、宽中止泻，对腹胀腹泻有特效。茯苓与桂枝、桃仁等配合，即成著名的桂枝茯苓丸，我们在临床上改为汤剂，加入红花，有消癥散结、和血止血的功效，对妇女卵巢囊肿、子宫肌瘤以及盆腔内许多慢性炎症，有很好的疗效。桂枝茯苓汤若加入健脾补肾的药，则能治疗妇女月经不调、月经淋漓不断以及女子久不受孕等。此外，茯苓对于排出一切疮毒，也能起很好的作用。

（十七）人参

人参味甘、微苦，性平，入人体五脏，能益气生津、调和营卫；能补气平喘，使人肺气充足、呼吸平静、声音响亮；能安魂定魄，令人心气宁静，《辅行诀脏腑用药法要》载为补脾的君药。所以，人参可用于一切虚损的病证。因土旺于四季，故药力达于五脏。

人参可随症配伍：用于痈疽疮疡，能够托毒消肿；用于肠胃慢性炎症、溃

---

[1] 黄芪九味汤，以黄芪、青蒿、银柴胡、胡黄连、秦艽、知母、桑白皮、地骨皮、生石膏为主药，脉虚者加人参。

疡等，可改善肠胃功能，使溃疡尽早愈合。人参用于肝胆疾病，既提高肝细胞功能，又使肝细胞更加活跃，并能聪耳明目，故凡耳病，因肠胃虚损而致的，均可大胆用之；而对于清气不能上升导致的头昏、耳鸣、脑鸣等，都有直接的疗效。人参配炙甘草，可强心止血。而人参对癌症患者，有增强免疫功能、缓和病症的作用。

临床上，不论寒热虚实诸证，只要方剂对证，人参都能起到良好的辅助作用。如对于癌症放疗、化疗之后，元气衰败的患者，用人参配黄芪、枸杞子、黄精、白术等作内服之药，能大补元气，并迅速化解放疗、化疗后的负面效应。而对于脑出血、脑外伤出血、内脏出血、眼底出血、妇女血崩、产后大出血以及由于出血引起的虚脱等，以人参配我们自拟的三七贝母汤（三七、贝母、茅根、藕节）急服，能收到立竿见影的功效。这里需要说明的是，急救选人参三七贝母汤，要用大剂量。各药均可用30～50g。此方为历代医书所未载，验之临床，对各类脑出血、脑血栓、脑栓塞形成以及外伤性颅内出血，效果都非常好。此方有正反两方面的作用，既能活血又能止血；既补新血，又化瘀血。其治血的作用，超越了古方。此外，人参若单独运用，即是著名的独参汤，对于元气衰败、病势垂危的患者，有留人治病的作用。

（十八）巴戟天

巴戟天甘辛微温，入肝肾两经，可以固肾，补肾阳，治腰脊酸软；可以固胎，止胎漏；可以强筋骨，祛风湿，对肝肾两经都有补益作用。巴戟天也是过去神仙家常服之品，久服可以强筋骨、利关节。巴戟天与续断、杜仲、人参、白术、桑寄生配合，可以补肾并治疗肾脏一切慢性疾病。可以疗崩漏，治胎漏下血，预防流产；对肾脏疾病引起的囊肿，慢性肾炎引起的出血、尿血等效果都很好。故凡肝、脾、肾虚弱的证候，都可选用。

（十九）续断

续断甘、辛、苦而性微温，归肝、肾两经。可以强筋骨、疗损伤。临床上，用于小便下血、月经过多、胎漏血崩等，效果都很好。续断顾名思义，能疗伤续折，对骨质损伤和骨折损伤，有很好的修补作用。如对于骨折，可用续断为主药，配自然铜、三七，作为丸剂或散剂，效果非常好。此方中，续断补损伤，成人一天的量，用30～50g；自然铜用3～5g；以醋淬，后研末。自然铜对骨质损伤有特殊的修复作用，其有效成分能随血液直接到达骨伤处，帮助骨痂形成；三七和血镇痛，止血又化瘀血，用3~5g。此方能加快骨痂增长，缩短骨伤愈合期。

（二十）杜仲

杜仲甘温，归肝肾两经而长于补肾，故有治疗肾脏疾病、修复肾脏的作用。杜仲能强筋骨，补胎漏，可止血，可治腰痛和腰膝无力等，杜仲本身能潜伏肾阳、肝阳而滋肾，故不仅对肝肾亏虚、下元虚损及妇女崩漏有效，而且对肾虚引起的肝阳不潜、肾性高血压等，都有很好的疗效。

（二十一）怀山药

怀山药甘、平，归脾、肺、肾经，是一味固脾、养胃的好药，对于后天脾胃虚损、食欲不振、消化不良和形体消瘦等，都有很好的补益作用。怀山药也是神仙家常服之品，久服轻身延年。怀山药有降糖生肌之功，故对于糖尿病患者，有滋养强壮的作用；同时对于一切形体消瘦、血糖高的病员都有裨益。

古代许多经方，都离不开怀山药，而薏苡仁芡实粥加入怀山药、大枣、莲子、枸杞子等作食疗方，则可治疗一切脾胃虚损及身体虚弱之证，无论保健与治疗，均可长期服用。

（二十二）枸杞子、菟丝子、覆盆子、楮实子、五味子、车前子

1. 枸杞子：枸杞子甘平，归肝、肾两经，可以补心血、益肾精，对于人体心脾、肾虚损都有补益作用，常用于肝肾不足、腰酸遗精、头晕目眩、视力减退等。它补元气又益精神，滋脾阴而明目养心，因本身是甘平之药，既滋润补精又调血糖，故对于糖尿病人能补益脾胃、调节血糖（血糖高者使其降低，血糖低者使其恢复正常）。

枸杞子能明目聪耳、增长视力，与桂枝、人参配合，起抑阴强心的作用，可治心血不足之心悸、心累、气短等症。枸杞子可乌须黑发、固齿明目、延年益寿，对妇女月经量少、月经稀薄有较好的疗效。成人量可用15~30g，而单纯的眼睛胀痛，则可用枸杞子配前仁与菊花。枸杞子可以强身、益肝肾、养心脾，与菟丝子、覆盆子、五味子、车前子等配合称五子衍宗丸，可以明目，并可作为治疗内障眼病的基础方，同时也可作为补肝肾、调女子月经及治疗男子遗精、精虫量少或不活跃的基础方，效果都很显著。同时，对男女虚性不孕也有疗效。临床上，男子阳气不足可加鹿茸，女子输卵管不通，或宫颈粘连可加桃仁、丹皮、红花等。

2. 菟丝子：菟丝子甘、温，归肝、脾、肾三经。菟丝子单独使用，能补肾固精、养肝明目、安胎止泻。它对于肝肾虚损引起的视力减弱、阳痿、早泄、不孕以及孕妇胎气不固、虚人腰膝酸软等，都有良好的疗效。现代药理证明，菟丝子还有促进女性雌性激素生长的作用。

3. 覆盆子：覆盆子味甘、酸，性微温，归肝、肾两经，有益肾、固精、缩尿的作用，能益肾气、治尿频、治疗腰膝酸软等，既有补益肝肾之功，又有收涩固精之效。临床上，几乎可用于肝肾不足的一切病证。

4. 楮实子：楮实子性寒，味甘、平，入肝、肾，能益精明目、补益虚损，用途广泛。

5. 五味子：五味子甘酸而温，归肺、肾、心经，《辅行诀脏腑用药法要》载为补肝的佐药，它通过益精养五脏，敛气益丹田。它可以走心、肾、肝、肺等脏，能敛气定喘、镇咳，用于慢性支气管炎的气喘、气短有很好的疗效。它还可以生津止渴、收敛元气，对于气阴暴脱者有较好的收摄作用。所以，临床常用的参麦饮、都气丸、回阳救急汤，都选用五味子配伍，即取其收摄补肝的作用，使元气归根。这里需要说明的是，五味子对于气虚病久引起的气不归根，是很相宜的，但对于新感风寒者则不相宜，故忌用。五味子与干姜、细辛配合，成"姜、辛、味"，对于气管、心肺，能起开合枢转的作用，所以，对于各类慢性气管炎、喘息、哮喘以及肺心病等，都能起到开合枢转的作用。仲景方中的苓甘五味姜辛汤、小青龙汤都组合姜辛味，即取其能转胸中（心、心包络、肺）大气、能止哮平喘的作用。

（二十三）葛根

葛根甘辛而凉，走太阳阳明，能升清降浊，故可治项背强痛。仲景方中的葛根汤，即取葛根、麻黄加入桂枝汤，它对于治疗风寒湿引起的项背强痛、颈项不能转侧、肩背痛以及"落枕"等，都有很明显的疗效。

葛根有解肌退热的作用，如葛根芩连汤，对肠炎以及肠炎引起的大便下黏液或脓血、里急后重以及痢疾等，都有很好的疗效。葛根因其升清，即把内脏病邪以及肌表外感升散疏泄，故能治肠内炎症；因其降浊，故利于热毒的排泄。葛根善于走清窍、入头面，所以对于耳膜、面部的疾病，如面瘫、面肌痉挛、眉棱骨疼痛和头痛等都有效。益气聪明汤（蔓荆子、升麻、粉葛、人参、黄芪、白芍、黄柏、甘草）内用葛根，也是取其与升麻配合，能上通清窍的作用。此外，很著名的古方玉泉丸中用葛根（实则粉葛，养阴力量更强），则取其升清降浊、促进唾液分泌、调节胰岛素的作用。临床上，用此方控制肾阴虚损性糖尿病，有很好的效果。谢觉哉老先生患肾阴虚损性糖尿病，多方医治无效，练内功辟谷亦无效，最后服玉泉丸才控制了病情。临床用药，要分辨葛根与粉葛，相比而言，粉葛更长于养阴生津。

（二十四）益智仁

益智仁味甘酸，性温，入肝、脾、肾三经。它能养肝、益脾、养心，而以补肾阴、培肾气的作用最为明显，因肾藏智，故久服能使人耳目聪明、思维敏捷、记忆力增强。

益智仁能补益命门之气，故治疗尿频尿急、小便淋沥失禁、腰酸腿软、头晕脑鸣、眼目昏花等症有良好的作用。著名的萆薢分清饮，即以萆薢、石菖蒲、甘草梢、乌药、益智仁为主药，临床上，对治疗小便淋沥、浑浊及尿频失禁等有良好的疗效。益智仁也是神仙家常服之药，久服延年益寿。同时，益智仁对于老年肾气虚弱或前列腺炎症引发的各种症状，都有治疗和缓解的作用。若以益智仁加黄芪炖猪小肚食疗，则对小儿遗尿有特效。

（二十五）首乌

首乌苦、甘、涩，微温，归肝、肾经，能补肾养肝、乌须黑发，能截疟，能消癥散结。

临床上，治疗各种脱发、发白之证，首乌都是一味必不可少的主药，但需制用。四川状元杨升庵家谱中，就有用首乌等浸泡黑芝麻油护发的记载。首乌也是神仙家服食之药，过去道家秘传的"九制首乌"方，即以首乌为主药。还有一种"首乌醪糟"，也在道家和神仙家中秘密流传。其法是将首乌洗净蒸熟，而后放入缸底，上面盖以蒸熟的糯米拌甜酒曲（每500g糯米配2～3g酒曲），封闭缸盖，四周围以棉被，使保持温度，届时即成"首乌醪糟"。其发酵过程会产生多种维生素和氨基酸，故常服对于各种精血亏损和身体衰弱，都有很好的疗效；对于健康人，则有乌须黑发、聪耳明目、轻身延年之功。在首乌醪糟中，除首乌外，也可根据需要，加入枸杞子、人参、淫羊藿、肉苁蓉等。生首乌一般不入汤剂，特殊情况冲服，必须严格掌握剂量。

（二十六）女贞子

女贞子甘苦而凉，归肝、肾两经，有止咳定喘、润肺滋肾、养阴生津之功，用于治疗一切五脏阴虚的疾病都有疗效，久服可以聪耳明目，轻身延年。女贞树经冬不凋，故又称冬青子，四季采摘方便，但功效较缓，入药则需久服。过去神仙家用以疗饥解渴，常服可使人颜色愉悦，减少面部皱纹与斑点，延缓衰老，并可使落发重生。

临床上，女贞子可治血证，对于咯血、鼻血、头发根部出血、牙龈出血等都有很好的疗效。同时以女贞子煎水对入京墨、徽墨或较好的松烟墨汁中，有养阴止血的作用，对于女子月经淋漓、崩漏都很有效。若再配合仙鹤草、鱼腥草和茜草，则疗效更好。对气虚血脱之病，可再加人参；对脾阳不足不能统血而四肢清冷的血证，可再加姜炭。但若遇流血过多，而导致心衰自汗、手脚清冷者，则可选人参、附片、姜炭、女贞子为主药，再加仙鹤草、艾叶、鱼腥草。以上7味药，也可作为治疗肠胃大出血和产妇血崩的基础方。

（二十七）黄精

黄精性平、味甘，入肺、脾、肾三经，能补五脏、益心脾。因黄精易于栽种，生长也快，过去的潜修之士往往以此作主食。黄精味甜，对于心和脾的作用特别明显，所以对于贫血性心脏病以及心虚、心累、心跳、精神疲乏、肢体酸软、举步困难等症有较好的疗效。

黄精另有疗饥解渴的作用，特别对于糖尿病患者中的饥饿和消渴严重者，有很好的疗效。糖尿病患者常服黄精，可使饥饿、消渴、肢体麻木、视力减退等症状迅速得以改善。健康之人服食黄精，则可以收到聪耳明目、增长智力、补益精神和延缓衰老的效果。

（二十八）鹿茸

鹿茸味甘咸而性温，归肝、肾两经，能补命门真阳，可以补精益气，能治肾功能虚损而致的腰脊酸软、肢体乏力，男女性功能衰减、阴冷、遗精、阳痿、早泄等一系列病证。

鹿茸性温，故对于肝、脾、肾虚损导致的病证如妇女的流产、崩漏、带下，男女老幼的一切阴疽如骨节核、附骨疽，即不红不肿、现青白之色或流冷液之阴性包块都有良好的疗效。临床上，我们将阳和汤中的鹿胶改为鹿茸，治疗一切阴疽（不论破皮未破皮，也不论是否有组织液渗透），包括骨癌和骨关节部分坏死，效果都很好。

鹿茸对于骨伤骨病，特别是病程较长、正气已见虚损者，有很好的疗效。

而对于单纯的骨伤，则不仅补损，而且能缩短愈合期。名方龟鹿二仙胶，即取等量龟胶、鹿胶相配，再加人参、枸杞子而成（临床可改散剂），能阴阳双补，对骨伤及肾虚患者疗效明显。

（二十九）松脂

松脂即松香，味苦甘，性温，无毒，归脾、肝两经，在临床上，一般都只能用来制膏药薄贴或疮疡外用。

其法是用250g白酒合2500g水，放入锅内，与松脂同煮，边煮边扯（如扯麻糖，使完全去除松脂内杂质），至脂内杂质全部融入水酒，即取松脂，冷却凝固后，研成细末，加红糖、蜂蜜做成丸药（每丸重5g，每次饭前1丸），即成松脂丸。可作预防与保健之用，久服能强身健体，提高免疫能力，消除虚劳损伤。

（三十）枣皮

枣皮涩、甘、酸，性温，归肝、肾经，其含子者即称山茱萸。它不仅能养肝肾、益心脏，更是一味滋养的好药，《辅行诀脏腑用药法要》将其列为补心的使药，能明目聪耳，生津敛汗，对心悸心累、腰膝酸软、耳鸣脑鸣等症有较好的疗效。

临床上，枣皮配人参对虚损性耳鸣有很好的疗效。若枣皮配枸杞子、人参、淫羊藿，则对于糖尿病患者能起到降低血糖、生津止渴、补气益神的作用；同时对于男子精气虚弱、女子月经枯少都有良好的疗效。

（三十一）大枣

大枣益中气、补脾胃而养心，是一味甘温补中的好药。与浮小麦、甘草配合，则成甘麦大枣汤，治思虑伤脾、喜怒不节造成的癔症（中医称为脏躁病，临床表现为狂歌悲泣、喜怒无常）有良好的作用。

临床常用的诸多方剂中，凡补中益气、调养心脾的，一般都可用大枣。而桂枝汤、六合汤、藿香正气散等方剂用大枣，都是用其调理脾胃、益气扶正和祛邪的功能。另外，古代修炼内功，特别是练习辟谷的过程中，多服食大枣。

（三十二）蜂乳与蜂蜜

蜂乳味甘酸，入肝、脾、肾经，蜂蜜味甘，性平，归脾、肺、大肠经，都有养阴补气、悦颜色、滋五脏、益精神的作用。特别是对于糖尿病人，有降低血糖的作用。如果糖尿病人服用蜂乳，加上按摩太白、公孙、然谷，降血糖的作用更好。

（三十三）红糖

红糖温润，味甘甜，入肝、脾两经，本身是一味补中益脾的好药，但因味甜，一般都作调味品使用。所谓"温而补之，温而通之，温而散之"，具益气化食、补血化瘀、散寒止痛之功。它对于中气虚弱的贫血病人等，有很好的补益作用。

临床上，用50g红糖配合100g山楂（称为独圣汤），能治疗痛经、月经过多、腹痛、中气虚损、面色苍白等，又治"儿枕痛"，即产后胎盘残留、瘀血作痛等。临床上也可与桂枝茯苓丸轮换使用，对子宫肌瘤造成的月经不调或崩漏、妇女盆腔的炎症包块等，都有可靠的疗效。或将桂枝茯苓丸（桂枝、茯苓、桃仁、丹皮）直接加入山楂、红糖，疗效也稳固。临床上，我们自拟了红糖山楂汤[①]，有活血逐瘀、消癥散结和镇痛的作用。遇癌肿出血者，可加艾叶、侧柏叶。正气虚者加人参。此方对子宫颈癌、卵巢癌等，也有较好的疗效。

（三十四）苏子、白芥子、莱菔子、葶苈子、牵牛子

苏子味辛，性温，归肺、胃、大肠经，具降气止咳、定喘和中、消痰温中之功，是肺胃之病的常用药，能治胸闷、气逆、腹胀和腹满，可以镇呕和胃。

白芥子辛温归肺经，能治顽痰，能散结软坚。

莱菔子辛甘、平性，善宽中理气、降痰利膈，治胃肠胀满。

葶苈子辛苦而寒，归肺、膀胱，善下气行水，定喘宽中，《辅行诀脏腑用药法要》将其列为泻肺的君药，很说明问题。

牵牛子苦辛而寒，归脾、胃、肺经，能消湿除胀，泻下去积、逐水退肿。

五子配合，称五子丸，有强烈的通水、涤痰、平喘的作用，对于胸腔积液引起的胸闷、胸痛、喘咳不安等，都有明显的疗效。临床上，若将五子丸改为汤剂，临症化裁，就更为灵活与方便了。

其中白芥子对于顽固的疮疡，有较好的消散作用，著名的方剂阳和汤（熟地、麻黄、姜炭、肉桂、白芥子、鹿角胶或鹿茸、甘草），即发挥白芥子治疗阴疽的特殊作用。同时，白芥子又是涤痰的好药，尤其是对于深部的慢性脓

---

① 红糖山楂汤，以红糖、山楂、丹皮、桃仁、桂枝、茯苓、茜草、乌贼骨为主药，作汤剂。

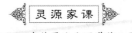

肿，如附骨疽、骨结核，乃至一切冷脓包等，白芥子都能起很重要的作用。但若将白芥子配在清凉药如五味解毒饮中，则对于消散阳性痈肿有很好的效果。而将白芥子加入栀子金花汤或仙方活命饮中，则对于一切痈疽，都有良好的疗效。

以上34组药物，既没有按本草的顺序，也没有作功效的分类，并且还只是传统中药极小的一部分，但值得注意的是，其中相关内容，为现存各类典籍所未完整表述，这恰恰是我们学习中药学应予特别重视的。说到这里，还有一个问题，就是中医医人，是医治人的生命；中医研究病因，有内因、外因和不内外因。若只重视外因或片面强调某些药物的特殊功能，以为单靠服食即可健康长寿，反而不重视内因（即不在健康的情志和心理上下功夫），就无疑违背了医道精神，走向了正直、善良与自由如意人生的反面，也即所谓"悖时"，结果一定是令人悲怜的。

另外，中药配伍上有十八反、十九畏以及妊娠服药禁忌等，则须牢固记诵掌握。

四、常用方剂举例

（一）麻黄剂

1. 麻黄汤：麻黄10g，桂枝10g，杏仁10g，甘草3g。

麻黄汤在临床上治疗外感表实证、表寒证，也即表寒证之属实证者。方中麻黄宣肺发汗（肺主皮毛）；桂枝宣心阳改善肌体特别是肌表的血液循环，加强祛邪发汗的力量；杏仁降肺气、平喘镇咳；甘草和中。本方的最终目标是发汗，即汗法，但同时又用了桂枝的温法、杏仁的和法、甘草的补法。这样，共同达到了发汗的目的。

麻黄汤治疗太阳病，即有脉浮紧、头项强痛、恶寒（无汗）的表现，所以，在伤寒的初期，太阳表寒而实，用麻黄汤。但若有自汗的表现，则要用桂枝汤了。本方可治一切寒性外感病，包括外伤引起的头身痛、无汗、恶寒等。若有外伤瘀肿，加入桃仁、红花，对于身体外部的外伤瘀肿，能起到散瘀肿化瘀血、消除恶寒身痛的作用。对于恶寒无汗的症状，用麻黄汤可很快使其消除，但恶寒期一过，也就不能再用了。麻黄汤可透疹，但要无汗，有自汗则不能用。麻黄汤可治急性肾炎的水肿，即通过发汗而消水肿，如麻黄连翘赤小豆汤。

2. 麻杏石甘汤：由麻黄10g，杏仁10g，生石膏20～30g，甘草3～5g组成。主要用于治疗头痛、身痛、无汗而喘、发热而不恶寒的症候（《伤寒杂病论》此条文有误，医家当明辨）。与麻黄汤比较，是将辛温的桂枝换成了甘淡寒凉的生石膏，故能治一切初起的温病。

麻杏石甘汤若与银翘散合用，就加大了力量，对于一切温热病初起而无汗者，都能起到托毒、解热和退烧的作用，故能对治一切热性传染病初期的感冒、发烧、猩红热、麻疹、脑炎、脑膜炎等。

麻杏石甘汤是汗法、清法与和法组合的方剂。即以麻黄发汗、杏仁平喘、石膏清肺胃之热而甘草和中。

3. 三拗汤：由麻黄、杏仁、甘草组成，即麻黄汤去桂枝，能镇咳平喘，对一切外感引起的咳嗽、无汗而气紧等症，都有良好的治疗作用。

三拗汤是汗法与和法的综合运用。

4. 大青龙汤：由麻黄10g，桂枝10g，杏仁10g，炙甘草6g，生石膏15～30g，生姜10g，大枣30g组成，由麻黄汤加入生石膏和生姜、大枣而成。本方主治的症候，为外感风寒邪聚，又有里热烦躁的症状。其中石膏清肺胃之热，既除烦又解肌；生姜、大枣和胃调中，是为表里双解和清热除烦之剂。

5. 小青龙汤：由干姜10g，桂枝10g，麻黄10g，白芍10g，炙甘草3～6g，半夏10g，细辛6g，五味子6g组成。临床上，用来治疗由外感引起的恶寒、喘哕、呕逆、哕气或下痢等，即表里均寒（太阳有寒，太阴也有寒）的疾病。

方中的姜、辛、味，既能开合枢转肺气，又能温胃温脾；而半夏有涤痰止呕的作用，若患者有口渴而无痰，则宜以天花粉代替半夏；桂枝麻黄合用以发汗解表；白芍敛肝阴而不伤气，但性寒，若胸满、虚性腹痛或腹泻，则应该去除白芍。

6. 麻附薏甘汤：由麻黄、附片、薏苡仁、甘草4味药组成。临床上，可用于虚寒的病人，如有畏寒、怕冷、脚肿、骨节肌肉疼痛等。其中麻黄发汗利水，附片补阳，薏苡仁利尿除湿，甘草和中补脾，故对于寒性的疮疡，能起到消肿止痛的作用。同时，此方用于肾炎病人有恶寒、腰痛、脸肿、小便短少等症状，也有比较明显的疗效。其中薏苡仁不仅健脾利水除湿，还助于排脓，对各类炎症分泌物的吸收，有良好的作用。同时，薏苡仁不仅对于一切痈疡有很好的排脓作用，并且对于癌肿和癌细胞扩散有抑制作用。

7. 麻黄附子甘草汤：由麻黄10g，附片20～30g，甘草3～5g组成，其中麻黄发汗，附子补阳，甘草和中，对一切阳虚而有外感恶寒、身痛而无汗者均可选用。

8. 麻辛附子汤：由麻黄10g，细辛6～10g，附片20～30g组成。与麻黄附子甘草汤相比，是将甘草换成细辛，其作用就更大，显效亦更快，能治一切阳虚病人的外感，表现为脉沉细、恶寒而身痛等，其作用比麻黄附子甘草汤更威猛而迅速。具体以麻黄发汗，细辛温经散寒，附片温肾阳，对发热恶寒而脉沉、病人抵抗力低而不能祛邪外出者，有良好的作用。临床上，凡心、脾、肺、肾之阳气虚弱者，都可使用，尤其对外感而血压偏低者有非常好的疗效。

9. 麻黄连翘赤小豆汤：以麻黄、连翘、赤小豆为主药，其中麻黄发汗、利尿，连翘清热、解毒、散结，赤小豆活血，故能治疗疮疡和排毒。临床上，对于急性肾炎初期脸肿而小便稀少者有显效。同时，此方还有抗过敏的作用，对于过敏性荨麻疹以及恶寒、无汗的过敏性哮喘，亦有显效。

以上9方，均临床常用功效显著之方。因都配有麻黄，故称麻黄剂。

（二）桂枝剂

1. 桂枝汤：由桂枝10g，白芍10g，炙甘草3～10g，生姜10g，大枣30g组成。能解肌发表，调和营卫，治头痛、身痛、恶风、脉浮缓而自汗者。桂枝汤与麻黄汤恰恰相对待，桂枝汤治脉浮紧而自汗者，麻黄汤治脉浮紧而无汗者。

桂枝宣心阳，配白芍可敛阴，以达到止汗的目的。故桂枝汤中，发汗用桂枝，止汗亦用桂枝，加上炙甘草、生姜、大枣和中益胃，使人汗止而强壮。值得说明的是，伤寒方多用炙甘草，因炙用，增加了焦苦之味，使强心的功能增加，重用可至30～60g。若患者本身心脏功能强健，则选单纯入脾解毒的生甘草，也是相宜的。

2. 桂枝加芍药汤：桂枝汤中本来配有芍药，而且与桂枝剂量相等。桂枝加芍药汤中将芍药的剂量加1倍，即成桂枝的2倍，温里的作用明显加强，能治疗肠道虚寒引起的腹痛（肠功能紊乱）等。方中桂枝宣心阳，白芍解痉镇痛，甘草、生姜、大枣和中，故有很好的解痉镇痛作用。

3. 桂枝加大黄汤：本方由桂枝汤加酒炒大黄一味而成，治腰痛而大便秘结者，临床最明显的特征是患者腹肌紧急。

这里，顺便说明一下，治表的方剂有所化裁，即变成治里之方了。所以，历代经方，其药物配搭的奇妙与灵动，值得我们认真辨析掌握。

4. 小建中汤：小建中汤即桂枝加芍汤再加饴糖而成，有温中散寒、补虚缓急之功，能治肠道虚寒和肚腹冷痛。因饴糖培补中脏，故临床上又可扩大用于中气衰弱以及虚寒类的疾病。必要时，饴糖可改为红糖。

5. 苓桂术甘汤：由茯苓10～30g，桂枝10g，白术10g，炙甘草3～10g组成。有健脾利湿、温化痰饮之功，能治胃内停水。临床运用，剂量可加大。

6. 桂枝五味甘草汤：由桂枝、五味子、甘草组成，能治疗水气冲心、心悸、肠道积水等。临床上，扩大用于治疗神经官能症引起的气从小腹冲心，具有很好的疗效。

7. 桂枝加术附汤：由桂枝汤加入白术、附片而成，可治恶寒、肢体疼痛而四肢清冷的疾病。另外，用桂枝汤加参芪术附汤，临床能够强心，故治心肌缺血诸症。

8. 桂枝加黄芪汤：由桂枝汤加黄芪而成，对于治疗感冒发烧和阳虚自汗效果很好。

9. 桂枝加龙骨牡蛎汤：由桂枝汤加龙骨、牡蛎而成，具有调和阴阳、潜阳固涩的作用，可治阴阳失调的遗精、眩晕、盗汗、自汗等症，还可治疗体质虚弱、梦与鬼交及滑精等症。

10. 枳实薤白桂枝汤：由瓜蒌、薤白、枳实、桂枝、厚朴组成，有通阳散结、消痞除满之功，可改善心胃血液循环，治疗心、胃疼痛。

（三）柴胡剂

柴胡，苦，微寒，归肝、胆经。最善和解表里，疏肝升阳。临床应用，取地下根茎部分，醋炙后疏肝理气功能增强。

1. 小柴胡汤

方剂：柴胡10g，黄芩10g，半夏10g，生姜10g，人参10g，炙甘草10g，大枣30g。

小柴胡汤为仲景方，治外邪传入少阳（即传入半表半里枢转为功的少阳经），症状现寒热往来、胸胁满、口苦、耳聋等。

病邪传入少阳，因"少阳之上，火气主之"，故临床所现症状都是三焦和胆经的症状。胆木不疏，胆火上炎则口苦、咽干、目眩；胆火影响心脏则心烦不安。本方为和解方，不汗不下，而是和解少阳的经络与脏腑。即用柴胡之辛凉疏郁透邪，黄芩清上焦之热，人参、半夏、炙甘草降逆止呕而补中扶正，生姜、大枣和中，共成清透和解之剂。它对于一切外感引起的肠胃肝胆的不良反应，如呕吐、胸胁满、胸胁痛、口苦、耳鸣等，都可选用。因柴胡具有升阳降浊的作用，故用于半表半里的寒热往来，就非常相宜。但若用于温病（即发热而不恶寒的传染病），可使温邪乘势加重，故温病必慎用甚至忌用柴胡。临床上，若遇既有柴胡证又有腹满、便秘的情况，则可用小柴胡汤加大黄。而如果将大黄换成芒硝，即成柴胡加芒硝汤，不仅加大了通便的力量，而且对胆囊炎、胆石症也有良好的疗效。临床上，运用小柴胡汤，若有呕吐，则宜重用半夏（15～30g）；若口渴严重，则应去半夏而加天花粉；若又呕吐又口渴，则既加天花粉又加半夏（天花粉剂量翻倍），同时可加重人参剂量。

小柴胡汤本身可以治疗疟疾，如果再加上常山、槟榔，截疟的效果就会更加明显。对疟疾发作有定时者，可在发作前2小时服药，一般当天即能截疟；对无定时者，可在早晨空腹服下，当天就能见功。需要说明的是，虽然疟疾都属疟原虫感染，但阳虚的病人往往发为寒疟，其特征是发烧的时间短，而恶寒的时间长；阴虚者，多发为温疟，其发烧的时间长而恶寒的时间短。所以，在临床上，要注意分辨清楚。凡寒疟，可用小柴胡汤加桂枝、干姜、牡蛎、常山；对于温疟，则用小柴胡汤加生石膏、知母、常山，都有立竿见影之效。至于恶性疟疾（其临床表现为每冷一瞬，即迅速转为高热；而每热一瞬，又迅速转为恶寒。泰国及我国海南等地多有），单用小柴胡汤则不易见功。《道德经》云："天门阖辟能守雌，明白四达能无知。"阴阳急速转换，也就无所谓阴阳。临床上，我们以此义自拟了青蒿白虎汤，即以青蒿15～30g，知母10～15g，生石膏20～50g，人参10g为主药治疗高烧、大汗、口渴，特别用以治疗恶性疟疾。对神志不清者，加石菖蒲10g，白芷10g；有热甚的情况，加栀子10g，黄芩10g。此方主药为青蒿，青蒿能入少阳，深入少阳的卫气营血，有解热、退烧、发汗和敛汗的作用（自汗能止，无汗能发），能清肝胆少阳之热，加上知母、石膏、人参之功，疗效是很显著的。临床上，此方不仅对恶性疟疾有效，同时对骨蒸、潮热及不明原因的烧热，随症化裁，都有良好的效果。特别是对于不明原因的烧热，以青蒿白虎汤配合桑白皮、地骨皮、秦艽、银柴胡等，每见奇效。若病人高热时间较长或出汗过量，元气虚损并有心累心跳、精神疲乏、肌肉消瘦、肌体无力等情况，则可再加人参、黄芪，都有满意的疗效。

临床上，若以小柴胡汤加入桂枝、干姜、茵陈蒿、芒硝与大黄，就有利胆、消黄、排石、化石和消炎之功。不仅对于胆囊炎，同时对于胆绞痛、胆道阻塞、胆道结石与黄疸等，都有很好的疗效。

2. 补中益气汤

方歌：补中益气芪术陈，升柴参草当归身；

虚劳内伤功独擅，亦治阳虚外感因；

木香苍术易归术，调中益气畅脾神。

方剂：黄芪10g，炙甘草3～10g，白术10g，当归10g，陈皮10g，升麻10g，柴胡10g，人参10g。

本方有补中健脾、益气升阳之功，特别是用柴胡与升麻配合，益气升阳和降浊的效果更为明显，能治中气虚损、腹胀腹满、肛门下坠、孕妇腰酸腹胀、胎气下坠以及低血压引起的头目眩晕之症。同时，对于体虚者的耳鸣、眼目昏花等症亦有良好的疗效。

此方为脾胃派的创始人李东垣的名方，临床上用途非常广泛，对于放疗、化疗、各种手术之后的虚损以及一切脾胃虚损之证，都可选作基础方。

3. 逍遥散

方歌：逍遥散用当归芍，柴苓术草加姜薄；

散郁除蒸功最奇，调经八味丹栀着。

方剂：柴胡、当归、白芍、茯苓、白术各10g，生姜、薄荷、炙甘草各6g。

本方为《和剂局方》中的名方，临床运用非常广泛，有疏肝解郁、养血健脾之功，故能治肝郁血虚、影响到脾以及肝脾不和诸症。本方中柴胡能起到舒肝和胃的作用，故对于情志引起的疾病，诸如思虑伤脾、怒气伤肝以及精神抑郁之胸胁闷满、月经不调，烦躁不安等，有很好的效果。

临床上，以逍遥散临症化裁，可扩大其治疗范围。如有因七情五志之火引起的月经紊乱，可加丹皮、山栀仁，即成著名的丹栀逍遥散，效果很好。因方中柴胡能入厥阴（心包和肝）、少阳（胆），又能升阳和胃，所以，在临床上，除治疗以上疾病，还可借用此方治疗项间及蹊部（大腿根间）的淋巴结肿大，临症去甘草加海藻、夏枯草、浙贝、玄参，效果都很好。但若用小柴胡汤去甘草加海藻、香附、陈皮、白芥子、夏枯草，则能治疗乳房结核、乳房小叶增生、乳腺炎（未溃脓者能散，已溃脓者能透脓）以及附乳肿大等。

4. 四逆散：四逆散由柴胡、枳实、芍药、甘草四味药组成。方中柴胡枢转，甘草和中，枳实和白芍相配，有通肠利便之功。临床上，我们改为汤剂用以治疗肝胆肠胃不和引起的胸胁满、腹胀腹痛等，有很好的疗效。

在急性阑尾炎初期，我们用本方与大黄牡丹皮汤（桃仁、丹皮、大黄、芒硝、冬瓜仁）配合使用，加强活血、排脓、泻下的作用，就免去了患者手术之苦。若加入石菖蒲、红藤、薏苡仁、败酱草开窍、解毒、排脓，效果会更好。能再配合针灸，则阑尾炎基本不用手术。值得说明的是，用针灸时，临床有两个穴位特别重要，一是胆囊点（在阳陵泉附近，压之酸痛），一是阑尾点（在足三里下约1寸，压之酸痛），或加上右腹部压痛处，三处下针即可止痛，加上内服汤药，以大黄牡丹皮汤与薏苡败酱汤合用，效果也非常满意。慢性阑尾炎的急性发作，也只需7天即可痊愈了。

其他如荆防败毒散、人参败毒散等，都配伍柴胡，即取其善于调理厥阴、少阳的作用。因少阳经本身统御全身淋巴系统，故又对人体血液循环、淋巴组织的协同与配合有很好的作用。

（四）干姜剂

干姜辛热，归脾、胃、心、肺经。能散脾胃之寒，能回阳通脉、温经止血并化瘀饮。唯阴虚内热、血热妄行者忌用。

1. 理中汤

方歌：理中汤主理中乡，甘草人参术黑姜；

呕吐腹痛阴寒盛，或加附子总回阳。

方剂：人参10～20g，黑干姜10～20g，白术10g，炙甘草6～10g。

理中汤为张仲景名方，方中以人参温升清阳，炮姜温中而散寒凝，白术燥湿止泻，炙甘草补中气而调诸药，有温中散寒之功，能治疗呕吐、腹泻、腹痛、自利清水等一切胃肠虚寒引起的疾病。临床上，我们将本方扩大范围，用以治疗慢性胃炎、胃痛、胃胀、闷满、呕吐以及胸胃烦躁等，都有满意的效果。治疗之法，是将砂仁、木香、陈皮、肉桂合入理中汤，对胃炎引起的或轻或重的胃脘疼痛、慢性肠炎引起的腹痛等都有很明显的疗效。而对呕吐、恶心又吐酸水者，用理中汤加入公丁香、吴茱萸内服，有立竿见影之功。

2. 苓甘五味姜辛汤：本方由茯苓、甘草、五味子、干姜、细辛组成，方中茯苓健脾利水，甘草和中，姜、辛、味开合枢转肺气，能治疗恶寒、身痛等表证，以及由慢性气管病变引起的咳嗽、哮喘、胸满、气短等症。

临床上，我们在此方中加入天南星、法半夏，能扩大治疗范围，对口中流涎不止者，有非常好的疗效。

3. 甘草干姜汤：本方由甘草、干姜两味药组成，有温中和肠胃之功，能治疗肠胃虚寒、腹满、腹胀、中脘烦闷、大便溏泻等症。

临床上，由本方加入桂枝、薤白、砂仁、豆蔻仁，则能治疗胸闷、心痛、心肌缺血（中医称为心气虚寒）等症。实践证明，此方对改善心脏血液循环、对解痉镇痛也有良好的作用，故临床对心胃气痛以及心绞痛等，均可选用。

4. 干姜黄芩黄连人参汤：本方由干姜10g，黄芩10g，黄连3g和人参10g为主药，以干姜除胃中之寒，以芩、连去肠中之热，以人参益气，能治疗胃中有寒、肠中有热的证候。临床上，对胸闷、胃脘胀满、腹痛腹泻以及大便下黏液等，都有良好的疗效。

5. 半夏泻心汤：本方以黄连3g，法半夏、黄芩、干姜、炙甘草、人参各10g，大枣15g组成。方中法半夏和中降逆，黄芩、黄连降热，人参、炙甘草、干姜、大枣温补脾胃、升清降浊，故能使阴阳和畅、痞满消退。本方有温中散寒、降逆除痞而清热之功，故临床上对胃肠寒热错杂引起的痞满、慢性胃炎、呕吐、腹痛、肠胃神经官能症都有良好的效果。

（五）附子剂

附子偏性既大，功效亦著，不仅长江南北，即成都本地医家对其应用亦看法各异，故厘清其地位、特性与临床效用，正本清源，对全面提升医道水平，不无小补。

附子，又名附片，为毛茛科植物乌头所附生的子根。附子大辛、大热，有毒。归心、肾、脾经，具有回阳救逆、温补脾肾、散寒止痛之功效，为"回阳救逆第一要药"，能广泛用于亡阳虚脱、肢冷脉微、阳痿宫冷、心腹冷痛、虚寒吐泻、阴寒水肿、阳虚外感、寒湿痹痛等证。

附子为川产道地药材，产量约占全国的85%，附子的道地产区为江油市，最适宜区为涪江中下游流域的河西两岸（江油市河西镇）。乌药（种苗）种植适宜区为安县、平武、青川、北川、布拖，海拔1100m以上的向阳土地。种苗的最适宜区为青川、布拖。冬至下种，夏至采挖，除去母根、须根及泥沙，习称"泥附子"。可加工炮制为盐附片、黑附片（黑顺片）、白附片、淡附片、炮附片等，制附片中以黄附片最有特色，四川医家多能用生附子。

1. 附子的地位辨析

（1）著名道学家与医药学家陶弘景，在《辅行诀脏腑用药法要》中，排列五脏补泻用药，将附子位列50种之内。

（2）张仲景《伤寒论》（113方）加《金匮要略》（226方），共339方，其中36方用了附片。

（3）张景岳更提出附片是"药之四维"（附子、大黄、人参、熟地），使附片的排位更为突出。

（4）《神农本草经》将365味药列为上、中、下三品，附子被列为下品药，说明附子的品位不高，既因在春秋战国间，川乌附子等是能帮助杀人的毒药，又说明附子的偏性本身很大。

2. 附子的基本特性：说到附子，我们从经典《神农本草经》看最早的性味论述：

《本经·下品·275》云："附子，味辛，温。主治风寒咳逆，邪气，温中，破癥坚积聚，血瘕，寒湿踒躄，拘挛，膝痛不能行步，生犍为山谷。"接下来，还有相关论述。

（1）《名医别录》谓：脚疼冷弱，腰脊风寒，心腹冷痛，霍乱转筋，下痢赤白，坚肌骨，强阴，又堕胎（通胎），为百药长。

（2）《本草拾遗》云：醋浸削如小指，纳耳中，去聋。去皮炮令坼，以蜜涂上炙之，令蜜入内，含之，勿咽其汁，主喉痹。

（3）《医学启源》引《主治秘要》云：去脏腑沉寒；补助阳气不足，温热脾胃。

（4）李杲（东垣）说：除脏腑沉寒，三阴厥逆，湿淫腹痛，胃寒蛔动；治经闭；补虚散壅。

（5）王好古说：治督脉为病，脊强而厥。

（6）《本草纲目》总结：治三阴伤寒，阴毒寒疝，中寒中风，痰厥气厥，柔痓癫痫，小儿慢惊，风湿麻痹，肿满脚气，头风，肾厥头痛，暴泻脱阳，久痢脾泄，寒疟瘴气，久病呕哕，反胃噎膈，痈疽不敛，久漏冷疮。合葱涕，塞耳治聋。

（7）《本草备要》则谓：补肾命火，逐风寒湿。

（8）《本草从新》说：治痘疮灰白，一切沉寒痼冷之证。

3. 附子功效的辨析与思考： 以上论述说明，同是附子功效，其表述多有差异，如何认知这种差异并真正辨析明白，是中医药工作者升华医道的必然选择。人参、甘草、大黄、附子如是，道家善用为马钱子、巴豆亦如是，推而广之，医学史上各家学说的发生、发展与流变，更是如此。伟大的医家张景岳晚年有感于此，慨然言曰："必先有真人，而后有真知，而后有真医。"追远溯源，离不开《周易》《黄帝内经》《神农本草经》。落实到医理药理辨析，传统中药性味的根本，需以《神农本草经》为本，《伤寒杂病论》为用。

4. 附子功效的生理基础：附子功效的根本，是依附子冬至下种，夏至采收而得天气阳气的情况，取附子辛温的偏性，以回阳救逆、疗瘫起痿。

（1）经络非阳气不能运转：人体十二正经，分别为手太阳小肠经，足太阳膀胱经；手少阳三焦经，足少阳胆经；手阳明大肠经，足阳明胃经。手厥阴心包经，足厥阴肝经；手少阴心经，足少阴肾经；手太阴肺经；足太阴脾经。其中肝、心、脾、肺、肾经各一条，与其相表里的胆、小肠、胃、大肠、膀胱经各一条，另有相对多出的心包经和三焦经，均与心脏功能相连。人体如太极图，阴阳相对平衡，但阴主静而阳主动。故枢转太极的关键，是应机枢转阳气的功能，在经络，离不开心包经和三焦经的作用；在本草，需借用附子回阳的功效，这是附子回阳救急的经络基础。

（2）气血非阳气不能敷布：人体气血是相对平衡的，但补血慢而补气快，附子善走气分，这是附子疗瘫起痿的人体气血基础。

《素问·生气通天论篇第三》云："阳气者，若天与日，失其所，则折寿而不彰。故天运当以日光明。是故阳因而上，卫外者也。"这里说人体阳气，有如地球世界太阳的光明。没有太阳的光明，地球世界的五行运转就无从说起。这是附子回阳的人体气血基础。

（3）手脚小腹非温热不能保任生命品质：《灵枢·逆顺肥瘦篇第三十八》云："夫冲脉者，五脏六腑之海也，五脏六腑皆禀焉。其上者，出于颃颡，渗诸阳，灌诸精；其下者，注少阴之大络，出于气街，循阴股内廉，入腘中，伏行骭骨内，下至内踝之后属而别。其下者，并于少阴之经，渗三阴；伏行出跗属，下循跗，入大指间，渗诸络而温肌肉。故别络结则跗上不动，不动则厥，厥则寒矣。"

李时珍称冲脉之海会阴穴为鸡爪穴，说"此穴常人不开，唯神仙家以真气冲开，所以得度"。说明会阴与冲脉，是神仙修真秘密而重要的通道。道家的灵源妙法，佛家的拙火乃至意守丹田的一切内功，都在任督脉与冲脉上着力，亦只在回阳一法。以世俗而言，双脚寒冷，是肾阳不足的重要表征，故现代治疗不孕症，首先就要让双脚不冷，这是附片回阳落实到冲脉功能的生理基础。

（4）脾经及五脏非阳气不能运转：附子淡味为主，辛味为辅，辛甘与淡味均主阳。而五行中土王（旺）于四季，故凡本草中大补与大毒之药，多味淡使具土行承载运化的功效，附子亦然。这是附子能配合调节五脏功能并升阳镇痛的性味基础。

5. 附子的临床应用：附子的临床应用非常广泛，但依"毒药治病，十去其五"的原则，应着重振奋、枢转气机的功效，依据《神农本草经》"风寒咳逆，邪气，温中，金创，破癥坚积聚，血瘕，寒湿踒躄，拘挛，膝痛不能行步。"的总结，分述如下：

（1）治风寒咳逆

代表方剂：附子加小青龙汤（干姜15g，肉桂10g，麻黄10g，赤芍30g，炙甘草30g，法夏30g，细辛6g，五味子6g）。对治老年阳虚而致风寒咳逆，有特效。

（2）邪气

代表方剂：麻辛附子汤（麻黄10g，细辛6g，制附片30g）。对治阳气不能升举、风邪着人之证，有特效。

（3）温中：附子加理中汤或附子加芩连理中汤（附片30～90g，党参30g，炙甘草30g，炒白术15～30g，炮姜15～30g，黄芩15g，黄连5g）。对脾阳虚损或脾阳虚损兼胃热者有特效。

（4）金创：根据家祖母曾世儒老夫人（金堂县曾家寨子）传承，对骨伤患者在活血化瘀补肾基础方外，必加附片50～100g（先煎2小时），一般嘱吞服三七粉8天（每天3～5g），基础方可以川断、川芎各15g，土茯苓、人参（党参）、炙甘草、枣皮、骨碎补、补骨脂各30g主之，连服3～5剂，不仅加速骨痂形成，更能有效防止今后遇节气变化的骨伤处疼痛。经笔者临证30余年证明，无论手指、脚趾、肩肘、双肋及下肢骨折，都有特效。

（5）破癥坚积聚：根据《峨眉山志》等宗教典籍记载，峨眉山大坪寺开山师祖松月禅师等，最善用附片（多为生用，直接煮两小时以上，为保险，应尝到不麻嘴），在冬至与夏至及一年四季服用，喝汤并嚼服煮熟的附片作为强壮之用，每人用量在50～100g，临床疗效均好。峨眉山僧人更有让各类风湿患者先吃两碗连汤附片，再内服汤药的传统。说明破癥坚积聚疗效良好。

（6）血瘕：内子祖母郑秀冰老先生，曾传我宜宾郑家附子服法，是每于夏至日始，以附片炖肉，每用制附片100～200g，每天1剂，连服3～7天，得强壮之功，并排毒去血瘕。另具我实地调查，云南普米族人，不论男女，凡有跌打损伤，多用附子250～500g，加三七30～50g，炖肉服食，吃肉喝汤，能缩短愈合时间。另陕西周至县云台观道士及附近居民，亦有将附子汤作强壮剂的传统。说明附子治血瘕疗效稳定。

（7）寒湿踒躄，拘挛，膝痛不能行步：笔者恩师李仲愚先生鉴于风寒湿痹对患者带来的痛苦，以"三生饮"理路，临床拟定了"乌附星香汤"，即以制川乌30g，制南星30g，制白附子30g，广木香12g为基础方，此处不用附片而用其母根乌头，虽减弱回阳功效但增强温经通络功效；加南星并同科的白附子（禹白附或关白附）既温经散寒，更驱经络顽痰，加木香行气运脾，另加对路的引经药，对治面瘫、重症肩周炎及各类风寒湿痹具有极佳的临床疗效。

这里顺便说明一下，李仲愚先生为更好地发挥"乌附星香汤"功效，根据风湿病因，临床又创制了"三痹饮"（草薢30g，防风、防己各15g），将风湿分为中央型与周围型两种，对治以督脉一线风湿严重的中央型患者，将"三痹饮"与"乌附星香汤"合用，加补肾的女贞子、盐杜仲各30g为主药；对上肢或下肢风湿严重的周围型患者，上肢加桑枝30g，下肢加牛膝15g；下肢收缩不利者再加芍药甘草汤（赤芍50g，炙甘草30g）治之，临床效果均很好。

（8）回阳救急：四逆汤为仲景方，本方由干姜、附片、炙甘草组成，有回阳救逆之功，治疗阴寒引起的脉细微、但欲寐、四肢厥逆等症。同时，对少阴虚寒引起的心肾阳虚，有强心回阳的作用，但若正气已很衰败，出现脉微脉浮、面青、四肢厥逆、目无光彩等危急之症，则应在四逆汤中再加入人参（即成为四逆加人参汤）。

一般说来，凡阳虚的病人，其免疫力都会降低，每每对外邪的侵袭，抵抗的能力都较低。病邪往往不经过三阳经，即无发热、恶寒、体痛等情况，而直入三阴，所以病证即很危急。若病邪只是侵入太阴消化系统，相对说来还好办，但涉及少阴循环系统出现心衰、肾衰的情况，就比较严重了。到四肢厥逆、面颊青黑、目无光彩时，未能及时救护，患者就有死亡的危险。

若四逆汤去甘草加入葱白7根，即成白通汤。因葱白辛温，有宣达之功，能加强通脉、复脉的作用，故也是对症的方剂。说到这里，顺便说明一下，医圣张仲景对治三阴危急之症的手段，到这里就全使出来了。后来有陶节庵先生，完善发明了著名的回阳救急汤（方歌：回阳救急用六君，桂附干姜五味群；加麝三厘或胆汁，三阴寒厥见奇勋。方剂：人参10~30g，白术10g，茯苓10g，炙甘草6~10g，陈皮10g，姜半夏10g，肉桂10g，附片15~30g，干姜10g，五味子6g，黄连3g），有温脾暖肾、回阳救厥之功，对治疗急性的心衰、肾衰、肠胃功能衰败、心肺循环不畅、心肌缺血、心绞痛、心肌梗死等，都有良好的疗效，比理中汤、四逆汤、白通汤等更迅猛而周全。其组方中应用附子的关窍，是依于本草性味归经，加同是淡味的人参（一般可用30g）以增加功效，加甜味的炙甘草（30~60g）以补心脾佐制附片毒性（《辅行诀脏腑用药法要》认为附子泻脾）并补其不足；更加五味（6~10g）以酸味（肝的本味，主收敛）佐制附片的辛热之毒，临床变通，亦可换枣皮或乌梅30g。

这里顺便说明一下，近代四川双流的宗教与传统医学大家刘沅（止唐），昌明推举回阳救急之法，他的弟子郑钦安，通过阐明坎卦含真阳之理，将附子更广泛应用于临床，这是后来扶阳派的渊源。

（9）乌梅丸与寒热错综之法：本方由细辛、肉桂、人参、乌梅、附片、干姜、花椒、黄连、黄柏、当归组成，是仲景方中很著名的和解方剂，能寒热并用，治疗胆道蛔虫以及肠胃寒热夹杂的疾病。方中以乌梅、花椒作为安蛔的主药，以姜、桂、附、人参扶正温阳而治虚寒，以黄连、黄柏消炎杀菌。所以，用此方治疗蛔虫病，能达到安蛔、扶正、消炎的效果。

本方是古方中寒热并用的良方，对于肠胃虚寒引起的长期腹泻，有良好的作用。一是它以干姜、肉桂、附片、人参与当归扶正，使患者首先立于不败之地；二是乌梅与花椒配合，花椒安蛔又温肾，乌梅安蛔兼收敛生津、固涩元气；三是当归若不配合乌梅、姜、桂、附，则有润肠通便的作用，而配合起来则既不泻下，又不润肠，反而与人参契合，得扶正、养气、补血之效。

这里有个问题，就是医圣张仲景的名著《伤寒杂病论》中有一条论断，所谓"厥阴之为病，消渴，气上冲胸，胸中烦疼，饥而不欲食，食则吐蛔"，其实是错误的，因为这恰恰是胆道蛔虫的症状，而厥阴病的重点，只在"厥逆"两字，即在临床上，一定有四肢厥逆、患者正气衰败之象。说到这里，还有一个问题，所谓"手冷过肘，脚冷过膝"的厥逆之证，也有寒热的不同，因为导致厥逆证候的原因，既可以是伤寒，也可以是温病。因温病而致的厥逆，所谓"热深厥亦深"，即称热厥，其原因是热邪进入厥阴（包络与肝经），出现厥逆，说明是热深厥深。热厥之证，虽然同样是"手冷过肘，脚冷过膝"，但有颜面潮红、唇红、唇焦、鼻孔干燥、舌干黑无津、大便秘结、神志昏迷等表现，这种情况，在热性传染病中，每每常见。故绝不能以回阳救逆之法论治，治疗之法宜清宜下，使散热邪。临床上，用栀子金花汤、白虎汤、凉膈散、承气汤等为基础方，临床化裁，都能收到良好的效果。寒厥不同，临床表现有神志清醒、气息微弱、唇青、舌黑而润、鼻孔黑而湿，此时，当用辛温之法，使去寒凝，选用四逆汤、白通汤、四逆加人参汤、回阳救急汤等。还有一种厥逆之证，属血虚气弱、真气不能营于四肢而出现手脚厥逆的表现，其时，唇淡红或白，舌亦淡红或白，也无昏迷，但气息微弱、周身疲乏无力而背心怕冷等。这种情况，就要选择温补之法了。临床上，选参附汤、芪附汤或参芪术附汤都很相宜。

（10）附子的食疗运用

①附子粥

《圣惠方》载：制附子10g，炮姜15g，共为细末，加入粳米200g。煮粥热服。

②附子当归生姜羊肉汤：附子30g，当归30g，生姜30g，羊肉500g。直接煮3小时，吃肉喝汤。

③附片薏仁粥：制附片10g，薏苡仁30g，粳米100g。附片先煮约1小时取汁，再煮薏苡仁、粳米粥服。

（11）附子的用量与保存：根据《伤寒论》用生附子（毒性约是制附片的2倍）1～3枚的情况，制附片可从15g起用，或30g，或60g，都较相宜，必要时甚至可用90～180g。但都需先煎2小时，中途可加开水，不能加冷水。新采收的附片，亦不宜放于地面，而应另装，放于离地200mm处。现代研究证明，附子含有乌头碱，具有毒性，表现为对神经心脏损伤。中毒时间一般为服用30分钟后，有诸如口唇、舌及肢体发麻，恶心呕吐，四肢及颈部肌肉痉挛，进而昏迷、肢冷脉弱、心律不齐等，正如祝味菊先生总结的，附子有毒是客观事实，附子治病救人也是客观事实，关键是能否善于运用。"能用毒药，方为良医"诚哉斯言。

（12）中毒与处理：乌头酊2mL，乌头碱2mg足以致人死亡。乌头碱对各种神经末梢及中枢具有先兴奋后麻痹的作用。一般临床症状，表现为先有唇舌发麻、恶心，手足发麻，继之运动不一、呕吐、心慌、面白、肤冷、胸闷、烦躁、痛觉减退、心跳慢弱、血压下降、呼吸缓慢、吞咽困难、言语障碍、呼吸中枢抑制，间有抽搐或现代医学所谓急性心源性脑缺血综合征，可致人死亡。处理：高锰酸钾洗胃，保暖，注射较大剂量的阿托品。麻痹重者给兴奋剂、吸氧、人工呼吸、输液；休克者可用肾上腺素。中医解毒之法，是以人参、生姜煎水加蜂蜜水内服（或鼻饲）为首选。李可老中医以生甘草60g，防风、黑豆各30g，净水1 500mL煎后加蜂蜜水150mL，每次冲绿豆粉30g服，亦良效。

6. 回阳救急理法的相关问题：回阳救急理法，一般认为出自《伤寒论》四逆汤（干姜、附片、甘草），但敦煌本的陶弘景《辅行诀脏腑用药法要》，则将干姜、附片、甘草的组合，归于五脏泻法，说明它们都来源于《汤液经法》，直接法源于《神农本草经》。后经张仲景发扬，到回阳救急汤出世，附子回阳救急的理法遂趋于完善。其组方中应用附子的关窍，是依于本草性味归经，加同是淡味的人参（一般可用30g）以增加功效，加甜味的炙甘草（30~60g）以补心脾佐制附片毒性（《辅行诀脏腑用药法要》认为附子泻脾）并补其不足；更加五味（6~10g）以酸味（肝的本味）佐制附片的辛热之毒，临床变通，亦可换枣皮30~60g，或乌梅30g。

这里顺便说明一下，近代四川双流的宗教与传统医学大家刘沅（止唐），在《医理大略约说》中指明，精为血之基，血为气之基，气为神之基。故从调精血下手，能调神气，同时，从调神气入手亦可调精血。这是附片以气摄血的因由。他的弟子郑钦安，从封髓丹等方剂将附子更广泛应用于临床，这是当今扶阳派的渊薮。另加干姜能助附片回阳之力，并延长药效。但附子毕竟是有毒之品，均不宜长期服用。临床特殊需要，亦应间以扶正调理之品。

7. 扶阳理法兴盛的时代背景

（1）滥用空调，损伤阳气。表现为打乱生命节律，冬至因空调使人体阳气难以闭藏；夏至因空调使人体阳气难以宣通。

（2）大输液伤人阳气。一是液体进入血液，须靠心阳温热，故伤人心阳；二是现代实验证明，大输液24小时超过1500mL，会增加心脏负担，损伤人体心脏功能。

（3）滥用抗生素、激素伤人阳气。笔者恩师杨思澍先生指出，抗生素杀灭细菌的瞬间，放射蓝色光芒，归于阴寒功用。

（4）碳酸饮料泛滥，直接损人阳气。表现为首先损伤胃阳，渐次损伤全身阳气。

（5）老年病显出的阳气虚损。这是当今老龄化社会的特殊现象。

（6）房劳伤肾而至人体阳气虚损。当下社会，性关系混乱，助阳药品增多，波击广大人群，并导致艾滋病患者增加，这是肾阳虚损的重要因素。

（7）滥用苦寒药物伤人阳气。这是中医医家自身的问题与养生理念的缺失。比如沿海凉茶（伤胃阳）及阴虚阳亢患者轻率用苦寒药物等。

《鹖冠子·环流》说："积毒为药，工以为医。"正是：修养生命，需以平衡为要务，以升华生命品质为鹄的；治疗疾病，当善偏重为达观，以恢复生命活力为究竟。附子虽仅本草一味，而连线深广。唯以万象庄严空色显、百川海纳天地宽的襟怀，才能融会贯通诸般本草性味与证治法则，奠定升华医道的基础。

（六）大黄剂

大黄苦、寒，归脾、胃、大肠、肝、心包经。具泄热通肠、凉血解毒、逐瘀通经之功。酒炙后引药上行，上清头目及血分热毒；熟大黄具缓和泻下功效；炒炭后增强止血功效。

1. 黄草汤：本方由生大黄、生甘草各10g组成，为缓下之剂，可通便、可解毒，并泻上、中、下三焦之热。故对肠胃热邪、五官清窍热邪、大便或干或秘而无痞满燥实坚的情况都有良好的疗效。

方中大黄为苦寒之品，配合甘草即成甘寒之品。但若将大黄改为酒大黄，其泻下作用会更缓，但对清利五官和上焦热邪的作用更好。生甘草性缓，故解毒与缓和药性，生甘草更宜，故利尿剂中忌加生甘草。而炙甘草则强心苦坚，展现另外功效，学人宜深察之。

2. 调味承气汤：本方由黄草汤加芒硝（10～30g）一味而成，是一种甘缓微和的泻下剂，它以通便调节人体的肠胃功能，故泻下也可用于肝胆肠胃的疾病。

总的说来，调味承气汤是一种比较安全的泻下剂。

3. 小承气汤：本方由厚朴10g、枳实10g、大黄10g组成，其作用比调味承气汤更强，对肠胃有痞满、腹部按之不甚坚硬者，可以用它来泻下通便。它对于肠道积气引起的痞满和大便不通有较好的疗效。

4. 大承气汤：本方由大黄10g、厚朴10g、枳实10g、芒硝30g组成，其泻下的作用很强。临床上，凡患者服用小承气汤只打屁不解大便，即应迅速改用大承气汤。它对于阳明病、阳明腑证、有痞满燥实坚五大症状、腹部按之腹肌有力而坚硬、肠内有燥便等，都有很好的效果。临床应注意本方是急下之药，服后大便下得很快。临床应得便即止。

5. 桃仁承气汤：本方由大黄10g、桂枝10g、炙甘草10g、桃仁10g、芒硝10～30g五味药组成，有破血下瘀之功，对治疗少腹有瘀血、患者有狂躁症状是很好的方剂。尤其对妇女发狂发躁即伤寒之蓄血症，有良好的败毒安神作用。

临床上，本方可以扩大用途，对妇女子宫肌瘤、炎性包块、盆腔炎症等，都有较好的疗效。

6. 栀子金花汤：本方由三黄汤（黄芩10g、黄连5g、黄柏10g、栀子10g）加大黄而成，是一种苦寒泻下之剂。外面可以疗疮毒，治斑疹、瘙痒，里面可以清热、解毒、通便，即内而肝胆肠胃，外而五官七窍，都有作用。同时，对上、中、下三焦积热也都能起到轻泻的作用。

临床上，本方随症加减，治疗的范围则更广泛。若加辛凉发散之药（荆芥、薄荷、牛蒡、大青叶、桔梗之类），对大头瘟、虾蟆瘟等，均有良好的效果。

7. 凉膈散：本方由大黄10g、芒硝10～30g、栀子10g、连翘10g、黄芩10g、甘草3g、薄荷10g组成，有通导下便、清咽凉膈、引热下行之功，对温热病，如心烦、胸满、坐卧不安、呼吸气粗、发热口渴、大便秘结等，有良好的疗效。临床上，用此方治疗精神病狂躁症，也有很好的疗效。

8. 大黄牡丹皮汤：本方以大黄10g、丹皮15～30g、桃仁10g组成，因大黄厚肠而泻下，桃仁配丹皮可活血逐瘀，故治疗盲肠炎是特效。若以此方为基础方，加入红藤、败酱草、白芷、金银花、蒲公英、石菖蒲、冬瓜仁等，则对于阑尾炎的治疗有非常可靠的疗效。

9. 升降散：升降散以僵蚕12g、蝉蜕12g、酒大黄3g、姜黄12g组成，对需升降枢转之证，均有良效。若配麻杏石甘汤，则对脑炎、脑膜炎有良效。

10. 大黄黄连泻心汤：本方以大黄10g、黄芩10g、黄连3～5g组成，可以治疗中脘以上热邪，对心下痞满、心胸烦闷不安有良好的疗效。

临床上，我们以此方为基础方，随症加减，对肝病疗效甚好。有肝硬化腹水者，加姜黄、香附、茵陈、仙鹤草、通草、车前子，能迅速消除腹水；若遇肝硬化而有静脉曲张者，在此基础上再加桃仁、丹皮、冬瓜仁；病久正气虚者，可再加人参。这样随症加减，不仅对肝硬化等病，而且对肝癌症状，都有明显的缓解作用。同时，对胰腺炎，也有很好的控制作用。

（七）桂附剂

所谓桂附剂，是指肉桂与附片相配的方剂。肉桂和附片，都是温补肾阳的好药。附子回阳返本，为木中之水，长于气分，能补命门元气，故能治疗三阴的寒厥；肉桂为木中之气，故长于血分，故能温经散寒。

肾气丸中用桂附，是以桂附补水中之火，故对消渴、尿频、气短气喘、水气上泛为痰、痰涎涌闭、喘息胸闷等症，可用肾气丸主之。若以桂附加人参作汤煎服，则对于肾阳虚损引起的尿频、小便不尽、阳虚而致的唾液减少、口渴口干等症，有非常好的疗效。若尿崩症，表现为口渴欲饮水，但饮多少水，即排多少尿，此为阳气虚损的症状，以桂附人参汤加益智仁、乌药、石菖蒲、萆薢等，效果就非常好。而用桂附人参汤加干姜、细辛、五味子则对于肺心病发展至后期有神昏谵语的肺性脑病，有非常好的效果。

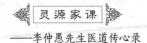
附 录

一、李仲愚先生遗嘱

我去之后：

1. 不出讣告。

2. 不收花圈祭帐和一切奠礼。

3. 当我去时二十四小时内不要搬动我，不要换衣洗身，换衣洗身要二十四小时后，入龛时再换衣洗身。

4. 火葬在宝光寺举行。

5. 火葬前不举行向我遗体告别。

6. 火化后骨灰和面衣做成小块丢大江中，丢一块为我念佛一声（南无阿弥陀佛）。

7. 从死时到为我念佛火化后，每日早晚在我像前念佛一小时，念到四十九天。

8. 其余家事，你们商量处理。

9. 从死到火化，全家任何人不要哭泣，要一心为我念佛：南无阿弥陀佛。

10. 火葬时内穿白棉衣，外穿蓝色布衣，盖身布用白布即可。

11. 不办丧席，不能杀生。全家吃素四十九天，客人来也全用素食款待。

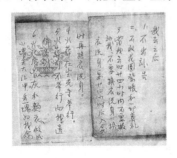
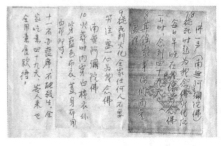

二、李仲愚先生学术思想概要与师承途径

李仲愚先生，集医道（有著作，历任四川省针灸学会会长等职，曾为党和国家领导人治愈疑难杂症）、哲学（精通诸子与易学等）、宗教（善华严、密法等，曾以居士身份任成都市佛教协会副会长、更有多宝道人之誉）、文化（有诗作，字画俱佳）于一身，讲、辨、著、作（临床）堪能，更难得慈悲济世，以出世精神，做入世事业，为不可多得的一代明医。

故师法李先生医道，需立足身心统一与人文关爱，从哲学文化积累、医经医理辨析、临床综合治疗等方面下手，以完成医家人格的养成，辨证施治哲学思想的完备以及医艺道术的统一。

一、哲学文化积累

李先生幼攻儒术，稍长研习老、庄并诸子之学，终以佛学为指归，并于禅、密、净具有高深的证悟功夫。教导学生，因材施教，故圆融自在。

1. 儒家哲学文化

初学者需熟读《论语》《孟子》《大学》《中庸》四书，掌握儒家基本思想、社会伦理观念及知行合一的哲学取向，心能仁者爱人、身能宽以待人、意能辞让恕人。高级者需进一步学习《尚书》《礼经》《诗经》等，了解掌握儒家孔子学说到王阳明心性学说的流变等，学修、学养、学以致用，矢志立德、立功、立言。由此培育完整的儒家人格，实践知行合一，亦因此树立医家的社会责任感。

2. 道家哲学文化

初学者需熟读《道德经》《阴符经》《太上感应篇》，能一慈二俭，立志做一个有道德的人。高级者需全面了解《庄子》《列子》《淮南子》等哲学观念，进学《素书》与《孙子兵法》，明白道家张三丰、王重阳、陶弘景等祖师行迹，以孙真人为榜样，自觉追求生命真谛，誓愿普救含灵之苦。由此培育敬畏天地生命的胸襟，观天之道，执天之行，升华医家人格。

3. 佛家哲学文化

初学者需熟读《心经》、《金刚经》、《阿含经》、净土五经一论等，

掌握四谛十二因缘的佛教生命观，培育般若智慧，志愿自觉觉他。高级者需进一步研习《妙法莲华经》《华严经》《楞严经》《大般若经》《现观庄严论》《成唯识论》《瑜伽师地论》等，以利益众生为己任，救度众生身心疾苦。由此养成以出世之心，做入世事业的担当精神，以觉悟生命为旨归，圆融大医精诚的智慧与品质。

二、医经医理辨析

先生医道，本于《周易》哲学（"和顺于道德而理于义，穷理尽性，以至于命"的性命双融、身心统一的哲学思想）、《黄帝内经》和《神农本草经》，遣方用药，依伤寒主旨，简便深刻而疗效显著。但临床又依易学变易思想，融汇孙真人时方及温病诸家精髓，洞明练达，卓越成家。

初学者需理解《周易》，掌握《内经知要》《神农本草经》《雷公药性》，记诵汪昂《汤头歌括》，明辨易为医之体，医为易之用根本，了知人类文明进程由宗教而艺术再科学技术的历程，使能运用生命科学辨证施治理法，熟练救治临床常见病患。高级者需研习《周易》《内经》《本草经》《针灸甲乙经》，掌握《伤寒杂病论》、《金匮要略》、孙真人《千金方》、黄元御《四圣心法》、陶弘景《辅行诀脏腑用药法要》、吴鞠通《温病条辨》，掌握《唐宗海中医汇通五种》精神实质及化学医学、生物医学基础知识及西方自然疗法医学进展，修学内功，精确运用中医身心统一的辨证哲学，融汇理、法、方、药、技术，救治奇难杂症并具备中医研究与著作能力。

三、临床综合治疗

先生的医技精华根本，是综合应用汤药、针灸、薄贴、导引诸般法术，使相互补充发挥而升华医道品质，助益人生，追求医家社会价值的圆通。

1. 汤药

初学者需掌握伤寒与温病学派理法方药，能熟练以内服外洗汤液，治疗内、儿、妇、外并五官常见病；高级者需掌握用药法要与《周易》的理、气、象、数，善用经方，临床能救治各种奇难杂症，对心衰、风湿、类风湿、癌症、白血病与血证、痛证、抑郁症、肾衰、肝硬化等急危重症，具有显著疗效。

2.针灸和杵针

（1）毫针：初学者需精确掌握孙真人"千金十要穴"、马丹阳"天星十二穴"及奇经八脉、十二正经要穴，善治各科常见疾病。高级者尚需掌握飞腾八法及子午流注针法，精密掌握提按捻转补泻之法，善治各科奇难杂症。

（2）杵针：初学者需全面掌握八阵穴、河车路等，能运用杵针治疗各种常见疾病。高级者需实证河车原理，并依于夹脊河车，掌握布阵原理，能运用杵针、指针治疗奇难杂症，纠正气功偏差等，能为各类修行者提供经络导引的助缘。

（3）灸法：初学者需掌握强壮及补泻治疗法则，临床能熟练运用灸法治疗各种常见病，并能随症配制常用灸药。高级者需进一步掌握太乙熏气法等临床显效的法术，善于救治急危重证，并能辅助修炼家纠正偏差、导引经络。

3.薄贴

初学者能制作黑膏药、黄膏药，了知升丹、降丹原理与操作，掌握兑丹、烤丹并运用于临床。高级者需能依据中医理法，对症配制各类黄、黑膏药和外用、内服药酒与丸散，善用相关毒药救治奇难杂症。

4.导引

初学者需掌握净明动功和桩功，掌握嘘字内功，能指导各类人群进行康复治疗和健康养生。高级者更需修学心性之法，掌握《楞枙级》标识的五蕴五十阴魔现象及对治，具备大中观他空正见，能治疗修行过程出现的疑难杂症与各种精神疾病。

综上所述，李仲愚先生以丰厚的传统文化学养，精微辨析掌握医道理法方药，一以性命双融、身心统一为旨归，加上慈悲济世的襟怀，汤液、针灸、薄贴、导引综合应用，则不唯救治疾病，更为沟通升华患者先天、后天经络与功能、和谐身心性命、升华生命品质提供了方便和可能。

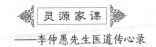
后记：感念师恩

敬礼如如不动无上大宝恩师李仲愚先生

记得是2001年秋月，《医道灵源——李仲愚先生医道理法精要》成书之际，我直奔彭州，师前顶礼，捧书呈送恩师。师手摩是书封皮（是时，恩师双目几近失明），欣然言曰："医者易也，日月之道，天地之学，心物统一，天人感应。今后，你可将《医道家课》与之融会贯通，借易道身心统一哲学的光芒，显理、气、象、数精蕴，还医道生生不息的气机，重新撰写《灵源家课》，使后之来者，能从此通向医道真理之途，更为圆成医道，奠定基础。"遂将笔记、遗嘱当即送我。我虽略有预感，但跪接恩师遗嘱，仍茫然失措，满眼热泪，陈白师言："师往生后，弟子以何为师？""以医道祈愿文为师！"缄口良久，师再嘱曰："藏医心法，你已得刘先生（指刘立千先生）等教授；道医心法，亦得杨先生（指杨思澍先生）传授；更求精微，你可师侍绵阳李孔定先生，学习《周易》象数、地方草药并锤炼临床，必满所愿。"师果于次年示寂。

师之所在，即道之所在。师之嘱托，即是授记。我从那天举意，将完成《灵源家课》，作为今生之使命。于是，有十年游历寺观教堂之行，有辨别各家学说艰难的阅读与思考，有辨析考古与人类文化学最新成果的考察与求证，特别是对中医人文关爱渊薮的宗教终极关怀的探求，使我渐次明辨医道经纬，并逐一厘清医道起源与发展历程中诸家思辨的盘结与各朝文献的错失。至此，我终于明白，恩师命我撰著《灵源家课》，是逼我不断提高医道法术，是迫我深入解析医道内涵，是助我尽力拓展生命景观，是教我升华生命的品质啊！从此，我对恩师医道祈愿文有了更深的感悟、感动与感受。并对瑜伽颂辞"师徒心合法身境，定于无根圆成中"，具备粗浅的体证。

师常曰：医家不必都是宗教家，但必须具有济世救人的宗教情怀与精神追求。这种追求，即是对中医人文关爱的终身信解与行证。在撰写《宗教与中医学发微》过程中，我终于通透这一至理。而在是书修订版付梓之后，外应两书互为羽翼之妙。我真真感到，时间正是现在，《灵源家课——李仲愚先生医道传心录》应该出世了！

诸香涂地敷设美妙华，严饰须弥四洲并日月，

观为如来刹土作供献，愿诸众生受用清净土。

赵文　作礼

2011年11月 初稿

2015年7月 改定

鸣　谢

感谢终生护持恩师的潘桂芳先生！

感谢恩师的家人为我学习医道给予的种种帮助，他们是恩师之弟李朝忠先生、恩师之子女李怀仁先生、李素仁先生、李淑仁先生、钟枢才先生、李惠仁先生、吕春焘先生等。感谢惟海法师（俗名王才辉，李仲愚先生传法弟子）为本书框架提出良好的建议；感谢邓又新学长、张炽刚学长、黄嘉林学长、张铃医师为我提出良好的建议并赠送相关资料；感谢李观荣教授、赵桂芬先生为我提供恩师的授课录音和相关病历资料；感谢陈建国学友为我提供恩师的书信资料。感谢李怀仁先生、李素仁先生、吕春焘先生为我提供恩师的影像资料。

感谢符建周、刘晓彬、盛钢、张翔、高润森、陈昊、魏世胤、郭柏宏、王天宝、高芙蕖、赵苑岑学弟代我查证资料，打印、校对、校订文稿。

赵文

2015年5月25日